Wandlungen in der Therapie
der Herzinsuffizienz

Herausgegeben von
N. Rietbrock, B. Schnieders und J. Schuster

Wandlungen in der Therapie der Herzinsuffizienz

Herausgegeben von
N. Rietbrock, B. Schnieders und J. Schuster

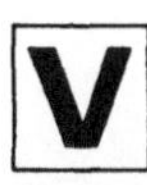

Springer Fachmedien Wiesbaden GmbH

Das Symposium „Wandlungen in der Therapie der Herzinsuffizienz" fand im Haus der Technik in Essen statt und wurde in Zusammenarbeit mit dem Klinikum der Johann Wolfgang Goethe-Universität, Abteilung für Klinische Pharmakologie, Frankfurt, und dem Institut für Arzneimittel des Bundesgesundheitsamtes, Berlin, durchgeführt.

Satz: Satzstudio Ewert, Braunschweig

ISBN 978-3-528-07917-8   ISBN 978-3-663-19711-9 (eBook)
DOI 10.1007/978-3-663-19711-9

Inhaltsverzeichnis

Vorwort 1

I. Herzwirksame Substanzen in der Therapie der Herzmuskelinsuffizienz

Herzmittel auf dem Arzneimittelmarkt 3
B. Schnieders

Cardenolide und Bufadienolide — von der Droge zur Reinsubstanz 7
W. Steidle

Biologische und chemische Wirkwertbestimmung in Glykosiddrogen im Vergleich
zu reinen Glykosiden 19
K.-P. Odenthal/G. Vogel/K. Görler

HPLC als Analysen- und Standardisierungsmethode von herzwirksamen Drogen . . . 33
H. Wagner/G. Tittel

Zur Pharmakologie von Crataegus 43
B. Gabard/G. Trunzler

II. Pharmakodynamik und -kinetik von herzwirksamen Glykosiden

Physikochemische Eigenschaften und Wirkung herzwirksamer Glykoside an Bio-
membranen — Beziehung zur biologischen Antwort 55
W. Klaus/M. Rogatti/U. Fricke

Meproscillarin und Beeinflussung der Erregungsleitung des Herzens 67
A. Weisswange/G. Csapo †/D. Kalusche

Pharmakokinetik von Pengitoxin 73
H. J. Lach

Pharmakokinetik von Gitoformat 83
M. Ulbrich/D. Lorenz/R. G. Alken

Humanalbumin: Depot- und/oder Transportprotein für Pharmaka 89
A. Laßmann/B. G. Woodcock/N. Rietbrock

Proteinbindung von Digitoxin 97
F. Keller/H. F. Vöhringer

Galenische Optimierung von Herzglykosidtabletten und deren in vitro Kontrolle . . 103
B. Asmussen

Galenische Entwicklung einer Digoxin Weichgelatinekapsel 119
D. Essig

III. Risiken bei der Anwendung von herzwirksamen Glykosiden

Digitalis im Alter 123
K.-D. Kolenda/W. Grille

Zur Digitaliswirkung bei chronischer Niereninsuffizienz 131
E. Ritz/P. Klooker/J. Mann/M. Rambausek

Kardiale Therapie bei Niereninsuffizienz 139
H. Brass

Metabolismus von Herzglykosiden und klinische Relevanz 145
H.-F. Vöhringer

Zur Elimination von Pengitoxin bei Veränderungen der Leber- und Nierenfunktion 153
K.-O. Haustein

Digitalistherapie bei Lebererkrankungen 159
J. Bonelli/H. Waginger/H. Rameis

Interaktionen mit Herzglykosiden und deren klinische Relevanz 165
J. Kuhlmann

IV. Nicht erwünschte Wirkungen und Intoxikationen

Die Wirkung von Herzglykosiden auf den Elektrolyt- und Wassertransport im menschlichen Dünn- und Dickdarm 187
K. Ewe

Alte und neue Befunde zu Farbsehstörungen durch verschiedene Glykoside 195
R. G. Alken

Die Behandlung von Digitoxin-Intoxikationen mit Cholestyramin 205
H. G. Demers/J. Pabst/G. Leopold

Die tödliche Digitalisintoxikation 211
K. P. Schüren

Stellenwert von Konzentrationsmessungen zur postmortalen Klärung von Herzglykosid-Intoxikationen 221
R. Aderjan/N. Rietbrock

V. Herzwirksame Glykoside in der Praxis

Echokardiographische Untersuchungen zur Wirksamkeit von Digitoxin bei Herzinsuffizienz 237
J. Staiger/J. Keul

Vor- und Nachteile von Multicenterstudien im ambulanten Bereich, dargestellt am Beispiel einer Prüfung von Gitoformat 241
H. Batz/E. Busanny-Caspari/P. Viehmann

Varianz der Digoxin-Plasmakonzentrationen 247
H. Flasch

VI

„Prophylaktische" praeoperative Digitalisierung 255
L. Seipel/R. Haasis/G. Breithardt/M. Borggrefe

Radioimmunoassay im Rahmen der Therapie mit Meproscillarin 261
G. Schenk/H. Lietz/M. Hollmann

Häufigkeit und Art der Verschreibung herzwirksamer Glykoside in der Bundesre-
publik Deutschland 267
H. Ochsenfahrt

Drug monitoring – Notwendigkeit und Grenzen bei herzwirksamen Glykosiden . . . 271
A. H. Staib/G. B. Woodcock

Sachwortverzeichnis 283

Autorenverzeichnis

Priv. Doz. Dr. R. Aderjan
Inst. f. Rechtsmedizin der Universität
Voßstr. 9
6900 Heidelberg

Dr. R. G. Alken
Zentrum der Pharmakologie
Johann-Wolfgang-Goethe-Universität
Theodor-Stern-Kai 7
6000 Frankfurt 70

Dr. Bodo Asmussen
Baiersdorf AG
Pharmazeutische Entwicklung
Unnastr. 48
2000 Hamburg 20

H. Batz
Dr. Madaus & Co.
Produktplanung und Lizenzen
Postfach 910555
5000 Köln 91

Priv. Doz. Dr. J. Bonelli
Abt. für Klinische Pharmakologie
Krankenhaus St. Elisabeth
A-Wien, Österreich

Dr. M. Borggrefe
Abt. Innere Medizin III
Universitätsklinik
Otfried-Müller-Str. 10
7400 Tübingen

Prof. Dr. H. Brass
Med. Klinik II der Städt. Krankenanstalten
6700 Ludwigshafen

Prof. Dr. G. Breithardt
Mediz. Klinik B
Universität Düsseldorf
Moorenstr. 5
4000 Düsseldorf

Dr. Ellen Busanny-Caspari
Dr. Madaus & Co.
Ressort Medwiss
Postfach 910555
5000 Köln 91

Dr. H. G. Demers
III. Medizinische Krankenanstalt
6100 Darmstadt

Dr. Dieter Essig
Boehringer Ingelheim KG
Abt. Pharmazeut. Forschung und Entwicklung
Entwicklungslabor 2
6507 Ingelheim

Prof. Dr. med. K. Ewe
I. Med. Klinik und Poliklinik der Johannes-Gutenberg-
Universität
Langenbeckstr. 1
6500 Mainz 1

Dr. H. Flasch
Forschung und Entwicklung
Produktion Pharma
Beiersdorf AG
Unnastr. 48
2000 Hamburg 20

Prof. Dr. Uwe Fricke
Pharmakologisches Institut der Universität zu Köln
Gleueler Str. 24
5000 Köln 41

Dr. Bernhard Gabard
Dr. Willmar Schwabe GmbH
Willmar-Schwabe-Str. 4
7500 Karlsruhe

Dr. K. Görler
Dr. Madaus & Co.
Ressort Forschung u. Entwicklung
Postfach 910555
5000 Köln 91

Dr. W. Grille
II. Medizinische Klinik und Poliklinik der Universität
Metzstr. 53/57
2300 Kiel

Prof. Dr. R. Haasis
Abt. Innere Medizin III
Universitätsklinik
Otfried-Müller-Str. 10
7400 Tübingen

Prof. Dr. K.-O. Haustein
Abt. Klinische Pharmakologie
Institut für Pharmakologie und Toxikologie
Medizinische Akademie
DDR-Erfurt

Dr. M. Hollmann
Knoll AG
Postfach 210805
6700 Ludwigshafen

Dr. D. Kalusche
Benedikt Kreutz Rehabilitationszentrum
Südring 15
7812 Bad Krozingen

Dr. F. Keller
Med. Klinik der FU Berlin
Universitätsklinikum Steglitz
Hindenburgdamm 30
1000 Berlin 45

Prof. Dr. J. Keul
Medizinische Universitäts-Klinik
Hugstädter Str. 55
7800 Freiburg i.Br.

Prof. Dr. W. Klaus
Pharmakologisches Institut der Universität Köln
Gleueler Str. 24
5000 Köln 41

Dr. P. Klooker
Medizinische Universitäts-Klinik
Bergheimer Str. 56a
6900 Heidelberg

Priv. Doz. Dr. K.-D. Kolenda
II. Med. Klinik und Poliklinik der Universität Kiel
Metzstr. 53/57
2300 Kiel

Priv. Doz. Dr. J. Kuhlmann
Med. Universitätsklinik
Josef-Schneider-Str. 2
8700 Würzburg

Dr. H.J. Lach
TAD Pharmazeutisches Werk
Postfach 720
2190 Cuxhaven

Dr. A. Laßmann
Abt. für Klin. Pharmakologie
Klinikum der Goethe-Universität
Theodor-Stern-Kai 7
6000 Frankfurt 70

Dr. H. Lietz
Knoll AG
Postfach 210805
6700 Ludwigshafen

Dr. D. Lorenz
Dr. Madaus & Co.
Ressort Forschung u. Entwicklung
Postfach 910555
5000 Köln 91

Dr. J. Mann
Medizinische Universitäts-Klinik
Bergheimer Str. 56a
6900 Heidelberg

Priv.-Doz. Dr. H. Ochsenfahrt
Arzneimittelkommission der deutschen Ärzteschaft
Eugen-Langen-Str. 12
5000 Köln 51

Dr. K.-P. Odenthal
Dr. Madaus & Co.
Ressort Forschung u. Entwicklung
Postfach 910555
5000 Köln 91

Dr. M. Rambausek
Medizinische Universitäts-Klinik
Bergheimer Str. 56a
6900 Heidelberg

Dr. H. Rameis
Abt. für Klinische Pharmakologie
Krankenhaus St. Elisabeth
A - Wien

Prof. Dr. N. Rietbrock
Abt. Klinische Pharmakologie
Klinikum der Universität
Theodor-Stern-Kai 7
6000 Frankfurt 70

Prof. Dr. Eberhard Ritz
Med. Universitäts-Klinik
Sektion Nephrologie
Bergheimer Str. 56a
6900 Heidelberg

Dr. M. Rogatti
Pharmakologisches Institut der Universität Köln
Gleueler Str. 24
5000 Köln 41

Dr. G. Schenk
Knoll AG
Postfach 210805
6700 Ludwigshafen

Prof. Dr. Bernhard Schnieders
Institut für Arzneimittel des Bundesgesundheitsamtes
Seestr. 10
1000 Berlin 65

Prof. Dr. K.P. Schüren
I. Innere Abteilung des Krankenhauses Moabit
Turmstr. 21
1000 Berlin 21

Prof. Dr. L. Seipel
Abt. Innere Medizin III
Med. Universitätsklinik
Otfried-Müller-Str. 10
7400 Tübingen

Prof. Dr. A.H. Staib
Abt. Klinische Pharmakologie
Klinikum der Universität
Theodor-Stern-Kai 7
6000 Frankfurt 70

Dr. A. Staiger
Medizinische Univ-Klinik
Hugstädter Str. 55
7800 Freiburg i.Br.

Dr. W. Steidle
Knoll AG
Postfach 2 10 8 05
6700 Ludwigshafen

Prof. Dr. G. Tittel
Institut für Pharmazeutische Biologie der Univ.
München
Karlstr. 29
8000 München 2

Dr. Gösta Trunzler
Dr. Willmar Schwabe GmbH
Willmar-Schwabe-Str. 4
7500 Karlsruhe

Marianne Ulbrich
Dr. Madaus & Co.
Ressort Forschung u. Entwicklung
Postfach 910555
5000 Köln 91

P. Viehmann
Dr. Madaus & Co.
Ressort Medwiss
Postfach 910555
5000 Köln 91

Priv. Doz. Dr. H. F. Vöhringer
Medizinische Klinik der FU Berlin
Universitätsklinikum Steglitz
Hindenburgdamm 30
1000 Berlin 45

Prof. Dr. G. Vogel
Dr. Madaus & Co.
Referat Wissenschaftliche Sonderaufgaben
Postfach 910555
5000 Köln 91

Dr. H. Waginger
Abt. für Klinische Pharmakologie
Krankenhaus St. Elisabeth
A - Wien, Österreich

Prof. Dr. H. Wagner
Institut für Pharmazeutische Biologie der Universität
München
Karlstr. 29
8000 München 2

Dr. Arved Weisswange
Benedikt Kreutz Rehabilitationszentrum
Südring 15
7812 Bad Krozingen

Dr. B. G. Woodcock
Abt. für Klinische Pharmakologie
Klinikum der Universität
Theodor-Stern-Kai 7
6000 Frankfurt 70

Vorwort

Die therapeutische Anwendung von Herzglykosiden ist aus medizinischer Sicht ein klassisches Beispiel für Entwicklungen und Wechselwirkungen medizinischer Theorien über die Pathophysiologie der Herzmuskelinsuffizienz. Dabei wird offenkundig, wie Ärzte in ihrer Zeit über die Krankheit selbst und ihre Behandlung dachten, wie sie die angebotenen Pharmaka in ihr praktisches Handeln einbezogen, wie sie medizinische Forschung betrieben und die Ergebnisse publik machten. Nachdem Witherings Report „An account of foxglore" 1785 erschienen war, erreichte der Enthusiasmus über die neue Droge um 1800 auf beiden Seiten des Atlantik einen Höhepunkt. Etwa um 1820 war Digitalis in fast allen nationalen Pharmakopöen verankert. Aber bereits 1832 begann das Interesse an der Anwendung von Digitalis schlagartig zu sinken, als Sir Charles Aldis in einem Buch „On the nature and cure of glandular diseases", das eigentlich nichts mit der Herzinsuffizienz und Digitalis zu tun hatte, im gleichen Jahr schrieb: „Digitalis ist beinahe schon obsolet, obwohl über Jahre hinweg keine aktuellere Therapie existierte. Die dabei wundersamen Erfolge wurden immer seiner starken Wirkung zugesprochen". Es war jedoch nicht die hohe Inzidenz von Nebenwirkungen, die zum Verzicht führte, sondern offenkundig die Unwirksamkeit bei der Behandlung der Tuberkulose. Damals wurde von führenden amerikanischen Ärzten eindringlich gemahnt, nicht mehr von einem Arzneimittel zu verlangen als es wirklich zu tun in der Lage ist. Diese Mahnung war in der Tat gerechtfertigt, da eine Aufschlüsselung aus dem Jahre 1835 von A. L. J. Bayle (Paris), welche alle Behandlungsprotokolle über eine Digitalistherapie einbezog, aber unter Aussparung der Witheringschen Befunde, die Frage offenließ, warum Digitalis, wenn es in der Tat so vielen Patienten geholfen hat, nicht häufiger verschrieben worden ist, Tabelle 1.

Während des 19. Jahrhunderts wird Digitalis dann in medizinischen Lehrbüchern als Sedativum aufgeführt. Dieses ist ein nicht ganz unbegründeter Hinweis, da Digitalis in der Tat bei

Tabelle 1: Behandlungserfolge bei unterschiedlichen Erkrankungen durch Digitalis

Diagnose	Anzahl der Fälle	geheilt	nicht geheilt
Wassersucht, andere Formen Oedemen	144	91 %	9 %
andere Herzerkrankungen	18	61 %	39 %
Tuberkulose	151	78 %	22 %
andere Lungenerkrankungen	16	50 %	50 %
Krankheiten des zentralen Nervensystems	13	53 %	46 %
Verschiedenes	9	67 %	33 %

jüngeren Personen Müdigkeit hervorruft bzw. schlafinduzierend wirkt. Digitalis mußte zwangsläufig in Vergessenheit geraten, da die Bekämpfung der Tuberkulose ein Problem darstellte, was primär einer Lösung bedurfte. Auch das Patientenkollektiv des 18. und 19. Jahrh. darf mit dem heutigen nicht verglichen werden. Die durchschnittliche Lebensdauer betrug 1750 nur 40 Jahre, um 1900 noch 48 Jahre und steigt bis zur Mitte unseres Jahrhunderts auf 65,6 Jahre an. Viele Menschen starben früher bereits vor Beginn der Erkrankung. Weitere Gründe für die sehr langsam zunehmende Verbreitung war die Verordnung von Digitalis als Diuretikum und das Fehlen eines pathophysiologischen Konzeptes der Herzinsuffizienz bis weit in das 19. Jahrhundert hinein. Auch bestand ein technologisches Vakuum, das erst mit der Einführung des EKG geschlossen werden konnte. Die damalige Digitalisforschung war ferner verstrickt in unvollständige und irrtümliche Annahmen und an Personen gebundene Vorurteile und Konflikte.

Die Probleme heute sind von denen früherer Zeiten nicht grundlegend verschieden. Es geht um die Verbesserung der therapeutischen Breite,

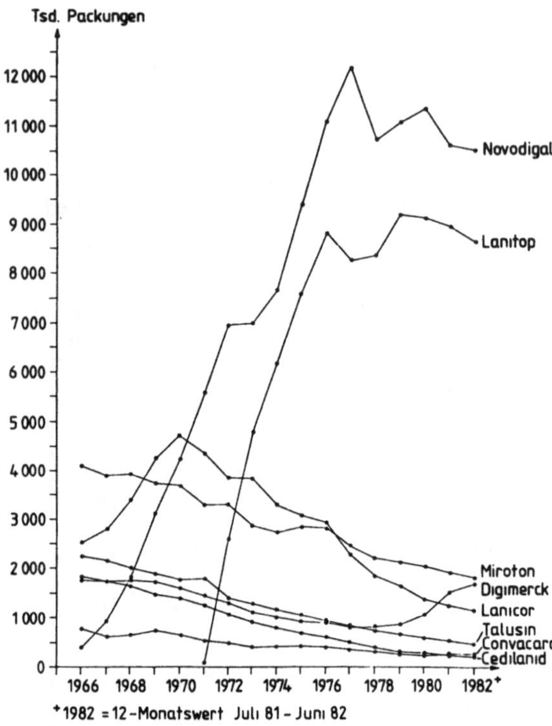

Abb. 1 Absatzvolumen von herzwirksamen Substanzen von 1966–1982

ein immer noch ungelöstes Problem; um die Indikationsansprüche für Diuretika, Vasodilatantien und Digitalis; um die Bioverfügbarkeit als ein Kriterium für die therapeutische Sicherheit; um die Größe von Intoxikationsquoten, um wissenschaftliche Dispute über den Einsatz von nierenpflichtigen und nichtnierenpflichtigen Glykosiden. Es gilt als opportun, Intoxikationsquoten der einzelnen Glykoside vorzuhalten oder die Bioverfügbarkeit als kalkulierbares Sicherheitsrisiko eines Präparates herauszustellen. Alle Probleme sind wichtig und haben einen bestimmten Stellenwert in der Therapie der Herzmuskelinsuffizienz.

Darüber hinaus sollte aber daran erinnert werden, daß Digitalispräparate in der Bundesrepublik zu den am häufigsten verordneten Arzneimitteln gehören. Zwei Digoxinderivate rangieren unter den Medikamenten mit dem größten Absatzvolumen auf Platz 1 und 2 (Abb. 1). Die Zahl der bei uns auf dem Markt befindlichen Herzglykoside, einschließlich Kombinationspräparate, wird mit über 400 Spezialitäten angegeben. Diese Zahlen sind bedrückend angesichts der Tatsache, daß in anderen Ländern bereits eine zunehmende Tendenz besteht, die Glyko-

sidtherapie bei Patienten mit anamnestischen Kriterien einer vormals bestehenden Herzinsuffizienz abzusetzen, bzw. nicht in jedem Fall eine lebenslange Therapie einzuleiten. Es ist schließlich auch nicht zu bezweifeln, daß durch die Einführung des Radioimmunoassays und durch die Reduzierung der Erhaltungsdosis die Intoxikationsquote erheblich gesenkt werden konnte. Legt man die bei ambulanten Patienten gefundene niedrige Intoxikationsquote von 3 % zugrunde, so ist bei 3 Millionen unnötigerweise digitalisierten Patienten in 90 000 Fällen mit klinischen Symptomen einer Glykosidintoxikation zu rechnen. Diese betroffenen Patienten können dadurch so weit beeinträchtigt und potentiell bedroht sein, daß nicht selten eine Krankenhausaufnahme erforderlich ist. Daher sollten in naher Zukunft quantitative Erhebungen dringend durchgeführt werden.

Langzeitbehandlung von 3 Millionen indikationslos digitalisierten Patienten verursachen aber auch Kosten, die mit den billigsten Produkten auf ca. 100 Millionen DM und mit den Spitzenprodukten auf 300 Millionen DM zu veranschlagen sind.

Die Veranstalter erhoffen sich von diesem Symposium, daß bei der Art der Verschreibung und bei der Anwendung von Herzglykosiden in Zukunft mehr Aufmerksamkeit und Kritik angebracht ist. Die Realität pharmakokinetischer Parameter sollte von Klischees befreit werden. In der Nähe klischeehafter Vorstellungen über Bioverfügbarkeit und Eiweißbindung läßt sich selten differenziert argumentieren. Wenn der Trend zur Simplikation auch in den Werbeagenturen zurückgeschraubt wird, die zwar den Umsatz, aber nicht das Wissen fördern, wird es gelingen, in Zukunft über notwendige Änderungen in der Therapie der Herzmuskelinsuffizienz vorbehaltloser zu diskutieren.

Bedanken möchten wir uns bei den Damen und Herren vom Haus der Technik e.V., Essen, insbesondere bei Herrn Grell für die Organisation und Durchführung des Symposiums. Zu Dank verpflichtet sind wir ferner Frau Dagmar Linnemann und Frau Brigitte Käse, die mit großer Sorgfalt das Symposium vorbereitet haben.

N. Rietbrock

I. Herzwirksame Substanzen in der Therapie der Herzmuskelinsuffizienz

Herzmittel auf dem Arzneimittelmarkt

Bernhard Schnieders

Betrachtet man die Herzmittel auf dem Arzneimittelmarkt der Bundesrepublik Deutschland mit Blick auf die Behandlung der Herzmuskelinsuffizienz — entsprechend der Themenstellung des Symposiums —, so ist die Dominanz herzwirksamer Glykoside als wirkbestimmende Bestandteile unverkennbar.

Die Glykoside selbst sind Inhaltsstoffe unterschiedlicher Pflanzen; sie werden zur Arzneimittelherstellung entweder aus der Stammpflanze isoliert und rein bzw. als Glykosidgemisch eingesetzt oder gemeinsam mit anderen Begleitstoffen als Pflanzenauszug therapeutisch verwendet.

Qualitativ zeigen alle herzwirksamen Glykoside gleichartige Wirkungen — sie haben einen unbestrittenen Nutzen bei der Behandlung der Herzmuskelinsuffizienz, jedoch eine geringe therapeutische Breite. Ihre unterschiedlichen pharmakokinetischen Eigenschaften erfordern deren Kenntnis und Berücksichtigung bei der Wahl des jeweils geeignetsten Arzneimittels und der Festsetzung der jeweiligen Dosierung.

In der Regel wird die Glykosidtherapie der Herzmuskelinsuffizienz als lebenslange orale Dauertherapie angelegt. Kritische Stimmen deuten jedoch auf neue wissenschaftliche Erkenntnisse — hinsichtlich Indikationsstellung, Glykosidwahl und Anwendungsdauer.

Die Beurteilung der Arzneimittel hat gemäß den Bestimmungen des Arzneimittelgesetzes (AMG 76) entsprechend dem jeweiligen Stand der wissenschaftlichen Erkenntnis zu erfolgen — ein dynamisches Geschehen, abhängig vom medizinischen wissenschaftlichen Fortschritt und dessen Umsetzung in die Praxis.

Losgelöst von der Frage der Existenz gesicherter neuer Erkenntnisse und der damit eventuell verbundenen Notwendigkeit zur Anpassung der für dieses Anwendungsgebiet verfügbaren Arzneimittel an den neuen Wissensstand sei zunächst eine Bestandsaufnahme versucht.

Seit dem Inkrafttreten des AMG 76 am 1. Januar 1978 konnten nur Arzneimittel neu auf den Markt gelangen, die im *Zulassungsverfahren* die Nachweise der Wirksamkeit — bei den beanspruchten Anwendungsgebieten —, der Unbedenklichkeit und der pharmazeutischen Qualität erbracht haben. Bei Arzneimitteln mit bekannten wirksamen Inhaltsstoffen kann der Nachweis von Wirksamkeit und Unbedenklichkeit auch durch Vorlage anderen wissenschaftlichen Erkenntnismaterials geführt werden. Lediglich für Homöopathika bei der *Registrierung* — vom Hersteller kann wahlweise auch eine Zulassung beantragt werden — wird auf den Nachweis der Wirksamkeit verzichtet; verständlicherweise dürfen bei dem Arzneimittel dann keine Anwendungsgebiete angegeben werden. Eine ärztliche Verordnung homöopathischer Arzneimittel erfolgt entsprechend homöopathischen Behandlungsgrundsätzen.

AMG 76

Zulassung
Nachweiskriterien:
Wirksamkeit, Unbedenklichkeit, Qualität

Registrierung (ausschließlich Homöopathika)
Nachweiskriterien:
Unbedenklichkeit, Qualität
kein Wirksamkeitsnachweis
keine Angabe von Anwendungsgebieten
wahlweise *Zulassung* möglich

Seit dem 1. Januar 1978 erhielten 26 Arzneimittel mit herzwirksamen Glykosiden die Genehmigung für das Inverkehrbringen, und zwar durch

– Zulassung 24
– Registrierung 2

Für den am Stichtag des Inkrafttretens bereits existierenden Arzneimittelmarkt gilt folgende Regelung:

Als *„zugelassen"* gelten Arzneimittel, die bereits bei Inkrafttreten des neuen AMG am 1. 1. 1978 legal auf dem Markt waren und im Rahmen der Übergangsbestimmungen dem Bundesgesundheitsamt (BGA) unter Nennung von Produktnamen, Herstellernamen, wirksamen Bestandteilen und Anwendungsgebieten angezeigt wurden. Sie dürfen zunächst bis zum 31. Dezember 1989 im Verkehr bleiben – es sei denn: Sicherheitsrisiken zwingen vorher zu einer Neubeurteilung. Vor Ablauf dieser Frist ist eine Verlängerung der Zulassung zu beantragen.

– Angezeigt (gemäß Art. 3 § 7 AMNG 76) wurden 2757 Arzneimittel mit herzwirksamen Glykosiden

Die als arzneilich wirksame Inhaltsstoffe therapeutisch verwendeten Glykoside stammen aus folgenden Pflanzen:

    Adonis vernalis
    Apocycum cannabinum
    Cheiranthus cheiri
    Convallaria majalis
    Coronilla varia
    Digitalis lanata
    Digitalis lutea
    Digitalis purpurea
    Helleborus niger
    Helleborus viridis
    Nerium oleander
    Scilla maritima
    Strophanthus gratus
    Strophanthus kombe
    Thevetia peruriana

Eine Übersicht über die gegenwärtig auf dem Markt befindlichen Arzneimittel mit herzwirksamen Glykosiden vermitteln die folgenden Schemata.

– *Arzneimittel*, die Glykoside, Glykosidgemische oder Gesamtglykoside in reiner Form enthalten:

Stoff	Fertigarzneimittel Angezeigt/Zugelassen	
Digoxin/Digoxinderivate	194	16
Digitoxin/Digitoxinderivate	67	7
Gitoxin/Gitoxinderivate	17	–
Scilla-Glykoside/Scilladerivate	27	–
Cannogenin (Thevetia)-Glykoside	6	–
k-Strophanthidin-Glykoside	59	–
g-Strophanthidin-Glykoside und Strophantidol-Glykoside	69	1
Digitalis-Glykosidgemische (Gitalis, Digitalin)	19	–
Scilla-Gesamtglykoside	6	–
diverse Gesamtglykoside (Adonis, Convallaria)	5	–
	433	24

– *Homöopathische* Arzneimittel, die Reinglykoside enthalten

Stoff	Fertigarzneimittel Angezeigt/Registriert	
Reinglykoside in homöopathischer Form	38	–

– *Arzneimittel*, die Glykoside in pflanzlichem Material/Auszüge enthalten

Pflanze	Fertigarzneimittel Angezeigt/Zugelassen	
Adonis	376	–
Apocynum	338	–
Cheiranthus cheiri	23	–
Convallaria	578	–
Coronilla	1	–
Digitalis	411	–
Helleborus	336	–
Oleander	205	–
Scilla	330	–
Strophantus	513	–
	1795	–

– *Homöopathische* Arzneimittel, die Glykoside in pflanzlichem Material/Auszüge enthalten

Pflanze	Fertigarzneimittel Angezeigt/registriert	
Adonis	144	–
Apocynum	3	–
Cheiranthus cheiri	9	–
Convallaria	237	–
Coronilla	1	–
Digitalis	36	–
Helleborus	46	–
Oleander	43	2
Scilla	116	–
Strophantus	28	–
	491	2

Die Formulierungen der beanspruchten Anwendungsgebiete sind bei den als *zugelassen geltenden* Arzneimitteln nach Art und Umfang äußerst mannigfaltig und variantenreich — eine Aufzählung erübrigt sich daher an dieser Stelle. Hingegen sollen die Anwendungsgebiete der nach den Bestimmungen des AMG 76 *zugelassenen* Arzneimittel mit herzwirksamen Glykosiden aufgezeigt werden:

— Digoxin-haltige Arzneimittel

orale Verabreichung

alle Formen der Herzleistungsschwäche (muskuläre Herzinsuffizienz) wie:
Vorhofflimmern, Vorhofflattern und supraventrikuläre paroxysmale Tachykardie, sofern diese mit Zeichen einer Herzinsuffizienz verbunden sind und nicht die Folge einer Digitalisintoxikation sind.

— Digitoxin-haltige Arzneimittel

orale Verabreichung

Sämtliche Formen von Herzleistungsschwäche, insbesondere bei gleichzeitig bestehender Niereninsuffizienz oder gestörter Leberfunktion, sowie für die Anwendung bei Herzrhythmusstörungen der schnellen Form infolge einer Herzleistungsschwäche.

parenterale Verabreichung

Sättigungstherapie zur Einleitung einer Digitoxinbehandlung von Patienten mit Herzleistungsschwäche, insbesondere bei gleichzeitig bestehender Niereninsuffizienz. Auch bei Patienten mit unsicheren Resorptionsverhältnissen ist die intravenöse Therapie angezeigt.

— g-Strophanthin-haltige Arzneimittel

parenterale Verabreichung

Druck- und Beklemmungsgefühle in der Herzgegend (instabile, funktionell-vegetative Stenocardien).
Nachlassende Leistungsfähigkeit des Herzens, solange noch nicht die Notwendigkeit einer Behandlung mit anderen Herzglykosiden besteht.

Zugelassen für diesen Anwendungsbereich wurde ebenfalls ein Arzneimittel, das eine Zubereitung aus Crataegus-Arten als Wirkprinzip enthält. Inhaltsstoffe sind in diesem Falle aber keine herzwirksamen Glykoside, sondern Amine, Purinderivate, Flavone sowie Triterpensäuren. Crataeguszubereitungen sind in insgesamt 3323 Arzneimitteln mit unterschiedlichen Anwendungsgebieten und in verschiedenen Wirkstoffkombinationen — so z. B. auch zur Herztherapie u. a. in Kombination mit herzwirksamen Glykosiden — sowie in 1250 homöopathischen Arzneimitteln entsprechend den Übergangsregelungen des AMG 76 auf dem Markt.

Das Anwendungsgebiet des zugelassenen Arzneimittels mit dem Extrakt aus Crataegus-Arten wurde folgendermaßen formuliert:

„Druck- und Beklemmungsgefühl in der Herzgegend, instabile, funktionell-vegetative Stenocardien. Nachlassende Leistungsfähigkeit des Herzens, solange noch nicht die Notwendigkeit einer Behandlung mit Herzglykosiden besteht."

Zum Nachweis von Wirksamkeit und Unbedenklichkeit wurde wissenschaftliches Erkenntnismaterial verwendet; eine Aufbereitung erfolgte durch die Kommission „Phytotherapeutische Therapierichtung und Stoffgruppe (Komm. E)" — (Planta medica Journal of Medicinal Plant Research Vol. 43, Oct. 81 No. 2, 3, 4; Aufbereitungsergebnis vorveröffentlicht: Deutsche Apotheker Zeitung 122 Jahrg. Nr. 46 vom 18. 11. 1982).

Wie bereits einleitend erwähnt fordert das AMG 76 eine Beurteilung der Arzneimittel entsprechend dem jeweiligen Stand der wissenschaftlichen Erkenntnis; d. h. alle auf dem Markt befindlichen Arzneimittel müssen ständig dem neuen Wissensstand angepaßt werden.

— Bei *zugelassenen* Fertigarzneimitteln ist daher die Zeit der Gültigkeit der Zulassung auf 5 Jahre begrenzt. Vor Ablauf dieser Frist muß eine Verlängerung der Zulassung vom pharmazeutischen Hersteller beantragt werden; ansonsten erlischt die Zulassung. Die zuständige Bundesoberbehörde (BGA) kann dabei verlangen, daß der Antrag durch einen Bericht ergänzt wird, der Angaben darüber enthält, ob und gegebenenfalls in welchem Umfang sich die Beurteilungsmerkmale für das Arzneimittel innerhalb der letzten fünf Jahre geändert haben.

— Den aufgrund der Übergangsbestimmungen als *zugelassen geltenden* Arzneimitteln wurde zur Anpassung eine 12jährige Zeitspanne gewährt. Abweichend von den nach dem AMG 76 zugelassenen Arzneimitteln sind jedoch in diesen Fällen beim Antrag auf Verlängerung alle Angaben zu machen und Unterlagen vorzulegen, die auch im regulären Zulassungsverfahren gefordert werden — mit Ausnahme der Ergebnisse der pharmakologisch-toxikologischen und der klinischen Prüfung.

Dieser Regelung liegt die Vorstellung zugrunde, daß bei Arzneimitteln, die lange auf dem Markt sind, genügend Daten und Erfahrungen — veröffentlicht oder unveröffentlicht — über deren Wirksamkeit und Unbedenklichkeit vorliegen und somit weitere Untersuchungen überflüssig machen, die bestenfalls bekannte Ergebnisse bestätigen könnten. Die Aufbereitung des Erkenntnismaterials wird Kommissionen übertragen, deren Mitglieder über wissenschaftliche Kenntnisse verfügen und in den jeweiligen Therapierichtungen praktische Erfahrungen gesammelt haben. Dieses erscheint bei der Vielzahl gleichartiger Arzneimittel auf dem Markt als das zweckmäßigste Verfahren, da

— einerseits das Aufbereitungsergebnis aufgrund des Sachverständigenvotums als Entscheidungsbasis geeignet ist, zumal es zudem die Pluralität der Heilverfahren und deren Erfordernisse gebührend berücksichtigt, sowie

— andererseits ein ökonomisches Vorgehen gegeben ist, da viele pharmazeutische Hersteller von den veröffentlichten Ergebnissen (Monographien) Gebrauch machen können und keine eigene Aufbereitungsarbeit durchzuführen haben.

Praktisch hat die Aufbereitung vorhandenen wissenschaftlichen Erkenntnismaterials für den Herzmittelsektor zu erfolgen durch

— die Kommission B 1 ,,Angiologie, Kardiologie, Nephrologie" für humanmedizinische Arzneimittel mit Ausnahme der besonderen Therapierichtungen

— die Kommission C für anthroposophische Arzneimittel

— die Kommission D für homöopathische Arzneimittel sowie durch

— die Kommission E für phytotherapeutische Arzneimittel.

Die Ergebnisse der Kommissionstätigkeit werden zur Bezugnahme im Zulassungsverfahren oder bei der Verlängerung einer Zulassung vom BGA offiziell im Bundesanzeiger bekanntgemacht werden.

Ergänzend sei darauf hingewiesen, daß die ,,unabhängige Sachverständigenkommission für die Transparenz des Arzneimittelmarktes", deren Geschäftsstelle beim Bundesgesundheitsamt angesiedelt ist, mit Datum vom 20. Dezember 1978 bereits eine Transparenzliste für das Indikationsgebiet ,,Herzmuskelinsuffizienz" erstellt und damit eine Übersicht über die pharmakologisch-therapeutische und preisliche Situation des angesprochenen Anwendungsbereichs vorgelegt hat.

Sollten in Vorträgen und Diskussionsbeiträgen dieser Veranstaltung neue Erkenntnisse gewonnen und schriftlich niedergelegt werden, so müssen sie bei der erforderlichen Neubeurteilung aller herzwirksamen Arzneimittel auf dem Markt berücksichtigt werden — sei es beispielsweise bei der Formulierung der Anwendungsgebiete, der Gegenanzeigen usw., oder sei es bezüglich der Dosierung bzw. der Dauer der Anwendung.

Zielsetzung des AMG 76 ist es, für die Sicherheit im Verkehr mit Arzneimitteln zu sorgen: dieses beinhaltet sowohl die Gewährleistung der Wirksamkeit, Unbedenklichkeit und Qualität der Arzneimittel als auch ausreichende und klare Information über ihre erwünschten und unerwünschten Wirkungen sowie ihre Anwendungsbedingungen. Wesentlich für das Erreichen dieses Zieles ist das Einhalten dieser Bedingungen beim therapeutischen Einsatz der Arzneimittel in der Praxis, ihr bestimmungsgemäßer Gebrauch.

Cardenolide und Bufadienolide – von der Droge zur Reinsubstanz

W. Steidle

Herzwirksame Drogen werden seit Jahrtausenden therapeutisch genutzt. Schon in einem ägyptischen Papyrus aus der Zeit des mittleren Reiches um 1550 v. Ch., den der Ägyptologe Ebers im Jahre 1885 erwerben konnte, wird die Meerzwiebel gegen Wassersucht empfohlen. Das Wissen um die Wirkung dieser Pflanze vererbte sich durch die Jahrhunderte. Pythagoras schrieb im 6. Jahrhundert v. Chr. ein Buch über die Meerzwiebel. Theophrast von Ephesus — ein Schüler von Aristoteles — fügt die Pflanze unter dem Namen Scilla in sein botanisches System ein. Die Kenntnisse über die Scillapflanze, ihre Anwendungen und ihre Zubereitungen, wurden unverändert über römische, arabische und byzantinische Autoren in die Kräuterbücher der Renaissance übernommen. Immer war in diesen Beschreibungen neben vielen anderen, z. T. obscuren Anwendungen, der Nutzen bei Wassersucht und die diuretische Wirkung genannt. Von Anfang an war auch die hohe Toxizität erkannt worden; verständlich, wenn man bedenkt, daß eine einzige Zwiebel von etwa 200g ausreichen würde, um etwa 10 Menschen zu vergiften.

Aus heutiger Sicht sind daher auch die damaligen Zubereitungsformen als Versuche zu sehen, die hohe toxische Potenz in eine anwendbare galenische Form zu bringen, d.h. es wurden entweder nur Teile der Wirkstoffe extrahiert, oder es wurden beträchtliche Teile der Wirkstoffe bei der Zubereitung zerstört.

Die Digitalispflanze wird zwar schon im Mittelalter erwähnt, ihre Anwendung als Herztherapeuticum aber beginnt eigentlich erst mit der Publikation von Withering im Jahre 1785. Eine andere Hauptgruppe der herzaktiven Substanzen, die Strophanthine, wurden erst durch Berichte des Afrikaforschers Livingstone bekannt. In den nächsten hundert Jahren werden neue Einsichten über Anwendung und Wirkung berichtet, so z. B. die Erkenntnis der direkten Wirkung auf Herz und Gefäße. Ab 1845 findet man in zunehmendem Maße Versuche zur Isolierung des herzaktiven Prinzipes. Trotz eifriger Bemühungen dauerte es bis etwa 1930, ehe reine Substanzen zur Verfügung standen und eindeutige Strukturaufklärungen möglich waren.

Nach der ersten Phase der Strukturaufklärungen, die von Cloetta und Windaus in den Jahren ab 1920 eingeleitet und von Stoll in Basel mit glanzvollen Arbeiten am Beispiel der Scillaglykoside weitergeführt wurden, konnten Tschesche, Jacobs und Elderfield 1935 die Steroidstruktur der Cardenolide beweisen.

Obwohl schon um 1850 die Herzwirksamkeit anderer Drogen, z. B. von Convallaria majalis und Adonis beschrieben wurden, nimmt die breite Untersuchung zahlreicher Pflanzenfamilien auf Cardenolide und Bufadienolide mit den systematischen Arbeiten von Reichstein und seinen Schülern ab 1948 beträchtlich zu, zeitweise beflügelt durch die Suche nach 11-Hydroxyderivaten, die durch chemische Umwandlung einen Zugang zu den damals noch extrem teuren und schwer herstellbaren Corticosteroiden boten. Diese lange Serie von Arbeiten unter dem Titel „Über Glykoside und Aglucone" schließt mit der 331ten Mitteilung im Jahre 1972.

Im Laufe der letzten 50 Jahre sind unsere Kenntnisse über Vorkommen, Struktur und Wirkung der herzwirksamen Verbindungen gewaltig angestiegen. Zahllose Pflanzenfamilien wurden untersucht; hunderte von Verbindungen wurden isoliert und in ihrer Struktur aufgeklärt. Die Zahl der pharmakologischen und klinischen Arbeiten geht in die zehntausend.

Die Zahl der Glykoside, die sich aus diesen Agluconen und einer großen Zahl von bekannten Zuckern, wie Glucose und Rhamnose und speziellen, nur bei Cardenoliden aufgefundenen Zuckern bilden lassen, liegt bei einigen hundert Verbindungen. Bei allen sind in 3β-Stellung des Steroidgerüstes ein bis vier Zuckerreste linear

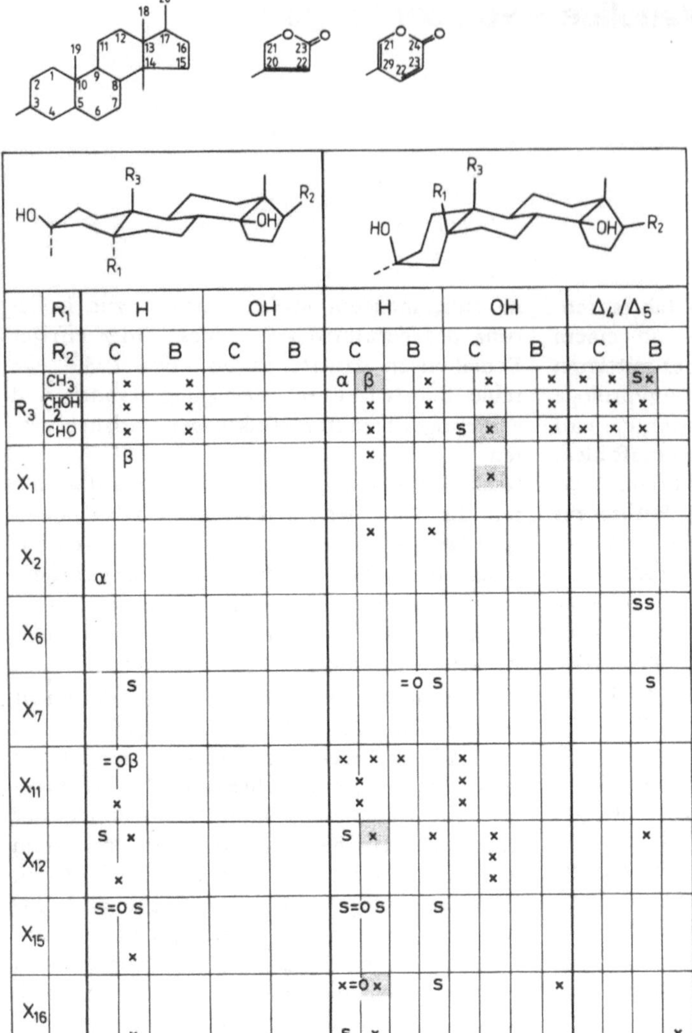

Abb. 1 (Tabelle der Aglucone):

R3 / X	R2	\(R_1\): H · C	H · B	OH · C	OH · B	\(R_1\): H · C	H · B	OH · C	OH · B	Δ₄/Δ₅ · C	Δ₄/Δ₅ · B
R₃	CH₃	×	×			α β	×	×	×	× ×	S×
R₃	CHOH₂	×	×			×	×	×	×	×	×
R₃	CHO	×	×			×		S ×	×	× ×	×
X₁		β				×		×			
X₂		α				×	×				
X₆											SS
X₇		S				=O	S				S
X₁₁		=O β ×				× × × ×	×	× × ×			
X₁₂		S × ×				S ×	×	× × ×		×	
X₁₅		S =O S ×				S =O S	S				
X₁₆		×				×=O× S ×	S		×		×

Abb. 1 Zusammenstellung der heute bekannten Aglucone:

X   auf der linken Spaltenseite α-ständiges OH
X   auf der rechten Spaltenseite β-ständiges OH
X   auf der Trennungslinie Stellung ungeklärt
=o   ist C = 0-Funktion
S   synthetisch hergestelltes Produkt
C   Cardenolid
B   Bufadienolid

aneinandergereiht. Von dieser Regel gibt es nur wenige Ausnahmen.

Eine Gesamtschau über die bis heute bekannt gewordenen Aglucone ist in der Abbildung 1 versucht.

Die Isolierung und Strukturaufklärung der Cardenolide und Bufadienolide bietet beträchtliche Schwierigkeiten. Da die Verbindungen säure- und laugenempfindlich sind, ist eine Anreicherung durch Extraktion und Verteilung bei verschiedenen pH-Werten, wie sie bei Alkaloiden z.B. so erfolgreich anwendbar ist, hier nicht möglich. Beträchtliche Fortschritte brachten daher auf diesem Gebiet die Einführung neuer Trennmethoden für die Isolierung und neuer — in der Hauptsache spektroskopischer — Methoden für die Strukturaufklärung. An zwei Beispielen soll dies gezeigt werden.

Die Anwendung der Säulenchromatographie führte in Arbeiten von Stoll aus dem Jahre 1951 zum ersten Mal zur Trennung eines komplexen Gemisches der Glykoside aus Scilla marittima. Bis zur Anwendung der Chromatographie endeten die Bemühungen — wie hier von Stoll 1933 beschrieben — mit der Isolierung eines Scillaren A und Scillaren B, wobei

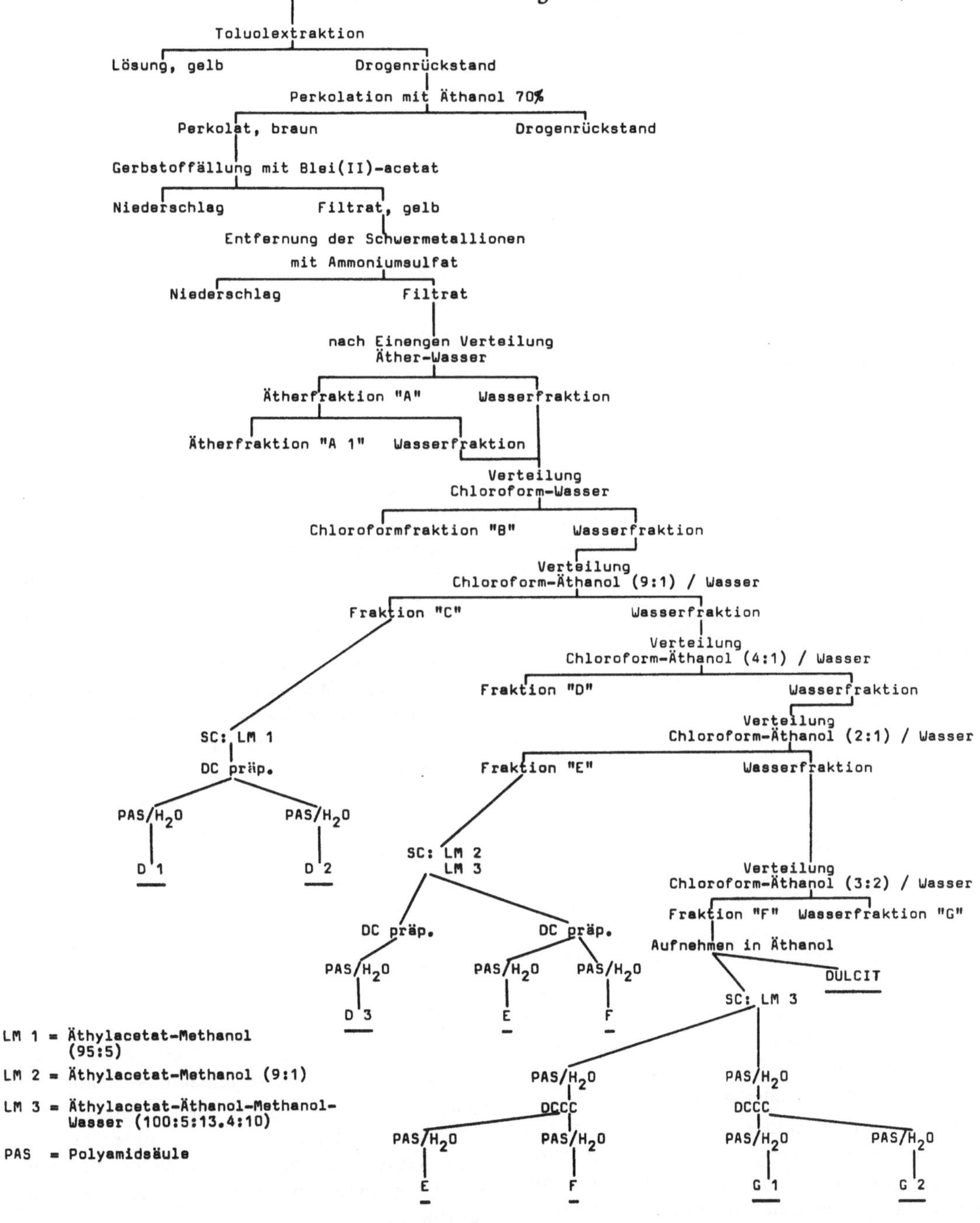

Abb. 2 Isolierungsschema von Lophopetalum toxicum

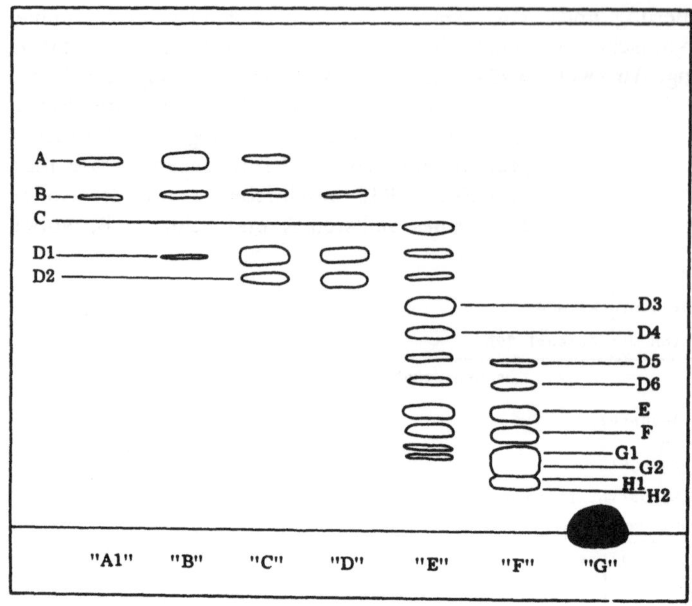

Abb. 3 DC-Übersicht aus der Aufarbeitung nach Schema Abb. 2
A, B, C usw.   Bezeichnung der isolierten Glykoside
„A1", „B" usw. Bezeichnung der Fraktionen

Scillaren A das weitgehend einheitliche Hauptglykosid und Scillaren B das Gemisch der meisten anderen Glykoside war. Die Säulenchromatographie erlaubte die Zerlegung des komplexen Scillaren B in seine einzelnen Glykoside, deren Reindarstellung und Strukturaufklärung. Dauer der Bemühungen 10 Jahre für den ersten Teil — Isolierung von Scillaren A als Reinsubstanz und Scillaren B als Gemisch — weitere Jahre für die Trennung und Strukturaufklärung von Scillaren B.

Ein Beispiel aus neuester Zeit unter Anwendung aller heute zur Verfügung stehenden technischen Mittel:

Aus der Rinde eines Baumes — auf den Philippinen zur Bereitung eines Pfeilgiftes benutzt — konnten 15 Cardenolide isoliert werden. Dabei standen insgesamt nur 1,5 kg Rinde zur Verfügung. Die Struktur von sieben neuen Glykosiden wurde aufgeklärt; drei Verbindungen wurden mit bekannten Glykosiden identifiziert. Dabei hat sich das Aufarbeitungsschema insgesamt kaum verändert (Abb. 2).

Aber schon der nächste Schritt bedeutet eine gewaltige Erleichterung. Die Dünnschichtchromatographie gibt den ersten Überblick, mit wieviel Stoffen in welchen Fraktionen zu rechnen ist (Abb. 3).

Die Aufarbeitung kann in präparativem Maße durchgeführt — zur Isolierung einzelner Verbindungen genutzt werden. Auf diese Weise können, bei einigermaßen sinnvollem Aufwand, allerdings nur kleine Mengen von einigen mg an reiner Substanz gewonnen werden.

Da aber auf der anderen Seite die neuesten analytischen Methoden zur Strukturaufklärung mit immer kleineren Mengen auskommen, ist diese Begrenzung heute kein Nachteil mehr.

UV- und IR-Spektren geben den ersten Hinweis auf die Struktur der neuen Verbindung. Ein Massenspektrum liefert bereits detaillierte Aussagen (Abb. 4). Die Striche auf diesem Diagramm geben Auskunft über die Fragmente, in die das Molekül zerfallen ist. Aus der Lage ist das Molgewicht des Fragments ersichtlich. Aus der Höhe der Mengenanteil im Gemisch.

In dem vorliegenden Beispiel kann allein schon aus diesem Diagramm eine Aussage über Zahl und Art der Zuckerkette gemacht werden.

Kernresonanzspektren erlauben Aussagen über einzelne Molekülbausteine, in unserem Beispiel (Abb. 5) über die Anwesenheit einer Aldehydgruppe und über die Art des Lactonringes.

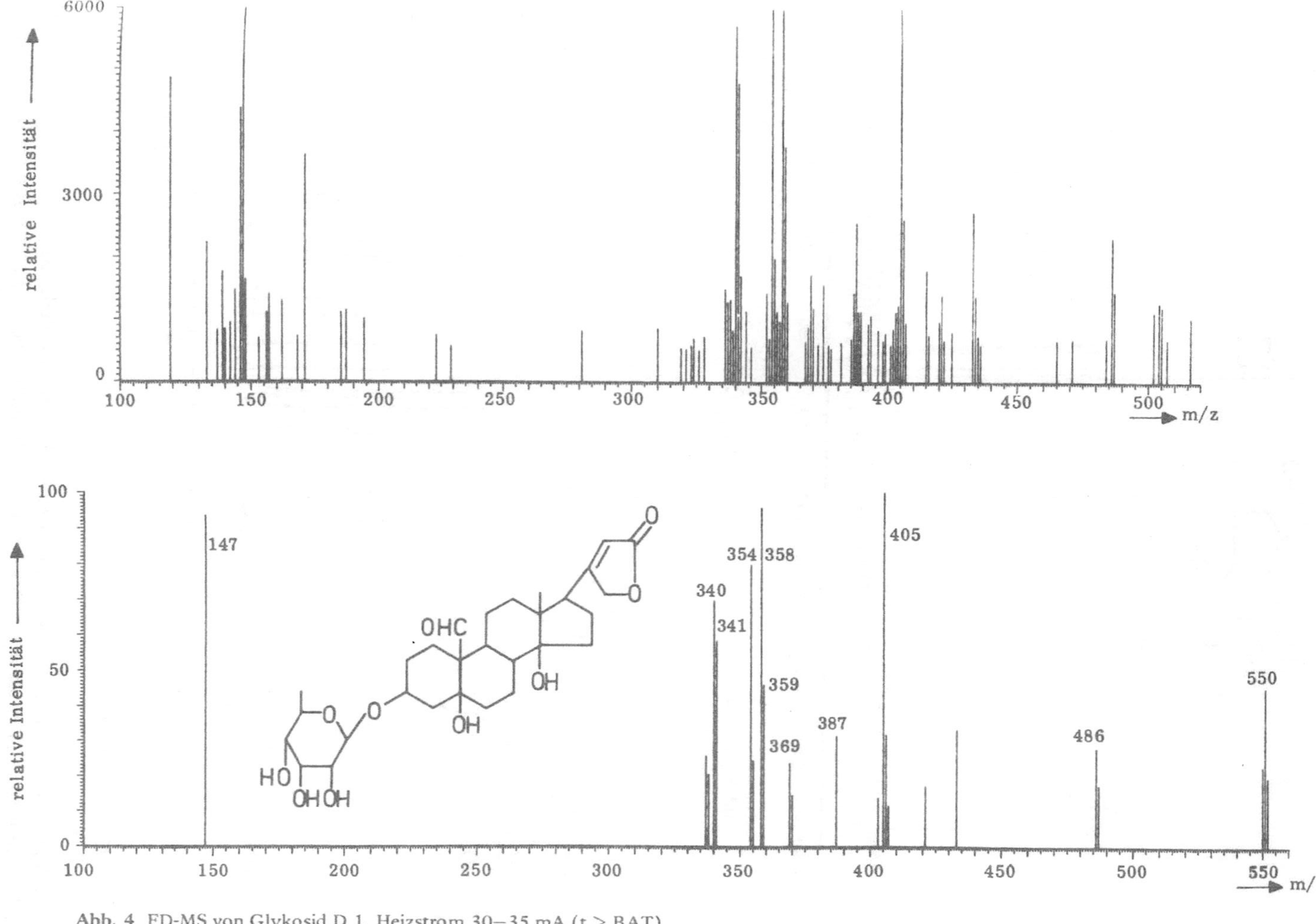

Abb. 4 FD-MS von Glykosid D 1, Heizstrom 30—35 mA (t > BAT)

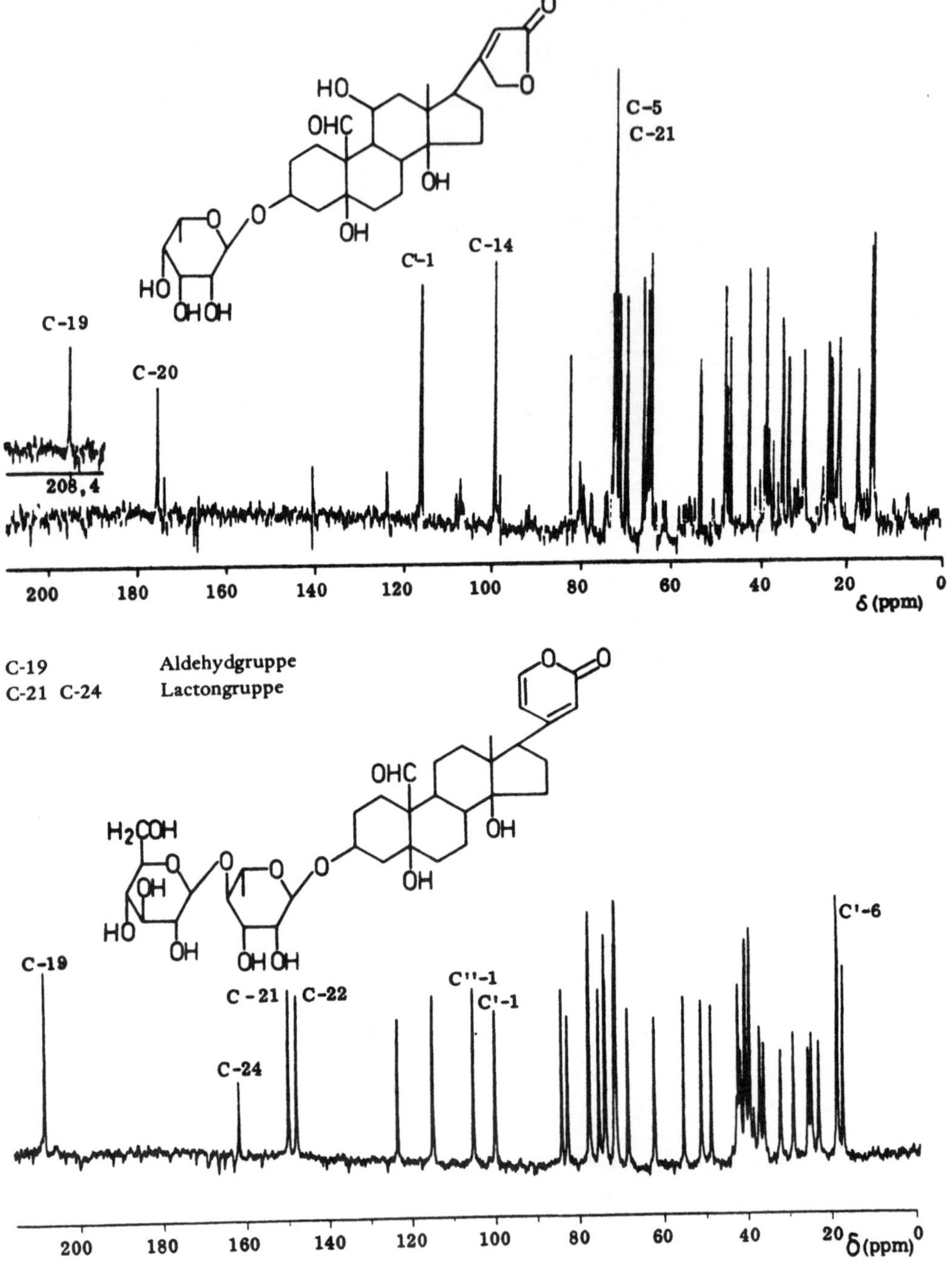

Abb. 5 Kernresonanzspektren von Herzglykosiden

Ein Problem war stets die Erkennung der Zuckerkomponente. Abspaltung, Derivatisierung und folgende Identifizierung erforderten beträchtliche Substanzmengen. Ein spezielles Trennsystem erlaubt heute die Identifizierung von Mikromengen in wenigen Stunden (Abb. 6).

Handelt es sich bei der Anwendung dieser Methoden noch um Mengen im Bereich von mg oder μg, so hat die Einführung immunologischer Methoden die Nachweisgrenze noch einmal um Zehnerpotenzen verschoben. Die Messung von Nanogrammen und Bruchteile davon, sind

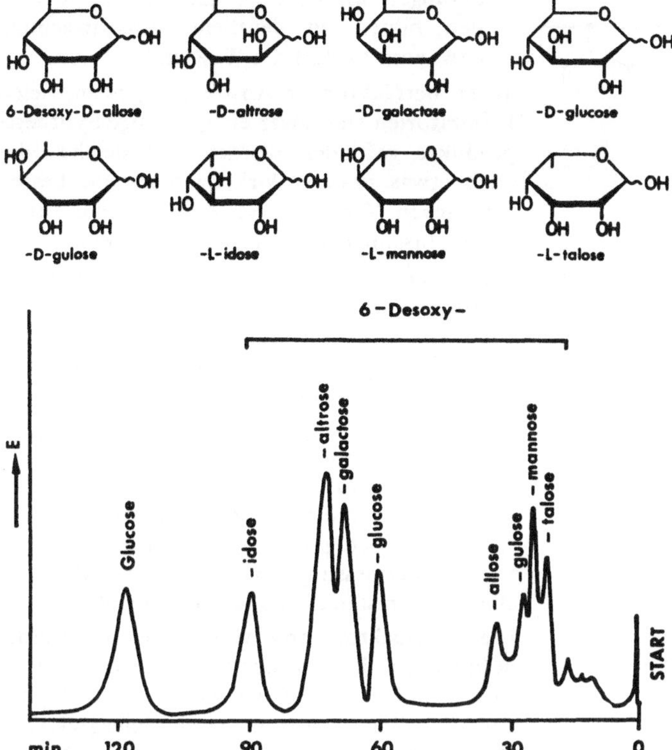

Abb. 6 Identifizierung der Zuckerreste

heute möglich und haben unsere Kenntnisse vor allem über den Metabolismus der herzaktiven Stoffe beträchtlich erweitert.

Schon bald nach der Strukturaufklärung setzten die ersten Versuche ein, die Substanzen teilsynthetisch herzustellen. Eine Totalsynthese verbietet sich von selbst, da das Steroidgerüst durch seine sechs Isomeriezentren einen Aufbau zu kostspielig machen würde. Wesentliche Arbeiten befaßten sich mit dem Aufbau des Lactonringes an Pregnanderivaten, die leicht zugänglich sind; oder mit der Abänderung vorhandener Strukturen, um zu neuen Modifikationen zu kommen. In einigen Fällen wurden Mikroorganismen eingesetzt, um gezielte Syntheseschritte durchzuführen.

Die möglichen Aktivitäten auf diesem Gebiet sind eng begrenzt. Auf der einen Seite sind die Ausgangsmaterialien teuer, so daß eine Synthese bekannter Verbindungen keinen Vorteil bringt, auf der anderen Seite sind die Variationsmöglichkeiten am Steroidgerüst beschränkt, da auch kleine Abweichungen vom allgemeinen Typ die vorhandene Wirkung beseitigen. Immerhin haben viele dieser Synthesebemühungen dazu beigetragen, unsere Kenntnisse zum Thema „Struktur-Wirkungsbeziehungen" zu erweitern (Abb. 7).

In der Abb. 7 sind die wesentlichen Voraussetzungen für wirksame Strukturmerkmale zusammengestellt.

1. An allen natürlichen Herzglykosiden ist in der 3-Stellung des Steroidgerüstes eine β-ständige OH-Gruppe vorhanden, an der die Zuckerkomponenten gebunden sind. Isomerisierung zur 3α-Stellung (I) führt zu unwirksamen Verbindungen. Beseitigt man dagegen die Sauerstoffunktion in 3-Stellung ganz, wie im Beispiel II, so bleibt die Wirkung weitgehend erhalten.

2. Bei natürlich vorkommenden Steroiden kann die Ringverknüpfung zwischen den Ringen A und B sowohl cis- als auch transständig sein, d.h. der Substitut in 5-Stellung kann α- (bei trans-Verknüpfung) oder β-ständig (bei cis-Verknüpfung) sein. Transverknüpfte Verbindungen vom Typ des Uzarigenins (III) sind immer weniger wirksam, als cisverknüpfte Verbindungen (IV und V).

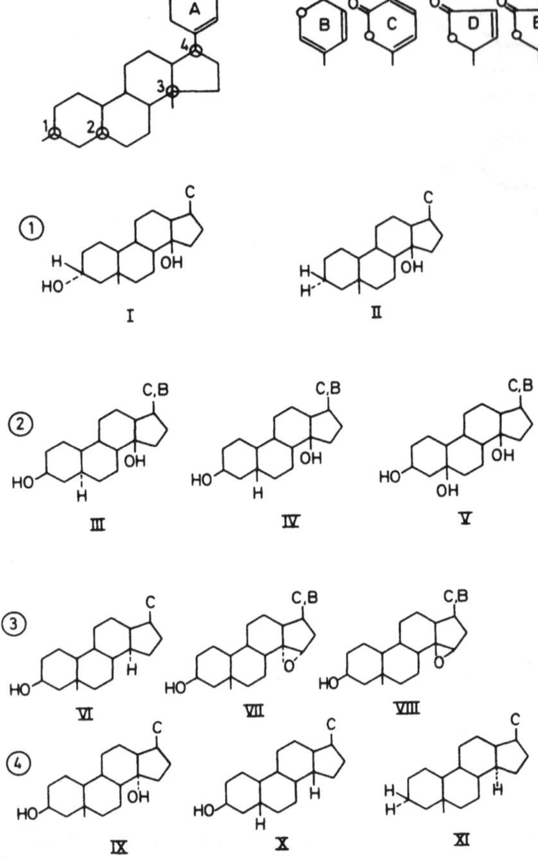

Abb. 7 Wirksame Strukturmerkmale von Herzglykosiden

3. Die Verknüpfung der Ringe C und D ist bei allen natürlichen Herzglykosiden — im Gegensatz zu allen anderen Steroiden — immer cis-ständig. Der Substituent in 14-Stellung ist bei allen in der Natur aufgefundenen Herzglykosiden eine 14β-OH-Gruppe (III, IV, V).
Ersatz der 14β-OH-Gruppe durch 14β-Wasserstoff (X) oder andere Substituenten (VIII) führt zu deutlicher Abschwächung. Umlagerung in 14α-Stellung bringt weitere Abschwächung (IX) oder Wirkungslosigkeit (VII und XI).
4. Alle natürlichen Herzglykoside haben den Lactonring in 17β-Stellung. Umlagerung in die 17α-Stellung führt in allen Fällen zur Wirkungslosigkeit.
Die Lactonringe A und B, also Cardenolide (A) und Bufadienolide (B), zeigen bei analogen Verbindungen gleiche Wirkung. Abän-

derungen wie C, D, E und andere Variationen führen zu deutlicher Abschwächung bzw. zum Verlust der Wirksamkeit.

Trotz beträchtlicher Anstrengungen an vielen Laboratorien sind zwar einige wenige Syntheseprodukte gefunden worden, die gleiche oder auch etwas bessere Wirkungen wie die besten natürlichen Verbindungen zeigen; in die Therapie hat bislang keines Eingang gefunden.

Die Isolierung und Aufarbeitung von Herzglykosiden ist — aus den vorher genannten Gründen — nicht einfach; ein großes Problem war die analytische Erfassung der Wirkstoffe. Dies war auch ein wesentliches Problem bei der therapeutischen Anwendung von Drogenextrakten. Farbreaktionen werden, bei der Vielfalt der Stoffe, die in einem Extrakt enthalten sind, gestört. Die Anwendung der Dünnschichtchromatographie brachte hier zwar Hilfe; die Vermessung eines Drogenextraktes ist aber sehr umständlich und zeitraubend.

Die UV-Spektroskopie versagt bei den Cardenoliden, da die Absorptionsbande bei 217 mμ so kurzwellig ist, daß sie von anderen Begleitstoffen völlig überdeckt wird. Scillaglykoside dagegen mit ihrer UV-Absorption bei 300 mμ sind auf diese Weise leicht zugänglich.

Um diese Schwierigkeiten bei der chemischen oder physikalischen Bestimmung der Wirkmengen zu umgehen, wurden die Wirkwerte der Extrakte am Tier bestimmt. Eine aufwendige, nicht sehr genaue und störanfällige Methode. Daher war die Bereitstellung reiner Einzelglykoside ein beträchtlicher Fortschritt. Bei *richtiger* galenischer Zubereitung — was nicht immer der Fall war — konnte zumindest die gleichbleibende Dosis gesichert werden.

Erst in den letzten zehn Jahren wurde eine neue Methode entwickelt, die diese Schwierigkeiten beseitigt. In der Hochdruckflüssigchromatographie besitzen wir eine Trennmethode, die bei hoher Selektivität und extremem Trennvermögen die Anwendung der UV-Messung erlaubt. Damit ist endlich die Möglichkeit gegeben, in einem Drogenextrakt Art *und* Menge der darin enthaltenen Glykoside schnell und genau zu bestimmen.

Am Beispiel der Scillaextrakte kann auch demonstriert werden, daß die aufwendige und nicht immer eindeutige biologische Wirkwertbestimmung durch spektroskopische Methoden ersetzt werden kann.

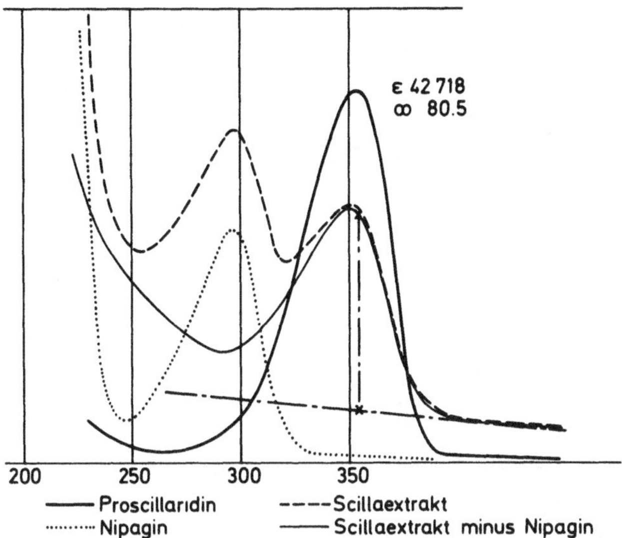

Abb. 8 Extinktionskurven von Reinsubstanz und Extrakt von Herzglykosiden

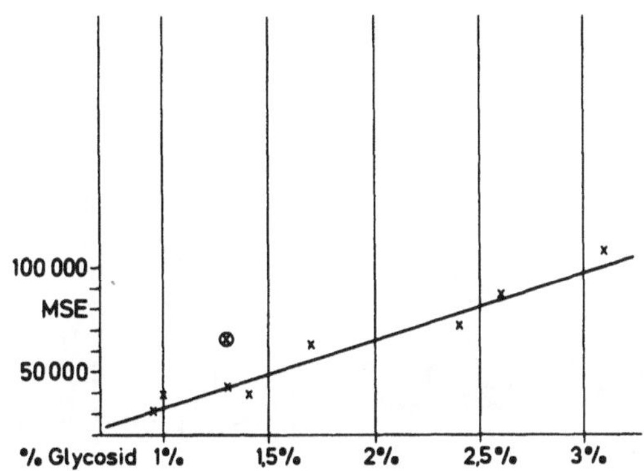

Abb. 9 Beziehung zwischen MS-Einheiten und Glykosidanteil in %

Bufadienolide besitzen eine hohe molare Extinktion mit einem ε von 42 000, wenn man in alkalischem Methanol mißt. Die langwellige Lage bei $352\,m\mu$ begünstigt die Messung, da Begleitstoffe kaum stören. Die einzige Unsicherheit besteht in einer Untergrundextinktion, die hauptsächlich durch Streulicht in der Lösung verursacht wird. Die notwendige Extrapolation auf eine Basislinie kann einen kleinen Fehler verursachen. Das auf diese Weise bestimmte ΔE ist ein direktes Maß für die Menge an Bufadienolid (Abb. 8).

Trägt man die so gefundenen Glykosidwerte gegen die Meerschweincheneinheiten auf, so findet man eine sehr gute Korrelation (Abb. 9).

Benutzt man zusätzlich die Hochdruckflüssigchromatographie, so kann man nicht nur die pauschale Gesamtkonzentration messen, sondern auch den Anteil der einzelnen Glykoside an diesen Gesamtkonzentrationen bestimmen.

Die Abbildung 10 zeigt, daß die Extrakte, die aus einer Zeitspanne von etwa sechs Jahren stammen, in ihrer Zusammensetzung eine große Konstanz zeigen, obwohl der Glykosidgehalt zwischen ein und drei Prozent variiert.

Die Bestimmung der Wirkstoffe nach Art und Menge ist also mit hinreichender Genauigkeit möglich. Unter der Voraussetzung, daß Drogenbeschaffung und Verarbeitung mit der notwendigen Sorgfalt betrieben werden, kann man feststellen, daß eine eindeutige Standardisierung von Drogenextrakten heute mit vernünftigem Aufwand möglich ist.

Damit verknüpft ist die Aussicht, in Zukunft Aussagen über die Bioverfügbarkeit auch von Extrakten machen zu können.

Wenn Kompositionen von Herzglykosiden, wie sie in Extrakten vorliegen, in gewissen Fällen bessere therapeutische Möglichkeiten — z.B. wegen geringerer Nebenwirkungen bieten könnten — so ist ihre Anwendung in Zukunft nicht mehr durch mangelnde Analytik behindert.

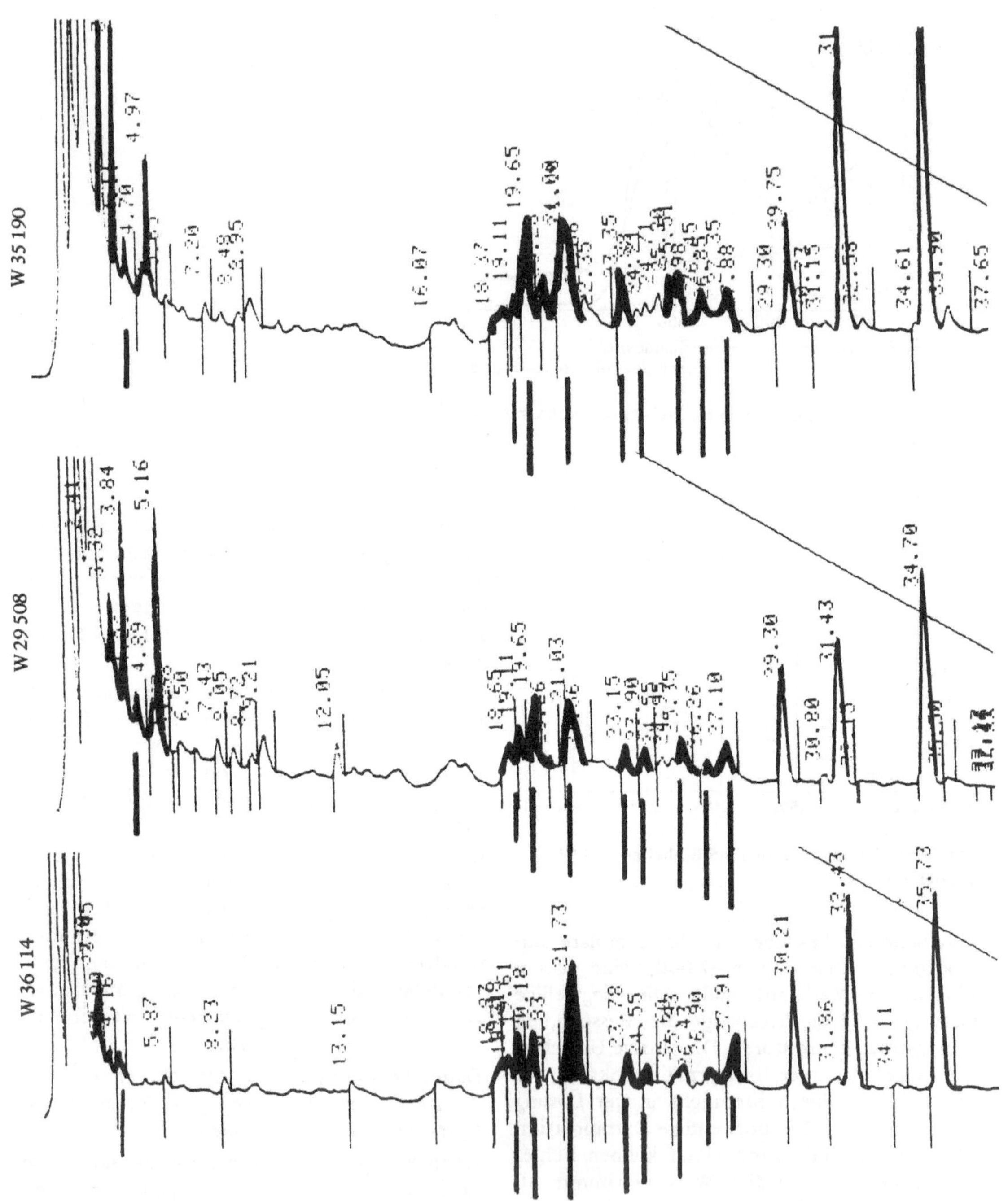

Abb. 10 Chromatogramme von Herzglykosidextrakten

Hiermit schließt sich der Kreis zu dem Thema „Von der Droge zur Reinsubstanz". Das Problem der Analytik, das zu Beginn der Digitalistherapie so große Schwierigkeiten machte und ein wesentlicher Zwang zur Entwicklung von Reinsubstanz war, ist heute so gelöst, daß Herzglykoside auch im Extrakt mit analoger Genauigkeit appliziert werden können und der Therapie mit ebenso analoger Sicherheit zur Verfügung stehen.

Zusammenfassung

Für die Anwendung herzwirksamer Drogen gibt es seit dreieinhalbtausend Jahren schriftliche Belege. Im 18. Jahrhundert werden erste Versuche zur Klärung der Wirkungsweise begonnen. Ab 1850 wird über die Isolierung wirksamer Bestandteile berichtet. Reinsubstanzen liegen ab 1921 vor. Die allgemeine Strukturaufklärung ist 1937 abgeschlossen. Heute sind einige hundert Cardenolide und Bufadienolide aus einer großen Zahl von Pflanzen isoliert worden; von den meisten wurde die chemische Struktur aufgeklärt. Fast alle dieser Verbindungen lassen sich in ein allgemeines Schema einordnen. Fortschritte in der apparativen Entwicklung erlauben es heute, den Gesamtbestand an herzwirksamen Verbindungen einer Pflanze nach Art und Menge — mit minimalem Aufwand an Drogenmenge und Zeit — zu erfassen.

Pharmakologische Versuche der letzten 50 Jahre haben wesentliche Erkenntnisse zum Wirkungsmechanismus beigetragen. Eine große Zahl von partialsynthetisch hergestellten Abwandlungsprodukten der bekanntesten Herzglykoside erlauben Aussagen zum Thema „Struktur und Wirkung".

Die neuesten Entwicklungen auf dem Gebiet der Analytik beseitigen wesentliche Hemmnisse für die therapeutische Anwendung von Drogenextrakten. Radiologische und immunologische Methoden erlaubten wesentliche Einblicke in die Pharmakokinetik und den Metabolismus von Herzglykosiden und trugen zur Besserung der therapeutischen Sicherheit bei.

Biologische und chemische Wirkwertbestimmung in Glykosiddrogen im Vergleich zu reinen Glykosiden

K.-P. Odenthal, G. Vogel, K. Görler

Einleitung

Withering [1] löste den Fingerhut aus dem Ansehen als ausschließlich giftiger Pflanze heraus und erzielte mit Digitalis große Heilerfolge. Über die Therapieerfolge Witherings liegen allerdings keine statistisch gesicherten quantitativen Aussagen vor. In unserer Zeit dagegen ist es angesichts der Verfügbarkeit von Reinglykosiden, deren therapeutische Wirksamkeit eindeutig nachweisbar ist, eine berechtigte Frage, ob experimentell der qualitative und quantitative Wirkungsnachweis von Cardenoliddrogen ausreichend zuverlässig angetreten werden kann und ob damit die Ausgangsbasis für die therapeutische Anwendung einer Zubereitung aus Cardenoliddrogen erstellbar ist. Diese Frage ergibt sich vor allem deshalb, weil es hinlänglich bekannt ist, daß der Gehalt an Glykosiden hinsichtlich Art und Menge in glykosidführenden Pflanzen unter anderem von Standort und Klimafaktoren abhängt [2, 3], so daß Drogen derselben Art verschiedener Provenienzen in ihrem Glykosidgehalt variieren.

Zur quantitativen chemischen Analyse von cardenolidhaltigen Extrakten werden derzeit vorwiegend photometrische Methoden eingesetzt, d.h. man erstellt mit Hilfe einer Standardsubstanz (ggf. nach Umsetzen mit einem geeigneten Reaktanten zur Erzielung einer höheren Selektivität) eine Eichgerade, auf die man das Meßergebnis, das man bei analoger Behandlung des zu vermessenden Extraktes erhält, bezieht. Diese globale Bestimmungsmethode kann naturgemäß nur dann zu exakten Ergebnissen führen, wenn alle in dem Extrakt enthaltenen Cardenolide bzw. deren Reaktionsprodukte bei der Meßwellenlänge den gleichen Extinktionskoeffizienten besitzen und die Begleitstoffe die Vermessung nicht beeinflussen. Solche Voraussetzungen sind jedoch kaum gegeben, weshalb die Gesamtvermessung nur vergleichsweise grobe Anhaltspunkte für den wirklichen Gehalt der Summe der Einzelcardenolide geben können. Beispiele für solche photometrischen Gesamtcardenolid-Bestimmungen sind das Verfahren nach Kedde und die sog. Baljett-Reaktion [4, 5].

Es hat allerdings nicht an Versuchen gefehlt, sich durch selektivere Analysenmethoden einen genauen Überblick über die tatsächlichen Gehalte an Herzglykosiden in den Produkten zu verschaffen. So wurden chromatographische Trennungen durchgeführt und die einzelnen Zonen zunächst im Papierchromatogramm, später in zunehmendem Maße im Dünnschichtchromatogramm gemessen. Dies geschah durch Ausschneiden bzw. Ausschaben der relevanten Zonen auf den Chromatogrammen, nachfolgender Elution und anschließender photometrischer Vermessung. Später wurden die Substanzen auch direkt auf der Dünnschichtplatte entweder in Remission oder aber bei noch höherer Erfassungsempfindlichkeit in Fluoreszenz analysiert. Das Problem bei diesen Einzelvermessungen liegt in der Beschaffung der reinen Standardsubstanzen, die bei jeder Untersuchung mit auf die Dünnschichtplatte aufgetragen werden müssen. Bei Extrakten, die sehr viele verschiedene Cardenolide enthalten, ist dies bisher kaum möglich gewesen, so daß in der Regel nur die Hauptkomponenten exakt quantifizierbar waren.

Die bekanntermaßen geringe therapeutische Breite von Glykosiden und die Tatsache, daß auch heute — allerdings in geringem Umfang — Dekokte aus Cardenoliddrogen therapeutisch eingesetzt werden, daß außerdem Cardenoliddrogen-Zubereitungen in vielen pflanzlichen Therapeutika enthalten sind, veranlaßte im Frühjahr 1975 den Pharmazeutisch-biologischen

"

Ausschuß der Deutschen Arzneibuch-Kommission, nach bestimmten Drogenqualitäten aufgrund von festgelegten Wirkungskriterien zu suchen, um damit die Therapiesicherheit dieser Arzneiform zu erhöhen.

Auf Bitten des obengenannten Ausschusses haben wir uns mit der Frage der Charakterisierung von Cardenoliddrogen beschäftigt und die Grundlagen für die Festlegung der Wirksamkeitskriterien in einem biologischen Methodenansatz geliefert. Letztlich führten diese Daten zur Aufnahme eines Pulvis normatus von Adonis vernalis, Bulbus Scillae, Convallaria majalis, Digitalis lanata und Digitalis purpurea ins DAB 8.

Methode

Wir gingen dabei folgendermaßen vor: Zunächst einmal haben wir ca. 15 pharmazeutische Firmen der Bundesrepublik, die Cardenolidpräparate als Monotherapeutika oder als sog. Mischprärate anbieten, angeschrieben und danach gefragt, ob neben einer pharmakognostischen Identifikation eine biologische und/oder chemische Analyse der obengenannten Ausgangsdrogen vorgenommen wird. Das Ergebnis dieser Umfrage bestätigte, daß beide Möglichkeiten der Analyse methodisch unterschiedlich und in verschiedenem Umfang gehandhabt werden, so daß daraus keine zu verallgemeinernden Schlüsse möglich waren. Daraufhin beschafften wir uns mit Hilfe von pharmazeutischen Unternehmen, Universitätsinstituten sowie aus dem Drogenhandel Muster von gleichen Cardenoliddrogen unterschiedlicher Provenienz. Im einzelnen waren dies: 8 Muster von Adonis vernalis, 5 von Convallaria majalis, 6 von Bulbus Scillae, 13 von Digitalis lanata und 18 von Digitalis purpurea sowie in letzter Zeit 15 weitere von Nerium Oleander.

Von sämtlichen Drogenmustern wurden nach einem einheitlichen Verfahren äthanolische Extrakte hergestellt. Vorversuche von Prof. Dr. O.-E. Schultz, Kiel [6], und geringe Modifikationen des Verfahrens von Kaller und Koll [7], die in unserer Chemischen Abteilung vorgenommen wurden, führten dabei zu einem ethanolischen Extraktionsverfahren, das die Glykoside erschöpfend aus der Droge gewinnen läßt. Das Verfahren ist im DAB 8 [8] in allen Einzelheiten dargelegt. Biologische Standardisierungsmethoden für Cardenolidextrakte sind sowohl an Taube [9] und Katze [10, 11] als auch an Meerschweinchen [12] beschrieben. Wir entschieden uns aus Praktikabilitätsgründen — und hier heißt praktikabel im Sinne des DAB — für eine Methode, die auch in einem kleineren pharmazeutischen Unternehmen mit relativ geringem Aufwand durchgeführt werden kann, nämlich für Untersuchungen an Meerschweinchen in geringer Abänderung der sog. Knaffl-Lenz-Methode. Die ausführliche Methode ist wiederum im DAB 8 (s.o.) beschrieben, weshalb nur wenige Einzelheiten dargestellt werden: Der zu untersuchende Extrakt wird in einer Verdünnung im Volumen von 0,05 ml/min narkotisierten Meerschweinchen fortlaufend infundiert. Die Verdünnung muß, Vorversuchen entsprechend, so eingestellt sein, daß die Tiere innerhalb von 20—40 Minuten an einem systolischen Herztod sterben. Die Überlebenszeit sollte sich möglichst ähnlich verhalten wie nach Infusion des sog. Referenzglykosides. Als Referenzglykosid, d.h. in der Droge vorkommendes Haupt-Glykosid, wurden verwendet für Adonis vernalis: Cymarin; für Bulbus Scillae: Proscillaridin; für Convallaria majalis: Convallatoxin; für Digitalis lanata: Digoxin; für Digitalis purpurea: Digitoxin; für Nerium Oleander: Oleandrin.

Aus dem mit Hilfe einer Stoppuhr ermittelten Todeszeitpunkt, der Berücksichtigung des verwendeten Infusionsvolumens, der Konzentration des Infusates sowie des Körpergewichtes des Versuchstieres läßt sich die individuell benötigte letale Extraktmenge berechnen, so daß der Mittelwert aus zehn Einzelversuchen einen mittleren DL_{100}-Wert/kg Meerschweinchen liefert. Aus der erhaltenen DL_{100} läßt sich auch die sog. Meerschweinchen-Einheit berechnen. Dabei wird der Wirkstoffgehalt in Meerschweinchen-Einheiten pro Gramm getrockneter Droge bzw. pro Milligramm Referenzsubstanz angegeben: Eine Meerschweinchen-Einheit ist jene Menge Droge/Referenzglykosid, die 1 g Meerschweinchen tötet.

Ergebnisse

Unter den insgesamt 8 Drogen von Adonis vernalis (Tab. 1) waren 3 Drogen, deren Extrakte einen biologischen Wirkwert von etwa 380 mg/kg Meerschweinchen besaßen. Zwei weitere Drogen (III, IV) sind nur etwa halb so wirksam, und 3 weitere Drogen waren unter dem stan-

Tabelle 1: Adonidis vernalis Herba

	Tier-zahl	DL_{100} (mg/kg)		MSE abs./g	1g Droge ≙ mg Cymarin	mittl. Überlebenszeit (min)
Referenzgly-kosid: Cymarin purum (Fluka AG)	10	1,43	+ 0,06 − 0,05	698,8**)	− −	35,40 ± 2,75
Droge I	10	388,20	+ 21,40 − 20,30	2 576,0	3,68	41,43 ± 2,24
Droge II	7	> 883*)		− −	− −	> 60
Droge III	10	654,90	+ 67,30 − 60,90	1527,0	2,19	42,64 ± 3,96
Droge IV	10	638,60	+ 48,80 − 45,40	1 566,0	2,24	36,27 ± 1.07
Droge V	10	344,80	+ 13,10 − 12,50	2 900,0	4,14	36,66 ± 2,45
Droge VI	5	> 791*)		− −	− −	> 60
Droge VII	10	377,74	+ 54,28 − 47,45	2 647,0	3,79	33,44 ± 3,20
Droge VIII	4	> 728*)		− −	− −	> 60

*) Infusionszeitraum überschritten   **) Pro mg Referenzglykosid.

dardisierten biologischen Verfahren nicht auszuwerten. Der Glykosidgehalt der letztgenannten Drogenmuster war so gering, daß die mittlere Überlebenszeit der Meerschweinchen in allen Fällen mehr als 60 Minuten betrug und sich daher ein DL_{100}-Wert nicht mehr exakt berechnen ließ. Entscheidend für die Beurteilung „unwirksam" war darüber hinaus der Umstand, daß von der EKG-Registrierung her das Vergiftungsbild unter der Infusion nicht typische glykosidbedingte Arrhythmien aufwies, sondern Intoxikationserscheinungen, die vom Alkohol herrühren. Die Meerschweinchen starben also nicht an der Glykosid-, sondern an einer Alkoholintoxikation. Über Ursachen dieser großen Wirkwertunterschiede wird später gesprochen werden. Das Verhältnis der als wirksam geprüften Drogenmuster verhielt sich in etwa wie 1 : 2,5.

Die Abbildung 1 zeigt das gleiche Ergebnis als Säulendiagramme, ausgedrückt in Meerschweinchen-Einheiten, wobei auf den ersten Blick ersichtlich ist, daß es hier also eine große Schwankung gibt. Als Ursache für die Schwankung im Wirkwertgehalt dieser und auch anderer Drogen muß davon ausgegangen werden, daß im Drogenmaterial unterschiedliche Mengen von Blättern, Stengeln und Blüten vorkommen. Einige Bilder, die selbstverständlich keine repräsentativen Stichproben darstellen, mögen dies verdeutlichen. Die Abbildungen 2, 3, 4, 5 zeigen Drogenmuster, wie sie sich auf den ersten Blick boten. Die eine Droge besteht aus einem hohen Blattanteil, die andere aus einem hohen Stengelanteil u.s.w. Wir haben dann separat von Blättern, Blüten und Stengeln Extrakte zubereitet, diese untersucht und kamen zu dem Ergebnis, daß das Maximum der Glykosidwirkung in den Blättern sitzt, etwa die Hälfte davon in den Blüten und nur zu einem ganz geringen Umfang in den verholzten Stengeln anzutreffen ist (Droge IX).

Auch die Convallaria majalis-Drogen (Tab. 2) unterscheiden sich stark in ihrem Glykosidge-

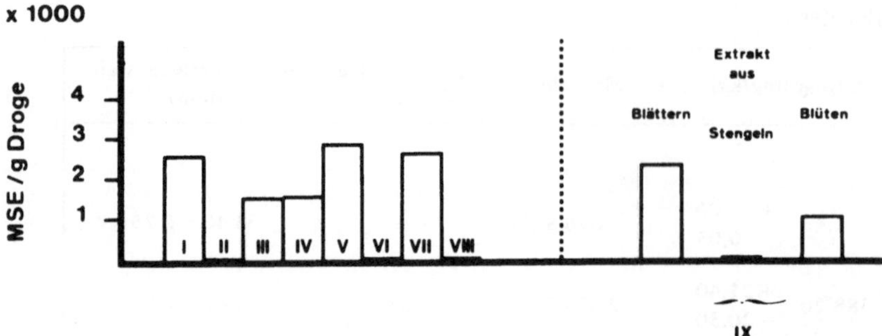

Abb. 1 Darstellung der Meerschweinchen-Einheiten von Adonis vernalis-Extrakten als Säulendiagramme. Bei Droge IX getrennt nach Extrakt aus Blättern, Blüten und Stengeln.

Tabelle 2: Convallariae majalis Herba

	Tier-zahl	DL_{100} (mg/kg)		MSE abs./g	1g Droge ≙ mg Convallatoxin	mittl. Überlebenszeit (min)
Referenzgly-kosid: Convallatoxin (Dr. Madaus u. Co.)	10	0,37	+ 0,03 − 0,02	2 732,2**)	— —	29,89 ± 2,25
Droge I	10	89,19	+ 4,72 − 4,49	11 212,0	4,10	25,79 ± 2,27
Droge II	9	70,99	+ 5,08 − 4,74	14 086,4	5,20	22,68 ± 2,12
Droge III	10	132,30	+ 7,70 − 7,30	7 558,5	2,77	34,29 ± 2,38
Droge IV	10	64,68	+ 3,42 − 3,26	15 479,8	5,66	20,88 ± 1,03
Droge V	10	136,30	+ 8,80 − 8,30	7 336,8	2,68	33,61 ± 2,86

**) Pro mg Referenzglykosid.

Abb. 2, 3, 4, 5 Verschiedene Drogenmuster von Adonis vernalis, willkürlich ausgewählt, um zu zeigen, daß Drogen verschiedener Provenienzen allein schon aufgrund ihrer Blatt-, Blüten- und Stengelanteile unterschiedliche Voraussetzungen erfüllen.

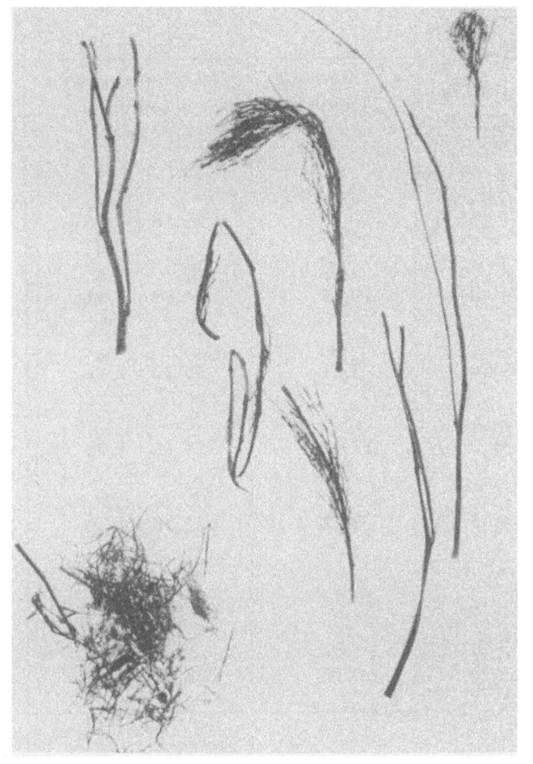

Abb. 2

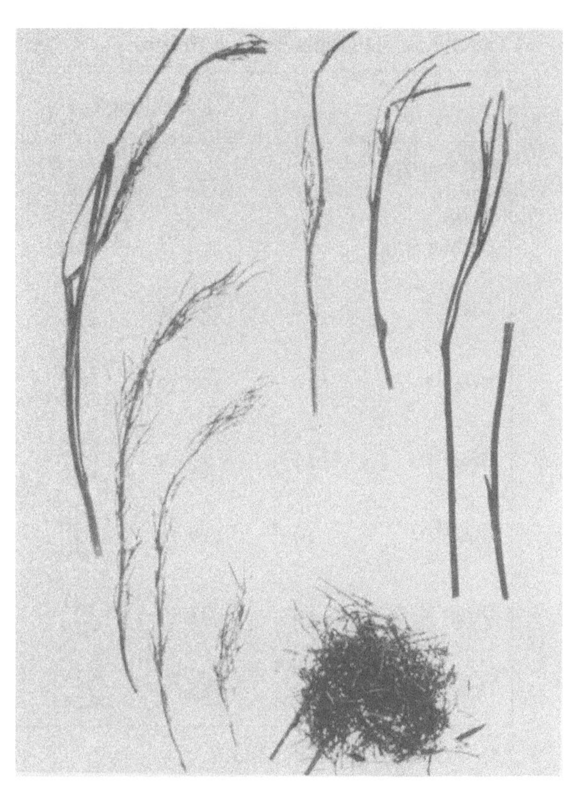

Abb. 3

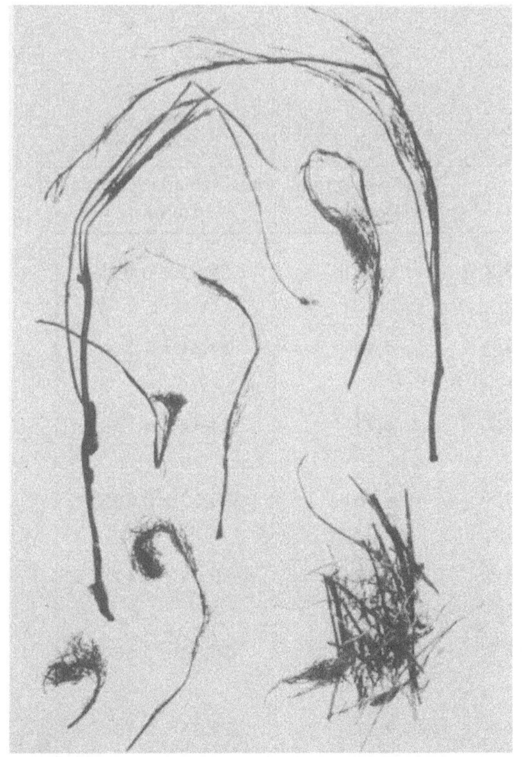

Abb. 4

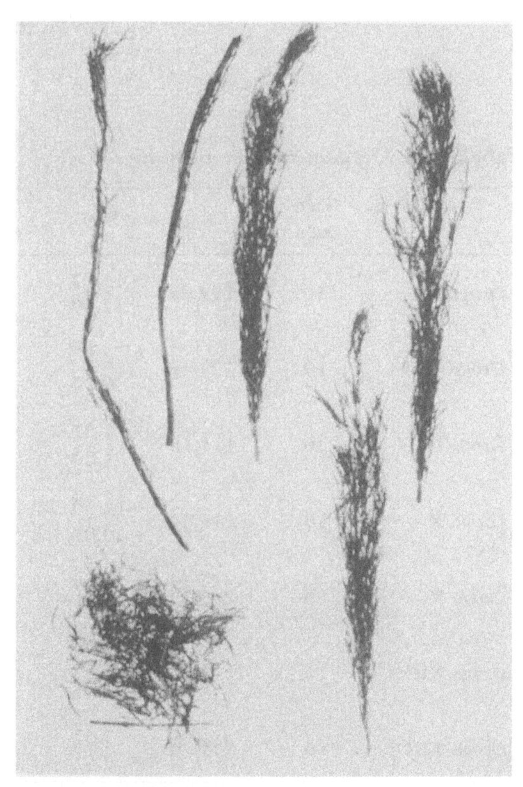

Abb. 5

Tabelle 3: Digitalis lanatae Folium

	Tier-zahl	DL$_{100}$ (mg/kg)		MSE abs./g	1g Droge $\hat{=}$ mg Digoxin	mittl. Überlebenszeit (min)
Referenzgly-kosid: Digoxin (E. Merck)	10	1,02	+ 0,06 − 0,06	979,4**)	−−	23,58 ± 1,55
Droge I	10	94,36	+ 5,24 − 4,99	10 590,0	10,82	24,89 ± 2,54
Droge II	10	196,20	+ 14,40 − 13,40	5 097,0	5,21	35,22 ± 2,42
Droge III	10	76,14	+ 5,20 − 4,87	13 130,0	13,42	19,35 ± 1,08
Droge IV	10	119,90	+ 7,60 − 7,10	8 340,3	8,52	26,28 ± 1,24
Droge V	10	81,49	+ 4,31 − 4,10	12 271,0	12,53	25,39 ± 2,76
Droge VI	10	98,64	+ 4,15 − 4,14	10 137,0	10,36	23,01 ± 0,70

**) Pro mg Referenzglykosid.

Tabelle 3a: Digitalis lanatae Folium

	Tier-zahl	DL$_{100}$ (mg/kg)		MSE abs./g	1g Droge $\hat{=}$ mg Digoxin	mittl. Überlebenszeit (min)
Droge VII	10	159,85	+ 14,02 − 12,89	6 255,8	6,38	25,59 ± 0,90
Droge VIII	10	292,48	+ 9,93 − 9,60	3 419,0	3,49	34,31 ± 1,37
Droge IX	10	114,18	+ 1,21 − 1,20	8 758,1	8,94	24,42 ± 0,53
Droge X	10	214,34	+ 11,50 − 10,87	4 665,5	4,76	36,12 ± 0,80
Droge XI	10	243,39	+ 9,89 − 9,51	4 108,6	4,20	29,99 ± 1,49
Droge XII	10	127,76	+ 1,33 − 1,32	7 827,2	7,99	26,96 ± 0,56
Droge XIII	10	105,10	+ 2,67 − 2,61	9 514,7	9,71	29,57 ± 0,73

halt: Eine Droge unter den Prüfmustern besitzt eine DL_{100} von etwa 65 mg/kg, und die am wenigsten toxische entspricht einem DL_{100}-Wert von 136 mg/kg. Die Unterschiede verhalten sich also wie 1 : 2,1. Auch hier verdeutlichen Säulendiagramme die Unterschiede in der Wirkstärke (Abb. 6).

Die ermittelten Werte für die Digitalis lanata-Drogen (Tab. 3 und 3a) zeigen, daß es darunter eine Droge mit einer DL_{100} von etwa 76 mg/kg gibt und daß demgegenüber die am wenigsten wirksame Droge eine DL_{100} von etwa 292 mg/ kg Meerschweinchen besitzt. Die Extreme stehen in einem Verhältnis von 1 : 3,8. Das Säulendiagramm zeigt die Streuung in der Wirksamkeit sehr deutlich (Abb. 7).

Bei Digitalis purpurea finden wir aufgrund der ermittelten Ergebnisse (Tab. 4 und 4a) eine Droge, die mit einem DL_{100}-Wert von 140,7 mg der am wenigsten wirksamen Droge mit einer DL_{100} von 281 mg/kg Meerschweinchen entgegensteht. Das entspricht einem Verhältnis von 1 : 2. Die Wirkwertunterschiede sind also bei dieser Droge relativ gering, der glykosidbedingte Wirksamkeitsgrad schwankt mithin bei Digitalis purpurea weniger stark, wie auch aus Abb. 8 deutlich wird.

Die Tabelle 5 zeigt die Untersuchungsergebnisse für die Bulbus Scillae-Drogen im Vergleich zu Proscillaridin. Einer besonders wirksamen Droge mit einer DL_{100} von 100,7 mg/kg stehen 4 Drogen mit einer DL_{100} von in etwa 150 mg/ kg Meerschweinchen gegenüber und eine schwach wirksame Droge, die nur eine DL_{100} von etwa 318 mg/kg besitzt. Der Wirkwertunterschied zwischen diesen drei Gruppen von Drogenmustern steht also in einem Verhältnis von 1 : 3,2. Auf Abbildung 9 ist das Wirksamkeitsverhältnis der Drogen zueinander als Säulendiagramm dargestellt.

Bei Nerium Oleander schließlich, wo 15 Drogenmuster ausgewertet wurden, ergab sich die höchste Wirksamkeit bei der Droge X (Tab. 6 u. 6a), die einen DL_{100}-Wert von etwa 46,8 besaß und im Vergleich dazu die Droge mit der geringsten Wirksamkeit und einer DL_{100} von 115,4 mg/kg Meerschweinchen. Auf dem Säulendiagramm sieht man wiederum die Schwankungsbreite, und das Verhältnis von der höchstwirksamen zu der geringstwirksamen Droge beträgt etwa 2,5 (Abb. 10). In der letzten Spalte der Tabelle 6 ist außerdem das Ergebnis einer chemischen Gehaltsbestimmung der Gesamtcardenolide aufgeführt. Die

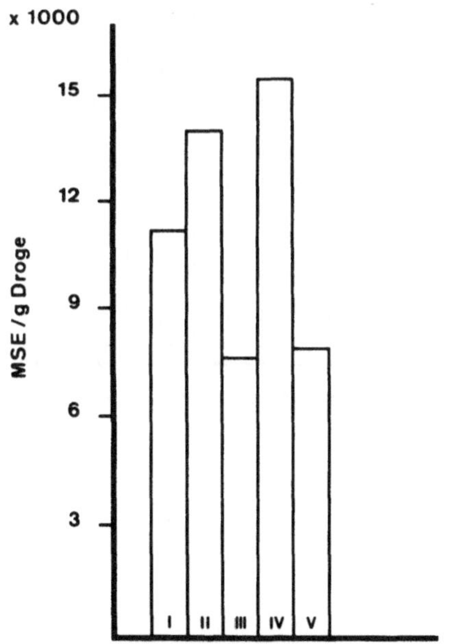

Abb. 6 MS-Einheiten von Convallaria majalis-Extrakten

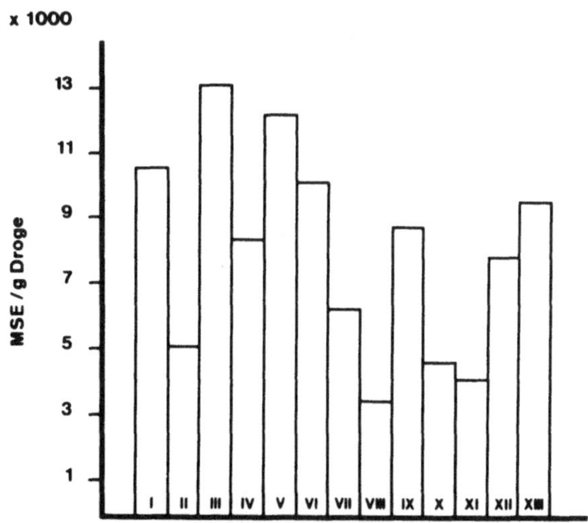

Abb. 7 MS-Einheiten von Digitalis lanata-Extrakten

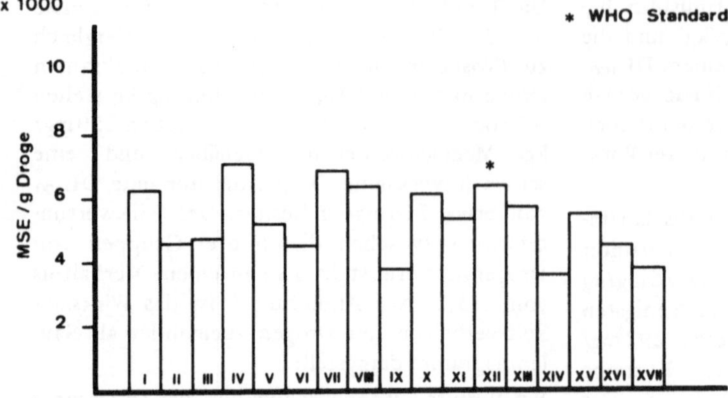

Abb. 8 MS-Einheiten von Digitalispurpurea-Extrakten

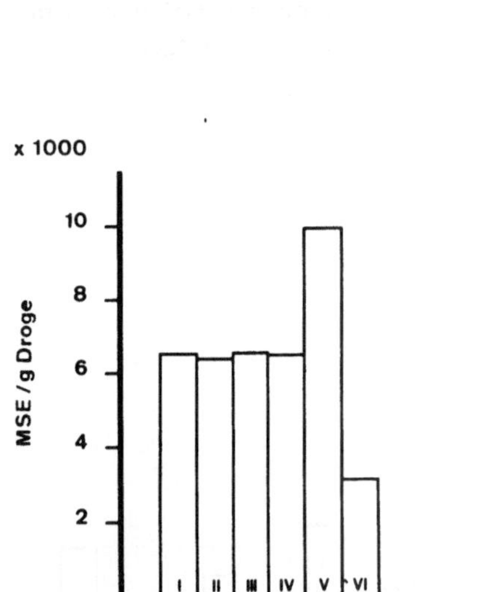

Abb. 9 MS-Einheiten von Bulbus Scillae-Extrakten

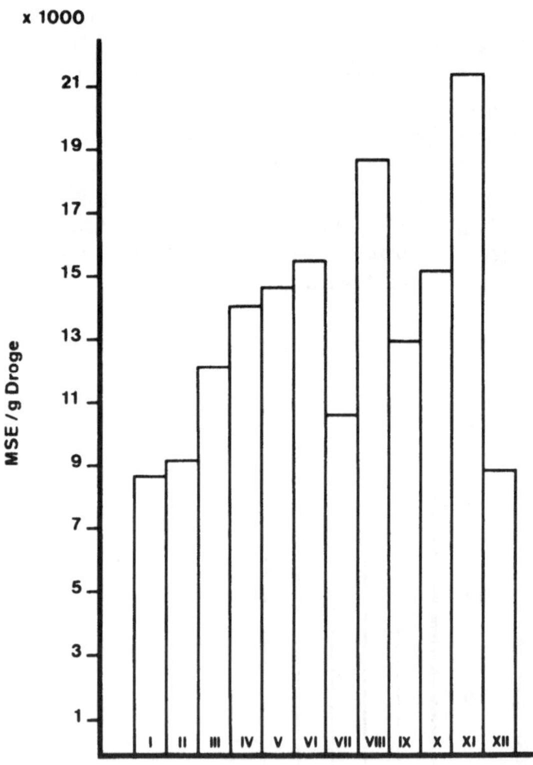

Abb. 10 MS-Einheiten von Nerium Oleander-Extrakten

Tabelle 4: Digitalis purpureae Folium

	Tier-zahl	DL$_{100}$ (mg/kg)		MSE abs./g	1 g Droge ≙ mg Digitoxin	mittl. Überlebenszeit (min)
Referenzgly-kosid: Digitoxin purum (E. Merck)	10	2,18	+ 0,26 − 0,24	460,0**)	— —	35,04 ± 4,47
Droge I	10	159,15	+ 5,93 − 5,72	6 283,4	13,69	33,77 ± 1,85
Droge II	10	217,00	+ 14,99 − 14,01	4 606,8	10,01	39,99 ± 2,36
Droge III	10	211,25	+ 15,58 − 14,51	4 733,7	10,29	40,20 ± 2,65
Droge IV	10	140,70	+ 5,90 − 5,70	7 107,3	15,45	28,69 ± 1,27
Droge V	10	190,90	+ 6,30 − 6,10	5 238,3	11,39	36,62 ± 1,81
Droge VI	10	221,10	+ 9,80 − 9,40	4 522,8	9,83	39,19 ± 2,17
Droge VII	10	145,41	+ 3,30 − 3,30	6 877,6	14,95	25,88 ± 1,00
Droge VIII	10	156,49	+ 4,70 − 4,60	6 363,9	13,90	27,93 ± 0,94
Droge IX	10	264,20	+ 14,90 − 14,10	3 785,0	8,23	39,68 ± 2,50

**) Pro mg Referenzglykosid.

Tabelle 4a: Digitalis purpureae Folium

	Tier-zahl	DL$_{100}$ (mg/kg)		MSE abs./g	1 g Droge ≙ mg Digitoxin	mittl. Überlebenszeit (min)
Droge X	10	163,58	+ 3,00 − 2,94	6 113,2	13,29	29,18 ± 0,60
Droge XI	10	187,07	+ 3,22 − 3,16	5 345,6	11,62	35,56 ± 0,72
Droge XII	10	157,04	+ 6,72 − 6,45	6 367,8	13,84	30,64 ± 1,54
Droge XIII	10	149,04	+ 2,00 − 1,98	6 709,6	14,59	28,07 ± 0,48
Droge XIV	10	175,43	+ 1,83 − 1,81	5 700,3	12,39	37,43 ± 0,90
Droge XV	10	281,32	+ 3,59 − 3,54	3 554,7	7,73	36,04 ± 0,98
Droge XVI	10	182,05	+ 3,77 − 3,69	5 493,0	11,94	37,43 ± 0,57
Droge XVII	10	222,43	+ 6,97 − 6,76	4 495,8	9,77	34,25 ± 1,07
Droge XVIII	10	265,71	+ 5,75 − 5,63	3 763,5	8,18	28,62 ± 1,05

Tabelle 5: Scillae albae Bulbus

	Tier-zahl	DL$_{100}$ (mg/kg)		MSE abs./g	1g Droge ≙ mg Proscillaridin A	mittl. Überlebenszeit (min)
Referenzgly-kosid: Proscillaridin A purum (Asta AG)	10	0,60	+ 0,02 − 0,02	1 670,3**)	−−	26,80 ± 1,43
Droge I	10	152,50	+ 8,30 − 4,50	6 557,0	3,93	28,71 ± 1,83
Droge II	10	155,60	+ 10,10 − 9,40	6 427,0	3,85	32,25 ± 1,88
Droge III	10	152,30	+ 7,60 − 7,30	6 566,0	3,93	32,57 ± 1,04
Droge IV	10	153,60	+ 9,80 − 9,40	6 510,4	3,89	30,78 ± 2,41
Droge V	10	100,70	+ 6,00 − 5,78	9 931,0	5,95	23,47 ± 1,39
Droge VI	10	318,80	+ 19,20 − 18,10	3 137,8	1,88	36,38 ± 3,24

**) Pro mg Referenzglykosid.

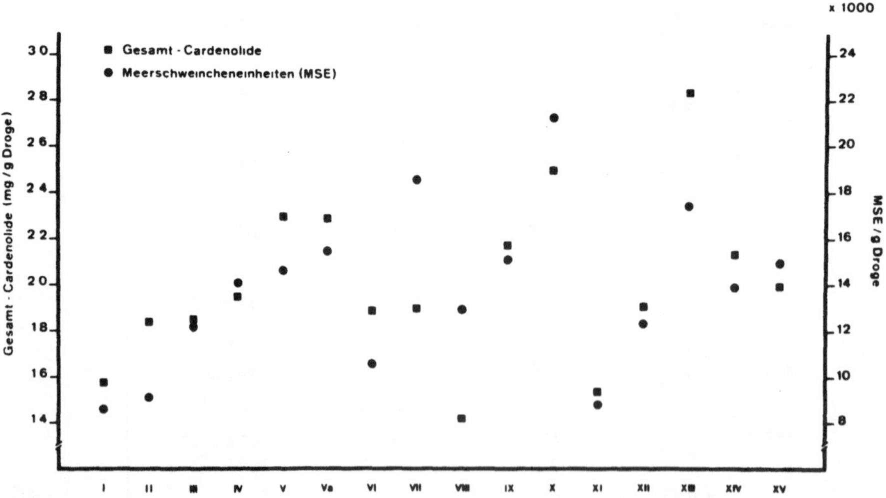

Abb. 11 Vergleich der Meerschweinchen-Einheiten und der chromatographisch ermittelten Glykosidwerte von Oleander-Drogen.

28

Tabelle 6: Nerii Oleandri Folium

	Tier-zahl	DL$_{100}$ (mg/kg)	MSE abs./g	1g Droge $\hat{=}$ mg Oleandrin	mittl. Über-lebenszeit (min)	Glyko-sidge-halt mg/ g Droge
Referenzgly-kosid: Oleandrin (Fa. Beiersdorf)	15	$0,26^{+\,0,01}_{-\,0,01}$	3 828,5**)	— —	29,53 ± 3,08	
Oleandrin (Fa. Roth)	10	$0,36^{+\,0,02}_{-\,0,02}$	2 776,2**)	— —	25,00 ± 2,80	
Droge I	10	$115,4^{+\,5,50}_{-\,5,10}$	8 665,5	$2,26^{+\,0,12}_{-\,0,11}$	25,93 ± 2,95	15,8
Droge II	10	$108,9^{+\,3,66}_{-\,3,54}$	9 179,4	$2,40^{+0,09}_{-0,09}$	30,65 ± 4,02	18,4
Droge III	10	$82,02^{+\,3,33}_{-\,3,21}$	12 192,1	$3,19^{+\,0,15}_{-\,0,14}$	27,21 ± 3,52	18,5
Droge IV	10	$71,06^{+\,4,12}_{-\,3,90}$	14 072,6	$3,68^{+\,0,23}_{-\,0,21}$	27,49 ± 5,18	19,5
Droge V	10	$68,13^{+\,2,22}_{-\,2,18}$	14 677,8	$3,83^{+\,0,15}_{-\,0,14}$	26,80 ± 4,57	25,0
Droge Va)	10	$64,52^{+\,1,90}_{-\,1,85}$	15 499,1	$4,08^{+\,0,14}_{-\,0,14}$	25,86 ± 3,07	24,9

**) Pro mg Referenzglykosid.

Tabelle 6a: Nerii Oleandri Folium

	Tier-zahl	DL$_{100}$ (mg/kg)	MSE abs./g	1g Droge $\hat{=}$ mg Oleandrin	mittl. Über-lebenszeit (min)	Glyko-sidge-halt mg/ g Droge
Droge VI	10	$94,28^{+\,2,92}_{-\,2,85}$	10 606,7	$3,12^{+\,0,11}_{-\,0,11}$	26,18 ± 0,97	18,9
Droge VII	10	$53,63^{+\,1;33}_{-\,1,29}$	18 646,2	$4,87^{+\,0,15}_{-\,0,15}$	24,41 ± 1,92	19,0
Droge VIII	10	$77,43^{+\,2,86}_{-\,2,77}$	12 914,9	$3,37^{+\,0,14}_{-\,0,14}$	28,68 ± 3,45	14,2
Droge IX	10	$66,03^{+\,1,63}_{-\,1,40}$	15 144,6	$3,96^{+\,0,12}_{-\,0,12}$	24,81 ± 2,30	21,7
Droge X	10	$46,88^{+\,1,77}_{-\,1,73}$	21 331,1	$5,57^{+\,0,24}_{-\,0,23}$	26,32 ± 2,70	25,0
Droge XI	10	$112,95^{+\,3,86}_{-\,3,73}$	8 853,5	$2,31^{+\,0,09}_{-\,0,09}$	26,19 ± 2,60	15,4
Droge XII	10	$80,83^{+\,4,48}_{-\,4,24}$	12 371,6	$3,23^{+\,0,19}_{-\,0,18}$	25,59 ± 3,56	19,1
Droge XIII	10	$57,25^{+\,2,69}_{-\,2,56}$	17 467,2	$4,56^{+\,0,23}_{-\,0,22}$	30,53 ± 5,43	28,4
Droge XIV	10	$71,71^{+\,2,15}_{-\,2,08}$	13 945,1	$3,64^{+\,0,13}_{-\,0,12}$	26,56 ± 1,54	21,4
Droge XV	10	$66,74^{+\,3,76}_{-\,3,56}$	14 983,5	$3,91^{+\,0,23}_{-\,0,22}$	27,53 ± 5,10	20,0

Abbildung 11 zeigt gleichzeitig das Ergebnis der biologischen Wirkwertbestimmung und den Gesamtcardenolidgehalt. Bis auf einige wenige Extrakte korrelieren die Ergebnisse nicht miteinander.

Zu Beginn unserer Untersuchungen führte Prof. Dr. Wagner, München [13], quantitativ chemische Untersuchungen für einige Convallaria- und Digitalis-Drogen durch und konnte ebenfalls nur in Einzelfällen mit den ermittelten biologischen Wirkwerten vergleichbare Ergebnisse finden.

Diskussion

Das vorliegende Zahlenmaterial zeigt sehr anschaulich, daß Glykosiddrogen in ihrem biologischen Wirkwert, der abhängig ist vom Gesamtglykosidgehalt, sehr starken Schwankungen unterliegen. Es ist demnach durchaus möglich, daß in einer Droge der vierfache Gesamtwirkgehalt im Vergleich zu einer anderen Droge derselben Art enthalten ist. Klimafaktoren, Bodenfaktoren, Trocknung, Lagerung sowie Alter der Droge gehen hier ein und tragen zu dieser relativ großen Streuung der Wirksamkeit bei. Eine Therapie mit Zubereitungen aus Drogen, die derart starken Schwankungen der wirksamen Bestandteile unterliegen, ist also von vorneherein mit einem großen Unsicherheitsfaktor behaftet. Deshalb kann auf eine Standardisierung der Droge nicht verzichtet werden.

Der Idealfall zur Erfassung der Wirksamkeit wäre sozusagen die restlose Zerlegung der Droge oder eines Extraktes aus der Droge in die einzelnen wirksamen Bestandteile, um zunächst einen qualitativen Überblick über die Art der beteiligten Glykoside erlangen zu können, danach die Quantifizierung und Analyse des biologischen Wirkwertes vorzunehmen, um daraus eine Gesamtwirkung ableiten zu können. Dieser Idealfall läßt sich aus heutiger Sicht unseres Erachtens weder methodisch befriedigend noch finanziell vertretbar lösen.

Unter den gegebenen Umständen halten wir deshalb eine biologische Standardisierung, so wie wir sie vorgenommen haben, für Cardenoliddrogen unerläßlich. Die biologische Wirkwertbestimmung ist mit relativ einfachen Mitteln machbar und bewirkt eine beachtenswerte Verbesserung gegenüber dem Zustand, daß Drogen lediglich aufgrund ihrer botanischen Identität eingesetzt werden. Die gleichzeitig vorgenommene biologische Wirksamkeitsbestimmung mit dem sog. Referenzglykosid, einem Reinglykosid, gewährleistet zum einen eine Methodenkontrolle, zum anderen, das zeigen die vorliegenden Ergebnisse, lassen sich daraus Toleranzgrenzen für die jeweilige Drogenqualität in bezug auf die biologische Wirkung ableiten. Diesbezügliche Anforderungen sind im DAB 8 niedergelegt [8].

Wir wissen, daß sich gegen unsere biologische Bestimmungsmethode verschiedene Gegenargumente aufführen lassen. Zunächst wird die Frage der Übertragbarkeit der tierexperimentell ermittelten Glykosidwirkung auf den Menschen gestellt. Diese Frage läßt sich u.E. aufgrund vielfältiger Erfahrungen beinahe wie bei keiner anderen Stoffgruppe eindeutig so beantworten, daß eine enge Wirkungskorrelation zum Menschen gegeben ist. Aufgrund bekannter Ergebnisse mit DL_{100}-Werten am Meerschweinchen auf der einen Seite und mit therapeutisch wirksamen Dosen beim Menschen auf der anderen Seite kann sogar mit einem groben Zahlenverhältnis gerechnet werden, so daß damit die Übertragbarkeit gesichert ist [14].

Als weiteres Gegenargument läßt sich gegen die beschriebene Standardisierungsmethode aufführen, daß hier als Maß der Wirkung nicht die therapeutisch erwünschte positiv inotrope Wirkung herangezogen wird, sondern die Vergiftung durch Glykoside.

Allgemein wird davon ausgegangen, daß Herzglykoside die Na^+, K^+-ATPase bei Frosch, Meerschweinchen, Katze, Schwein und Mensch, also bei den sog. glykosidempfindlichen Spezies hemmen [15, 16], indem sie eine Bindung mit diesem Rezeptormolekül eingehen [17]. Letztlich noch nicht geklärt ist jedoch die Frage, ob mit der Hemmung der ATPase sowohl die Kontraktilitätsbeeinflussung ebenso wie die Intoxikation verbunden ist. Dabei scheint die Korrelation zwischen ATPase-Hemmung und Toxizität besser belegt zu sein als der Zusammenhang mit der Kontraktilitätssteigerung [18].

Solange es keine chemische Analysenmethode gibt, die quantitativ und selektiv den Gesamtglykosidgehalt erfaßt und es gestattet, die biologische Wirksamkeit daraus abzuleiten, halten wir den beschriebenen biologischen Ansatz zur Verbesserung der Therapiesicherheit mit Cardenoliddrogen-Zubereitungen für geeignet.

Zusammenfassung

Sowohl der Gehalt an Glykosiden als auch die davon abhängige biologische Wirkung unterliegen je nach Drogenart Schwankungen bis zu einem Verhältnis von im Extrem 1:4. Um eine gleichmäßigere Beschaffenheit von therapeutisch genutzten Präparationen aus Cardenoliddrogen zu gewährleisten, ist deshalb neben einer sorgfältigen Auswahl der Drogen ein Standardisierungsverfahren zur Wirksamkeitsbestimmung notwendig. Die von uns beschriebene Methode der biologischen Standardisierung in Anlehnung an Knaffl-Lenz, unter gleichzeitiger Verwendung des jeweiligen Hauptglykosides als Referenz, erscheint uns deshalb als eine praktikable und geeignete Methode.

Literatur

[1] Withering, W. D., (1785) Robinson, London

[2] Fuchs, L., et al., (1963) Arzneim. Forsch. 13, 220

[3] Wichtl, M., (1967) Arzneim. Forsch. 17, 1277

[4] Rosenthaler, L., (1960) Pharmazie 15, 405

[5] Frèrejacque, M., et al., (1963) Ann. pharm. franc. 21, 509

[6] Schultz, O.-E., Persönl. Mittlg. (1975)

[7] Kaller, H. u. Koll, W., (1956) Arzneim. Forsch. 6, 736

[8] Deutsches Arzneibuch, 8. Ausgabe (1978), 29–31; Deutscher Apotheker-Verlag, Stuttgart

[9] The Pharmacopoeia of the United States of America 17, (1965)

[10] Hatcher, R. A., et al., (1910) Amer. J. Pharmacy 82, 360

[11] de Lind van Wijngaarden, C., (1926) Naunyn-Schmiedebergs Arch. exp. Path. Pharmak. 112, 252

[12] Knaffl-Lenz, E. J., (1926) J. Pharmacol. exp. Ther. 29, 407

[13] Wagner, H., Persönl. Mittlg. (1977)

[14] Heeg, E., (1973) in: Greef, K., Dr. Dietrich Steinkopff-Verlag, Darmstadt

[15] Glynn, I. M., et al., (1975) Ann. Rev. Physiol. 37, 13

[16] Lee, K. S., et al., (1971) Pharmacol. Rev. 23, 193

[17] Thomas, R., et al., (1980) Circulation Res. 46, 167

[18] Akera, T., et al., (1978) Pharmacol. Rev. 29, 187

HPLC als Analysen- und Standardisierungsmethode von herzwirksamen Drogen

H. Wagner, G. Tittel

Zur Herztherapie verwendete Phytopräparate, die aus herzglykosidhaltigen Dorgenextrakten mit oder ohne Zusatz zusätzlicher Wirkstoffe (z. B. Crataegus) bestehen, sind mit den bisher zur Verfügung stehenden analytischen Verfahren nicht oder nur äußerst schwer zu analysieren und zu standardisieren. Große Schwierigkeiten bereitet auch die Standardisierung solcher Phytopräparate, die wegen anderer Wirkstoffgruppen (z. B. Flavonoide oder Phenylalkylamine) zur Herztherapie eingesetzt werden.

Die bisher verwendeten Bestimmungsmethoden für herzwirksame Drogen können folgendermaßen klassifiziert werden:

1. Verfahren der Biologie:

= Wertbestimmung über die Ermittlung von Grenzdosen, welche den Tod eines Versuchstieres herbeiführen

Froschmethode
Katzenmethode
Meerschweinchentest (Ph. Eur.)

(Wertbestimmung über Antikörper-Reaktion: Radioimmunassay).

2. Verfahren der Chemie und der physikalischen Chemie:

= Wertbestimmung durch Quantifizierung und Addition einzelner herzwirksamer Verbindungen oder durch Gesamtgehaltsbestimmung

Papierchromatographie
Dünnschichtchromatographie (Densitometrie)
Gaschromatographie
Sephadex-Chromatographie
Titrimetrische Methoden
Gravimetrische Methoden
Photometrische Methoden

Bei den bisherigen Bestimmungsmethoden für Herzglykoside ist zwischen den Gesamtglykosidbestimmungen und den Einzelglykosidbestimmungen zu unterscheiden:

Zur Gesamtglykosidbestimmung dienen alle biologischen Verfahren mit Versuchstieren sowie die titrimetrischen, gravimetrischen und photometrischen Methoden.

Einzelglykosidbestimmungen sind möglich nach DC- oder PC-Trennung, wenn die getrennten Glykoside ausgekratzt oder ausgeschnitten und dann aus dem Sorbens eluiert werden. Mit dem Eluat kann nach Umsetzung eine photometrische Messung der Glykoside vorgenommen werden. Auch mittels GC nach Derivatisierung bzw. mittels RIA werden einzelne Glykoside bestimmt.

Diese Verfahren erlauben nur in den wenigsten Fällen eine Direktbestimmung der genuinen Wirkstoffe.

Wir haben daher die HPLC als neue Untersuchungsmethoden in der Analyse von Herzglykosid-Drogen eingesetzt.

Die HPLC bietet zur Analyse von Naturstoffextrakten folgende grundsätzlichen Vorteile gegenüber den bisherigen Verfahren:

1. Es werden dokumentationsfähige chromatographische Fingerprints erhalten.
2. Die qualitative und quantitative Analyse ist direkt aus dem oftmals nicht vorgereinigten Roh-Extrakt möglich.
3. Die Einzel- und Gesamtgehaltsbestimmungen von Glykosiden sind in einem Durchgang möglich.
4. Die HPLC ist erheblich schneller als die bisherigen Verfahren.
5. Die HPLC weist die größere Präzision auf.
6. Es sind keine Verluste durch notwendige Derivatisierungsschritte möglich.
7. Durch gezielte Wahl der stationären Phase und der Art der Detektion kann eine größtmögliche Selektivität der Trennung erreicht werden.

Die HPLC-Methode wurde erstmals 1974 von Evans [1] für die Trennung von Digitalisglykosiden beschrieben. Evans verwendete eine Ionenaustauschersäule, während andere Autoren später auch mit Silicagel- und Reversed-phase-Säulen arbeiteten [2—17]. Nach dem bisherigen Erkenntnisstand eignen sich am besten Acetonitril-Wasser-Gemische als mobile und Reversed phase Säulen als stationäre Phase.

Am häufigsten wurden Digitalisglykosidgemische mittels HPLC untersucht [1—9, 16], wobei aber hauptsächlich Reinglykoside und nicht die Digitalisdroge zugrunde lagen.

Bufadienolide wurden von Shimada und Mitarbeitern [10/11] und von unserem Arbeitskreis [12] bearbeitet. Alle anderen in der Literatur beschriebenen Beispiele betreffen Cardenolide.

Um die HPLC für die Trennung von Herzglykosiden einsetzen zu können, müssen folgende Voraussetzungen gegeben und folgende Vorarbeiten gemacht sein:

1. Es müssen geeignete Referenzverbindungen vorliegen.
2. Es sind geeignete Probenvorbereitungsverfahren auszuarbeiten.
3. Die HPLC-Trennsysteme müssen bezüglich mobiler und stationärer Phase sowie bezüglich der Detektion und der Nachweisgrenzen optimiert werden.
4. Es ist wichtig, das Struktur-Retentionsverhalten der zu trennenden Glykoside bezüglich der gewählten stationären Phase zu kennen.

Vor der chromatographischen Trennung muß die Probenvorbereitung optimiert werden (Abb. 1).

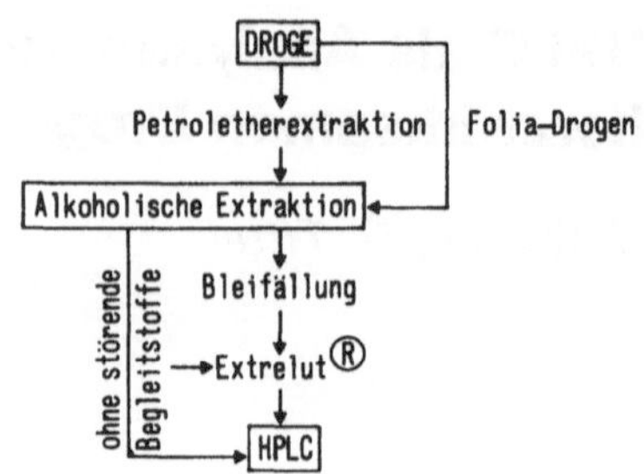

Abb. 1 Probenvorbereitung zur HPLC-Trennung von Herzglykosiddrogen

Bei allen Drogen mit hohen Fett- oder Chlorophyllanteilen ist eine Petroletherreinigung notwendig. Diese kann dann unterlassen werden, wenn, wie z. B. bei Oleandri folium, durch geringe Chlorophyllmengen keine Störung des chromatographischen Trennprozesses eintritt.

Die alkoholische Extraktion der Droge erfolgt dann entweder mit Methanol, Ethanol oder wäßrigen Mischungen dieser Alkohole, wobei die für jede Droge geeignete Konzentration durch Vergleiche der Ausbeuten an Glykosiden erst ermittelt werden muß. Enthalten die alkoholischen Extrakte keine störenden Begleitstoffe, so kann direkt in den Liquidchromatographen eingespritzt werden.

Insbesondere bei Herba-Drogen ist aber oft eine Bleifällung der Gerbstoffe mit anschließender Flüssig-Flüssig-Verteilung über Extrelut®-Fertigsäulen unumgänglich.

Tabelle 1: Extraktionsverhalten von Nerium-Glykosiden

Droge I	A	B	C	
Oleandrin	95,63%	73,2%	100,0%	
Odorosid A	100,00%	75,4%	99,3%	

Droge II	D	E	F	G
Oleandrin	100,00%	86,5%	92,5%	83,6%

Extraktionsverfahren:
A: Methanolische Rückflußextraktion
B: Ethanolische Rückflußextraktion
C: Methanolische Rückflußextraktion mit anschließender Extrelut®-Chromatographie
D: Methanolische Rückflußextraktion nach Petrolethervorreinigung
E: Extraktion mit 50%igem Methanol nach Petrolethervorreinigung
F: Extraktion mit 70%igem Ethanol und anschließender Chloroformausschüttelung
G: Aufarbeitung mit Bleifällung.

Die unterschiedlichen Glykosidausbeuten auf Grund unterschiedlichen Extraktionsverhaltens werden in Tabelle 1 an Hand eines Beispieles von Oleanderglykosiden dargestellt [15].

Die beste Ausbeute (= 100%) wird mit einer methanolischen Extraktion der pulverisierten Oleanderblätter erzielt, während alle anderen Verfahren mit anderen Lösungsmitteln oder Lösungsmittelkonzentrationen oder mit Bleifällung niedrigere Werte liefern.

Große Bedeutung kommt bei der HPLC von Herzglykosiden der Wahl der stationären Phase zu:

Wie der Abbildung 2 zu entnehmen ist, verändern sich die Trennungen von Reinglykosidgemischen durch die unterschiedlichen Selektivitäten der C-18-Umkehrphasen unterschiedlicher Hersteller.

Während die μ-Bondapak®-C 18-Phase mit 11,1% Kohlenstoff belegt ist, hat MN-Nucleosil®-C 18 14,6% C.

Dieser Belegungsgrad ist ein Maß für die Umsetzung der Kieselgelmatrix mit Octadecylsilan und damit für die Anzahl der nach der chemischen Umsetzung verbleibenden Silanolgruppen.

Während beispielsweise auf μ-Bondapak Convallatoxin und k-Strophanthidin in einem Peak zusammenfallen, werden sie unter gleichen apparativen Bedingungen auf MN-Nucleosil C 18 Grundlinien getrennt. Mit anderen Glykosidpaaren verhält es sich umgekehrt.

Zur Wahl der stationären Phase:

1. Trennung von Referenzverbindungen auf µ-Bondapak®C18

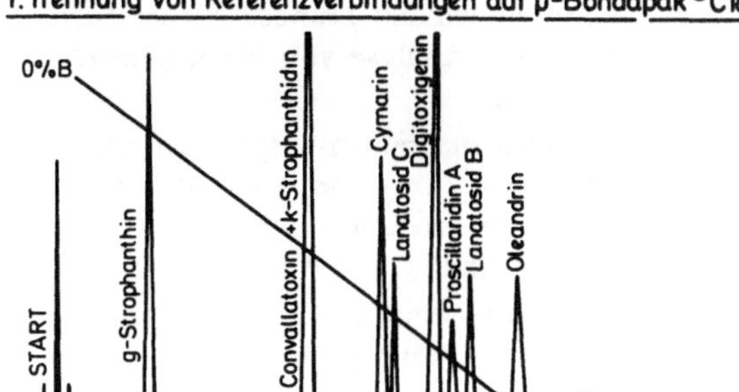

2. Trennung von Referenzverbindungen auf MN Nucleosil®C18

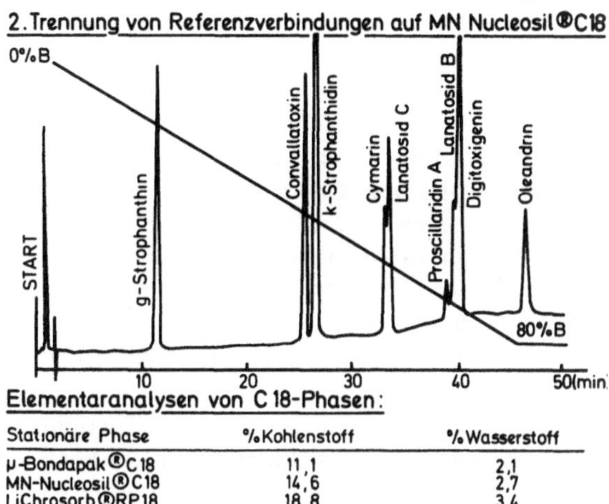

Elementaranalysen von C 18-Phasen:

Stationäre Phase	% Kohlenstoff	% Wasserstoff
µ-Bondapak®C 18	11,1	2,1
MN-Nucleosil®C 18	14,6	2,7
LiChrosorb®RP 18	18,8	3,4

Abb. 2 Trennung von Referenzverbindungen und Elementaranalysen

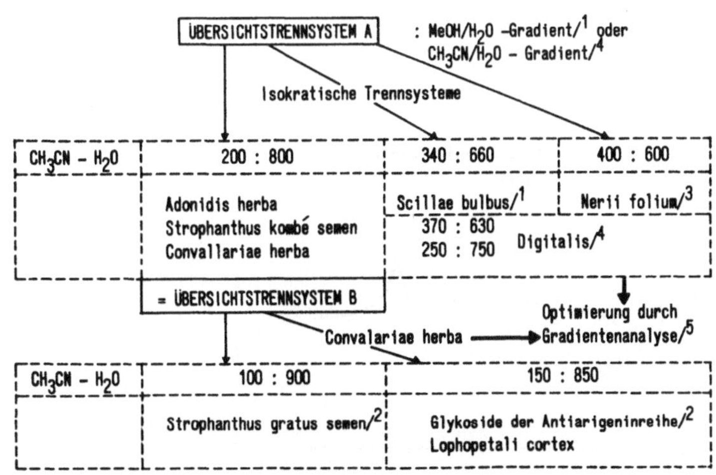

Abb. 3

/1: Planta med. 39, 125 (1980)

/2: Planta med. 45, 207 (1982)

/3: Planta med. 43, 257 (1981)

/4: J. Chromatogr. 234, 503 (1982)

/5: Planta med. 39, 125 (1980)

Aus den mit unterschiedlichen Glykosidtrennungen gemachten experimentellen Erfahrungungen konnten wir ein grundsätzliches Schema für die HPLC-Analyse von Herzglykosiden ableiten (Abb. 3):

In einem Übersichtsgradientensystem wird zunächst festgestellt, in welche Polaritätsbereiche die Glykoside des zu untersuchenden Extraktes einzuordnen sind.

Dann werden die einzelnen Glykosidgruppen in isokratischen Trennsystemen mit unterschiedlichen Acetonitril-Anteilen in der mobilen Phase weiter aufgetrennt.

Das Trennsystem mit 20%igem wäßrigen Acetonitril trennt sehr gut die k-Strophanthidin-Glykoside und Glykoside, deren Aglyka chemisch eng verwandt sind. Daher haben wir es als Übersichtstrennsystem B bezeichnet.

Ausgehend von diesem können dann weitere Auftrennungen von Glykosiden aus Strophanthus gratus oder von Glykosiden der Antiarigeninreihe in isokratischen Trennsystemen erreicht werden. Die Optimierung der meisten Glykosidtrennungen aus Drogen ist allerdings nur durch Einsatz eines Lösungsmittelgradienten möglich.

Als Detektionsmöglichkeit der HPLC-Trennungen von Herzglykosiden kommt nur das Spektralphotometer in Frage. Sowohl die Differential-Refraktometer- als auch die elektrochemische Detektion sind entweder zu unempfind-

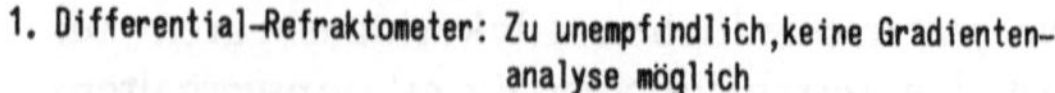

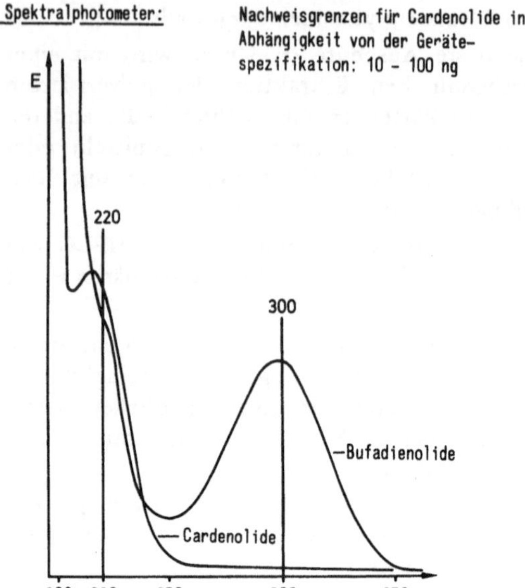

Abb. 4 Detektionsmöglichkeiten für die HPLC-Trennung von Herzglykosiden

lich oder aber wegen des Einsatzes von Lösungsmittelgradienten nicht möglich.

Cardenolide werden bei 220nm, Bufadienolide bei 300nm detektiert (Abb. 4).

Der Ablauf und die Detektion einer Herzglykosidtrennung werden am folgenden Beispiel erläutert:

Um Herzglykoside aus Oleanderblättern zu bestimmen, wird zunächst ein methanolischer Extrakt angefertigt. Die direkte Injektion in den Liquidchromatographen ergibt bei 220nm Detektionswellenlänge das in Abbildung 5 gezeigte Chromatogramm.

Abb. 5
HPLC-Gradiententrennung von Nerium-Oleander-Extrakt

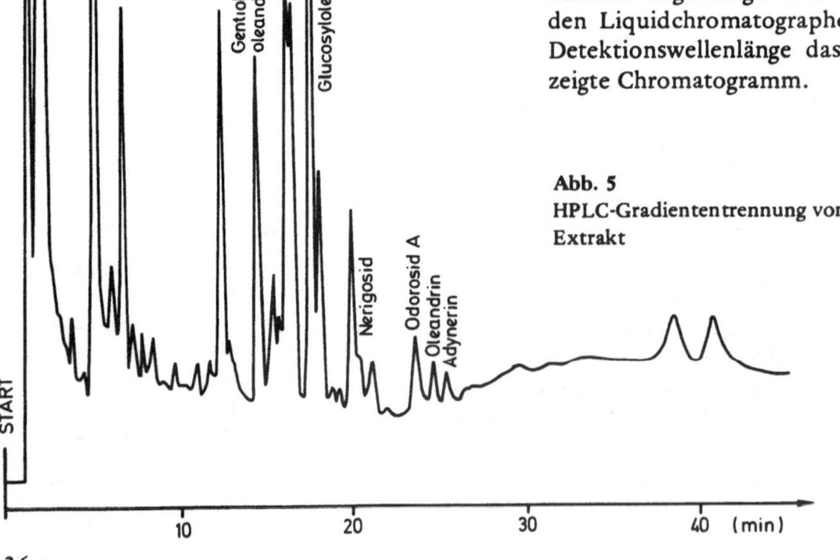

Hiermit können verschiedene Glykoside durch Retentionsvergleich mit Referenzverbindungen identifiziert werden.

Alle anderen Peaks bleiben unbekannt; es kann sich sowohl um Glykoside wie auch um Flavonoide oder um andere Extraktbegleitstoffe handeln.

Durch On-Line Aufnahme der UV-Spektren der getrennten Peaks mit einem Dioden-Array-Spektralphotometer wird es aber möglich, alle Glykoside zu identifizieren. Damit kann eine genaue Gesamtglykosidbestimmung gemacht werden, wenn man davon ausgeht, daß alle Glykoside nahezu gleiche ε-Werte aufweisen.

Ein weiteres Beispiel für die Trennung eines Extraktes mit Herzglykosiden ist das in Abbildung 6 dargestellte Chromatogramm eines Lophopetalumextraktes. Dabei handelt es sich um eine phillipinische Pfeilgiftdroge, deren Wirkprinzipien Glykoside der k-Strophanthidin-Reihe sind. Durch HPLC werden zehn Glykoside identifiziert und ein charakteristischer Fingerprint erhalten.

Die Entwicklung der Säulentechnologie in der HPLC macht es heute bereits möglich, die Analysenzeit der Glykosidtrennung erheblich zu verkürzen: Durch Verwendung von kürzeren Säulen mit kleinerem Kornmaterial der stationären Phase können in der gleichen Zeiteinheit drei Trennungen auf einer Säule mit 125 mm Länge, anstatt auf einer Säule mit 300 mm Länge bei gleicher bis besserer Trennleistung durchgeführt werden (Abb. 7).

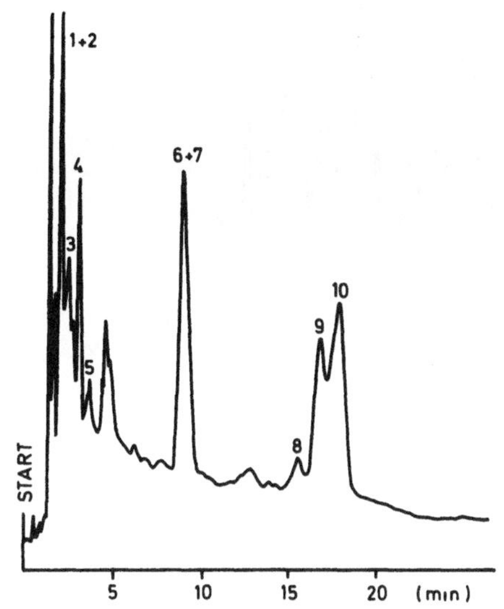

1 = Antiarigeninalloallomethylosid
2 = Antiarigeningulotalomethylosid
3 = 8-Antiarin
4 = Antiallosid
5 = Antiarigenin
6 = Strophanthidinalloallomethylosid
7 = Strophanthidinglucotalomethylosid
8 = k-Strophanthidin
9 = Strophanthidinchinovosid
10 = Strophallosid

Abb. 6 HPLC-Trennung von Lophopetali Cortex

Wesentlicher Vorteil der HPLC-Methode ist die Aufzeichnung eines chromatographischen Fingerprints. In Abbildung 8 sind drei Fingerprints von unterschiedlichen Chargen des gleichen Pharmakons dargestellt. Man kann erkennen, daß ein Phytopharmakon im endgültigen

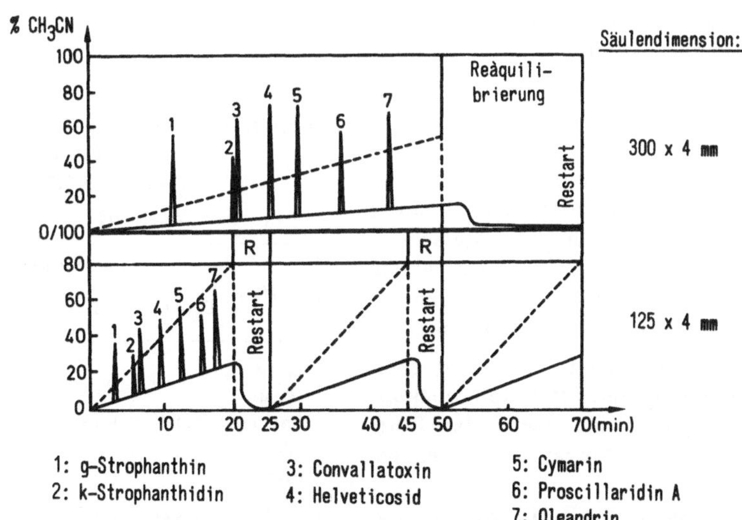

1: g-Strophanthin
2: k-Strophanthidin
3: Convallatoxin
4: Helveticosid
5: Cymarin
6: Proscillaridin A
7: Oleandrin

Abb. 7 Gradientenanalysen auf Säulen unterschiedlicher Dimensionierung

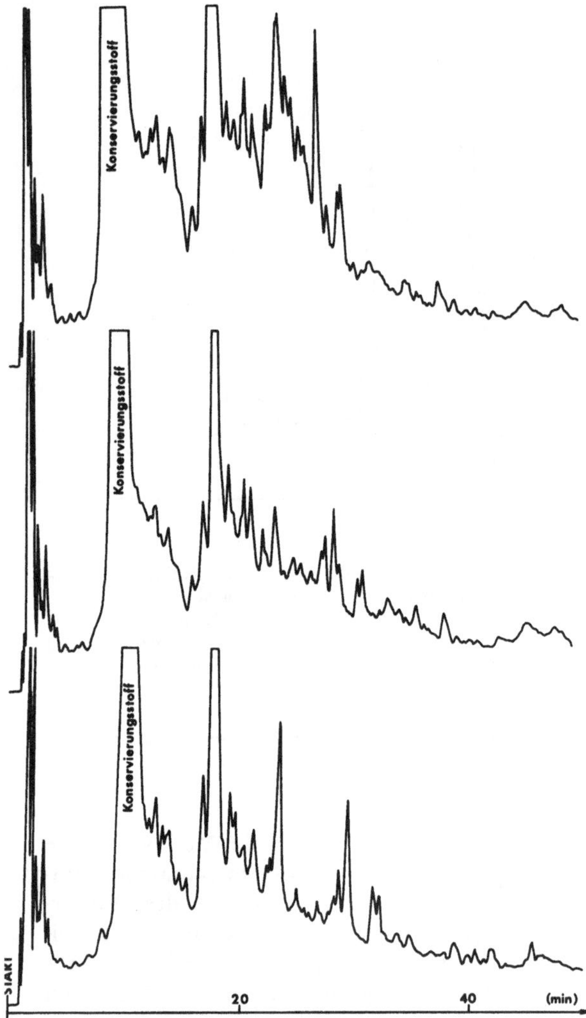

Abb. 8 HPLC-Fingerprints unterschiedlicher Chargen eines Phytopharmakons (220 nm)

der Arzneibuch- oder sonstiger Konventionsmethoden vergleichbar. In Tabelle 2 sind die Werte der Gesamtglykosidbestimmung nach DAC 79 und nach HPLC aufgeführt. Deutlich sind nach DAC 79 höhere Gehalte erkenntlich.

Um die HPLC-Methode im Industrielabor einsetzen zu können, ist es notwendig, die Ergebnisse mit denen der biologischen Meerschweinchentestung vergleichen zu können. Von den hierzu von uns bisher gemachten Untersuchungen sei an dieser Stelle nur darauf verwiesen, daß die Korrelation möglich ist. Weitere Informationen bleiben einer späteren Mitteilung vorbehalten.

Die Fehlergrenze der HPLC-Methode liegt nach bisherigen Erfahrungen in Abhängigkeit von der Komplexität der Extraktzusammensetzung und damit der Qualität der Trennung und der elektronischen Integration bei ca. 10 %.

In Tabelle 3 ist am Beispiel eines Scillaextraktes gezeigt, welche Schwankung der quantitativen Werte in Abhängigkeit von Probennahmen und unter Berücksichtigung der HPLC-Fehlergrenze möglich ist.

Wesentliche Fehlermöglichkeiten der HPLC-Methode sind:

1. Zeitpunkt und Art der Probennahme;
2. Ungenauigkeiten bei der Probenvorbereitung;
3. Präzision der Eichlösung der Referenzverbindungen;

chromatographischen Fingerprint immer von den verwendeten Ausgangsextrakten abhängig ist. Im vorliegenden Fall liegen unterschiedliche Begleitstoffkonzentrationen aus einem Adonisextrakt vor, der mengenmäßig den bedeutensten Anteil des Pharmakons ausmacht.

Daher sollte die Identität und Gleichmäßigkeit der Zusammensetzung eines Phytopharmakons immer durch Vergleich mit einer Labor-Referenzmischung aus den Ausgangsextrakten geprüft werden.

Die quantitativen Werte der HPLC-Bestimmungen sind nicht in jedem Fall mit denjenigen

Tabelle 2: Gesamtgehaltsbestimmungen von Nerium Oleander Drogen im Vergleich von HPLC- und DAC 79-Methode

Verfahren	% Cardenolide				
	Droge I	II	III	IV	VI
HPLC (Peakflächenaddition)	1,18	1,13	1,37	1,37	1,32
DAC 79	1,25	1,27	1,64	1,84	1,78

Tabelle 3: Zur Fehlergrenze der HPLC-Methode

Gehaltsbestimmung von Proben der gleichen Charge eines industriellen Scillaextraktes

Verbindung	Untersuchungsdaten			
	6/81 (%)	1/82* (%)	2/82 (%)	$\bar{x}$ (%)
19-oxo-Proscillaridin	0,112	0.094	0,101	0,102
Scillaren A	0,163	0,142	0,154	0,153
Proscillaridin A	0.194	0,159	0,171	0,174
Summe	0,468	0,395	0,426	0,429

* = Mittelwert aus 6 Bestimmungen

4. Fehler der chromatographischen Bestimmungsmethode:
   Externer Standard: ± 5 %,
   Innerer Standard: ± 2 %;
5. Präzision der elektronischen Integration.

Die HPLC-Methode kann auch für andere herzwirksame Stoffgruppen eingesetzt werden:

So kann die Standardisierung von Crataegus-Drogen und Zubereitungen auf Flavonoide sehr gut mittels HPLC erfolgen [18]. Aus dem chromatographischen Fingerprint kann sofort entnommen werden, um welche Art von Crataegus-Droge es sich handelt (Abb. 9). Hier wird als Trennsystem nun ein essigsaures Laufmittel auf C 18-Umkehrphase bei 340 nm Detektionswellenlänge verwendet.

In Tabelle 4 sind die Werte der quantitativen HPLC-Bestimmungen verschiedener Crataegus-Drogen im Vergleich zu den nach DAB 8 ermittelten Werten aufgelistet:

Die bedeutsamen Abweichungen resultieren in der Tatsache, daß mittels HPLC alle durch Referenzglykoside bestimmbaren Verbindungen als Absolutwerte erhalten werden, während nach DAB 8 im Hydrolyseverfahren nur die O-, nicht aber die in Crataegus in große Menge vorliegenden C-Glykoside gespalten werden.

Es ist also beim Vergleich von HPLC-Bestimmungen mit Konventionsmethoden immer zu überprüfen, ob die Konventionsmethode ebenfalls die exakten oder angenäherten Absolutwerte liefert.

Ein weiteres Beispiel für herzwirksame Verbindungen ist die Trennung von biogenen Aminen mittels Ionenpaarchromatographie:

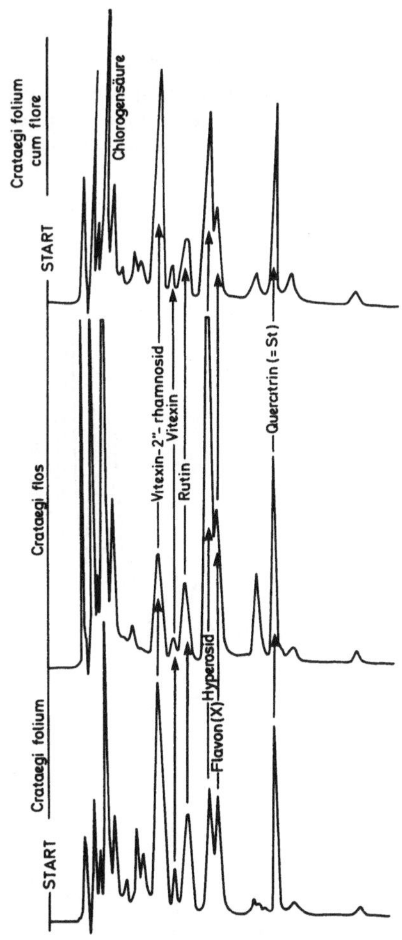

Abb. 9 HPLC-Fingerprintanalyse verschiedener Crataegusdrogen

Tabelle 4: Quantitative Flavonoidbestimmung von Crataegus-Drogen nach DAB 8- und HPLC-Methode

Droge	Vitexin-2''-O-rhamnosid	Vitexin	Rutin	Hyperosid	Sonstige Flavonoide	Gesamt-gehalt HPLC	DAB 8	Abweichung (DAB 8 = 100)
Crataegi folium cum flore	0,53	0,02	0,17	0,28	0,87	1,87	1,00	+ 87 %
Crataegi flos	0,21	0,014	0,16	0,69	1,41	2,48	1,50	+ 65 %
Crataegi folium	0,55	0,03	0,29	0,19	0,69	1,75	1,15	+ 52 %

In Crataegus-Drogen finden sich neben den Flavonoiden auch biogene Amine. In Abbildung 10 ist der chromatographische Fingerprint der Aminfraktion dieser Droge dargestellt, wie er von Wagner und Grevel [19] erhalten wurde.

Auch in dem für Herzwirksamkeit bekannten Cactus Echinocereus Blankii konnte nach dieser Methode eine Aminfraktion analysiert und präparativ aufgearbeitet werden (Abb. 11) [20].

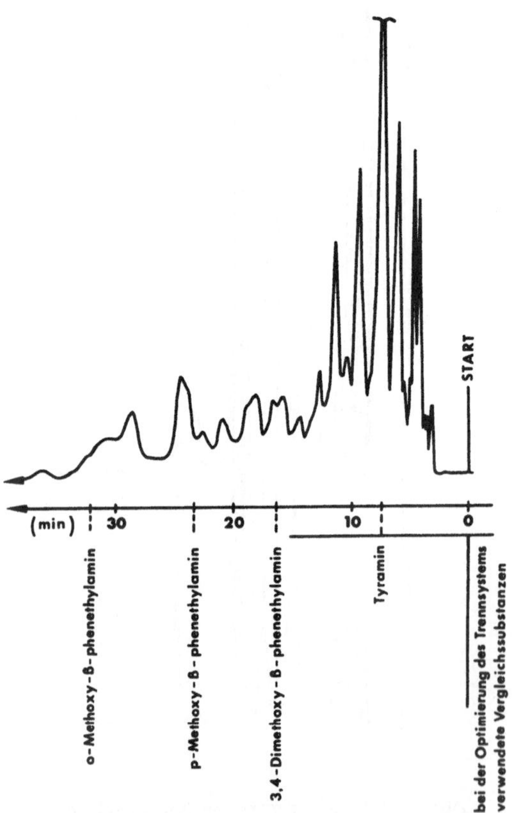

Abb. 10 Analytische Ionenpaar-HPLC-Trennung der Aminfraktion von Crataegus Oxyacantha L

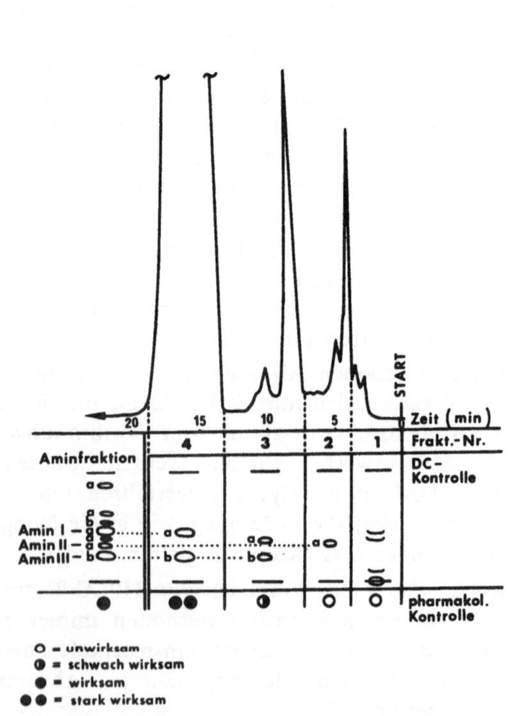

Abb. 11 Präparative Ionenpaar-HPLC der Aminfraktion von Echinocereus Blanckii mit DC-Kontrolle und pharmakologischer Kontrolle

Zusammenfassung

Die HPLC-Methode bietet zur Analyse von herzwirksamen Verbindungen enthaltenden Arzneidrogen folgende Vorteile gegenüber bisherigen Methoden:

1. Die direkte qualitative und quantitative Analyse ist aus dem Drogenextrakt möglich.
2. In einem Durchgang sind Einzel- und Gesamtwertbestimmungen möglich.
3. Die Ergebnisse sind Absolutwerte.
   Bei den Cardenolid- und Bufadienolidanalysen werden annähernde Korrelationen mit den Arzneibuchmethoden erhalten, während bei der Bestimmung von Flavonoiden in herzwirksamen Drogen die Korrelation in Abhängigkeit vom O- und C-Glykosidgehalt großen Schwankungen unterworfen sein kann.
4. Die quantitativen Bestimmungen werden nicht durch Derivatisierung vermindert.

Die HPLC-Methode hat folgende Einsatzmöglichkeiten:

1. Sie kann zur Standardisierung von Phytopharmaka verwendet werden
2. Wenn die Korrelation mit den Meerschweinchentesten gesichert werden kann, kann die HPLC-Methode die biologischen Teste ersetzen.

Literatur

[1] Evans, F. J., J. Chromatogr. **88**, 411 (1974)
[2] Firmenschriften Merck (1976)
[3] Castle, M. C., J. Chromatogr. **115**, 437 (1975)
[4] Linder, W., Frei, R. W., J. Chromatogr. **117**, 81 (1976)
[5] Cobb, P. H., Analyst, **101**, 768 (1976)
[6] Erni, F., Frei, R. W., J. Chromatogr. **130**, 169 (1977)
[7] Nachtmann, F., Z. Anal. Chem. **282**, 209 (1976)
[8] Gfeller, J. C., et al., J. Chromatogr. **142**, 271 (1977)
[9] Fujii, Y., et al., J. Chromatogr. **202**, 139 (1980)
[10] Shimada et al., J. Chromatogr. **124**, 79 (1976)
[11] Shimada et al., Chem. Pharm. Bull. **24**, 2995 (1976)
[12] Tittel, G., Wagner, H., Planta med. **39**, 125 (1980)
[13] Jurenitsch, J., Kopp, B., Planta med. **39**, 272 (1980)
[14] Davydov, V. Ya., et al., J. Chromatogr. **204**, 293 (1981)
[15] Tittel, G., Wagner, H., Planta med. **43**, 257 (1981)
[16] Wichtl, M., et al., J. Chromatogr. **234**, 503 (1982)
[17] Tittel, G., Habermeier, H., Wagner, H., Planta med. **45**, 207 (1982)
[18] Wagner, H., Tittel, G. und Bladt, S., Dtsch. Apoth. Ztg. **123**, 515 (1983)
[19] Wagner, H. und Grevel, J., Planta med. **45**, 98 (1982)
[20] Wagner, H. und Grevel, J., Planta med. **45**, 95 (1982)

Zur Pharmakologie von Crataegus

B. Gabard, G. Trunzler

Standardisierte Crataegus-Extrakte gehören zu jenen koronar- und myokardwirksamen Phytopharmaka, deren wirkungs- und wirksamkeitsbestimmende Inhaltsstoffe nicht in die Gruppe der Digitalisglykoside und Digitaloide vom Cardenolid- bzw. Bufadienolid-Typ einzuordnen sind.

Crataegus-Zubereitungen enthalten vielmehr pharmakodynamisch besonders aktive Dehydrocatechine vom Flavantyp mit einem niedrigen Polymerisationsgrad, die als oligomere Procyanidine bezeichnet werden.

Weinges, Kloss und Jaggy isolierten aus Crataegusfrüchten und -blättern solche oligomeren Procyanidine, die als sekundäre Pflanzenstoffe der Biosynthese der Pflanze entstammen und die chemisch strukturell eine C-4/C-8 Verknüpfung in den Dehydrierungspolymerisaten von Catechin- bzw. Epicatechin-Einheiten aufweisen (Abb. 1).

Ferner können als wirksame Bestandteile in Crataegus monomere Flavonoide (wie Quercetin, Hyperosid und Vitexinrhamnosid) und monomere Polyhydroxiflavanole (wie Catechin und Epicatechin, s. Abb. 2) angesehen werden.

Aufgrund des vorliegenden, aufbereiteten wissenschaftlichen Erkenntnismaterials über die Pharmakologie von Crataegus kann man das Wirkprofil wie folgt aufgliedern:

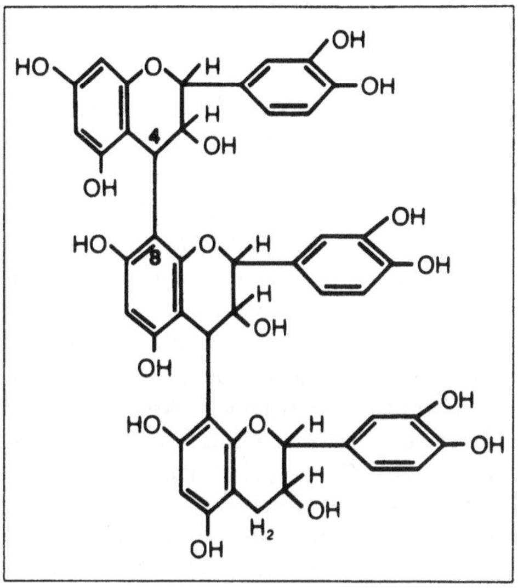

Abb. 1 Beispiel für ein oligomeres Procyanidin (Trimeres Procyanidin)

1. Zunahme des Koronarflusses und der Myokarddurchblutung.
2. Verbesserung der Kontraktilität des Herzmuskels (leichte positive Inotropie).

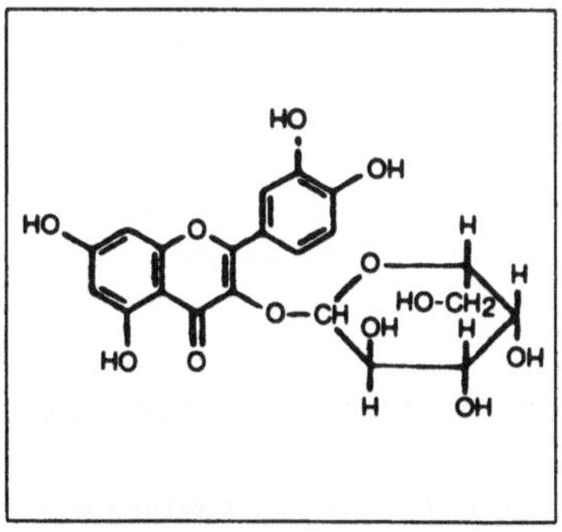

Hyperosid

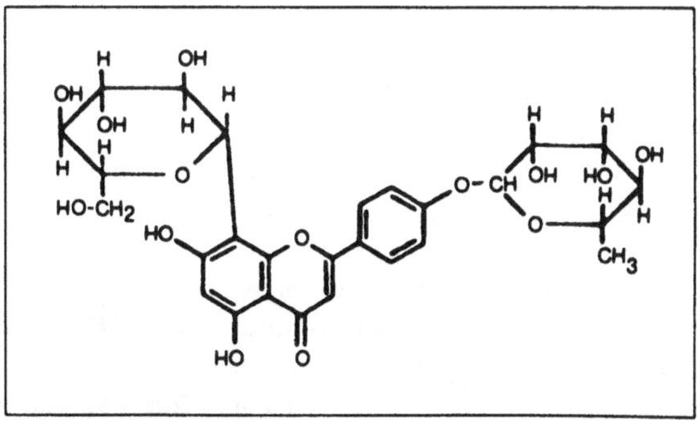

Vitexin-Rhamnosid

Abb. 2 Monomere Flavonoide in Crataegus-Zubereitungen

3. Eurhythmisierende Wirkung auf bestimmte Formen der elektrischen Instabilität des Herzens.
4. Erhöhung der Toleranz des Myokards gegenüber Sauerstoffmangel.
5. Steigerung des Herz-Zeitvolumens, Senkung des peripheren Gefäßwiderstandes (als eine Meßgröße der Nachlast = afterload), Steigerung der Herzleistung.

Zunahme des Koronarflusses und der Myokarddurchblutung

Koronardurchflußsteigernde Wirkungen am isolierten Meerschweinchenherzen nach Langendorff wiesen Trunzler und Schuler, Weinges et al. sowie Kukovetz nach. Das hierfür in Frage kommende Wirkprinzip läßt sich über eine Hemmung der Phosphodiesterase-Aktivität im Gewebe mit nachfolgendem Anstau von cAMP erklären. Die Prüfung erfolgte anhand isolierter Enzyme. Als Enzympräparationen dienten gereinigte PDE aus Rinderherzen, aus Koronararterien sowie aus Rattenerythrozyten und als Substrat radioaktiv markiertes cAMP. Für diesen dosisabhängigen Hemmeffekt kommen nach Kukovetz die Crataegus-OPC (OPC = oligomere Procyanidine) in Frage. Dieser Wirkungsmechanismus ist in etwa vergleichbar mit dem von Papaverin.

Eine Steigerung der lokalen Ruhedurchblutung in der Muskulatur des linken Ventrikels haben Mävers und Hensel nach oraler Applikation eines Crataegusextraktes an wachen Hunden durch Wärmeleitmessung nachgewiesen (Abb. 3). Crataegus bewirkt hier nicht nur eine dosisabhängige, statistisch signifikante spontane Durchblutungszunahme, sondern unter einer Langzeitanwendung von 30 Tagen auch eine kontinuierlich ansteigende Ruhedurchblutung des Myokards (Abb. 4). Die Durchblutungsverbesserung betrug am Ende dieses Versuches im Vergleich zum Ausgangswert auf ca. + 120%.

Mit der gleichen Versuchsanordnung wurde später von Roddewig und Hensel am wachen Hund die Wirkung einer oral verabreichten Crataegus-OPC-Fraktion auf die lokale Myokarddurchblutung geprüft. Dabei zeigte sich gegenüber einem Crataegus-Gesamtextrakt bei gleicher Dosierung (täglich 3 × 35–70mg/kg per os) eine stärkere Zunahme der Durchblutung. Die Mittelwerte der Durchflußzunahme betrugen bei den mit

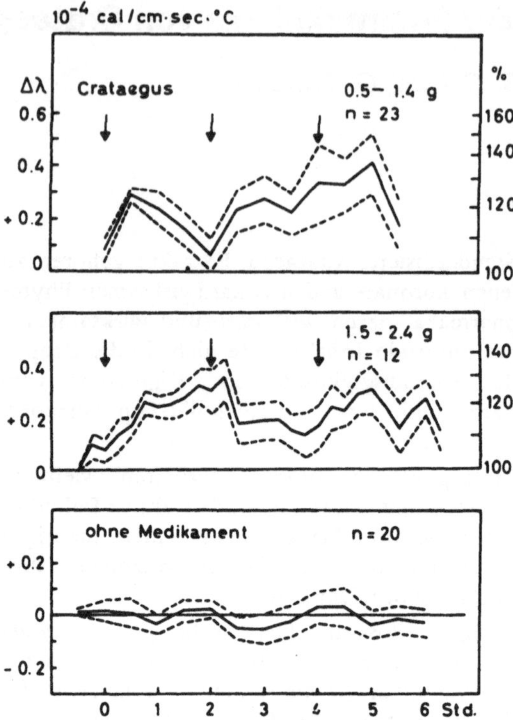

Abb. 3 Änderung der Wärmetransportzahl auf dreimalige Verabreichung von Crataegusextrakt in verschiedenen Dosierungen. Gestrichelte Kurven: Mittlerer Fehler σ_M des Mittelwerts.

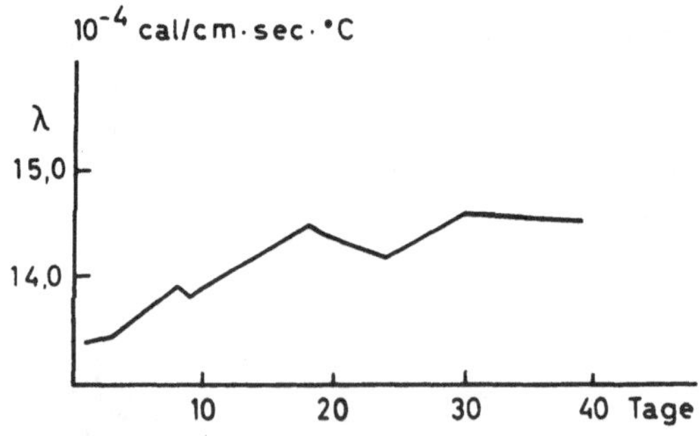

Abb. 4 Morgendliche Ruhedurchblutung des Myokards unter fortgesetzter Medikation mit Crataegus.

der OPC-Fraktion behandelten Tieren etwa + 70%.

Bei i.v. Gabe eines OPC-haltigen Crataegusextraktes (Crataegutt®) nahm bei narkotisierten Katzen die Myokarddurchblutung ebenfalls deutlich und dosisabhängig zu. Die Wirkung er-

44

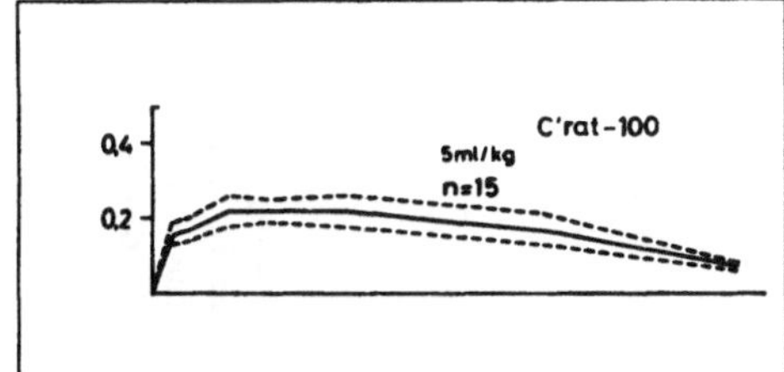
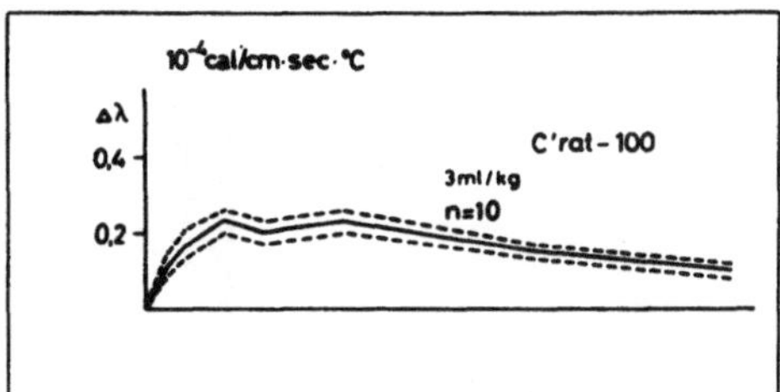
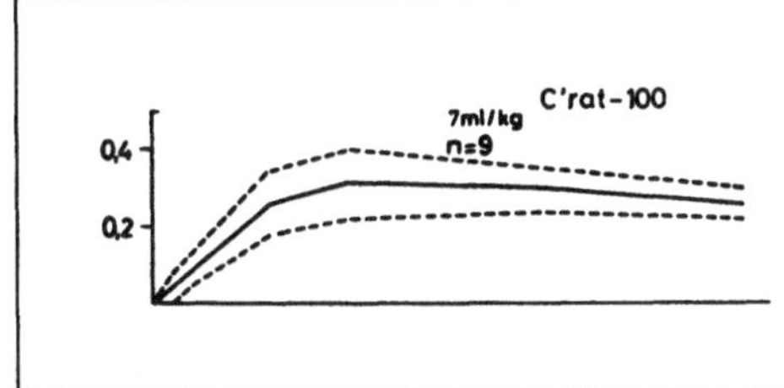
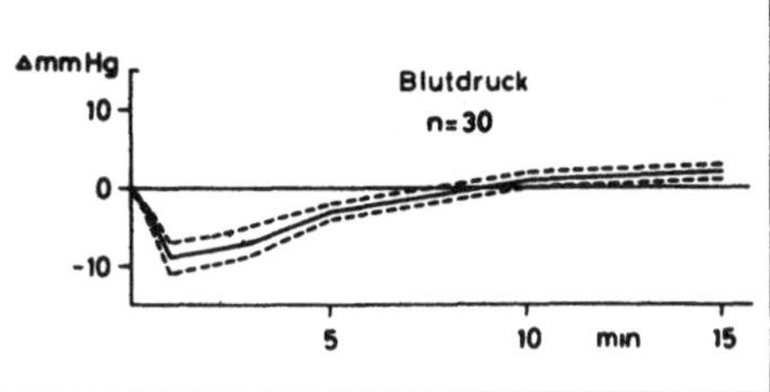

Abb. 5 Zunahme der Myokarddurchblutung ohne Anstieg des arteriellen Mitteldruckes
Nachweis an narkotisierten Katzen durch Wärmeleitmessungen [3]
Die Abbildungen zeigen eine signifikante, dosisabhängige Zunahme der Myokarddurchblutung nach intravenöser
Verabreichung von Crataegus (gestrichelte Linien: Standardabweichung)

reichte dabei nach etwa 5 Minuten ein Maximum und nahm dann langsam wieder ab (Abb. 5). Die Autoren erklären die Zunahme der Myokarddurchblutung als eine aktive Dilatation der Koronargefäße und nicht als eine druckpassive Durchblutungszunahme, da während des Durchblutungsanstieges der Blutdruck sogar leicht absinkt.

In unserer pharmakologischen Abteilung hat Gabard die Wirkung unterschiedlicher Dosen eines i.v. applizierten Crataegus-Extraktes (7,5 mg/kg; 15 mg/kg; 30 mg/kg) u.a. auch auf den Blutfluß im Koronarsinus an 13 narkotisierten Hunden untersucht. Es kam bei allen Tieren zu einer dosisabhängigen Erhöhung des Koronarflusses (Tab. 1 und 2).

Tabelle 2: Mittlere Wirkungsdauer in Minuten

Dosis mg/kg	7,5	15,0	30,0
CSF = Blutfluß im Koronarsinus ml/min × 100g Myokardgewebe	6,7 ± 1,0	> 20,8 ± 3,8	> 11,6 ± 1,7

Tabelle 1: Einfluß verschiedener Dosen eines Crataegus-Extraktes auf den Blutfluß im Koronarsinus (ml/min. × 100g Myokardgewebe) des narkotisierten Hundes. Mittelwerte ± Standardfehler von 5 Tieren.
* p < 0,05

Dosierung in mg/kg	Vorher	Nachher	Δ	Δ %
7,5	22,6 ± 1,6	33,6 ± 5,6	11,0 ± 4,8	46,7 ± 20,0
15,0	23,4 ± 2,4	39,5 ± 6,0	16,2 ± 3,6*	66,4 ± 8,4
30,0	21,9 ± 1,9	42,6 ± 9,6	20,7 ± 8,0*	89,4 + 27,0

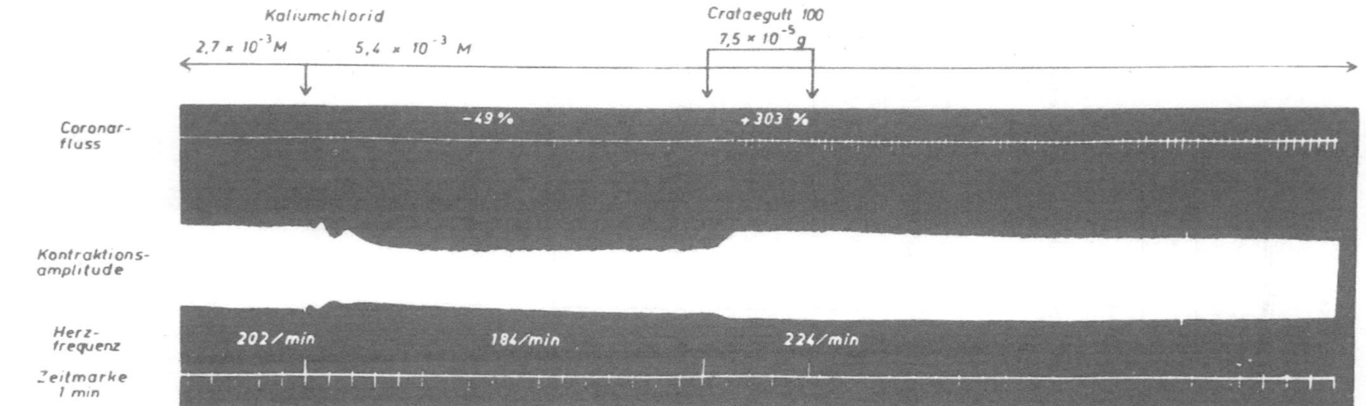

Abb. 6 Der Einfluß von Crataegus-Extrakt auf eine Kalium-Lähmung des Langendorff-Herzens.
Verdoppelung des extrazellulären K^+-Gehaltes (von 2,7 auf 5,4 mM/1) führt zur Abnahme des Koronarflusses, der Kontraktionsamplitude und der Herzfrequenz. Zusatz von insgesamt $7,5 \times 10^{-5}$ g Crataegus-Extrakt (= $1,7 \times 10^{-5}$ g/min) steigert bei weiter bestehender K^+-Erhöhung langfristig den Koronarfluß um 303 %, normalisiert die Kontraktionsamplitude und erhöht die Herzfrequenz über den Ausgangswert.

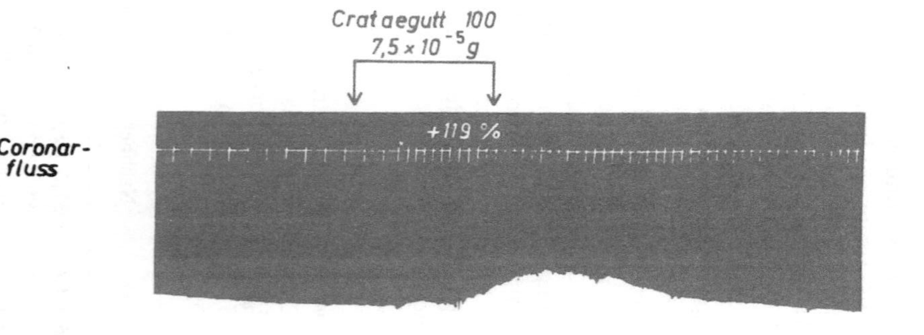

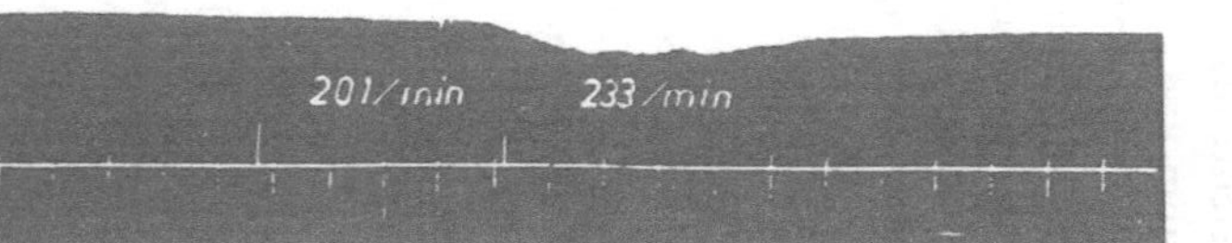

Abb. 7
Der Einfluß von Crataegus-Extrakt auf das nach *Langendorff* isolierte Herz eines Reserpin-vorbehandelten Meerschweinchens (2 Tage 1×1 mg/kg i. p.). Es wird eine Zunahme des Koronarflusses um 119 %, eine Steigerung der Kontraktionsamplitude und ein Anstieg der Herzfrequenz beobachtet.

Verbesserung der Kontraktilität des Herzmuskels

Nach einer modifizierten Langendorff-Methode haben wir an isolierten Warmblüterherzen (Meerschweinchen) mit Crataegus-Extrakten Vergrößerungen der isotonischen und isometrischen Kontraktionsamplitude nachgewiesen (Abb. 6). Hierbei kam es gleichzeitig zu einer deutlichen Zunahme des Koronarflusses und zu einem leichten Anstieg der Herzfrequenz. Digitoxin, Digoxin und Ouabain zeigten in vergleichenden Untersuchungen bezüglich des Koronardurchflusses und des Verhaltens der Herzfrequenz ein gegensinniges Verhalten.

Ein wesentlicher Wirkungsunterschied zwischen den klassischen Herzglykosiden vom Cardenolidtyp und Crataegus war jedoch erst an Modellinsuffizienzen von isolierten Warmblüterherzen und von Herzen am Ganztier erkennbar. Während die Cardenolide eine fortlaufende Kaliumlähmung des Myokardgewebes nicht beeinflußten, konnte diese durch Crataegus-Gaben weitgehend aufgehoben werden. Den gleichen Effekt sahen wir bei Gaben von Sympathikomimetika, wie Adrenalin und Isoproterenol.

Die durch Kalziumentzug ausgelöste negative Inotropie von isolierten Warmblüterherzen ließ sich durch Crataegusgaben aufheben.

Am reserpinisierten Herzen besitzt Crataegus positiv-inotrope Eigenschaften (Abb. 7).

Weinges et al. sowie Kukovetz bestätigten die positiv-inotrope Wirkung eines Crataegus-OPC-Konzentrates am Langendorff-Herzen. Ebenso fand Tritthart an isolierten, elektrisch gereizten Vorhöfen, an Papillarmuskeln und Trabekeln von Meerschweinchen und Katzen eine – wenn auch mäßige – positive Inotropie.

Am Ganztier (Meerschweinchen) erfolgte die Abnahme der Kontraktionskraft des Herzens durch den Beta-Blocker Propranolol über eine sichtbare Zunahme des Herzquerdurchmessers, gleichbedeutend mit einer Dilatation des Herzens, über eine verkleinerte Kontraktionsamplitude. Diese Wirkungen gehen mit einer Senkung des arteriellen Blutdruckes und der Herzfrequenz einher (Abb. 8). Diese durch Propranolol induzierte Myokardinsuffizienz wird innerhalb weniger Minuten nach i.v. Injektion von 3 mg einer OPC-haltigen Crataegusfraktion beseitigt. Der arterielle Druck und die erniedrigte Herzfrequenz bleiben dabei unverändert.

Weiterhin hebt eine solche Crataegusfraktion den negativ-inotropen Effekt des Verapamils am Myokardgewebe auf, ohne daß die Abnahme der Herzfrequenz eine Beeinflussung erfährt (Abb. 9).

Als Ausdruck einer positiv-inotropen Wirkung von Crataegus ist auch sein Einfluß auf die maximale Druckanstiegsgeschwindigkeit im linken Ventrikel (dp/dt max.) zu werten.

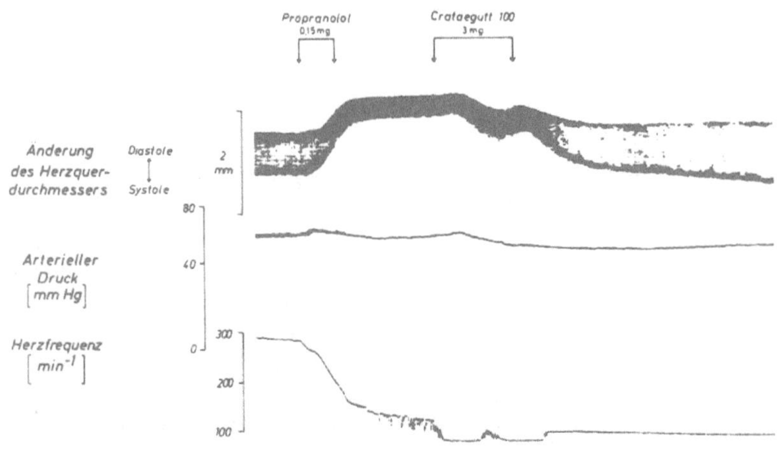

Abb. 8 Herzversagen eines Meerschweinchens nach hohen Dosen von Propranolol (0,15 mg/Tier = 0,55 mg/kg) und die Beseitigung der Insuffizienz durch Crataegus-Extrakt (3 mg/Tier = 11,0 mg/kg). Lediglich die Herzfrequenz, die nach Propranolol-Gabe von 300/min auf 90/min abgefallen war, wird durch Crataegusextrakt nicht beeinflußt.

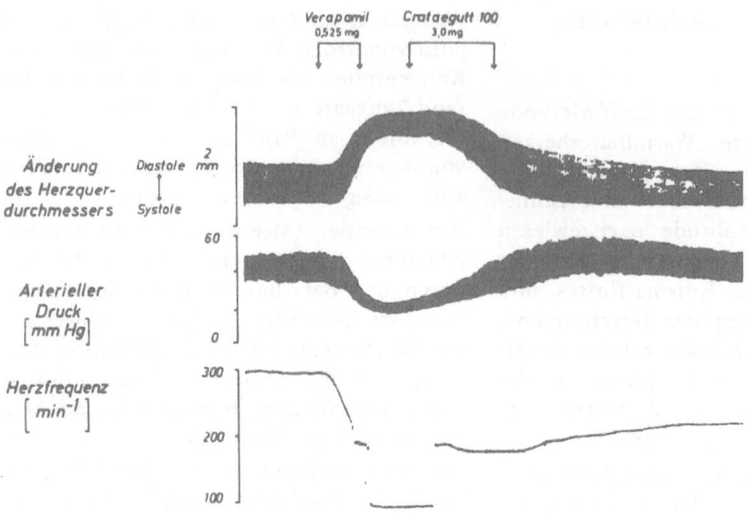

Abb. 9 Herzversagen nach Überdosierung von Verapamil (0,525 mg/Tier = 1,9 mg/kg) — Aufhebung der Insuffizienz durch 3 mg Crataegus-Extrakt/Tier (= 11,4 mg/kg) innerhalb von ca. 6 min. Die Herzfrequenz, welche durch Verapamil von 300/min auf 100/min gesenkt wurde, konnte nur teilweise — bis auf ca. 200/min. — wieder gesteigert werden.

Tabelle 3: Einfluß verschiedener Dosen eines Crataegus-Extraktes auf dp/dt max. (mm Hg/sec) im linken Ventrikel des narkotisierten Hundes. Mittelwerte ± Standard-Fehler von 5 Tieren. ** p < 0,01

Dosis in mg/kg	Vor Crataegus-Applikation	Nach Crataegus-Applikation	Δ	Δ %
7,5	1800 ± 200	2100 ± 228	300 ± 45**	16,8 ± 1,9
15,0	2310 ± 381	2520 ± 449	210 ± 228	10,4 ± 10,9
30,0	3060 ± 887	3460 ± 347	400 ± 677	31,1 ± 17,7

Tabelle 4: Mittlere Wirkungsdauer in Minuten

Dosis in mg/kg	7,5	15,0	30,0
dP/dt max.	11,4 ± 2,4	> 16,6 ± 5,8	> 11,3 ± 2,8

Aus unterschiedlichen Dosen eines i.v. applizierten Crataegus-Extraktes lassen sich deutliche Dosis-Wirkungsbeziehungen ableiten. Die Druckanstiegsgeschwindigkeit nimmt bei steigenden Dosen zu (Tab. 3 und 4).

Herzrhythmusregulierende Eigenschaften

Der Crataegusextrakt besitzt positiv-chrono- und -dromotrope Wirkungen sowie negativ-bathmotrope Eigenschaften.

In der bereits zitierten Arbeit von Trunzler und Schuler wiesen die Autoren am Langendorff-Herzen einen mit der koronardurchflußsteigernden und positiv-inotropen Wirkung synchron verlaufenden positiv-chronotropen Effekt nach.

An isolierten Vorhofpräparaten (Myokardpräparate von Meerschweinchen und Katzen)

gelang Tritthart mit oligomeren Procyanidinen
und mit einem OPC-haltigen Crataegus-Extrakt
ebenfalls der Nachweis positiv-chronotroper
sowie ausgeprägter negativ-bathmotroper Wirkungen.

Die negativ-bathmotrope Wirkung äußerte sich
in einer deutlichen, dosisabhängigen Zunahme
des Reizbedarfs (gemessen als Chronaxie-
Steigerung) und in einer Minderung der maximalen Aufstrichgeschwindigkeit des Aktionspo-
tentials. Die rhythmisierende Wirkung von
Crataegus bei Vorliegen aktiver Heterotopien
wurde durch prompte Beseitigung der dys-
rhythmischen Aktivität des isolierten, spontan schlagenden Meerschweinschenvorhofs demonstriert (Abb. 10 u. 10a). Dieser chinidin-
artige Effekt beruht nach Auffassung von
Tritthart auf einer Verlangsamung des Natri-
um-Einstroms, möglicherweise durch zellmem-
branstabilisierende Eigenschaften von Crataegus.

Erhöhung der Toleranz des Myokards gegenüber Sauerstoffmangel

Von Trunzler und Schuler wurden im Hypo-
xieversuch mit einem Stickstoff-Sauerstoff-
gemisch (10% O_2) kurzfristige, dreimalige Schädigungen des Herzens vorgenommen, in deren
Verlauf eine vollständige Restitution der Kontraktionskraft nicht mehr zu erkennen war
(Abb. 11). Ca. 4min. vor dem letzten O_2-
Mangelversuch wurden 0,15 ml Crataegus infundiert, worauf eine deutlich erkennbare Vergrößerung der Kontraktionsamplitude folgte. Obgleich sich unter anschließendem O_2-Mangel

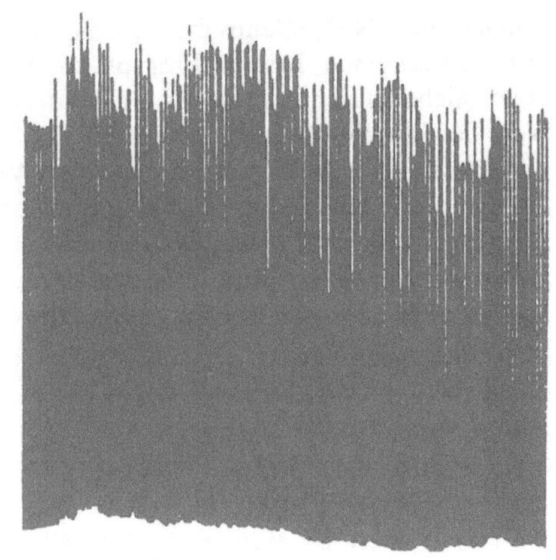

Abb. 10 Dysrhythmische Aktivität an einem isolierten,
spontan schlagenden rechten Vorhof des Meerschweinchens.*

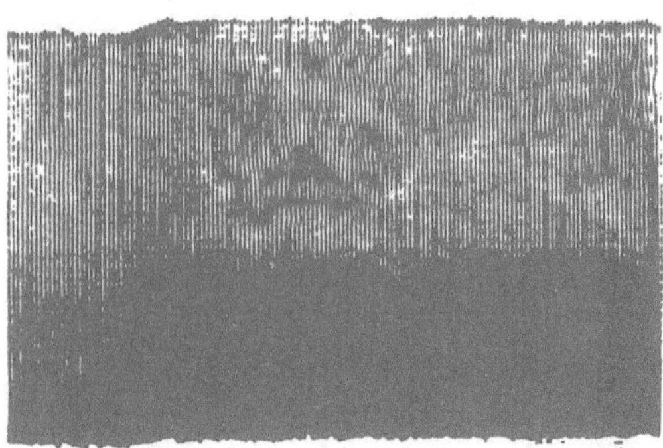

Abb. 10a 10 Minuten nach Zusatz von 1×10^{-4} g
des OPC-haltigen Crataegus-Extraktes

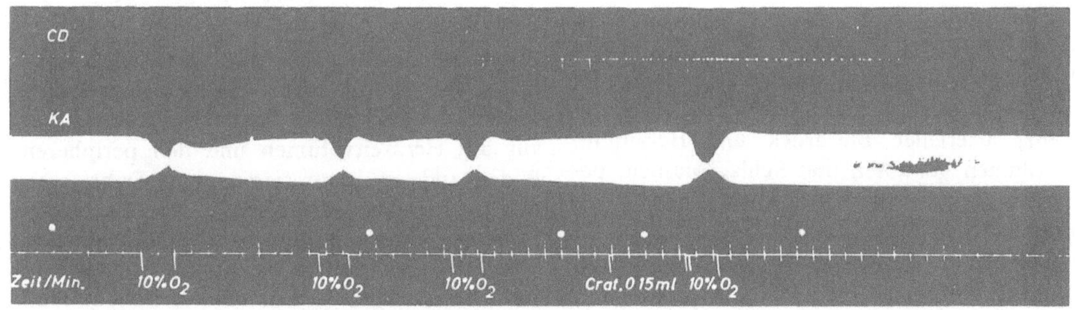

Abb. 11 Isoliertes Meerschweinchenherz (n. *Langendorff*). Hypoxie-Versuch (10 % O_2-Gemisch). Applikation
= Crataegus-Extrakt 0,15 ml. CD = Coronardurchfluß. KA = Kontraktionsamplitude. ● = Herzfrequenz/min ●
212 − 227 − 230 − 240 − 240.

(Gaben des N-O$_2$-Gemisches 2 min. lang) die akut einsetzende Erschöpfungsphase des Herzens nicht durch Crataegus verhindern ließ, war bei anschließender normaler O$_2$-Zufuhr die Kontraktionskraft bei gleichzeitiger Verbesserung des Koronardurchflusses gegenüber der Ausgangsamplitude gesteigert. Dieser positiv-inotrope und koronardurchflußsteigernde Effekt ist dem Crataegus-Extrakt zuzuschreiben.

Im Asphyxie-Test am Meerschweinchen konnten wir mit Werten von 17,56 % bzw. 30,3 % eine statistisch signifikante Erhöhung der Toleranz gegenüber akutem Sauerstoffmangel nachweisen.

Im Hypoxietest an Mäusen stellten Chatterjee und Gabard eine deutlich verlängerte Überlebenszeit der mit verschiedenen Dosen eines Crataegus-Extraktes behandelten Tiere gegenüber den unbehandelten Kontrolltieren fest (Tab. 5).

Kanno et al. prüften die elektrische, mit dem Zellstoffwechsel in enger Korrelation stehende Herzmuskelaktivität unter Hypoxiebedingungen beim Kaninchen. Der Crataegus-Extrakt schützte nach 6-wöchiger oraler Verabreichung die isolierte Herzmuskelzelle vor den Auswirkungen des Sauerstoffmangels gegenüber der Kontrollgruppe.

Steigerung des Herz-Zeitvolumens, Senkung des peripheren Gefäßwiderstandes (als eine Meßgröße der Nachlast = afterload), Steigerung der Herzleistung

Die Herz-Kreislaufwirkungen eines Crataegus-Extraktes (Crataegutt®) untersuchten wir an narkotisierten Ratten und Hunden.

Rattenversuche:

Urethan-narkotisierte Ratten erhielten intravenös 30 mg/ml/kg Extrakt. Es wurden Herzfrequenz, arterieller Blutdruck und Herzminutenvolumen gemessen und Schlagvolumen, peripherer Gesamtwiderstand sowie Herzleistung in der üblichen Art errechnet.

Neben einer volumenabhängigen kurzfristigen Blutdruckerhöhung und einer entsprechenden kompensatorischen Herzfrequenzabnahme kam es primär zu einer deutlichen Steigerung des Herzminutenvolumens, die bei gleichbleiben-

Tabelle 5: Hypoxietest an Mäusen

Dosis von Crataegus-Extrakt mg/kg i.p. (n = 12)	Überlebenszeit sec. ($\pm s_{\bar{x}}$)	
	Kontrolle	Behandelte
20	136,67 (20,13)	371,67 (35,52)
10	116,67 (12,75)	223,33 (40,91)
5	94,17 (3,98)	116,67 (4,97)
2,5	86,67 (5,41)	105,83 (4,17)
1,0	98,33 (6,49)	137,50 (24,87)

dem arteriellen Druck mit einer Senkung des peripheren Widerstandes verbunden war. Daraus resultierte eine Vergrößerung des Schlagvolumens. Gleichzeitig kam es zu einer starken Zunahme der Herzleistung (Abb. 12).

Hundeversuche:

Eine Wiederholung dieser Versuche an mit Morphin-Chloralose-anästhesierten Hunden ergab ebenfalls eine deutliche Steigerung des Herzminutenvolumens und eine entsprechende Senkung des gesamten peripheren Widerstandes. Anders als bei der Ratte wurde der arterielle Blutdruck leicht erniedrigt. Dies, sowie die Senkung des arteriellen Widerstandes bewirkten bei den Hunden eine deutliche Erhöhung der Herzfrequenz, die eine leichte Schlagvolumenabnahme zur Folge hatte. Die Herzleistung wurde entsprechend der Zunahme des Herzminutenvolumens gesteigert (Abb. 13).

Zusammenfassend läßt sich feststellen, daß bei zwei grundsätzlich verschiedenen Tierarten gleiche Wirkungen des Crataegus-Extraktes auf das Herzzeitvolumen und den peripheren Widerstand zu konstatieren sind. Dabei werden, entsprechend der Ausgangslage das Schlagvolumen und/oder die Herzfrequenz erhöht. Diese letztgenannten Wirkungen scheinen in erster Linie indirekt, d.h. reflektorisch, zu sein. Die Senkung des peripheren Widerstandes als eine Meßgröße der Nachlast kann von entscheidender Bedeutung sein, um den „Circulus

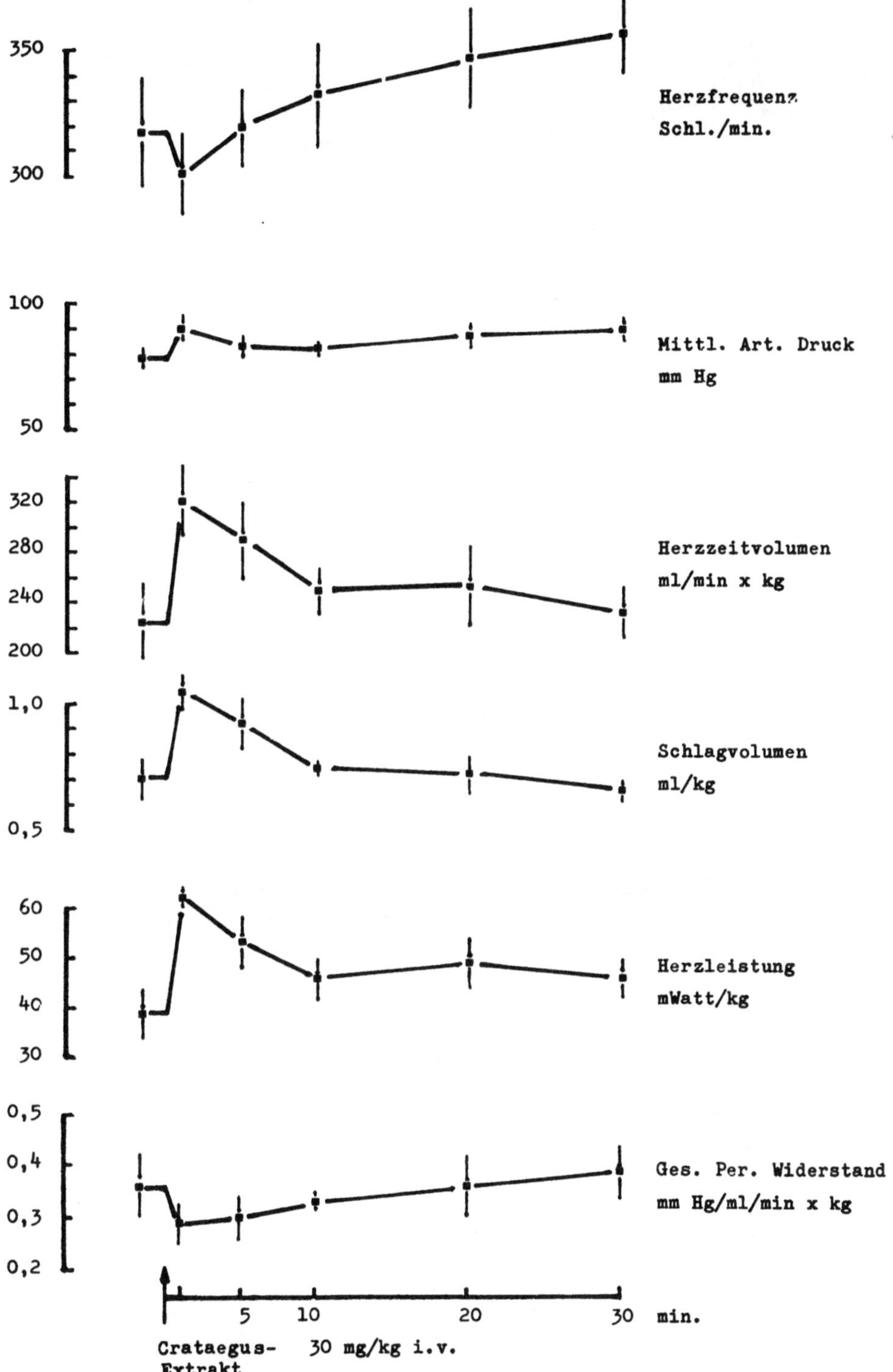

Abb. 12 Veränderungen hämodynamischer Parameter unter Crataegus-Extrakt bei der narkotisierten Ratte (n = 4)

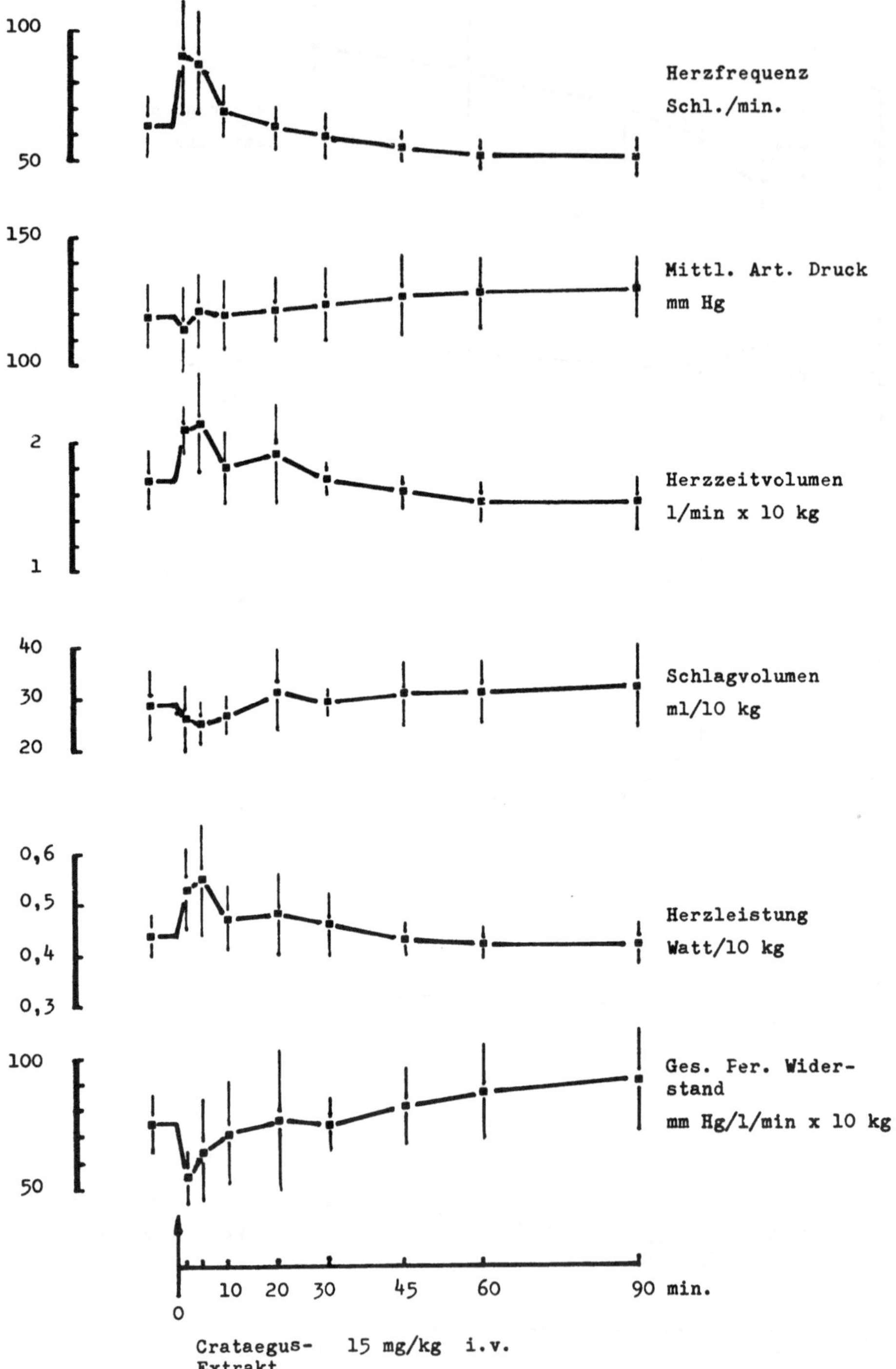

Abb. 13 Veränderungen hämodynamischer Parameter unter Crataegus-Extrakt beim narkotisierten Hund (n = 3)

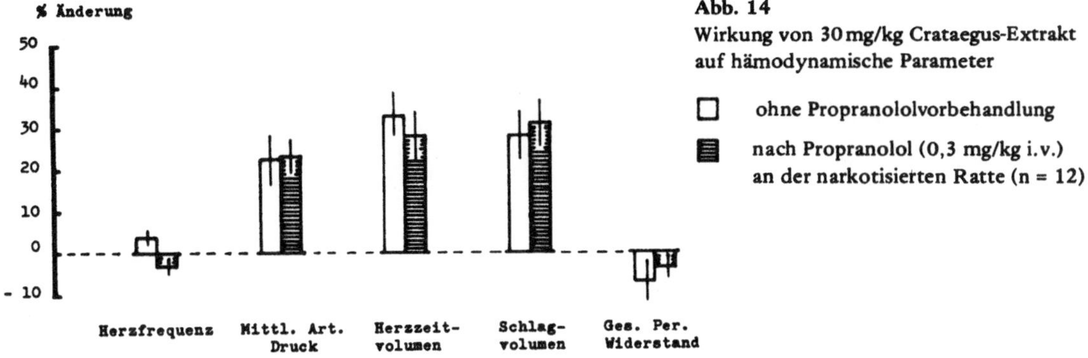

Abb. 14
Wirkung von 30 mg/kg Crataegus-Extrakt auf hämodynamische Parameter

ohne Propranololvorbehandlung

nach Propranolol (0,3 mg/kg i.v.) an der narkotisierten Ratte (n = 12)

vitiosus" zu unterbrechen, der zur chronischen Herzinsuffizienz führt.

In diesem Sinne ist noch zu erwähnen, daß die vorher gezeigten Herz-Kreislaufversuche an Ratten wiederholt worden sind. Die Tiere waren mit einem β-Blocker (Propranolol) vorbehandelt. Es kam jedoch hier zu keiner Wechselwirkung zwischen dem Beta-Blocker und zum Crataegus-Extrakt. Dabei blieb die Wirkung des Crataegus-Extraktes erhalten. Es zeigte sich keine Beeinflussung der durch β-Blocker herabgesetzten Herzfrequenz (Abb. 14).

Somit können die im vorherigen Abschnitt erwähnten Versuche am isolierten Langendorff-Herzen *in vivo* bestätigt werden. Weiterhin zeigen diese Ergebnisse, daß eine sinnvolle Anwendung von Crataegus-Extrakten in Kombination mit Beta-Blockern dann angezeigt sein kann, wenn kardiodepressive und vasokonstriktorische Nebenwirkungen des Beta-Blockers bei dafür disponierten Patienten auftreten.

Zusammenfassung

Standardisierte Crataegusextrakte (Crataegutt®) enthalten wirkungs- und wirksamkeitsbestimmende Inhaltsstoffe, wie oligomere Procyanidine, monomere Flavonoide sowie monomere Polyhydroxiflavonole, die nicht in die Gruppe der Digitalisglykoside und Digitaloide vom Cardenolid- bzw. Bufadienolidtyp einzuordnen sind.

Anhand verschiedener pharmakologischer Herzmodelle (isoliertes Warmblüterherz und isolierte Myokardpräparate) sowie an der Herz-Kreislaufdynamik von Ganztieren läßt sich das Wirkprofil von Crataegus wie folgt beschreiben:

1. Zunahme des Koronarflusses und der Myokarddurchblutung.
2. Verbesserung der Kontraktilität des Herzmuskels (positiv-inotrope Wirkung).
3. Positiv-chronotrope, positiv-dromotrope und negativ-bathmotrope Wirkungen.
4. Erhöhung der Toleranz des Myokards gegenüber Sauerstoffmangel.
5. Steigerung des Herz-Zeitvolumens, Senkung des peripheren Gefäßwiderstandes (als eine Meßgröße der Nachlast) und Zunahme der Herzleistung.

Literatur

Chatterjee, S. S., Gabard, B.: Pharmakologisches Dossier 1980

Kanno, T., Suga, T., Yamamoto, M.: Jap. Heart 17, 512—520 (1976)

Kukovetz, W.: Pharmazeutische Zeitung 121, Nr. 36, 1429—1432 (1976)

Mävers, W., Hensel, H.: Arzneim. Forsch. 24, 783—785 (1974)

Roddewig, C., Hensel, H.: Arzneim. Forsch. 27, 1407—1410 (1977)

Tritthart, H.: Pharmakologisches Dossier 1973

Trunzler, G., Schuler, E.: Arzneim. Forsch. 12, 198 (1962)

Weinges, K. et al.: Planta Med. 19, Suppl. 60—65 (1971)

Weinges, K., Kloss, P., Trunzler, G., Schuler, R.: Planta Med. Suppl. 4, (1971)

II. Pharmakodynamik und -kinetik von herzwirksamen Glykosiden

Physikochemische Eigenschaften und Wirkung herzwirksamer Glykoside an Biomembranen – Beziehung zur biologischen Antwort

W. Klaus, M. Rogatti, U. Fricke

1 Einleitung

Das pharmakodynamische Verhalten eines Pharmakons wird durch die Wechselwirkung des Arzneistoffes mit seinem Zielorgan bzw. Rezeptor bestimmt. Dabei hängt die Pharmakodynamik — ähnlich den pharmakokinetischen Eigenschaften des Pharmakons — sowohl von der chemischen Struktur als auch von den physikochemischen Eigenschaften des Arzneistoffmoleküls ab. Art und Ausmaß der Pharmakon-Rezeptor-Interaktionen werden dabei im wesentlichen von folgenden Faktoren beeinflußt:

— lipophile Eigenschaften,
— elektronische Eigenschaften,
— strukturelle Eigenschaften.

Dabei wird zwischen unspezifisch und spezifisch wirkenden Pharmaka unterschieden. Während die Wechselwirkung zwischen Arzneistoffmolekül und Rezeptor bei den unspezifisch wirkenden Pharmaka überwiegend durch deren lipophile Eigenschaften bestimmt wird, sind bei den spezifisch wirkenden Pharmaka zusätzlich elektronische und strukturelle Eigenschaften von Bedeutung (Eberlein, 1978).

Diese allgemein gültigen Prinzipien gelten auch für Modellvorstellungen von der Wechselwirkung von Herzglykosiden mit ihrer spezifischen Bindungsstelle, der Na^+-K^+-ATPase, die als zellmembrandurchgreifendes Enzym für den aktiven Ionen-Transport verantwortlich ist (Abb. 1). Nach diesen Vorstellungen erfolgt eine Annäherung des Herzglykosidmoleküls zunächst über den Lactonring (elektrostatische Bindung, Wasserstoff-Brücken-Bindung), eine weitere Fixierung über den Steroidkern (hydrophobe

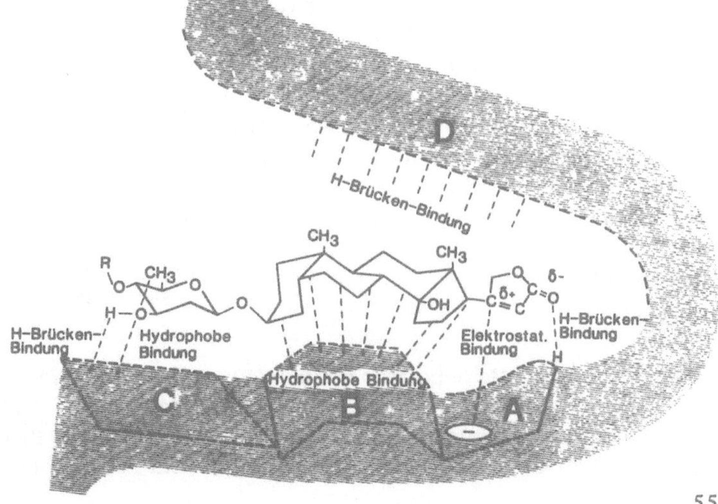

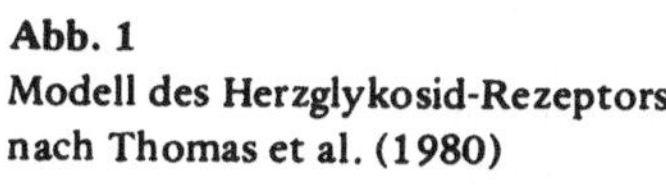

Abb. 1
Modell des Herzglykosid-Rezeptors
nach Thomas et al. (1980)

Bindung, van-der-Waals-Kräfte) und schließlich die Stabilisierung des Herzglykosid-Rezeptor-Komplexes über die Zucker-Seitenkette (hydrophobe Bindung, Wasserstoff-Brücken-Bindung) (Repke, 1966; Thomas et al., 1980).

Aus dieser Wechselwirkung resultiert eine Konformationsänderung des Enzyms, die sich durch spezielle spektroskopische Methoden nachweisen läßt (Nagai et al., 1970; Lüllmann et al., 1975). Inwieweit das physikochemische Verhalten der Herzglykoside diese Konformationsänderung zu beeinflussen vermag, ist aus den genannten Untersuchungen allerdings nicht zu entnehmen. Hinweise auf einen Einfluß physikochemischer Parameter auf die Digitalis-Rezeptor-Interaktion sind bisher lediglich über indirekte Meßverfahren gegeben, also durch Messung der Reaktionen des angekoppelten Effektorsystems, d.h. Änderung der Na^+-K^+-ATPase-Aktivität, der spezifischen Bindung der Herzglykoside an die Na^+-K^+-ATPase sowie der entsprechenden funktionellen Auswirkungen.

So konnten Repke und Dittrich (1980) durch Analyse der Bindungsenergien dieser Wechselwirkungskräfte — gemessen an der Hemmung der Na^+-K^+-ATPase durch verschiedene cardiotone Steroide — und durch eine Korrelation dieser Ergebnisse mit biologischen Daten (Messung der Inotropie an isolierten Meerschweinchen-Vorhöfen) einen Einfluß dieser Parameter auch auf den pharmakologischen Effekt wahrscheinlich machen.

Da hydrophobe Bindungskräfte einen wesentlichen Bestandteil der Gesamtbindungsenergie darstellen und nach den o.a. Modellvorstellungen sowohl für die Fixierung des Steroidkerns als auch für die Anheftung der C3-Seitenkette des Glykosidmoleküls an den Rezeptor (neben den anderen oben genannten Wechselwirkungsparametern) von Bedeutung sind, haben wir den Zusammenhang zwischen lipophilen Eigenschaften und biochemischer/biologischer Wirkung für verschiedene cardiotone Steroide (Tab. 1) vergleichend untersucht.

2 Methoden

2.1 Lipophilie

2.1.1 Octanol-Wasser-Verteilungskoeffizient (P)

Die Verteilungskoeffizienten wurden bei Raumtemperatur (22 °C) in dem von Hansch und Dunn (1972) sowie von Smith et al. (1975) empfohlenen System Octanol/Wasser bestimmt. Als wäßrige Phase wurde ein 20 mmol/l Tris/HCl-Puffer (pH 7,4) verwendet. Nach gegensei-

Tabelle 1: Geprüfte Cardenolide

Nr.	Substanz
1	Strophanthidin
2	-3-Acetat
3	-3-Bromacetat
4	-3-Propionat
5	-3-(2'-Brom)-Propionat
6	-3-(3'-Brom)-Propionat
7	-3-Capronat
8	-3-(2'-Brom)-Capronat
9	-3-Mesyloxy-Acetat
10	-3-Tosyloxy-Acetat
11	-3-[[2-[(4-Azido-2-Nitro-Phenyl)Amino]Äthyl]Aminoacetat]
12	-3-[(N-Maleoyl)Amino-acetat]
13	Ouabain
14	Digitoxigenin
15	-3-Acetat
16	-3-Bromacetat
17	-3-Mesyloxy-Acetat
18	-3-Tosyloxy-Acetat
19	-3-Glucosid
20	-3-[[2-[(4-Azido-2-Nitro-Phenyl)Amino]Äthyl]Aminoacetat]
21	-3-[(N-Maleoyl)Amino-acetat]
22	3a-Methyl-Digitoxigenin-3-Glucosid
23	Digitoxin
24	Digoxigenin
25	Digoxin
26	α-Acetyl-Digoxin
27	β-Acetyl-Digoxin
28	β-Methyl-Digoxin
29	Gitoxigenin
30	-3,16-Di-Acetat
31	-3,16-Di-Bromacetat
32	-3,16-Bis[[2-[(4-Azido-2-Nitro-Phenyl)Amino]Äthyl]Aminoacetat]
33	-3,16-Bis[(N-Maleoyl)Aminoacetat]
34	Gitoxin
35	16-Formyl-Gitoxin (Gitaloxin)
36	16-Acetyl-Gitoxin
37	Penta-Formyl-Gitoxin
38	Penta-Acetyl-Gitoxin

tiger Sättigung (30 min) und anschließender Zentrifugation (30 min, 2000 Upm, Runne Laborzentrifuge, Ausschwingrotor) resultierten Tris/HCl-Puffer-gesättigter Octanol (= lipophile Phase) bzw. Octanol-gesättigter Tris/HCl-Puffer (= hydrophile Phase). Zur Bestimmung des Verteilungskoeffizienten wurden die cardiotonen Steroide in der hydrophilen Phase gelöst (1 × 10^{-5} mol/l). Definierte Mengen dieser Lösungen wurden mit definierten Mengen lipophiler Phase 30 min geschüttelt und anschließend durch Zentrifugation wieder getrennt (s. o.). Das Verhältnis von hydrophiler zu lipophiler Phase wurde entsprechend der Lipophilie der untersuchten Substanzen variiert. Die Detektion der Cardenolide erfolgte spektralphotometrisch (220 nm) in der hydrophilen Phase.

2.1.2 Hochdruckflüssigkeitschromatographie (HPLC)

Nach Nahum und Horvath (1980) kann die Phasenumkehr-HPLC zur Bestimmung der Lipophilie verschiedener Pharmaka herangezogen werden.

In den eigenen Untersuchungen wurde als stationäre Phase LiChrosorb RP-8 (Merck, Darmstadt) verwendet, als mobile Phase erwies sich ein ternärer Eluent (Methanol/Isopropanol/Wasser, 23,5 + 23,5 + 53) am geeignetsten. Die Messung erfolgt mittels eines Hochdruckflüssigkeitschromatographen Mod. 1084 A der Fa. Hewlett-Packard, die Detektion der Cardenolide erfolgt UV-spektralphotometrisch (Perkin-Elmer Spektralphotometer LC 55) durch Absorptionsmessung bei 220 nm. Die Lipophilie der Cardenolide wurde durch ihre relative Retention K′ ausgedrückt.

2.1.3 Dünnschichtchromatographie (DC)

Nach Cohnen et al. (1978) kann die Lipophilie von Herzglykosiden auch durch Phasenumkehr-DC ermittelt werden. Dabei wird die Absorbens-Schicht (Dünnschichtplatten SIL G-25 HR, Macharey & Nagel, Düren) mit Octanol imprägniert. Als mobile Phase verwendeten wir Methanol/Wasser (30 + 70), Octanol-gesättigt. Als Lipophilieparameter wurde der R_m-Wert verwendet.

2.2 Na^+-K^+-ATPase

Die Konzentrationen für halbmaximale Hemmung (ID_{50}) der Na^+-K^+-ATPase aus Meerschweinchenherzen wurde aufgrund von Dosis-Hemmkurven nach früher beschriebenen Methoden ermittelt (Fricke, 1978).

2.3 Meerschweinchen-Papillarmuskel

Ebenfalls nach früher beschriebenen Methoden (Fricke, 1978) wurden die Dosis-Wirkungs-Beziehungen und Zeit-Wirkungskurven für die in Tabelle 1 aufgeführten cardiotonen Steroide an isolierten, elektrisch gereizten Papillarmuskeln des Meerschweinchens (60/min, 30 °C) erstellt.

Aus den gewonnen Daten wurden folgende Parameter errechnet:

(a) die Konzentrationen für halbmaximale Wirkung (ED_{50}),

(b) der maximal erreichbare positiv inotrope Effekt (E_{max}) in Prozent der Ausgangsamplitude,

(c) die Toxizitätsschwelle (tox. Dosis) (Abnahme der Kontraktionskraft, Auftreten einer Kontraktur), definiert als diejenige Konzentration, bei der die Dosiswirkungskurve für den positiv inotropen Effekt endet,

(d) die Zeiten (min) für halbmaximale positiv inotrope Wirkung (t/2) beim Anfluten und Auswaschen der Prüfsubstanz.

3 Ergebnisse

3.1 Lipophilie

Zur Charakterisierung der lipophilen Eigenschaften der untersuchten cardiotonen Steroide wurden neben der von Hansch und Dunn (1972) bzw. Smith et al. (1975) empfohlenen direkten Methode im System Octanol/Wasser die weniger aufwendigen Verfahren der Phasenumkehr-DC (Cohnen et al., 1978) bzw. der Phasenumkehr-HPLC (Nahum und Horvath, 1980) herangezogen. Wie schon von Cohnen et al. (1978) beschrieben, besteht für die geprüften Cardenolide eine direkte lineare Beziehung zwischen den R_m-Werten und den Octanol/Wasser-Verteilungskoeffizienten (log P)

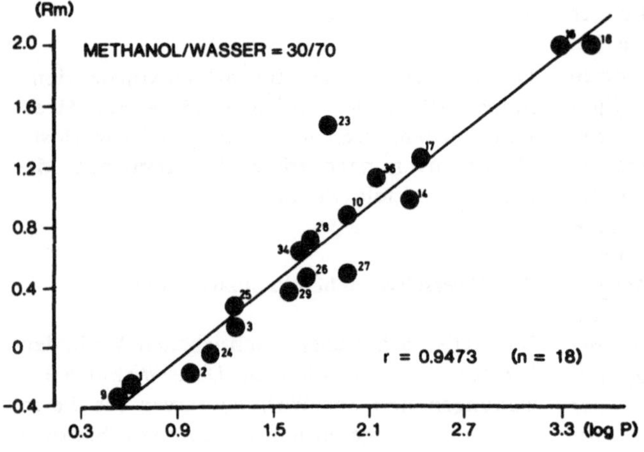

Abb. 2
Zusammenhang zwischen R_m-Werten (DC) und log P für 18 Cardenolide (Kodierung siehe Tab. 1)

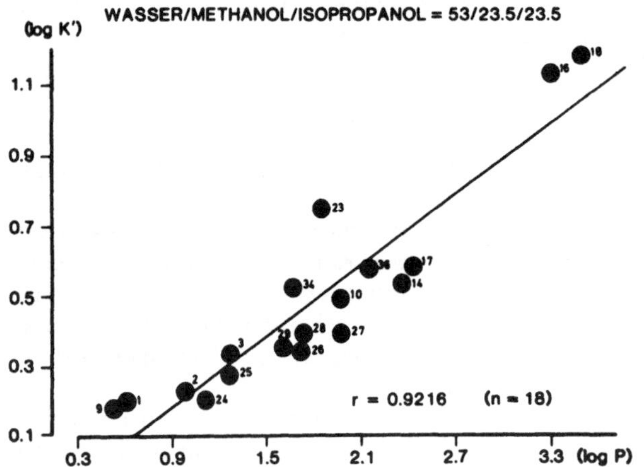

Abb. 3
Zusammenhang zwischen log K' (HPLC) und log P für 18 Cardenolide (Kodierung siehe Tab. 1)

(Abb. 2). Eine vergleichbare Korrelation wurde auch für log K' (HPLC) und log P erhalten (Abb. 3). Beide chromatographische Methoden erlauben somit im Vergleich mit einer Referenz-Substanz mit bekanntem Verteilungskoeffizienten (P) eine zuverlässige Schätzung dieses Lipophilieparameters für andere cardiotone Steroide. Ein Methodenvergleich zeigt, daß beide chromatographische Methoden innerhalb gewisser Grenzen frei austauschbar sind (Abb. 4), dabei gilt die Einschränkung für hoch lipophile Cardenolide, die sich neben stark hydrophilen Steroiden im gleichen Fließmittelsystem nur mit der Phasenumkehr-HPLC, nicht aber mit der Phasenumkehr-DC bestimmen lassen. Im folgenden werden daher nur die Ergebnisse der Phasenumkehr-HPLC verwendet.

3.2 Lipophilie und Wirkung cardiotoner Steroide

3.2.1 Na^+-K^+-ATPase

Betrachtet man die Dosis-Hemmkurven zweier halbsynthetischer Cardenolide mit unterschiedlicher Lipophilie (Abb. 5), so fällt im Vergleich mit Strophanthidin-3-bromacetat (SBA) eine höhere Affinität des lipophileren Strophanthidin-3-(2'-brom)-capronat (SBC) zum „Rezeptor" Na^+-K^+-ATPase auf, was sich in einer etwa 10-fach niedrigeren ID_{50} auswirkt. Eine Übertragung dieses Ergebnisses auf alle untersuchten cardiotonen Steroide ergibt eine lineare Beziehung zwischen log K' und log ID_{50} (r = 0,43), wobei mit steigender Lipophilie der

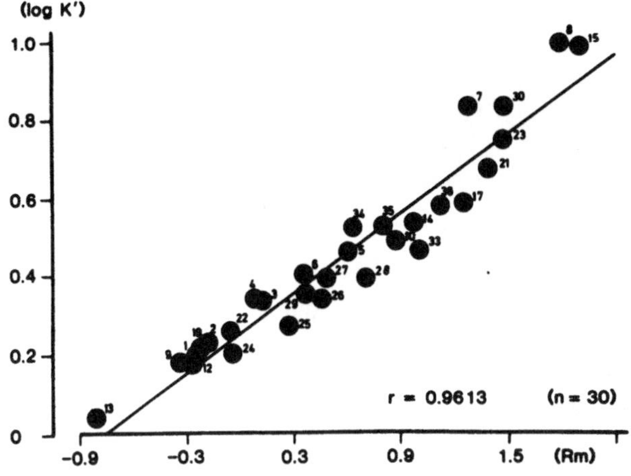

Abb. 4
Zusammenhang zwischen log K' (HPLC) und R_m-Werten (DC) für 30 Cardenolide (Kodierung siehe Tab. 1)

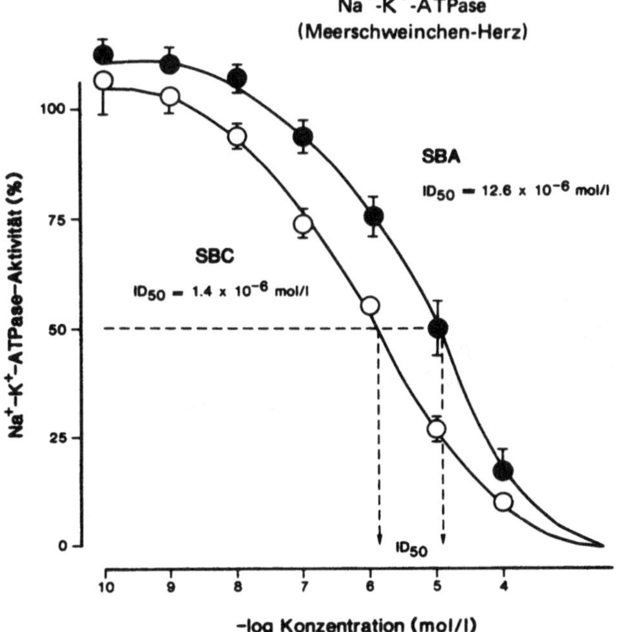

Abb. 5
Einfluß steigender Konzentrationen von Strophanthidin-3-(2'-brom)-capronat (SBC) und Strophanthidin-3-bromacetat (SBA) auf die Na^+-K^+-ATPase-Aktivität des Meerschweinchenherzens (nach Herrmann und Fricke, 1979)

untersuchten Cardenolide die Konzentrationen für eine halbmaximale Hemmung der Na^+-K^+-ATPase (ID_{50}) in den Bereich niedrigerer Konzentrationen verschoben sind (Abb. 6). Berücksichtigt man bei der Korrelationsberechnung nur Derivate jeweils eines Genins, so wird eine deutlich bessere Beziehung erkennbar: Strophanthidin-Derivate (r = 0,58, n = 13), Digitoxigenin-Derivate (r = 0,77, n = 7), Gitoxigenin-Derivate (r = 0,58, n = 5), woraus ersichtlich wird, daß neben der Lipophilie noch andere, strukturspezifische Faktoren für diese Reaktion wesentlich sind.

3.2.2 Kontraktilität

Eine Analyse von Konzentrations-Wirkungskurven an isolierten Meerschweinchen-Papillarmuskeln (Abb. 7) erlaubt die Erfassung verschie-

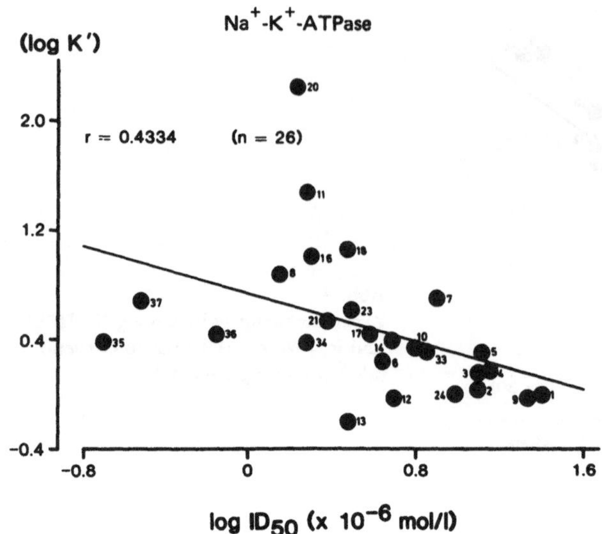

Abb. 6
Zusammenhang zwischen Lipophilie (log K') und ID$_{50}$ (myokardiale Na$^+$-K$^+$-ATPase) für 26 Cardenolide (Kodierung siehe Tab. 1)

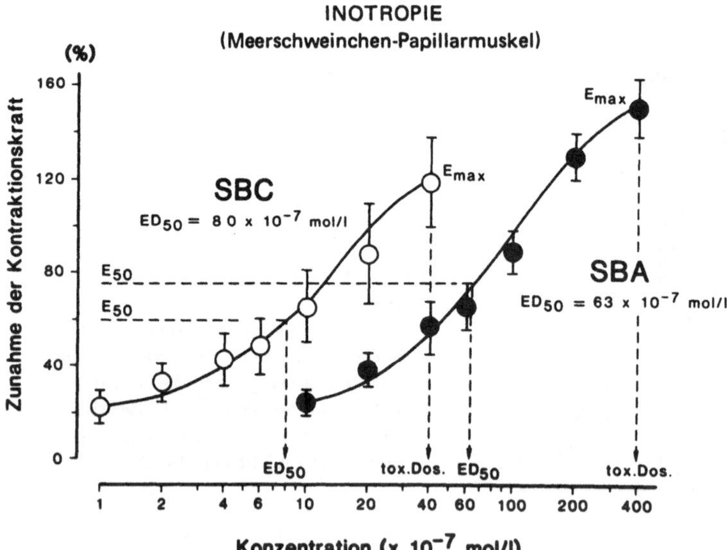

Abb. 7
Einfluß steigender Konzentrationen von Strophanthidin-3-(2'-brom)-capronat (SBC) und Strophanthidin-3-bromacetat (SBA) auf die Kontraktionskraft isolierter Meerschweinchen-Papillarmuskeln (nach Herrmann und Fricke, 1979)

dener Parameter, die in Analogie zu den biochemischen Daten (Na$^+$-K$^+$-ATPase) mit der Lipophilie der cardiotonen Steroide in Beziehung gesetzt werden können. Die exemplarische Darstellung (Abb. 7) zeigt, daß im Vergleich zu SBA die Konzentration für halbmaximale Wirkung (ED$_{50}$) des lipophileren Cardenolids SBC — in Analogie zu den o.a. Befunden — in den Bereich niedrigerer Konzentrationen verschoben ist. Eine Zusammenstellung dieser Parameter für alle untersuchten cardiotonen Steroide ergibt jedoch, daß eine allgemeine Beziehung zwischen Lipophilie und ED$_{50}$ für dieses Kollektiv nicht gegeben ist (Abb. 8). Auch die Betrachtung von Derivaten jeweils eines Genins zeigt keine signifikante Korrelation.

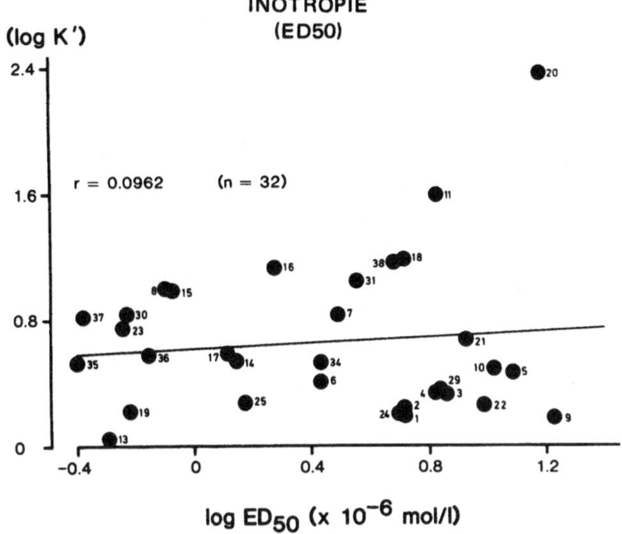

Abb. 8

Zusammenhang zwischen Lipophilie (log K') und ED$_{50}$ (Meerschweinchen-Papillarmuskel) für 32 Cardenolide (Kodierung siehe Tab. 1)

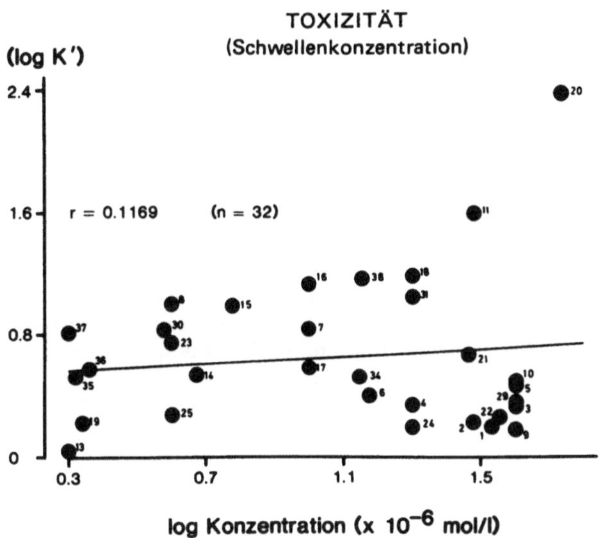

Abb. 9

Zusammenhang zwischen Lipophilie (log K') und Toxizitätsschwelle (Meerschweinchen-Papillarmuskel) für 32 Cardenolide (Kodierung siehe Tab. 1)

Das gleiche Ergebnis erhält man (Abb. 9), wenn man den Einfluß der Lipophilie auf die Konzentrationen untersucht, die zum Abbruch der Dosiswirkungskurve führen (Toxizitätsschwelle = tox. Dos., siehe Abb. 7).

Da allgemein akzeptiert wird, daß die Toxizität der Herzglykoside auf einer Hemmung der Na^{+}-K^{+}-ATPase beruht (Lee und Klaus, 1971; Lüllmann und Peters, 1979), überrascht dieses Ergebnis. Es findet aber möglicherweise eine Erklärung darin, daß sich in Untersuchungen, in denen die Kontraktilität und die ^{86}Rb^{+}(K^{+})-Aufnahme (als Maß für die Ionen-Pumpen-Aktivität) unter dem Einfluß steigender Konzentrationen von Ouabain gleichzeitig gemessen wurden, eine signifikante Hemmung der ^{86}Rb^{+}(K^{+})-Aufnahme erst bei Glykosid-Konzentrationen ergab, die jenseits der Toxizitätsschwelle liegen (Abb. 10), so daß in der angeführten Korrelation möglicherweise nicht die adäquaten Parameter verglichen werden.

61

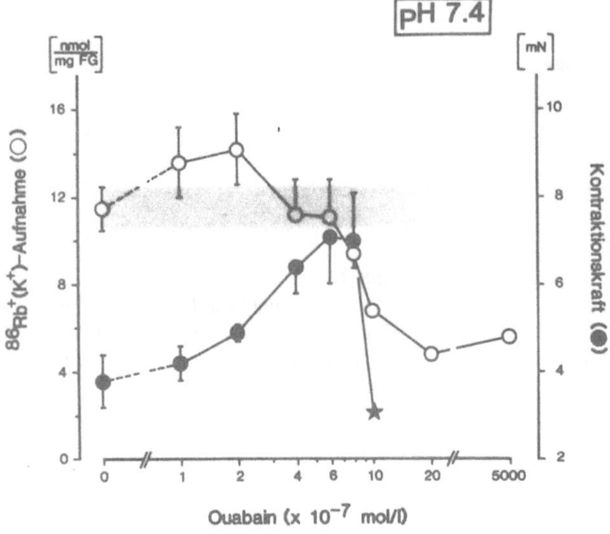

Abb. 10
Einfluß steigender Konzentrationen von Quabain auf die Kontraktionskraft und $^{86}Rb^+(K^+)$-Aufnahme an isolierten Meerschweinchen-Vorhöfen (nach Fricke et al., 1982)

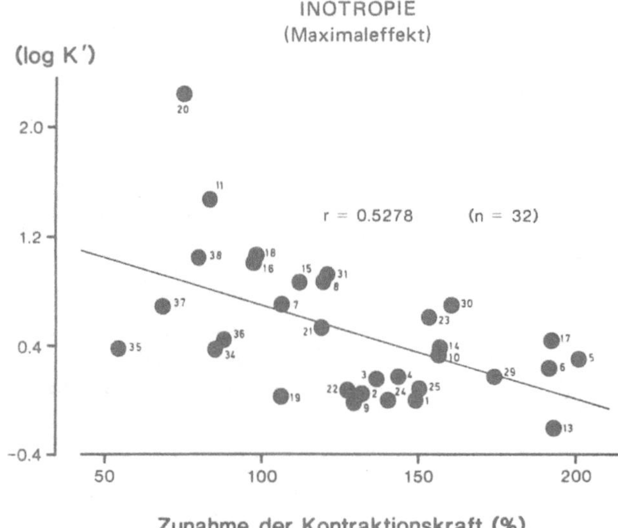

Abb. 11
Zusammenhang zwischen Lipophilie (log K') und maximal erreichbarem positiv inotropen Effekt (E_{max}, Meerschweinchen-Papillarmuskel) für 32 Cardenolide (Kodierung siehe Tab. 1)

Dagegen findet sich auch im Gesamtkollektiv eine gewisse Abhängigkeit der maximal erreichbaren Kontraktionskraftsteigerung (E_{max}, siehe Abb. 7) von der Lipophilie der untersuchten cardiotonen Steroide (Abb. 11): Der maximal erreichbare positiv inotrope Effekt nimmt danach mit zunehmender Lipophilie der Cardenolide ab.

Aufgrund von Untersuchungen über die Abhängigkeit der Gewebebindung verschiedener Pharmaka von deren lipophilen Eigenschaften (Lüllmann et al., 1980) konnte auch eine Abhängigkeit der zeitlichen Entwicklung bzw. Abnahme des positiv inotropen Effektes der untersuchten Cardenolide von ihrer Lipophilie erwartet werden. Während diese Beziehung für die Entwicklung des inotropen Effektes nicht so deutlich war (Abb. 12), obwohl in der Regel lipophile Cardenolide (z.B. Pentaacetylgitoxin) für gleiche positiv ino-

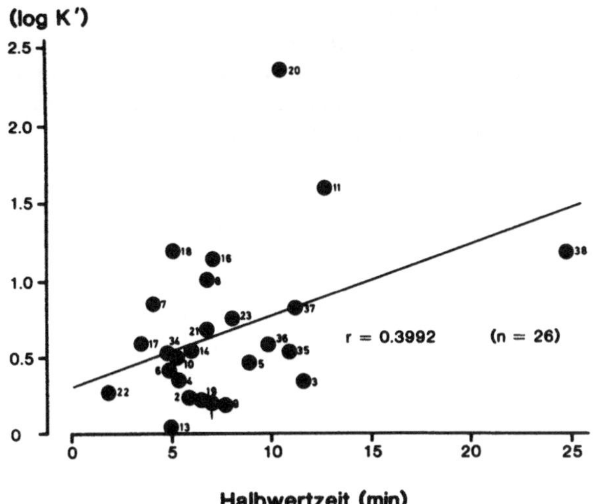

Abb. 12
Zusammenhang zwischen Lipophilie (log K') und Zeit für halbmaximale Zunahme des positiv inotropen Effektes (t/2 in) (Meerschweinchen-Papillarmuskel) für 26 Cardenolide (Kodierung siehe Tab. 1)

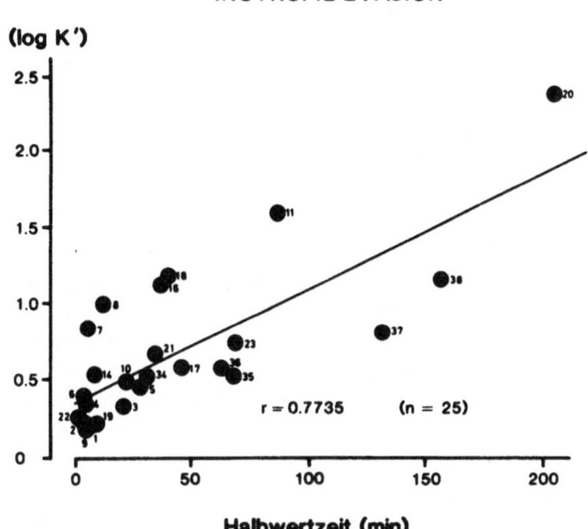

Abb. 13
Zusammenhang zwischen Lipophilie (log K') und Zeit für halbmaximale Abnahme des positiv inotropen Effektes (t/2 ev) (Meerschweinchen-Papillarmuskel) für 25 Cardenolide (Kodierung siehe Tab. 1)

trope Effekte längere Äquilibrierungszeiten benötigten als hydrophile Cardenolide (z.B. Ouabain), wurde eine eindeutige Abhängigkeit der Abnahme des positiv inotropen Effektes in pharmakonfreier Tyrodelösung von den lipophilen Eigenschaften der untersuchten Cardenolide gefunden (Abb. 13): Je lipophiler das Steroid, desto langsamer nahm der inotrope Effekt ab.

4 Schlußfolgerung

Nach Untersuchungen von Repke und Dittrich (1980) besteht eine lineare Beziehung zwischen den physikochemischen Eigenschaften verschiedener cardiotoner Steroide und ihrer pharmakologischen Wirkung auf zellulärer Ebene. Neben elektrostatischen Bindungskräften, Van-der-Waals-Kräften, Wasserstoff-Brücken-Bindun-

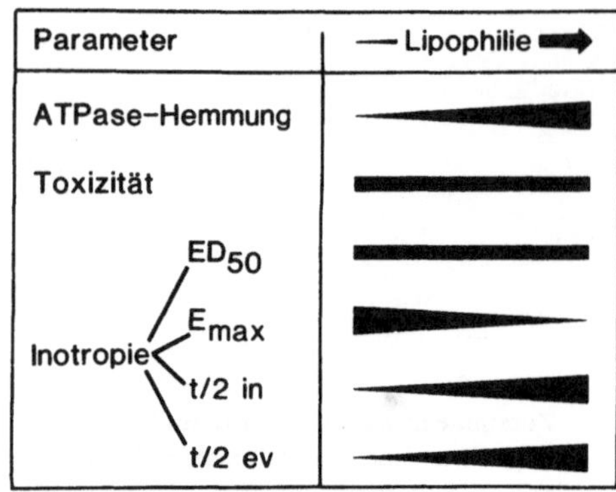

Abb. 14 Schematische Synopsis der beobachteten Beziehung zwischen Lipophilie und biologischen Wirkungen verschiedener Cardenolide

gen spielen dabei auch hydrophobe Wechselwirkungen eine Rolle (siehe Einleitung). Eine isolierte Betrachtung dieses letzten Faktors schien durch vergleichende Prüfung von insgesamt 38 Cardenoliden mit unterschiedlicher Lipophilie möglich.

Die schematische Zusammenfassung der oben dargestellten Ergebnisse (Abb. 14) zeigt einen unterschiedlichen Einfluß auf die untersuchten biochemischen und biologischen Parameter. Entsprechend den Modellvorstellungen (siehe Abb. 1) von Repke (1966) bzw. Thomas et al. (1980) konnte zwar mit zunehmender Lipophilie eine Verschiebung der halbmaximalen Hemmkonzentrationen im System Na^+-K^+-ATPase in den Bereich niedrigerer Konzentrationen (und somit eine höhere „Affinität") festgestellt werden, diese Beziehung fand aber keine Bestätigung, wenn man den Einfluß der Lipophilie auf die Toxizitätsschwelle (und damit auf das „biologische Korrelat" der Na^+-K^+-ATPase-Hemmung) dieser Cardenolide am schlagenden Herzmuskelpräparat untersuchte. Möglicherweise kann als Erklärung dieser Diskrepanz die oben erwähnte fehlende Hemmung der $^{86}Rb^+$(K^+)-Aufnahme in dem als Toxizitätsschwelle definierten Konzentrationsbereich herangezogen werden. Evtl. bestehen aber auch strukturelle Unterschiede zwischen der isolierten ATPase und der intakten Membran.

Ferner bestand ebenfalls keine Abhängigkeit der inotropen Wirkung (gemessen an der ED_{50}) von der Lipophilie der geprüften Cardenolide. Dagegen konnte bei Verwendung von lipophilen Cardenoliden (z.B. Pentaacetylgitoxin) gegenüber hydrophilen Cardenoliden (z.B. Ouabain) ein deutlich verringerter positiv inotroper Maximaleffekt nachgewiesen werden. Dieses Ergebnis könnte dadurch erklärbar sein, daß die lipophilen Cardenolide (bedingt durch eine hohe Bindung an unspezifischen Strukturen) in geringerer Konzentration an den Wirkort gelangen. Dagegen spricht jedoch, daß die Messungen immer im Gleichgewicht erfolgten, wobei unabhängig von der Lipophilie der Cardenolide immer die gleiche Konzentration am Wirkort vorhanden sein sollte. Denkbar wäre auch eine unterschiedliche intrinsische Aktivität dieser Cardenolide. Allerdings zeigen gerade die hoch lipophilen cardiotonen Steroide bereits in sehr niedrigen Konzentrationsbereichen eine Hemmung der Na^+-K^+-ATPase, so daß ein solcher Zusammenhang nicht wahrscheinlich ist.

Am ehesten läßt sich dieses Ergebnis durch die Annahme zweier getrennter Wirkorte bzw. -mechanismen für die inotrope und die toxische Wirkung interpretieren, wobei die „Inotropie" auf einer der „Toxizität" nachgeordneten Stufe (evtl. einem tieferen Kompartment) geregelt werden sollte. Nach dieser Vorstellung würden die hoch lipophilen cardiotonen Steroide bei der Reaktion mit ihrer primären Bindungsstelle, der Membran-ATPase, verstärkt haften, wodurch sich das Gleichgewicht für den nachfolgenden Inotropiemechanismus langsamer einstellen würde als bei den hydrophilen Substanzen. Die daraus resultierende verstärkte Hemmung der ATPase würde deshalb bei den lipophilen Substanzen im Verlauf der Dosiswirkungsbeziehung für den inotropen Effekt früher zu Toxizitätserscheinungen führen als bei den mehr hydrophilen Substanzen (Abb. 15).

Mit dieser Hypothese vereinbar ist auch der langsamere Zeitverlauf der positiv inotropen Wirkung bei zunehmender Lipophilie der Cardenolide, der sonst nur über zusätzliche Annahmen zu deuten wäre.

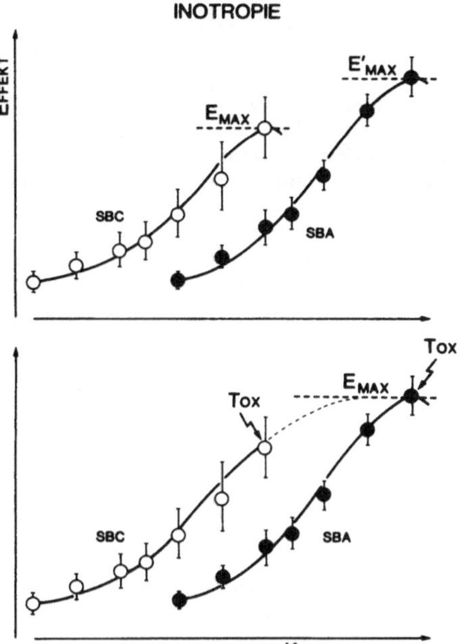

Abb. 15 Darstellung der unterschiedlichen Interpretationsmöglichkeiten für den reduzierten maximal erreichbaren positiv inotropen Effekt (E_{max}) lipophiler Cardenolide. Oben: verminderte „intrinsic activity". Unten: vorzeitige Manifestation toxischer Effekte (Einzelheiten siehe Text).

Zusammenfassung

Modellvorstellungen von der Wechselwirkung der Herzglykoside mit ihrer spezifischen Bindungsstelle, der sarkolemmalen Na^+-K^+-ATPase, machen für die Fixierung des Glykosidmoleküls im wesentlichen elektrostatische-, H-Brücken- und hydrophobe Bindungskräfte verantwortlich. Während die Bedeutung der elektrostatischen- bzw. der H-Brücken-Bindung für die Rezeptor-Interaktion durch entsprechende Struktur-Wirkungs-Beziehungen mehrfach untersucht wurde, ist die Abhängigkeit der pharmakodynamischen Wirkung der Herzglykoside von ihren lipophilen Eigenschaften weitestgehend unbekannt. Anhand 38 verschiedener Derivate des Strophanthidins, Digitoxigenins, Digoxigenins und Gitoxigenins wurden folgende Parameter den lipophilen Eigenschaften dieser Substanzen gegenübergestellt: (a) Halbmaximale Wirkkonzentration für den positiv inotropen Effekt (ED_{50}), (b) maximal erreichbarer positiv inotroper Effekt (E_{max}), (c) Toxizitätsschwelle, (d) Geschwindigkeit der Entwicklung (t/2 in) bzw. Abnahme (t/2 ev) des positiv inotropen Effektes ausgedrückt als Halbmaximalwert, (e) Konzentration für halbmaximale Hemmung (ID_{50}) der myokardialen Na^+-K^+-ATPase.

Die Lipophilie der herzwirksamen Steroide wurde entweder als Octanol/Wasser-Verteilungskoeffizient bestimmt, und/oder durch Phasenumkehr-Dünnschichtchromatographie bzw. Phasenumkehr-Hochdruckflüssigkeitschromatographie (HPLC) ermittelt. Der Methodenvergleich ergab eine lineare Beziehung zwischen den auf diese Weise ermittelten Werten mit Korrelationskoeffizienten von r > 0,9. Eine Korrelation der Lipophilie (bestimmt mittels HPLC) der untersuchten kardiotonen Steroide mit den o. a. herzglykosidabhängigen pharmakodynamischen/biochemischen Parametern ergibt nur zwischen Lipophilie und ID_{50} eine eindeutige lineare Beziehung (r = 0,43), wobei die ID_{50} mit steigender Lipophilie abnimmt. Eine entsprechende Beziehung zwischen Lipophilie und der inotropen (ED_{50}) bzw. toxischen Wirkung der herzwirksamen Steroide konnte nicht nachgewiesen werden.

Dagegen nahm E_{max} mit zunehmender Lipophilie der Cardenolide ab. Auch die zeitliche Entwicklung bzw. Abnahme des positiv inotropen Effektes zeigte eine gewisse Abhängigkeit von der Lipophilie: je lipophiler das Steroid desto langsamer stellte sich das Wirkungsgleichgewicht ein.

Eine Abhängigkeit der pharmakodynamischen/biochemischen Parameter der Herzglykoside von ihren lipophilen Eigenschaften läßt sich somit nur partiell aufzeigen.

5 Literatur

Cohnen, E., Flasch, H., Heinz, N., Hempelmann, F. W. (1978) Verteilungskoeffizienten und R_m-Werte von Cardenoliden. Arzneim. Forsch. 28 (II): 2179–2182

Eberlein, W. (1978) Das molekulare Konzept der Pharmakonwirkung. In: Kutter, E. (Hrsg.) Arzneimittelentwicklung: Grundlagen, Strategien, Perspektiven. Georg Thieme Verlag, Stuttgart, pp. 2–39

Fricke, U. (1978) Myocardial activity of inhibitors of the Na^+-K^+-ATPase: Differences in the mode of action and subcellular distribution pattern of N-ethylmaleimide and ouabain. Naunyn-Schmiedebergs Arch. Pharmacol. 303: 197–204

Fricke, U., Hotta, Y., Klaus, W. (1982) Reversible inhibition of $^{86}Rb^+(K^+)$-uptake in guinea pig isolated cardiac muscle by digitoxigenin-3-tosyloxy-acetate, an active site-directed label of the Na^+-K^+-ATPase. Naunyn-Schmiedebergs Arch. Pharmacol. 321 (Suppl.): R39

Hansch, C., Dunn III, W. J. (1972) Linear relationships between lipophilic character and biological activity of drugs. J. Pharmaceut. Sci. 61: 1—19

Herrmann, P., Fricke, U. (1979) On the reversibility of the inhibition of the Na^+-K^+-ATPase and the inotropic effects of halogenated derivatives of strophanthidin in guinea pig heart. Naunyn Schmiedebergs Arch. 307 (Suppl.): R35

Lee, K. S., Klaus, W. (1971) The subcellular basis for the mechanism of inotropic action of cardiac glycosides. Pharmacol. Rev. 23: 193—261

Lüllmann, H., Peters, T. (1979) Action of cardiac glycosides on the excitation-contraction coupling in heart muscle. A new concept. Progr. Pharmacol. 2: 1—57

Lüllmann, H., Peters, T., Preuner, J., Rüther, T. (1975) Influence of ouabain and dihydroouabain on the circular dichroism of cardiac plasmalemmal microsomes. Naunyn-Schmiedebergs Arch. Pharmacol. 290: 1—19

Lüllmann, H., Timmermans, P. B. M. W. M., Weikert, G. M. Ziegler, A. (1980) Accumulation of drugs by guinea pig isolated atria. Quantitative correlations. J. Med. Chem. 23: 560—565

Nagai, K., Lindenmayer, G. E., Schwartz, A. (1970) Direct evidence for the conformational nature of the Na^+-K^+-ATPase system: Fluorescence and circular dichroism studies. Arch. Biochem. Biophys. 139: 252—254

Nahum, A., Horvath, C. (1980) Evaluation of octanol-water partition coefficients by using high-performance liquid chromatography. J. Chromatograph. 192: 315—322

Repke, K. (1966) Biochemie und Klinik der Digitalis. Internist 7: 418—425

Repke, K. R. H., Dittrich, F. (1980) Thermodynamics of information transfer from cardiotonic steroids to receptor transport ATPase. TIPS, October 1980, pp. 398—402

Smith, R. N., Hansch, C., Ames, M. M. (1975) Selection of a reference partitioning system for drug design work. J. Pharmaceut. Sci. 64: 599—606

Thomas, R., Brown, L., Boutagy, J., Gelbart, A. (1980) The digitalis receptor. Inferences from structure-activity relationship studies. Circul. Res. (Suppl. I) 46: 167—172

Meproscillarin und Beeinflussung der Erregungsleitung des Herzens

A. Weisswange, G. Csapo †, D. Kalusche

Einleitung

Das halbsynthetische Glykosid Meproscillarin ist von dem Proscillaridin abgeleitet, das als einziger Vertreter der Gruppe der Bufadienolide Eingang in die Behandlung der Herzinsuffizienz gefunden hatte. Seine schlechte Bioverfügbarkeit nach enteraler Gabe (etwa 30 %) sind für das Proscillaridin ein Hindernis in der therapeutischen Anwendung gewesen. Meproscillarin ist aber zu ca. 90 % enteral resorbiert und hat eine den Cardenoliden gleich gute Wirkung in der Behandlung der Herzinsuffizienz.

Die Cardenolide, z. B. Digoxin und Digitoxin, haben aber eine geringe therapeutische Breite. Sie führen zu einer Verlängerung der AV-Leitung, was bei tachykarden Rhythmusstörungen ein Vorteil ist, jedoch bei der Behandlung der Herzinsuffizienz bei bradykarden Patienten nachteilig sein kann. Höhergradige AV-Überleitungsstörungen sind eine häufige Manifestation der Überdigitalisierung. Aus diesem Grunde untersuchten wir, ob es nach akuter Gabe von Meproscillarin zu Änderungen in den elektrophysiologischen Eigenschaften der spezifischen Reizleitungsabschnitte kommt, ähnlich wie nach Digoxin, und ob Unterschiede eine Differentialtherapie ermöglichen.

Methoden

Die elektrophysiologische Untersuchung wurde so ähnlich durchgeführt, wie erstmals 1968 von Scherlag beschrieben. In örtlicher Betäubung wird die rechte Femoralvene punktiert und nach der Seldinger-Technik werden unter Röntgen-Kontrolle die Elektrodenkatheter durch die Vena cava inferior in das rechte Herz eingeführt: ein 4poliger Katheter in hohe rechte Vorhofposition zur Stimulierung in Sinusknotennähe und zur Registrierung des hohen Vorhofpotentials, ein 3poliger Katheter in die Tricuspidal-

klappe septumnah zur Aufzeichnung des tiefen Vorhofpotentials, des Hispotentials und des Kammerpotentials. Wo kein dritter Elektrodenkatheter (2polig) in den rechten Ventrikel gelegt wurde, schiebt man den 3poligen Katheter in den rechten Ventrikel zur programmierten Kammerstimulation vor.

Die Aufzeichnung erfolgt über einen Direktschreiber auf Millimeterpapier mit Papiergeschwindigkeiten von 50 bzw. 100 mm/s. Nach Registrierung der Überleitungsintervalle (letztere oft auch mit 250 mm/s Papiergeschwindigkeit) bei Eigenrhythmus erfolgt die programmierte Vorhofstimulation, wobei der Extrastimulus zunächst spät in der Diastole gesetzt wird, um sich dann schrittweise der effektiven Refraktärperiode zu nähern. Gewöhnlich tritt die effektive Refraktärperiode des AV-Knotens vor der des Vorhofes auf.

Im Anschluß daran werden die Wenckebach- und 2:1-Frequenzen bestimmt sowie die Sinusknoten-Erholungszeiten bei Vorhofstimulation mit Frequenzen von 100, 120, 150 und 180/min. Bei einer Vorhofstimulation mit 100/min wird eine Aufzeichnung mit 100 mm/s gemacht zur Bestimmung der Überleitungsintervalle unabhängig von der Eigenfrequenz. Zum Abschluß wird dann auch die programmierte Kammerstimulation durchgeführt.

Patienten

22 Patienten unterzogen sich einer elektrophysiologischen Untersuchung. Elf Patienten bildeten die Gruppe „C" und erhielten Meproscillarin. Es handelte sich um sechs Männer und fünf Frauen mit einem mittleren Alter von 54,1 (39—68) Jahren. Die Gruppe „N", erhielt Digoxin und bestand aus sieben Männern und vier Frauen im Alter von 56,9 (44—69) Jahren. Die Grunderkrankungen der Patienten in beiden Gruppen sind aus Tabelle 1 ersichtlich.

Tabelle 1: Diagnosen-Grunderkrankungen

Diagnose	Gruppe „C" Meproscillarin	Gruppe „N" Digoxin
Koronare Herzkrankheit	3	3
Klappenfehler	2	1
Kardiomyopathie	1	2
Parox. Tachykardie	2	3
Sinusbradykardie Überleitungsstörung	3	2
Summe:	11	11

Fünf Tage vor der Untersuchung waren alle kardioaktiven Medikamente abgesetzt worden. Die elektrophysiologische Untersuchung wurde zunächst ohne jegliche Medikamentengabe durchgeführt. Dann erhielten die Patienten der Gruppe „N" 0,4 mg Digoxin i.v. und die der Gruppe „C" 0,67 mg Meproscillarin i.v. Nach einer Pause von zehn Minuten wurden alle Messungen, wie zuvor beschrieben, wiederholt.

Ergebnisse:

1. Herzfrequenz

In der Gruppe „C" war die Herzfrequenz zu Beginn im Mittel mit 77,4/min viel höher. Nach der Medikamentengabe sank sie auf 73,4/min ab. Die Herzfrequenz fiel in dieser Gruppe während der gesamten Untersuchung kontinuierlich ab, in der Leerperiode von 77,1 auf 73,1/min und in der Medikamentenperiode von 73,5 auf 69,0/min.

Anders dagegen war in der Digoxin-Gruppe die Herzfrequenz schon zu Beginn viel niedriger mit 61,1/min zu Beginn der Leerperiode und 58,2 bzw. 62,0/min zu Beginn und am Ende der Digoxin-Periode (Abb. 1).

2. Überleitungsintervalle (Tabelle 2)

Die intraatriale Leitung, gemessen am $A' - A$-Intervall, änderte sich weder nach Meproscillarin noch unter Digoxin. Auch bei festfrequenter Vorhofstimulation änderte sich das $St - A$-Intervall nicht wesentlich. Das $A - H$-Intervall verlängerte sich unter Digoxin, nicht aber unter Meproscillarin (Abb. 2). Noch deutlicher zeigt

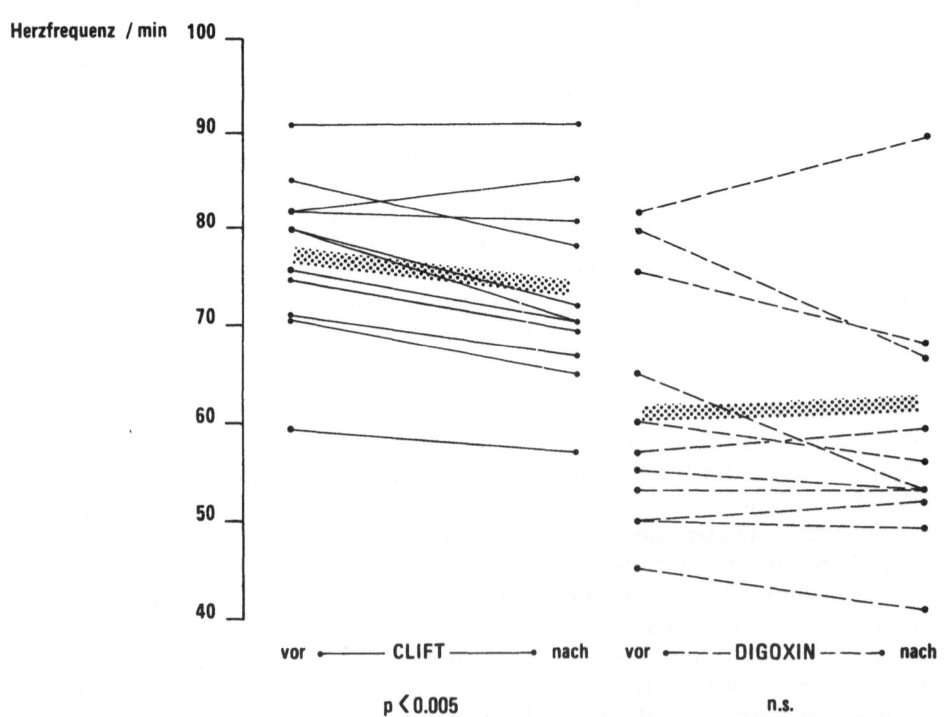

Abb. 1 Änderung der spontanen Herzfrequenz nach i.v.-Gabe von Meproscillarin und Digoxin: Einzelwerte, Mittelwerte schraffiert.

Tabelle 2: Überleitungsintervalle (msec) vor und nach Meproscillarin bzw. Digoxin

Überleitungs-Intervall (msec)	Meproscillarin			Digoxin		
	vor	nach	P	vor	nach	P
$A' - A$	41,6	41,4	n.s.	38,7	36,4	n.s.
$St - A_{100}$	53,2	53,2	n.s.	51,8	56,4	n.s.
$A - H$	92,4	91,8	n.s.	98,7	113,5	<0,01
$A - H_{100}$	131,2	133,2	n.s.	131,8	146,8	<0,05
$St - H_{100}$	185,0	186,4	n.s.	183,6	202,7	<0,01
$H - V$	46,6	48,0	n.s.	51,5	51,2	n.s.
$H - V_{100}$	49,1	53,2	n.s.	54,1	55,5	n.s.
QRS_{100}	103,6	99,1	<0,01	104,5	103,2	n.s.

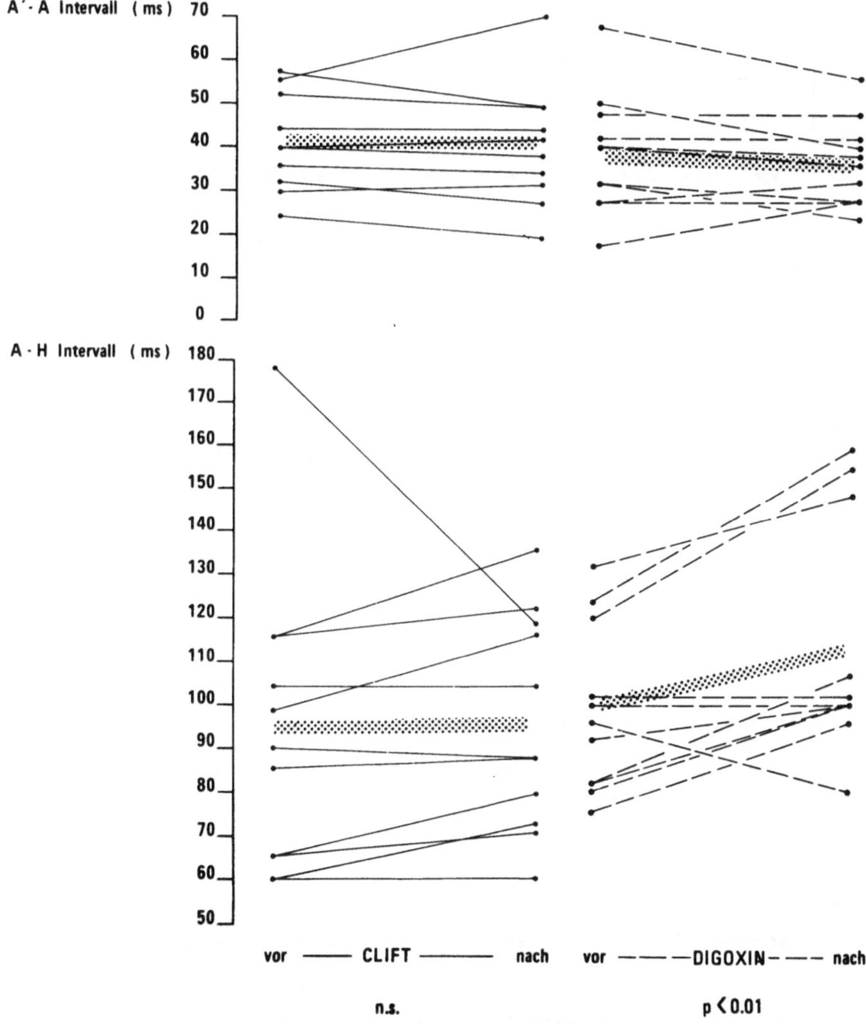

Abb. 2 Änderung des A´-A-Intervalles (oben) und des A-H-Intervalles bei Spontanfrequenz nach i.v.-Gabe von Meproscillarin bzw. Digoxin: Einzelwerte, Mittelwerte schraffiert.

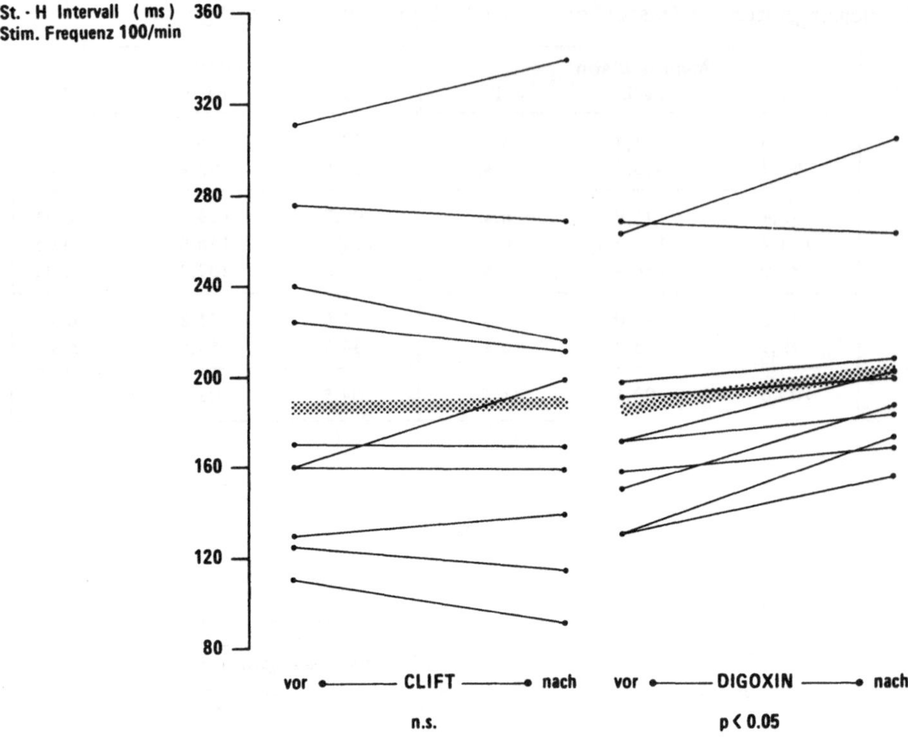

Abb. 3 Änderung des St-H-Intervalls bei festfrequenter Vorhofstimulation (100/min.) nach i.v.-Gabe von Meproscillarin und Digoxin: Einzelwerte, Mittelwerte schraffiert.

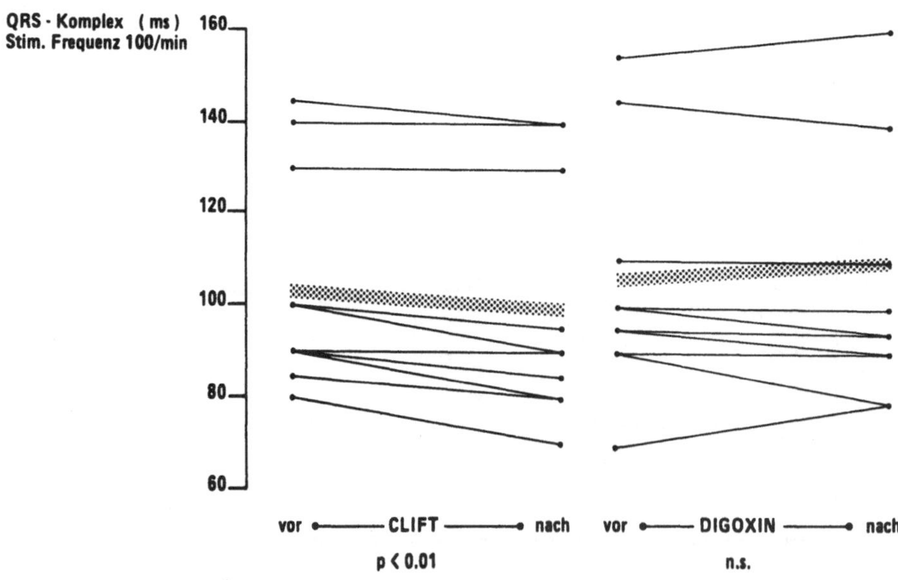

Abb. 4 Änderung der QRS-Dauer bei einer festfrequenten Vorhofstimulation mit 100/min. nach i.v.-Gabe von Meproscillarin und Digoxin: Einzelwerte, Mittelwerte schraffiert.

70

Tabelle 3: Änderungen der effektiven und funktionellen Refraktärperiode des Vorhofs vor und
nach Meproscillarin bzw. Digoxin

| | Meproscillarin | | | Digoxin | | |
	vor	nach	P	vor	nach	P
Vorhof ERP (msec)	262	262	n.s.	306	302	n.s.
AV-Knoten FRP (msec)	459	480	<0,01	471	509	<0,05
AV-Knoten ERP (msec)	390	422	<0,10	343	384	<0,10

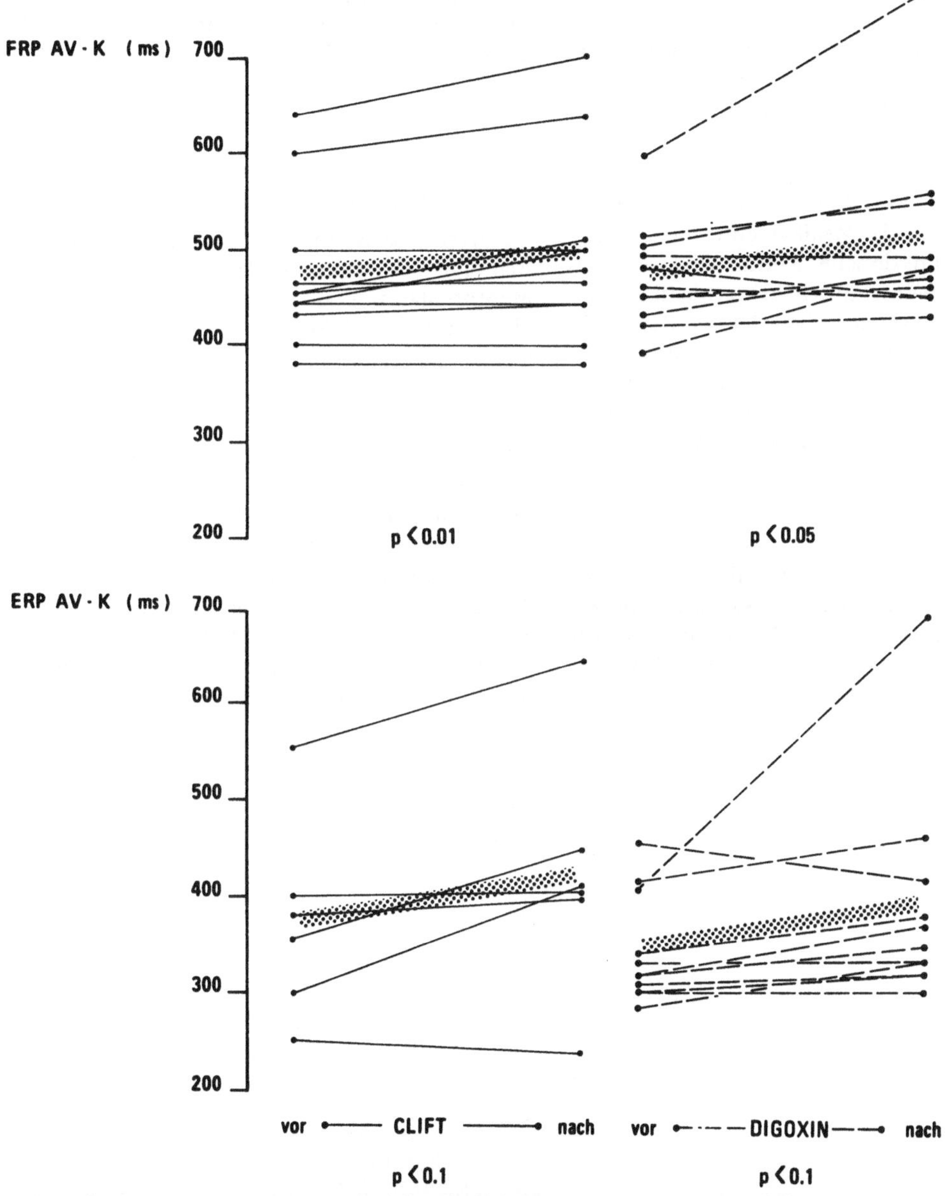

Abb. 5 Änderung der funktionellen (oben) und effektiven (unten) Refraktärperiode des AV-Knotens
nach i.v.-Gabe von Meproscillarin und Digoxin: Einzelwerte, Mittelwerte schraffiert.

sich dies für das A — H-Intervall und das St — H-Intervall, wenn bei einer festen Frequenz von 100/min stimuliert wurde (Abb. 3). Es kommt also sowohl bei spontaner Frequenz als auch bei einer festfrequenten Vorhofstimulation zu einer deutlichen Verlängerung der AV-Leitungszeit unter Digoxin, aber nicht unter Meproscillarin.

Die Leitung im His-Purkinje-System wird nicht signifikant beeinflußt. Auffallend ist aber eine geringe, jedoch in sieben von elf Fällen nachweisliche Verkürzung des QRS-Komplexes unter Meproscillarin. Bei Digoxin kam es in vier Fällen zu einer Verkürzung, in zwei Fällen dagegen zu einer Verlängerung, während in fünf Fällen die QRS-Zeit unbeeinflußt blieb (Abb. 4).

3. Die effektiven Refraktärperioden (Tabelle 3)
Die effektive Refraktärperiode des Vorhofs wurde durch beide Medikamente nicht beeinflußt. Die funktionelle Refraktärperiode des AV-Knotens wurde durch beide Medikamente verlängert, ebenso auch die effektive Refraktärperiode, wobei jedoch hier keine statistische Signifikanz nachgewiesen werden konnte. Dies gelang nur bei der funktionellen Refraktärperiode unter Digoxin und Meproscillarin (Abb. 5).

Diskussion

Die Dosen Digoxin und Meproscillarin waren deshalb so gewählt worden, weil sie als äquipotent angesehen werden können. Zehn Minuten nach intravenöser Injektion erfolgte die elektrophysiologische Untersuchung, bereits mit deutlichen Veränderungen.

Die hohe Ausgangsfrequenz in Gruppe C kann weder durch Alter noch durch die Grundkrankheit erklärt werden.

Warum die Gruppe „C" eine so hohe Ausgangs-Herzfrequenz hatte, bleibt uns ein Rätsel. Weder Alter noch Grundkrankheit können als Erklärung herangezogen werden.

Es zeigt sich, daß im Akutversuch Digoxin eine deutliche Verlangsamung der AV-Leitung hervorruft, während dies bei Meproscillarin nicht nachweisbar war. Diese Verlängerung trat sowohl bei einer Spontanfrequenz als auch bei einer festfrequenten Stimulation mit 100/min auf, bei der die Wirkung der unterschiedlichen Spontanfrequenz ausgeschaltet sein dürfte. Ebenso zeigt sich unter Digoxin eine Tendenz der Verlängerung der effektiven und funktionellen Refraktärperioden, und dies war bei Meproscillarin nicht so deutlich.

Überraschend ist die geringe, jedoch recht einheitliche Verkürzung des QRS-Komplexes unter Meproscillarin, und wir glauben, daß dies ein eher günstiger Effekt ist.

Sollte sich auch bei chronischer Anwendung zeigen, daß die hier beobachteten Unterschiede zwischen beiden Herzglykosiden fortbestehen, ließen sich diese Unterschiede therapeutisch nutzen.

So würde man besonders älteren Patienten, die zu Bradykardien neigen, bevorzugt Meproscillarin geben. Bei Tachyarrhythmien würde man dagegen die verlangsamende Wirkung des Digoxins auf AV-Knotenleitung ausnützen und zur Frequeznormalisierung diesem Medikament den Vorzug geben.

Pharmakokinetik von Pengitoxin

H. J. Lach

Einleitung

Penta-acetyl-gitoxin wurde bereits 1926 von Cloetta [1] beschrieben, dann 1963 von Repke und Megges [2] in die Therapie eingeführt.

Penta-acetyl-gitoxin (Abb. 1) — INN-Bezeichnung Pengitoxin — wird aus Gitoxin, dem 16-Hydroxy-digitoxin, neben Digitoxin das zweite Hauptglykosid aus Digitalis purpurea, durch Veresterung hergestellt.

Die aus der Veresterung resultierende, stark erhöhte Lipophilie (Tab. 1) führt zu einem entsprechenden Anstieg der Resorptionsquote im Sinne eines „prodrug"-Konzeptes [4]. Ausführliche pharmakologische Versuche schienen darüber hinaus noch Vorteile im Sinne einer „drug latentiation" zu bieten [5, 6]. Das Konzept der „drug latentiation" beinhaltet, daß zur Reduzierung von Nebenwirkungen eine weniger wirksame bzw. toxische Substanz appliziert wird. Diese wird nach Passage des Gastrointestinaltraktes zum wirksamen Hauptmetaboliten umgesetzt.

Nach den Daten in Tabelle 2 zeigt Pengitoxin in diesem Sinne eine deutlich geringere Steigerung des Tonus isolierter Darmpräparationen als andere Glykoside [7], ebenso eine deutlich geringere inhibitorische Aktivität auf die Na-K-ATPase des Meerschweinchenmyocards [8], weiterhin eine deutlich geringere Neurotoxizität [9].

Tabelle 1: Hydrophilie/Lipophilie verschiedener Herzglykoside. Relative Lipoidlöslichkeit angegeben als relative Wanderungsgeschwindigkeit bei der Papierchromatographie im System Propyläther-Tetrahydrofuran 4 : 2/Formamid [2], Verteilungskoeffizient nach [3]

Glykosid	Relative Lipoidlöslichkeit	Verteilungskoeffizient (Octanol/Wasser)
Gitoxin	20	46
Pengitoxin	430	710
16-Acetyl-gitoxin	60	140
Digitoxin	100	70
Digoxin		18

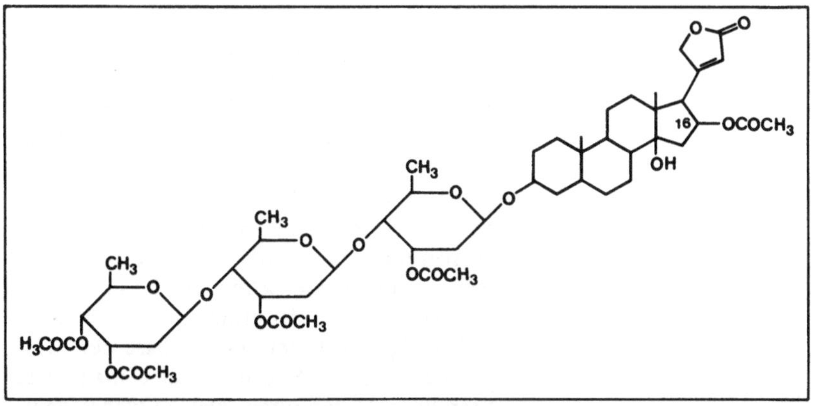

Abb. 1 Strukturformel von Pengitoxin (Penta-acetyl-gitoxin)

Tabelle 2: Pharmakologische Eigenschaften
verschiedener Herzglykoside.
Tonussteigerung beim Ileum des
Meerschweinchens [8], Hemmung
der Na-K-ATPase aus Meerschwein-
chenmyocard [7]

Glykosid	Tonussteigerung Ileum (ED_{50})	Na-K-ATPase-Hemmung (ID_{50})
Gitoxin	57 nM	1,4 μM
Pengitoxin	710 nM	10 μM (ID_{27})
16-Acetyl-gitoxin	49 nM	0,5 μM
Digitoxin	30 nM	0,7 μM

Die positiv inotrope Wirkung von 16-Acetyl-
gitoxin entspricht der von Digoxin [15], wie in
Experimenten am isolierten Meerschweinchenherz und am Hund gezeigt wurde.

Pharmakokinetische Untersuchungen nach Pengitoxingabe durch Konzentrationsmessungen
in Plasma, Galle, Urin wurden bis 1978 mit markierter Substanz oder durch ^{86}Rb-Technik
durchgeführt. Erst die Entwicklung eines
Radioimmunoassays für 16-Acetyl-gitoxin [16]
ließ umfangreiche Untersuchungen zu.

Abbildung 2 zeigt die Standardkurve dieses
RIAs, dessen Empfindlichkeit zwischenzeit-
lich durch Verwendung von Tracer mit spezifischer Aktivität von 100 Ci/mMol um ca. das
Zehnfache gesteigert wurde.

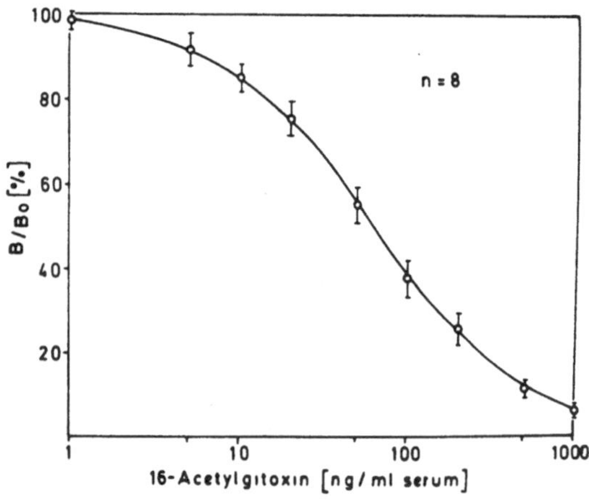

Abb. 2 Standardkurve für 16-Acetyl-gitoxin-RIA [16]

Speziespezifische Metabolisierung

Pengitoxin wird nach Passage des Gastrointestinaltraktes metabolisiert (Abb. 3). Der wirksame Hauptmetabolit wurde bei der Ratte als
Gitoxin identifiziert [4]. Diese Metabolisierung
nahm man auch für den Menschen an, doch seit
den Arbeiten von Haustein 1978 [10, 11] ist
bekannt, daß der Mensch wie das Meerschweinchen 16-Acetyl-gitoxin als Hauptmetabolit bildet.

Zurückblickend werden so einige Ungereimt-
heiten auch aus dem klinischen Bereich erklärbar. Denn seit den 70er Jahren weiß man um
die erst im Grenzbereich seiner Löslichkeit
positiv inotrope Wirkung von Gitoxin [12]
sowie um seine kurze Halbwertszeit (Tab. 3)
[13].

Tabelle 3: Plasmaeliminationshalbwertszeiten und inotrope Eigenschaften
von Gitoxin und acetylierten Derivaten. Nach [12, 14]; inotroper
Effekt am isolierten Meerschweinchenherz [13]

Glykosid	$T_{1/2\beta}$	Inotropie ED_{10}	Inotropie ED_{50}
Gitoxin	24 h	0,18 μM	0,36 μM
Pengitoxin		0,05 μM	0,06 μM
16-Acetyl-gitoxin	55 h	0,02 μM	0,05 μM

Die Metabolisierung wurde vom Arbeitskreis
um Haustein wie folgt abgesichert:

1. Nach Inkubation von Leberhomogenaten
   vom Menschen, Meerschweinchen, Kaninchen
   und von der Ratte mit Pengitoxin und
   anschließender dünnschichtchromatographi-
   scher Auftrennung findet man eine Metabolisierung zu 16-Acetyl-gitoxin bei Mensch
   und Meerschweinchen, einen Abbau zu Gitoxin bei Ratte und Kaninchen (Abb. 4).

2. 16-Acetyl-gitoxin wird — wie Abbildung 5
   zeigt — beim Menschen in Serum, Urin
   und Galle als Hauptmetabolit gefunden
   [11]. Lediglich in der ersten Phase der Urinausscheidung (0—8 Std.) findet man zwei
   zusätzliche Metaboliten, welche wahrscheinlich Di- oder Tri-acetyl-gitoxine sind.

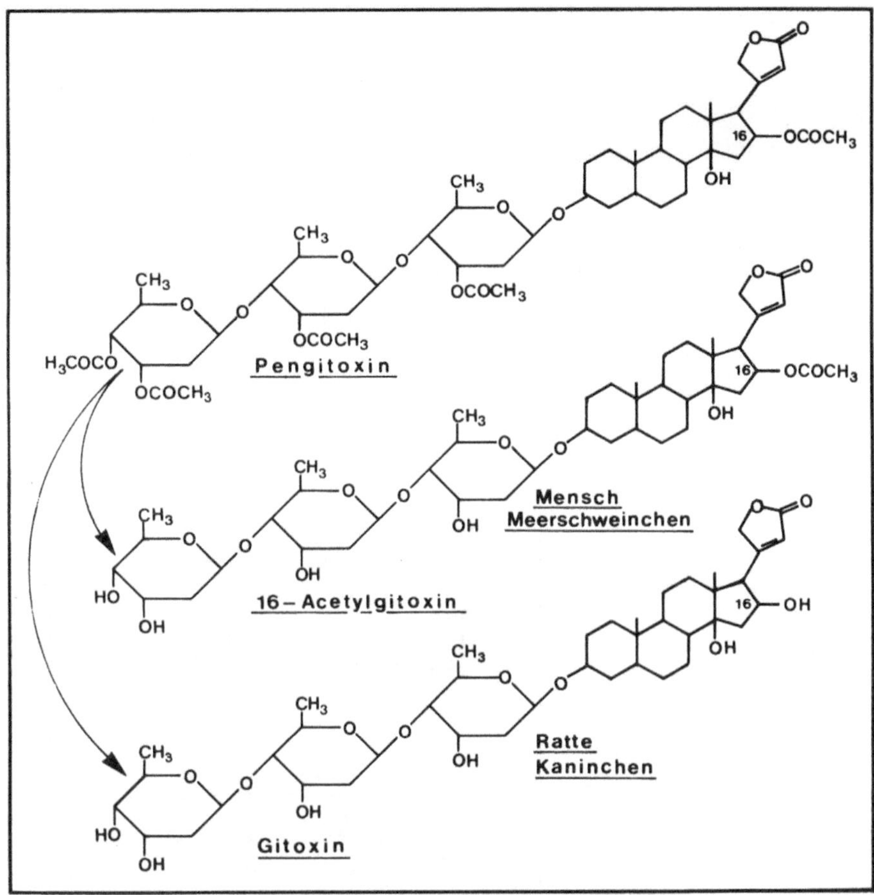

Abb. 3 Speziespezifische Deacetylierung von Pengitoxin zu 16-Acetyl-gitoxin bzw. Gitoxin [10]

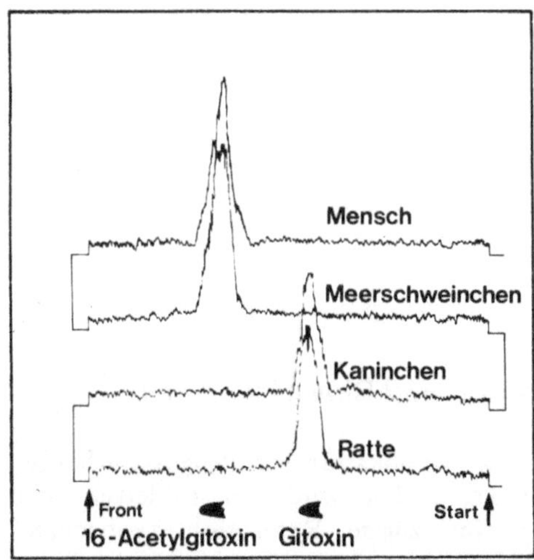

Abb. 4 Dünnschichtchromatographische Trennung von CHCl₃-Extrakten aus Leberhomogenaten nach Zugabe von ^{3}H-Pengitoxin [10]

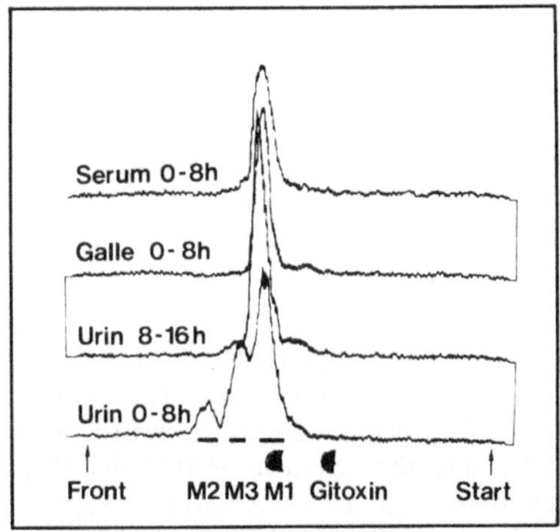

Abb. 5 Dünnschichtchromatographische Trennung von CHCl₃-Extrakten verschiedener Körperflüssigkeiten nach oraler Applikation von ^{3}H-Pengitoxin [11]

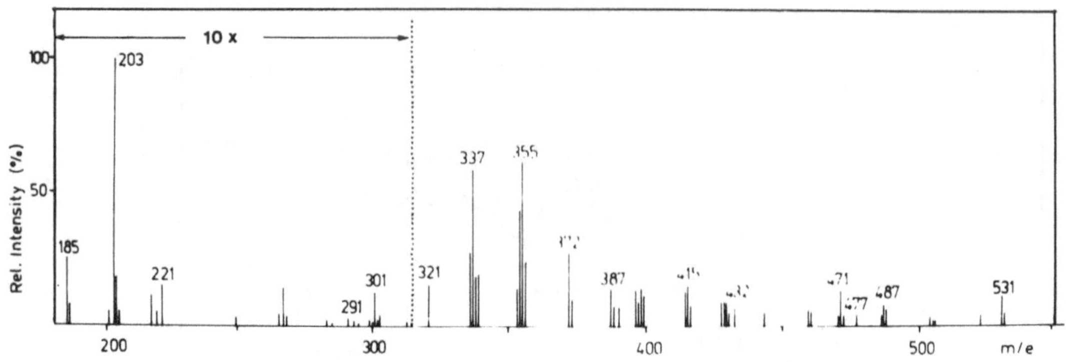

Abb. 6a Massenspektrum von trimethylsilyliertem Urinextrakt nach oraler Applikation von Pengitoxin [10]

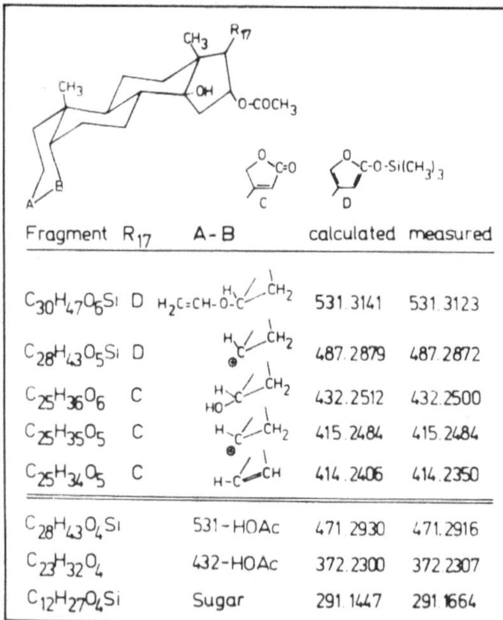

Abb. 6b Summen- und Strukturformeln relevanter Fragmentionen von trimethylsilyliertem 16-Acetyl-gitoxin [10]

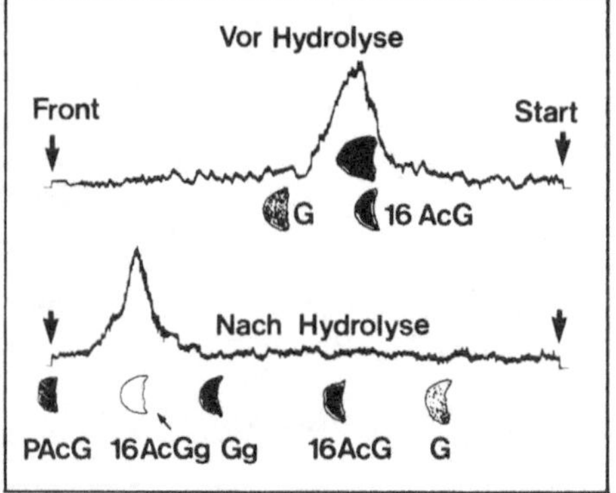

Abb. 7 Dünnschichtchromatographische Trennung von CHCl$_3$-Extrakten aus Urin nach oraler Applikation von ^{3}H-Pengitoxin.
Ergebnisse vor und nach saurer Hydrolyse
G = Gitoxin, 16 AcG = 16-Acetyl-Gitoxin, Gg = Gitoxigenin, 16 AcGg = 16-Acetyl-gitoxigenin, PAcG = Pengitoxin [11]

3. Identitätsnachweis durch Massenspektroskopie trimethylsilylierter Metaboliten aus Urin (Abb. 6a); der Vergleich zwischen Meßwerten und theoretischen Werten der Fragmentionen von 16-Acetyl-gitoxin zeigt lt. Abbildung 6b Übereinstimmung.
4. DC-Analyse nach saurer Hydrolyse von Urinextrakten; man erhält 16-Acetyl-gitoxigenin (Abb. 7).

Resorption und Bioverfügbarkeit

Nach oraler Applikation von Pengitoxin bei gesunden Probanden wird aus Tabletten und Lösung eine zügige Resorption beobachtet. Die Zeit bis zum Erreichen der Maximalkonzentration variiert zwischen 1,1 und 1,7 h. Bei Mehrfachdosierung ist der Zeitraum etwas länger.

Tabelle 4: Bioverfügbarkeit von Pengitoxin.
Lösung: Daten aus Einmaldosis-
Applikation [14]
Tabletten: Daten aus Mehrfachdo-
sis-Applikation [14]

Darrei-chungs-form	AUC_{0-96h}	$AUC_{0-\infty}$	CUE_{0-96h}
Lösung	95%	99%	74%
Tablet-ten		86%	71%

Tabelle 6: Gewebe-/Plasma-Verteilung nach
intravenöser Applikation von
^{3}H-Pengitoxin beim Meerschweinchen [20]. Initialphase: 3 Std.;
Terminalphase nach 3 Tagen

Gewebe	T/M_{init}	T/M_{term}
Leber	19	10
Niere	7,6	3
Duodenum	3,8	1,7
Herzmuskel	2,7	1,5
Skelettmuskel	1,9	1,3
Medulla	0,9	1,3

In Tabelle 4 sind die Werte der absoluten Bioverfügbarkeit angegeben. Sie wurden nach Applikation gleicher Dosen ermittelt, um Fehler einer dosisabhängigen Kinetik auszuschalten. Die Berechnung der Bioverfügbarkeit an Hand der kumulativen Urinausscheidung liegt niedriger.

Insgesamt läßt sich Pengitoxin — was aufgrund der hohen Lipophilie plausibel ist — als Glykosid mit guter Resorption und hoher Bioverfügbarkeit einstufen.

Verteilung

Proteinbindung

Die Proteinbindung von 16-Acetyl-gitoxin ist hoch [17] und liegt, wie Tabelle 5 zeigt, im Bereich von Digitoxin.

Gewebeverteilung

Anhaltspunkte zur Gewebeverteilung beim Menschen lassen sich in der Arbeit von Häger [20] finden, der die Verteilung nach Gabe von ^{3}H-Pengitoxin am Meerschweinchen untersuchte, welches — wie berichtet — wie der Mensch zum 16-Acetyl-gitoxin metabolisiert.

Tabelle 5: Proteinbindung verschiedener Herzglykoside. Nach [17—19]

Glykosid	Proteinbindung
Pengitoxin	96%
16-Acetylgitoxin	85—90%
Digitoxin	92—97%
Digoxin	21%

Tabelle 7: Fiktive Verteilungsvolumina verschiedener Herzglykoside. Nach
[14, 21—24]

Glykosid	$V_{d(extr)}$ [l]	$V_{d(area)}$ [l]
16-Acetyl-gitoxin	61	58
Digitoxin	41	38
Digoxin	840	540

Die T/M-Quotienten zeigen lt. Tabelle 6 in der Initial- als auch in der Terminalphase die höchsten Anreicherungen in der Leber und Niere. Die Medulla oblongata kann wegen der Blut-Hirn-Schranke in den ersten Stunden keine T/M-Werte über 1 erreichen. Duodenum, Herz- und Skelettmuskel haben initial eine 2—4 mal größere Konzentration als das Plasma, in der terminalen Phase gleichen sie sich an.

Fiktives Verteilungsvolumen

Wie Tabelle 7 zeigt, ist das Verteilungsvolumen von 16-Acetyl-gitoxin entsprechend seiner hohen Proteinbindung gering [14]. Die Werte liegen im Bereich von Digitoxin.

Elimination

Serumkonzentrationsverlauf und biologische Halbwertszeit

Die Glykosidelimination nach Pengitoxingabe läßt sich mit einem 2-Kompartment-Modell beschreiben. Abbildung 8 zeigt den Verlauf nach Applikation von 0,5 mg Pengitoxin i.v. und oral sowie 1,2 mg als Lösung bzw. Tabletten. Das Niveau der Plasmakonzentration ent-

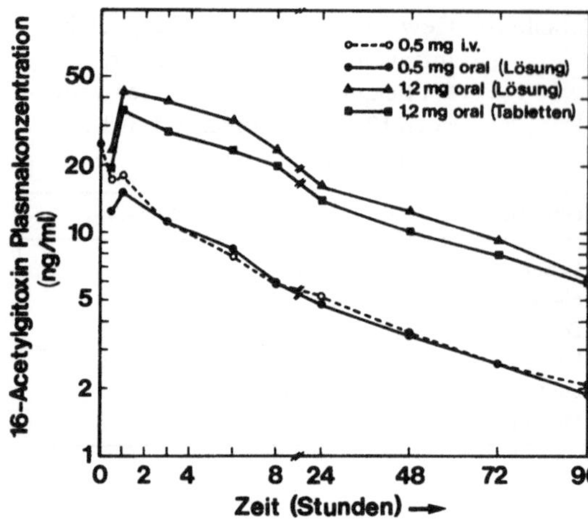

Abb. 8 Plasmakonzentrationsverlauf nach Applikation von Pengitoxin [14].
0,5 mg: n = 7; 1,2 mg: n = 6

Tabelle 9: Kumulative renale Ausscheidung von 16-Acetyl-gitoxin nach Applikation von Pengitoxin [14]

Dosis	CUE_{0-96h}	$CUE_{0-\infty}$	Extrap. Körperbest.
0,25 mg i. v. (Mehrfachdosierung)	25 %	36 %	0,6 mg
0,4 mg oral (Mehrfachdosierung)	21 %	35 %	0,8 mg
1,2 mg oral (Einfachdosierung)	28 %	33 %	

Tabelle 8: Plasmaeliminationshalbwertszeiten verschiedener Digitalisglykoside. Gesamtmittelwert aus dem Mittelwert der einzelnen Studien [11, 14, 25]

Glykosid	$t_{1/2}$ [h]	Anzahl der Studien
16-Acetyl-gitoxin	57	7
Digitoxin	187	11
Digoxin	39	22

spricht vor der terminalen Eliminationsphase dem nach Gabe gleicher Dosen Digitoxin.

Die mittleren terminalen Eliminationshalbwertszeiten (Tab. 8) aus sieben verschiedenen Studien [11, 14] lagen zwischen 55 und 62 Std. unabhängig von Applikationsweg, Einzel- oder Mehrfachdosis bzw. Patienten oder Probanden. Für Digitoxin wurden aus elf Studien Mittelwerte zwischen 115 und 276 Std. gefunden, für Digoxin aus 22 Studien zwischen 22 und 58 Std. [25]. Die Halbwertszeit von 16-Acetyl-gitoxin liegt damit in der Größenordnung von Digoxin.

Renale Elimination

Die Glykosidelimination erfolgt teilweise über die Nieren. Hauptmetabolit im Urin ist — wie erwähnt — 16-Acetyl-gitoxin. Nach Mehrfach-

dosis von 0,25 mg i. v. bzw. 0,4 mg Pengitoxin oral errechnete sich eine Wiederfindungsrate (Tab. 9) von 25 % bzw. 21 % des extrapolierten Körperbestandes im Zeitraum 0–96 Std.

Nach einer Einzeldosis von 1,2 mg Pengitoxin oral (entspr. 1 mg 16-Acetyl-gitoxin), die dem extrapolierten Körperbestand bei Dauerdosierung von 0,4 mg entspricht, werden im gleichen Zeitraum 28 % mit dem Urin ausgeschieden. Bei Extrapolation auf unendlich bewegt sich die Wiederfindungsrate zwischen 33 und 36 %.

Biliäre Elimination

Die biliäre Ausscheidung nach Applikation von ^{3}H-Pengitoxin wurde bei Patienten mit Choledochus-Drainage untersucht [11]. Nach 96 Std. fanden sich 28 % in der Galle wieder. Die Halbwertszeit war mit 56 Std. unverändert, so daß der Autor hiernach einen möglichen enterohepatischen Kreislauf als unbedeutend einstufte.

Gesamtbilanz

Zur Gesamtbilanz gibt es Befunde am Meerschweinchen [20], das nach i. v.-Applikation von ^{3}H-Pengitoxin innerhalb von sieben Tagen 32 % renal und 51 % faekal ausscheidet (Tab. 10). Zur Summe von 83 % Wiederfindung muß der Teil der abgespaltenen vier Acetylgruppen (16 % der Gesamtradioaktivität) addiert werden, der nicht als Oxydationswasser über die

Tabelle 10: Gesamtbilanz der Elimination nach i.v.-Applikation von Pengitoxin beim Meerschweinchen [20]

Ausscheidung über	Wiederfindungsrate 0–7 Tage
Urin	32%
Faeces	51%
	Σ 83%
Oxydations-H_2O (Anteil üb. Haut, Lunge aus 4 Acetyl-Gruppen)	ca. 6%

Nieren, sondern über Haut und Lunge ausgeschieden wird. Bei zusätzlicher Extrapolation auf unendlich kann damit die Bilanz als ausgeglichen angesehen werden.

Clearance

Nach i.v.-Applikation von Pengitoxin (Tab. 11) wurde eine totale Clearance von 12,1 ml/min, als renale Clearance 2,8 ml/min gefunden.

Damit ist der Anteil der renalen Clearance an der totalen Clearance bei Pengitoxin deutlich geringer als bei Digoxin und liegt in der Größenordnung des Digitoxins.

Dies läßt eine weitgehend unabhängige Ausscheidung von 16-Acetyl-gitoxin von der Nierenfunktion erwarten. Detaillierte Untersuchungen zu dieser Thematik werden im Vortrag von Haustein vorgetragen, dem hier nicht vorgegriffen werden soll.

Tabelle 11: Totale und renale Clearance verschiedener Digitalisglykoside [14, 24, 25]

Glykosid	Cl_{tot} [ml/min]	Cl_{ren} [ml/min]	Cl_{ren}/Cl_{tot}
16-Acetyl-gitoxin	12,1	2,8	0,23
Digitoxin	2,3	0,74	0,32
Digoxin	188	141	0,75

Auswirkung der pharmakokinetischen Erkenntnisse für die klinische Anwendung von Pengitoxin

Ebenso wie durch fehlende Kenntnisse über den Metabolismus beim Menschen war die klinische Anwendung von Pengitoxin durch fehlende kinetische Daten während der letzten 20 Jahre erschwert. In verschiedenen Publikationen während der 60er Jahre wurde über Vollwirkdosis, Abklingquote, Dosierung und therapeutische Breite kontrovers diskutiert [27–32].

In pharmakodynamischen, klinischen Studien wurde nämlich nach Augsberger eine Abklingdosis von 10% gefunden [27], was einer Halbwertszeit von 158 Std. entspräche. Der Vollwirkspiegel wurde intravenös mit 2,7 mg und oral mit 4,4 mg Pengitoxin bestimmt [27, 32].

Abbildung 9 zeigt die Simulation des Glykosidkörperbestandes bei Mehrfachdosierung mit Pengitoxin. Ein auf der Abklingquote von 10% basierendes Dosierschema — hier die mittelschnelle Aufsättigung — führt hiernach zu einer starken initialen Überladung.

Auch bei anderen Herzglykosiden wurde mit dem Modell der Flimmerarrhythmie der Glykosidbedarf für eine positiv inotrope Wirkung überschätzt [33, 34]. Bei Pengitoxin hat sich das Dosierschema wegen fehlender Komplikationen bis heute gehalten.

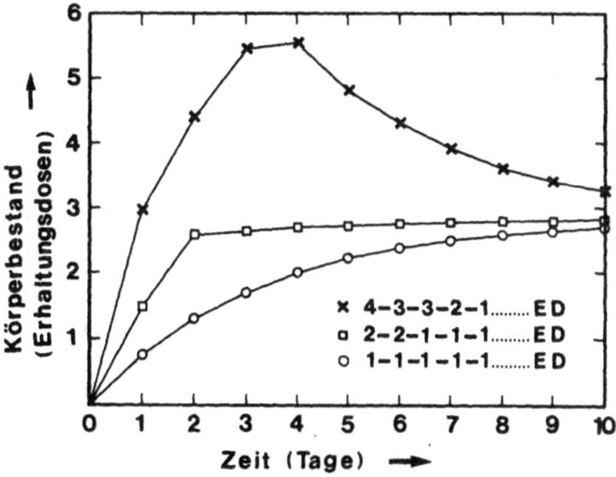

Abb. 9 Simulation des Glykosidkörperbestandes nach Mehrfachdosierung von Pengitoxin
Angabe in Erhaltungsdosen 24 Std. nach der letzten Applikation.

Die nunmehr vorliegenden kinetischen Ergebnisse zeigen, daß eine Aufsättigung mit Pengitoxin für die klinische Praxis unnötig ist, da bei Beginn der Therapie mit der Erhaltungsdosis 80% des steady-state Körperbestandes schon nach 5–6 Tagen erreicht sind.

Ist eine Aufsättigung erwünscht, so ist diese pharmakokinetisch adäquat mit nur zwei zusätzlichen Erhaltungsdosen nötig, verteilt über zwei Tage, z. B. 2-2-1-1 usw.

Trotz dieser kinetischen Unsicherheiten waren die klinischen Erfahrungen mit Pengitoxin gut. Eine retrospektive Analyse von 15 Studien zwischen 1964 und 1976 mit insgesamt 1800 Patienten zeigte eine Intoxikationsrate von 4,1% [35]. Entsprechende Werte sind für Digitoxin unwesentlich, für Digoxin und seine Derivate wesentlich höher [36].

Zusammenfassung

Eine Zusammenfassung der Ergebnisse zu Pengitoxin zeigt Tabelle 12. Das Glykosid hat eine hohe Bioverfügbarkeit; wegen vollständiger Metabolisierung direkt nach der Resorption sind bei Dauertherapie allein die Eigenschaften des Metaboliten 16-Acetyl-gitoxin klinisch relevant. Das geringe Verteilungsvolumen ist vorteilhaft bei Variationen des Extrazellulärraumes, die kurze Halbwertszeit bewirkt eine leichte Steuerbarkeit.

Tabelle 12: Die wesentlichen Vorzüge von Pengitoxin

Resorption	Hohe Bioverfügbarkeit
Metabolisierung	1 Metabolit bei Dauertherapie
Verteilung	Geringes Verteilungsvolumen
Elimination	Kurze Halbwertszeit → Leichte Steuerbarkeit Nierenunabhängige Ausscheidung
Klinik	Standarddosis: 1 X 1 ED/d von Beginn an Geringe Intoxikationsrate Spezifischer Radiommunoassay

Die Dosierung kann unabhängig von der Nierenfunktion erfolgen. Die Therapie mit einer Erhaltungsdosis täglich von Anfang an ist einfach, die Intoxikationsrate mit 4,1% dabei gering. Bestimmungen der Serumspiegelkonzentrationen sind mit einem homologen für 16-Acetyl-gitoxin spezifischen RIA möglich.

Durch diese Eigenschaften hat Pengitoxin alle Voraussetzungen, eine Alternative in der Glykosidtherapie zu werden.

Literatur

[1] Cloetta, M., Die Darstellung und chemische Zusammensetzung der aktiven Substanzen aus den Digitalisblättern, ihre pharmakologischen und therapeutischen Eigenschaften, Naunyn-Schmiedebergs Archiv exp. Path. u. Pharmak. 112, 17 (1926)

[2] Repke, K., Megges, R., Die Entwicklung eines neuen Herzglykosid-Präparates mit großer therapeutischer Breite (Penta-acetyl-gitoxin), Dt. Gesundheitsw. 18, 1325 (1963)

[3] Cohnen, E., Flasch, H., Heinz, N., Hempelmann, F. W., Verteilungskoeffizienten und R_m-Werte von Cardenoliden, Arzneim.-Forsch./Drug Res. 28, 2179 (1978)

[4] Megges, R., Repke, K., Über Faktoren, welche die orale Wirksamkeit von Herzglykosiden bestimmen, Arch. exp. Pathol. 241, 534 (1961)

[5] Harper, N. J., Drug latentiation, Fortschr. Arzneimittelforsch. 4, 221 (1962)

[6] Repke, K., Megges, R., Drug Latentiation — ein neues Wirkungsprinzip in der Therapie mit Herzglykosiden, Therapiewoche 23, 2314 (1973)

[7] Haustein, K.-O., Markwardt, F., Repke, K., Über die Darmwirksamkeit von Digitoxin, Penta-acetyl-gitoxin und anderen Acetylgitoxinen, Naunyn-Schmiedebergs Arch. exp. Path. u. Pharmak. 252, 424 (1966)

[8] Portius, H. J., Repke, K., Versuch einer Analyse der Beziehungen zwischen chemischer Struktur und Digitalis-ähnlicher Wirksamkeit auf der Rezeptorebene, Arzneim.-Forsch./Drug Res. 14, 1073 (1964)

[9] Megges, R., Repke, K., Extracardiac toxicities of various digitalis derivatives, Med. exp. 10, 267 (1964)

[10] Haustein, K.-O., Pachaly, C., Megges, R., Franke, P., Investigation into the species-specific deacylation of penta-acetyl-gitoxin, Europ. J. Clin. Pharmacol. 14, 425 (1978)

[11] Haustein, K.-O., Pachaly, C., Murawski, D., Pharmacokinetic investigations with ^{3}H-penta-acetyl-gitoxin in volunteers and patients with respect to the occurrence of drug latentiation, Int. J. Clin. Pharmacol. 16, 285 (1978)

[12] Haustein, K.-O., Hauptmann, J., Studies on Cardioactive Steroids, Pharmacology 11, 129 (1974)

[13] Lesne, M., Pharmacological reevaluation of gitoxin in man, Int. J. Clin. Pharmacol. 16, 456 (1978)

[14] Haustein, K.-O., Alken, R. G., Lach, H. J., Becker, U., Rietbrock, N., On the Pharmacokinetics of Pengitoxin and its Cardioactive Derivate 16-Acetylgitoxin, Europ. J. Clin Pharmacol. (im Druck)
Alken, R. G., Lach, H. J., Link, R., Penta-acetyl-gitoxin: Alternative in der Glykosidtherapie? Neue und alte Befunde (in Vorbereitung)

[15] Haustein, K.-O., Hauptmann, J., Nowak, G., Cardiac effects of 16-acetyl-gitoxin, the active glycoside after penta-acetyl-gitoxin administration, Acta biol. med. germ. 37, 1713 (1978)

[16] Weiler, E. W., Lach, H. J., Direct Radioimmunoassay for the determination of 16-Acetylgitoxin in serum, Clinica Chimica Acta 104, 337 (1980)

[17] Hüller, G., Haustein, K.-O., Murawski, D., On the plasma protein binding of 16-acetyl-gitoxin, Int. J. Clin. Pharmacol., Therapy and Toxicology 19, 200 (1981)

[18] Emmrich, R., Wagner, J., Axthelm, E.-H., Die Bindungskapazitäten der Serumproteine für Herzglykoside, Münch. Med. Wschrift. 111, 401 (1969)

[19] Storstein, L., Studies on digitalis. V. The influence of impaired renal function, hemodialysis, and drug interaction on serum protein binding of digitoxin and digoxin, Clin. Pharmacol. Ther. 20, 6 (1976)

[20] Häger, G., Kinetische Untersuchungen mit ^{3}H-Pentaacetylgitoxin und ^{3}H-Gitoxin an Meerschweinchen, Inauguraldissertationsschrift, Kiel (1981)

[21] Reuning, R. H., Sams, R. A., Notari, R. E., Role of pharmacokinetics in drug dosage adjustment. I. Pharmacologic effects, kinetics and apparent volume of distribution of digoxin, J. Clin. Pharmacol. 13, 127 (1973)

[22] Vöhringer, H. F., Rietbrock, N., Spurny, P. Kuhlmann, J. Hampl., H., Baethke, R., Disposition of digoxin in renal failure, Clin. Pharmacol. Ther. 19, 387 (1976)

[23] Wagner, J. G., Popat, K. D., Das, S., Sakmar, E., Movahhed, H., Evidence of nonlinearity in digoxin pharmacokinetics, J. Pharm. Biopharm. 9, 127 (1981)

[24] Blumenthal, H. P., Pharmacokinetic models for digitoxin, in: Digitoxin, Greeff, K., Rietbrock, N., Hrsg., S. 52, Schattauer Verlag, Stuttgart (1979)

[25] Krebs, R., Klinische Pharmakologie der Herzglykoside, perimed-Fachbuch-Verlagsgesellschaft, Erlangen (1980)

[26] Koup, J. R., Greenblatt, D. J., Jusko, W. J., Smith, T. W., Koch-Weser, J., Pharmacokinetics of digoxin in normal subjects after intravenous bolus and infusion doses. J. Pharmacokin. Biopharm. 3, 181 (1975)

[27] Fiehring, H., Sundermann, A., Knappe, J., Penta-acetyl-gitoxin — ein neues Herzglykosid, Dt. Gesundheitsw. 18, 1334 (1963)

[28] Jorke, D., Kritische Bemerkungen zur Herztherapie mit Pentagit, Dt. Gesundheitsw. 19, 542 (1964)

[29] Hübner, A., Klinische Untersuchungen mit Pentagit bei intravenöser und oraler Anwendung, Klin. Wschrift. 42, 443 (1964)

[30] Förster, W., Sziegoleit, W., Guhlke, I., Zur Frage der therapeutischen Breite von Pentaacetylgitoxin („Pentagit"), Dt. Gesundheitsw. 19, 1949 (1964)

[31] Förster, W., Sziegoleit, W., Guhlke, I., Erwiderungen „Zur Frage der therapeutischen Breite von Pentaacetylgitoxin („Pentagit")", Dt. Gesundheitsw. 19, 1444 (1964)

[32] Schröcke, G., Zur klinischen Wirksamkeit und Verträglichkeit von Pentaacetylgitoxin, Zschr. ärztl. Fortbildl. 61, 141 (1967)

[33] Storz, H., Zur Methodik der Bestimmung quantitativer Größen der Glykosidwirkung, in: Probleme der klinischen Prüfung herzwirksamer Glykoside, Greeff, K., Hrsg., S. 118, Dr. Dietrich Steinkopff Verlag, Darmstadt (1968)

[34] Belz, G. G., Riedlinger, G., Nichtinvasive Untersuchungen zur kardialen Wirkung niedriger Digitoxin-Erhaltungsdosen, Z. Kardiol. 69, 296 (1980)

[35] Haustein, K.-O., XVI. International congress of therapeutics, Póvoa de Varzim, Porto/Portugal, Pengitoxin — an Alternative to Digitoxin and Digoxin, Abstracts p. 52 (1981)

[36] Kuhlmann, J., II. Digitalisintoxikation, Deutsche Apotheker Zeitung 121, 2291 (1981)

Pharmakokinetik von Gitoformat

M. Ulbrich, D. Lorenz, R. G. Alken

Das halbsynthetische Gitoxinderivat Gitoformat wird durch Veresterung von Gitoxin mit 5 Molekülen Ameisensäure hergestellt, mit einer Formylgruppe in β-Stellung am 16-C-Atom des Steroidgerüsts und 4 weiteren an den OH-Gruppen der Zucker (Abb. 1). Durch eine hohe Lipoidlöslichkeit wird der chemische Transport von Gitoxin über die gastrointestinale Mukosa verbessert und seine Verweildauer im Körper verlängert. Gitoxin selbst unterscheidet sich von Digitoxin durch die OH-Gruppe am 16-C-Atom.

Die positiv inotrope Wirkung des Gitoformats konnte in Tierexperimenten [15, 24] und in pharmakodynamischen Studien am Menschen [2, 8, 17] nachgewiesen werden. Die klinische Wirksamkeit und eine gute Toleranz wurden in mehreren Prüfungen aufgezeigt.

Der Einsatz radioimmunologischer Nachweismethoden führte bei langanhaltender dynamischer Wirkung $-t_{1/2}\,(\Delta\mathrm{LVET}) = 167$ h [8] $-$ zu divergierenden pharmakokinetischen Resultaten mit Halbwertzeiten von 16,7 h$-$80 h [11, 20].

In zwei humanpharmakologischen Studien im Institut für Kardiovaskuläre Therapie, Wiesbaden, wurden dann Kinetik und Dynamik nach oralen Einzeldosen von Gitoformat entsprechend lange parallel beobachtet.

Die Messung von Plasma- und Urinkonzentrationen des Gitoformats bzw. dessen Metaboliten erfolgt als Bestimmung von Gitoxin-Äquivalenten. Als Nachweismethode steht hierzu ein Radioimmunoassay (Gitoxitest[®], A. Christiaens) zur Verfügung, der mittels 3H-Tracer die Bindungsaktivität an Anti-Gitoxinantikörper mißt, nachdem Gitoformat in den zu untersuchenden Proben durch Inkubation während 48 h bei 50 °C zu Gitoxin abgebaut wurde [21]. Im Bereich von

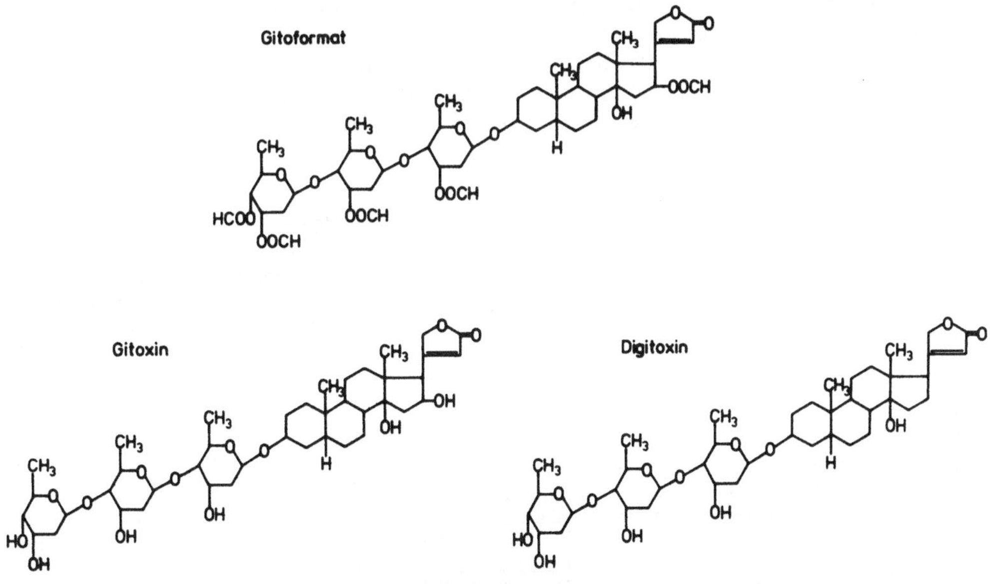

Abb. 1 Strukturformel von Gitoformat, Gitoxin und Digitoxin

"

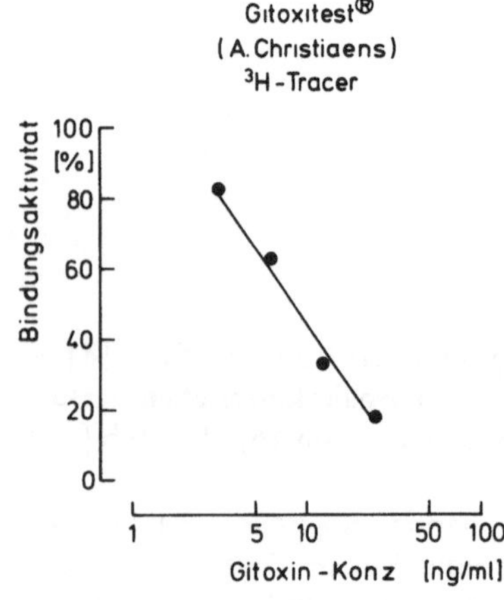

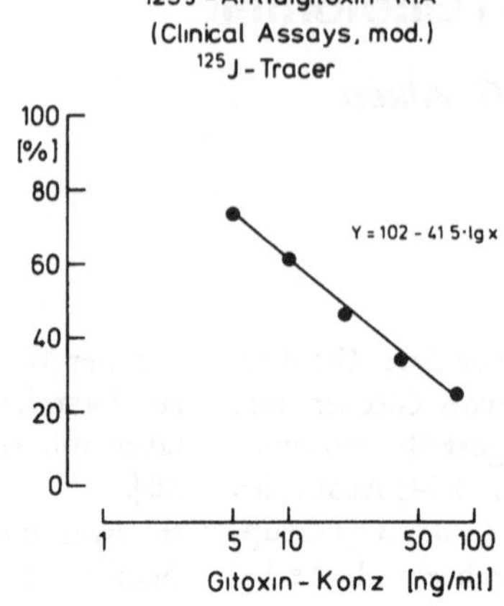

Abb. 2
Eichkurven der Bindungsaktivität (%) von 3H- bzw. 125 J-Tracer an Anti-Gitoxin- bzw. Anti-Digitoxinantikörper in Abhängigkeit vom Logarithmus der Konzentration von Gitoxin

Gitoxin-Konzentrationen zwischen 3,125 ng/ml und 25,0 ng/ml ist die halblogarithmische Eichkurve der Bindungsaktivität linear (Abb. 2).

Zusätzlich wurde der 125J-Antidigitoxin-RIA von Clinical Assays bei einer hohen Kreuzreaktivität gegen Gitoxin derart modifiziert, daß Gitoxin-Konzentrationen gemessen werden können. Die mittlere Eichkurve des modifizierten RIAs aus zehn Bestimmungen ist in der rechten Bildhälfte (Abb. 2) wiedergegeben. Als untere Nachweisgrenze wurden 2,2 ng/ml ermittelt. Die Untersuchungen wurden in der Abt. für Klinische Pharmakologie, Frankfurt, durchgeführt.

In der ersten der beiden Studien wurden placebokontrolliert 1,2 mg Gitoformat oral an acht gesunden Versuchspersonen im crossover-Versuchsplan, mit einem Intervall von 4 Wochen, verabreicht. Nach Substanzeinnahme erfolgten unter standardisierten Versuchsbedingungen über ein Beobachtungsintervall von 192h ≙ 8 Tagen Blutentnahmen nach 5, 15, 30, 45, 60 und 90 min und weiter 2, 3, 4, 6, 8, 24, 48, 72, 96 und 120 h. Kontinuierlich wurde Urin in den Zeitintervallen 0—12 h sowie 12—24 h und darauf folgend in 24-h-Perioden bis zum Versuchsende gesammelt. Unmittelbar nach den Blutentnahmen wurden die gewonnenen Plasmaproben und Aliquots des Sammelharns eingefroren und bei −20 °C aufbewahrt.

Die in Frankfurt mit dem modifizierten 125J-RIA (Clinical Assays) gemessenen Konzentrationsverläufe im Plasma sind in Abbildung 3 einzeln dargestellt. Nach einer raschen Absorption folgt eine Elimination mit einer schnelleren und einer langsameren Phase. Diese Charakteristika der Konzentrations-Zeitverläufe der Gitoxin-Äquivalente im Plasma werden in der Mittelwertskurve wiedergegeben (Abb. 4). Im Mittelwert-Verlauf der Plasmaspiegel ist die ter-

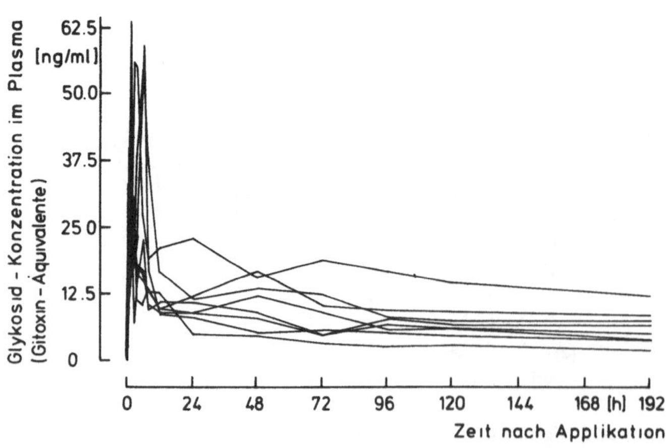

Abb. 3
Konzentration von Gitoxin-Äquivalenten [ng/ml] im Plasma in Abhängigkeit von der Versuchszeit [d] nach Gabe von 1,2 mg Gitoformat oral

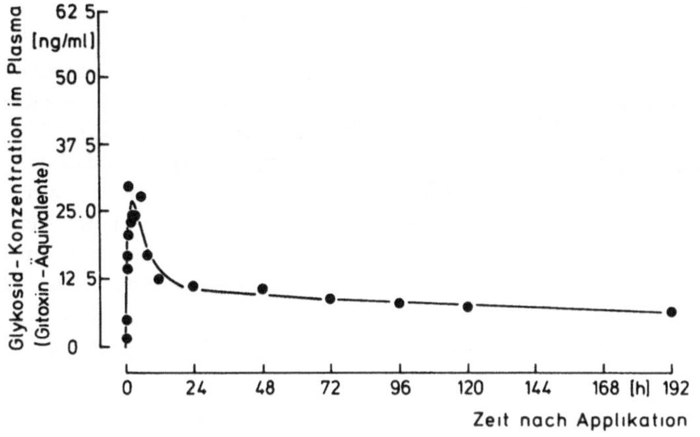

Abb. 4
Mittlere Konzentration von Gitoxin-Äquivalenten [ng/ml] im Plasma in Abhängigkeit von der Versuchszeit [d] nach Gabe von 1,2 mg Gitoformat und berechneter Konzentrationsverlauf aus dem Median der Koeffizienten eines 2-Kompartimente-Modells in Einzelverläufen; n = 8

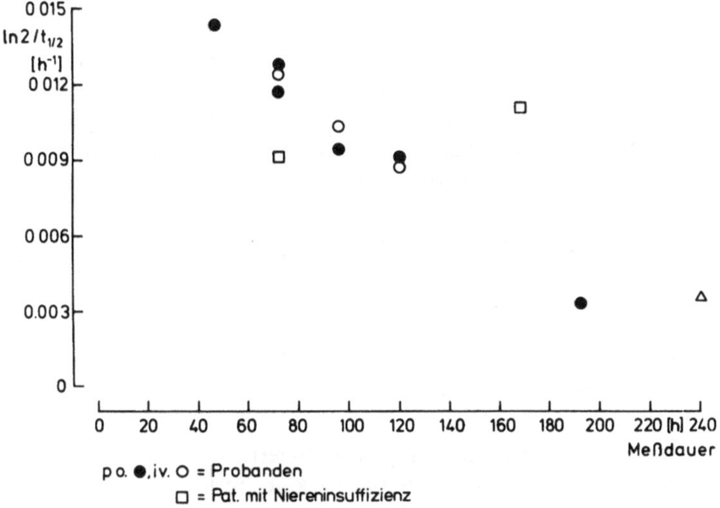

Abb. 5
Mittlere terminale Halbwertzeit der Elimination von Gitoformat in Abhängigkeit von der Meßdauer der Konzentration von Gitoxin-Äquivalenten im Plasma; Transformation zu $\ln 2/t_{1/2}$ [1, 3, 7, 8, 9, 11, 13, 20]

minal langsame Eliminationsphase, der eine schnellere Phase vorausgeht, deutlich zu erkennen. Die mittleren Koeffizienten (Medianwerte) der Verlaufsfunktion aus den Einzelanpassungen an eine Modellgleichung für zwei Kompartimente stimmen mit denen aus der Mittelwertskurve berechneten überein, wodurch die Modellannahme bestätigt wird.

Die Halbwertzeit von Gitoformat, mit der die terminale Elimination innerhalb eines Beobachtungszeitraumes von 8 Tagen erfolgt, beträgt im Mittel 206 h. Im Vergleich zu den früher berichteten Halbwertzeiten bis zu 80 h war das die bisher längste. Die einzelnen Studien unterscheiden sich in der Dauer ihrer jeweiligen Beobachtungsperioden. Abbildung 5 veranschaulicht, daß in den einzelnen Studien unterschiedlich lange Halbwertzeiten für die Elimination von Gitoformat in Abhängigkeit von der Meßdauer ermittelt wurden.

Bei der geringen renalen Ausscheidung von 12 % der applizierten Substanzmenge innerhalb von 8 Tagen in den eigenen Untersuchungen und den von Dodion (1978) berichteten 15 % innerhalb von 5 Tagen ist zu erwarten, daß auch bei eingeschränkter Nierenfunktion die Plasmaspiegel den beobachteten Bereich nicht überschreiten. Untersuchungen von Dei Cas (1980) und Carlier (1980) weisen eine von der Nierenfunktion unabhängige Plasma-Eliminationshalbwertzeit auf. In die Grafik der Halbwertzeiten, in Abhängigkeit von der Meßdauer nach einmaliger intravenöser bzw. oraler Verabreichung von Gitoformat in den Dosen 0,9 mg bis 1,5 mg, passen sich die beobachteten Halbwertzeiten bei nierenkranken Patienten gut ein.

Dieser Zusammenhang zwischen Meßdauer und den Angaben zur Halbwertzeit sowie die Beobachtung in der zuletzt durchgeführten Studie, daß der pharmakodynamische Effekt nach 8 Tagen noch nicht vollständig abgeklungen ist, ließen es als notwendig erscheinen, eine weitere Studie durchzuführen.

Placebokontrolliert wurde zehn Probanden unter den gleichen Versuchsbedingungen wieder 1,2 mg Gitoformat oral verabreicht. Bei einer Beobachtungsdauer von 4 Wochen erfolgten die Blutentnahmen 6 h und 24 h nach Stubstanzeinnahme sowie nach 3, 8, 11, 15, 22 und 29 Tagen. Aus dem mittleren terminalen Verlauf der Gitoformat-Plasmaspiegel zwischen 3 und 29 Tagen wurde eine Halbwertzeit von 222 h ermittelt. Damit konnte das Ergebnis der 1. Studie bei einer Beobachtungsdauer, die ein Vielfaches der Halbwertzeit beträgt, bestätigt werden.

Die Plasmakonzentrationen weisen in ihrem Verlauf zwischen der in der 1. Studie beobachteten schnellen Eliminationsphase und der langsamen eine mittelschnelle Elimination auf (Abb. 6). Für diese wurde eine Halbwertzeit von 72 h ermittelt. Die früher beobachteten terminalen Halbwertzeiten zwischen 60 und 80 h bei kurzer Beobachtungsperiodendauer konnten mit dieser Studie über eine Beobachtungsdauer von 4 Wochen als mittelschnelle Elimination wiedergefunden werden.

In der Beurteilung der Pharmakokinetik von Gitoformat über die Plasmaspiegel der Gitoxin-Äquivalente beider Studien kann zusammenfassend gesagt werden, daß nach einer raschen Absorption der Substanz vermutlich parallel zur Metabolisierung von Gitoformat der größte Teil der applizierten Dosis mit einer Geschwindigkeit von 70—80 h aus dem zentralen Kompartiment eliminiert wird. Über die Niere werden nur 12 % der applizierten Dosis ausgeschieden, so daß der weitaus größere Anteil extrarenal eliminiert werden muß. Für die über längere Zeit im Körper verbleibende und im zentralen Kompartiment meßbare Substanzmenge muß angenommen werden, daß es sich nicht nur um Gitoxin handelt, für das eine Halbwertzeit von 23,7 h [19] angegeben wird.

Das Verteilungsvolumen im Gleichgewicht wurde mit 87 l bestimmt und war ebenso wie die Höhe der Gleichgewichts-Plasmakonzentrationen mit den entsprechenden Werten des Digitoxins vergleichbar.

Unmittelbare Ursache für diese Verteilungscharakteristik könnte eine hohe Plasmaeiweißbindung der Gitoxin-Derivate sein. Außer für 16-Acetylgitoxin [18] und Penta-Acetylgitoxin [14] konnte diese auch für Gitoxin [25] nachgewiesen werden.

Die Halbwertzeit der langsamen Elimination rückt Gitoformat in die Nähe des Digitoxins. Bei Digitoxin-ähnlicher Verteilung muß ebenso wie beim Digitoxin auch für Gitoformat damit gerechnet werden, daß z. B. eine kausale Therapie einer Intoxikation mit Hämoperfusion möglich ist [16].

Aus einer langen Halbwertzeit muß jedoch nicht „schlechte Steuerbarkeit" resultieren. Trotz der langsamen Elimination aus einem peripheren Kompartiment konnten klinisch negative Folgen einer Kumulation bei gesunden Versuchsper-

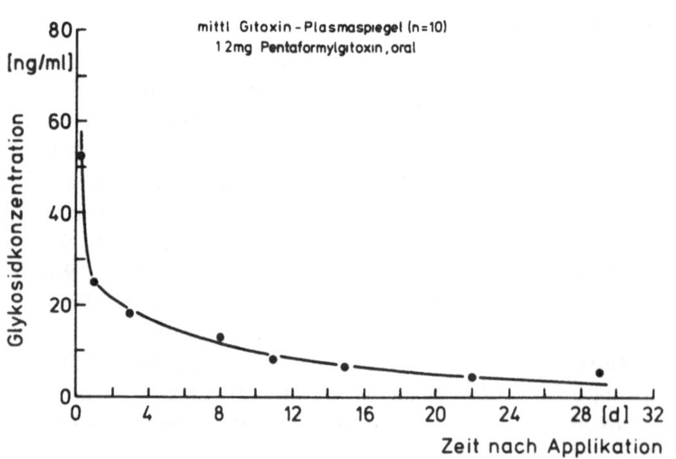

Abb. 6
Mittlere (n = 10) Konzentration von Gitoxin-Äquivalenten [ng/ml] im Plasma in Abhängigkeit von der Versuchszeit nach Gabe von 1,2 mg Gitoformat und gefitteter mittlerer Kurvenverlauf der Elimination in drei Phasen

sonen und glykosidbedürftigen Patienten [6,20] bisher nicht beobachtet werden.

Es wurde gesunden Versuchspersonen über 6 Wochen täglich 0,1 mg Gitoformat verabreicht. Die Plasmaspiegel erreichten zwischen dem 15. und 20. Versuchstag ein Fließgleichgewicht und weisen nach dem Absetzen der täglichen Verabreichung in der Auslaßphase für die Elimination der Substanz eine Halbwertzeit von 300 h bis 400 h auf (Abb. 7).

Jüngste Untersuchungen an acht alten Patienten, bei denen eine Behandlung mit Digitalis seit längerer Zeit durchgeführt wurde, ergaben, daß nach Umstellung von Digoxin oder Digitoxin auf Gitoformat vom 15. Behandlungstag an ein steady state in den 24-h-Plasmaspiegeln erreicht war.

Die hier im Fließgleichgewicht gemessenen und solche aus weiteren Untersuchungen nach chronischer Verabreichung von Gitoformat erreichten Plasmakonzentrationen variieren zwischen 6 und 20 ng/ml und liegen in Extremfällen bei Werten um 30 ng/ml (Abb. 8).

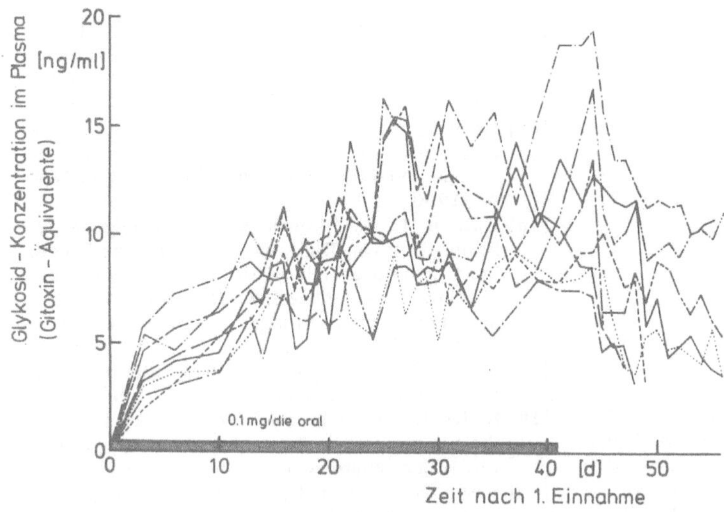

Abb. 7
Plasma-Konzentration in Gitoxin-Äquivalenten [ng/ml] bei 8 Probanden, denen täglich 0,1 mg Gitoformat 42 Tage lang verabreicht wurde

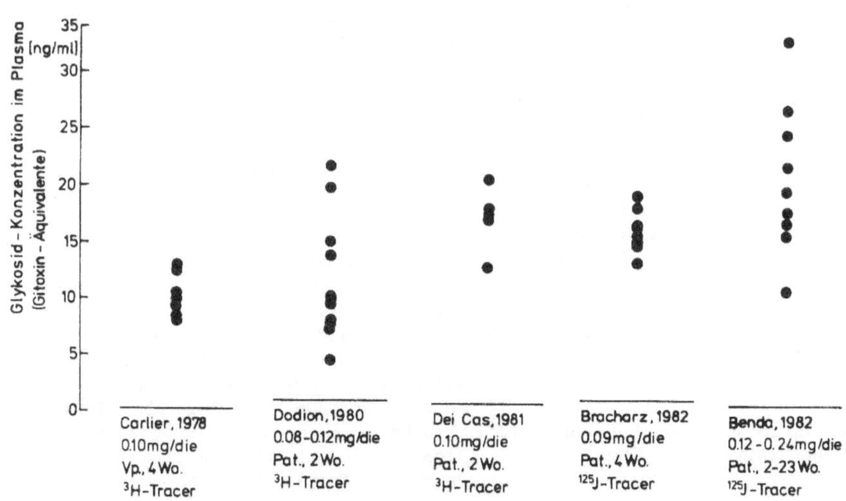

Abb. 8 Konzentrationen [ng/ml] von Gitoxin-Äquivalenten im Plasma nach Erreichen der steady state aus verschiedenen Studien [4, 6, 10, 12, 20]

Der pharmakodynamische Effekt [3], der nach Gabe einer hohen Einzeldosis parallel zu den Plasmaspiegeln über eine lange Beobachtungsdauer noch meßbar war, die geringe renale Elimination und die gute klinische Wirksamkeit bei einer niedrigen Erhaltungsdosis [2, 4, 5, 6, 22, 23] sind charakteristisch für Gitoformat.

Die Ergebnisse der beiden humanpharmakologischen Untersuchungen bestätigen frühere pharmakokinetische Daten zu Gitoformat und ermöglichen es, bisherige unterschiedliche Angaben zu Wirkdauer und Eliminationsgeschwindigkeit zu erklären. Die Relevanz der Relation zwischen meßbarer Glykosidkonzentration im Plasma und beobachteter Wirkung wird durch die vorliegenden Ergebnisse unterstrichen. Die Notwendigkeit, stets pharmakokinetische und pharmakodynamische Daten parallel über eine möglichst lange Beobachtungsdauer darzustellen, konnte so erneut aufgezeigt werden.

Literatur

[1] Alken, R. G., Rietbrock, N., Radioimmunologische Analyse der Pharmakokinetik von Pentaformylgitoxin nach Einzel- und Mehrfachgabe. Unveröffentlichte Befunde, Frankfurt, 1980.

[2] Ambrosioni, E., Magelli, C., Boschi, S., Pasetti, L. und Magnani, B., Clinical efficacy of gitoformate. Drugs Exptl. Clin. Res. 6, 221–231 (1980).

[3] Belz, G. G., Liebrich, S., Publikation in Vorbereitung.

[4] Benda, L., Gitoxin-Plasmaspiegel nach Langzeitbehandlung mit Gitoformat bei älteren Patienten. Publikation in Vorbereitung.

[5] Benda, L., Zenz, W., Klinische Erfahrung mit dem Herzglykosid Gitoformat. Med. Klin. 73, 1081–1084 (1978).

[6] Bracharz, H., Laas, H., Polzien, P. und Rietbrock, N., Behandlung der Herzinsuffizienz mit Gitoformat bei geriatrischen Patienten – klinische Ergebnisse und Plasmaspiegelbestimmungen. Publikation in Vorbereitung.

[7] Carlier, J., Lesne, M., Pharmacokinetic study of gitoformate in renal insufficiency. Drugs Exptl. Clin. Res. 6, 203–206 (1980).

[8] Dei Cas, L., Barilli, A. L., Astorri, E., Bianchi, G., Pharmacokinetics and inotropic effects of gitoformate in normal subjects and in patients with congestive heart failure. Drugs Exptl. Clin. Res. 6, 207–214 (1980).

[9] Dei Cas, L., Barilli, A. L., Rossi, E., Astorri, E., Visioli, O., Pharmacokinetics of gitoformate in subjects with chronic renal failure. Drugs Exptl. Clin. Res. 6, 215–220 (1980).

[10] Dei Cas, L., Manca, C., Assanelli, D., Cecchettin, M., Albertini, A. and Visioli, O., Pharmacokinetics in „steady state" conditions and clinical effects of gitoformate, evaluated by recording of 24-hour ECG, in subjects with chronic atrial fibrillation. Curr. Ther. Res. 29, 685 (1981).

[11] Dodion, L., Pharmacokinetic study of gitoformate in man. Publikation in Vorbereitung.

[12] Dodion, L., Persönliche Mitteilung vom 10. 7. 1980.

[13] El Allaf, D., De Landsheere, C. & Carlier, J., Gitoformate pharmacokinetics in renal failure and cirrhosis. 8th European Workshop on Drug Metabolism, Liége, Sept. 4–8, 1982.

[14] Emmrich, R., Wagner, J. und Axthelm, E.-H., Die Bindungskapazitäten der Serumproteine für Herzglykoside. Münch. Med. Wschr. 111, 401–404 (1969).

[15] Georges, A., Pape, J., Duvernay, G., Cardiotonic properties of formyloxin. A semisynthetic cardiac glycoside. Arch. Int. Pharmacodyn. 164, 47 (1966).

[16] Gilfrich, H. J., Okonek, S., Beschleunigung der Elimination von Digitoxin durch Hämoperfusion. In: Digitoxin als Alternative in der Therapie der Herzinsuffizienz. Greeff, K., Rietbrock, N. (Eds.). Schattauer-Verlag Stuttgart, New York, 1979, S. 213.

[17] Grube, E., Echokardiografische Studie mit Gitoformat (Dynocard®). Publikation in Vorbereitung.

[18] Hüller, G., Haustein, K.-O. and Murawski, D., On the plasma protein binding of 16-acetyl-gitoxin. Int. J. Clin. Pharmacol. 19, 200–202 (1981).

[19] Lesne, M., Pharmacological reevaluation of gitoxin in man. Int. J. Clin. Pharmacol. 16, 456–459 (1978).

[20] Lesne, M., Cremers, S., Carlier, J., Etude preliminaire des paramétres pharmacocinétiques et biopharmaceutiques du gitoformate. Thér. 33, 723–734 (1978).

[21] Lesne, M., Dolphen, R., Development of an original radioimmunoassay for gitoxin and gitoxin derivates. J. Pharmacol. (Paris) 7, 619–626 (1976).

[22] Müller-Haake, R. C., Kümmell, H.-Chr., Behandlung der latenten Herzinsuffizienz mit Gitoformat. Therapiewoche 31, 5417–5426 (1981).

[23] Müscher, C. H., Schönwald, H., Zur Behandlung der Herzinsuffizienz mit dem neuen Herzglykosid Gitoformat (Dynocard®). Therapie d. Gegenw. 118, 350–360 (1979).

[24] Reuter, N. und Meyer, F., Wirkung von Pentaformylgitoxin (Gitoformat) auf das Herz-Kreislaufsystem narkotisierter Katzen. Arzneim.-Forsch. (Drug. Res.) 26, 1201–1205 (1976).

[25] Verbeke, N., Lesne, M., Etude de la fixation de la gitoxine aux protéines du plasma humain. J. Pharmacol. (Paris) 8, 555 (1977).

Humanalbumin: Depot- und/oder Transportprotein für Pharmaka

A. Laßmann, B. G. Woodcock, N. Rietbrock

Die Frage, ob Proteine im Blut als Depot- oder Transporteiweiße fungieren, wurde von Bennhold in der Deutschen Medizinischen Wochenschrift bereits 1947 im Zusammenhang mit Beobachtungen über das Diffusionsverhalten von Farbstoffen in einer Gelatinematrix diskutiert. Danach diffundierte der Farbstoff nicht mit der zu erwartenden Geschwindigkeit, sondern wanderte langsamer mit dem Albumin. 1924 berichteten Rosenthal und White, daß serumhaltige Bromsulphthaleinlösungen die Ultrafiltration des Farbstoffes durch eine Kollodiummembran verhindern.

1 Verteilung und Proteinbindung

Für den an Humanserumalbumin (HSA) gebundenen Anteil (y) eines Pharmakons gilt:

$$y = c_{\overline{DHSA}}/(c_{\overline{DHSA}} + c_{\overline{D}}) =$$
$$1/(1 + c_{\overline{D}}/c_{\overline{DHSA}})$$

($c_{\overline{DHSA}}$: Gleichgewichtskonzentration des gebundenen Pharmakons,
$c_{\overline{D}}$: Gleichgewichtskonzentration des ungebundenen Pharmakons).

Das Massenwirkungsgesetz besagt:

$$K_A = c_{\overline{DHSA}}/(c_{\overline{HSA}} \cdot c_{\overline{D}}).$$

(K_A: Affinitätskonstante,
[HSA]: totale HSA-Konzentration)
Nach Substitution $c_{\overline{HSA}} = [HSA] - c_{\overline{DHSA}}$

$$[HSA] \cdot c_{\overline{D}} - c_{\overline{DHSA}} \cdot c_{\overline{D}} = c_{\overline{DHSA}}/K_A$$
$$[HSA] \cdot c_{\overline{D}} = c_{\overline{DHSA}} \cdot (1/K_A + c_{\overline{D}})$$
$$c_{\overline{D}}/c_{\overline{DHSA}} = 1/(K_A \cdot [HSA]) + c_{\overline{D}}/[HSA]$$

Einsetzen in die oben angegebene Gleichung führt zu dem Ausdruck

$$y = 1/(1 + 1/(K_A \cdot [HSA]) + c_{\overline{D}}/[HSA]).$$

Im Interstitium sind 55 bis 60 % des Gesamtalbumins im Organismus nachzuweisen (Jusko und Gretch, 1976). Die Albuminkonzentration ist in der Interstitialflüssigkeit mit $2,4 \cdot 10^{-4}$ M etwa halb so groß wie die im Plasma mit $5 \cdot 10^{-4}$ M (Tillement, 1978). Sie ist in beiden Verteilungsräumen häufig wesentlich größer als die Konzentration des ungebundenen Pharmakons ($c_{\overline{D}}$). Der letzte Term in der ermittelten Formel, $c_{\overline{D}}/[HSA]$ ist dann vernachlässigbar klein. Für den gebundenen Anteil sind die Affinitätskonstante K_A und die Albuminkonzentration [HSA] bestimmende Größen. Liegen mehrere äquivalente Bindungsstellen für ein Pharmakon am Albumin vor, so ist die Konzentration des Albumins [HSA] mit der Anzahl (n) dieser Bindungsstellen zu multiplizieren.

$$y = 1/(1 + 1/(K_A \cdot n \cdot [HSA])) \qquad (1)$$

Beim Warfarin beträgt danach der nicht gebundene Anteil in der interstitiellen Flüssigkeit 2 % und im Plasma 1 % (Tab. 1). Die Warfarinkonzentration wird daher im Plasma doppelt so groß sein wie im Interstitium, wenn der ungebundene Anteil in beiden Verteilungsräumen gleiche Konzentrationen aufweist. Legt man die Gesamtkonzentration des Warfarins im Plasma zugrunde, so resultiert aus der Bindung an Albumin in Plasma und Interstitium ein Verteilungsvolumen von 8 Litern, wobei 3 Liter auf das Plasma und 5 Liter auf das Interstitium entfallen. Dieses entspricht in etwa dem pharmakokinetisch bestimmten Verteilungsvolumen (V_D) von Warfarin (9 Liter, Tillement, 1978). Bezogen auf V_D sind von der Warfarinmenge im Organismus 33 % im Plasma und 54 % im Interstitium an Albumin gebunden. Beim Digitoxin sind 7 % im Plasma und 12 % im Interstitium und beim Diazepam 3 % im Plasma und 5 % im Interstitium vorhanden. Diese drei Pharmaka besitzen alle eine Plasmaalbuminbindung von > 95 % (Blaschke, 1977), jedoch nur im Falle des Warfarins ist damit ein Depoteffekt verbunden.

Die negative Ladung des Warfarinmoleküls bewirkt eine stärkere Bindung an Albumin als an Gewebsproteine. Polare Substanzen mit ähnlichen Bindungseigenschaften werden bevorzugt

Tabelle 1: Verteilung von Pharmaka mit hoher Plasmaalbuminbindung ($>$ 95 %) im menschlichen Organismus (Körpergewicht: 70 kg, Plasmavolumen: 3 Liter, Interstitium: 10 Liter, Intrazelluläres Wasser: 30 Liter). Das Verteilungsvolumen (V_D) ist auf die Gesamtkonzentration des Pharmakons im Plasma bezogen. Die prozentuale Verteilung wurde unter der Annahme einer gleich hohen Konzentration des ungebundenen Pharmakons im gesamten Körperwasser berechnet. Konzentration des HSA: im Plasma $5 \cdot 10^{-4}$, im Interstitium $2.4 \cdot 10^{-4}$ M.

	Warfarin	Digitoxin	Diazepam
Extraktionsrate	0,003	0,005	0,03
ungebundener Anteil im Plasma (f_p)	0,01	0,045	0,025
Plasmaalbuminbindung	99 %	95,5 %	97,5 %
$K_A[M^{-1}]$	$2 \cdot 10^5$	$4,25 \cdot 10^4$	$0,8 \cdot 10^5$
Verteilungsvolumen	9,1 Liter	40 Liter	77–133 Liter
an HSA gebundener Anteil des Pharmakons:	87 %	19,1 %	5,8–10 %
(intravascular an 40 % des HSA)	(33 %)	(7,2 %)	(2,2–3,8 %)
(interstitiell an 60 % des HSA)	(54 %)	(11,9 %)	(3,6–6,2 %)
ungebunden im Körperwasser (U)	4,7 %	4,8 %	0,8–1,4 %
im Gewebe bzw. unspezifisch gebunden (G)	8,3 %	76,1 %	89–94 %

in die systemische Zirkulation gelangen, da dort die Albuminkonzentration doppelt so groß ist. Damit liegt auch die Konzentration der Komplexe von mehr als zu 95 % an Albumin gebundenen Substanzen etwa zweimal höher als im Interstitium. Wegen des größeren Volumens des interstitiellen Raumes (10 Liter) können jedoch selbst bei ausschließlicher Bindung an Albumin nur maximal 37 % der im Organismus befindlichen Menge eines Pharmakons im Plasma (3 Liter) angereichert werden.

2 Elimination

Für die Clearance eines Pharmakons in der Leber gilt:

$$Cl = \frac{Q \cdot f_P \cdot Cl_{int}}{Q + f_P \cdot Cl_{int}} \qquad (2)$$

Ist das Produkt aus Cl_{int} (intrinsische Clearance) und f_p (Anteil an ungebundenem Pharmakon im Plasma $\gg$ Q (Leberdurchblutung), so wird:

$$Q + f_P \cdot Cl_{int} \approx f_P \cdot Cl_{int}.$$

Nach Einsetzen in Gleichung (2) ist: $Cl = Q$.
Wie bei Substanzen mit niedriger Clearance ist auch bei denen mit hoher intrinsischer Clea-

rance die Metabolisierungsgeschwindigkeit von der Konzentration des ungebundenen Pharmakons abhängig. Für kleine Werte von f_p nimmt das Produkt aus ungebundenem Anteil und intrinsischer Clearance ($f_p \cdot Cl_{int}$) einen der Leberdurchblutung (Q) vergleichbaren Wert an. Die Clearance ist somit eine Funktion von Q, f_p und Cl_{int}. Die Abhängigkeit von f_p läßt sich entsprechend Gleichung (2) durch eine Hyperbelfunktion beschreiben. Bei sehr geringen Konzentrationen des ungebundenen Pharmakons nähert sich die Clearance Null (Abb. 1).

Ob Albumin in der systemischen Zirkulation als Transport- oder Depotprotein fungiert, hängt letztlich von der Geschwindigkeit der Elimination des betreffenden Pharmakons ab. Verläuft die Metabolisierung in der Leber rasch, so werden ungebundenes und gebundenes Pharmakon gleich schnell extrahiert (Transportfunktion des Albumins).

Die metabolische Clearance der Mehrzahl der Pharmaka ist allerdings sehr viel kleiner als die Leberdurchblutung ($Q \gg f_P \cdot Cl_{int}$). Daher gilt:

$$Cl = f_P \cdot Cl_{int}$$

Die Clearance ist dann direkt proportional der Konzentration des ungebundenen Pharmakons (Depotfunktion des Albumins).

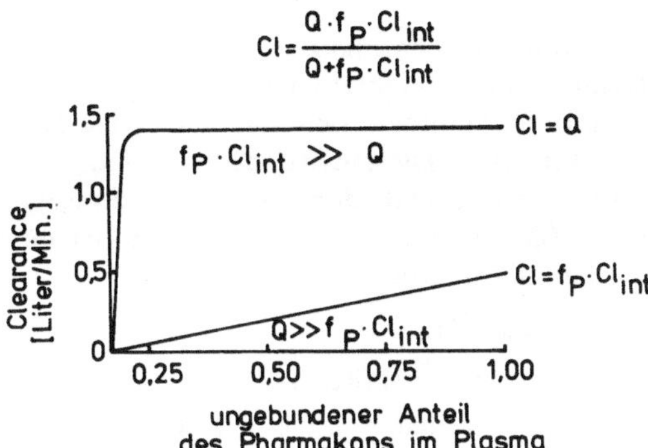

$$Cl = \frac{Q \cdot f_P \cdot Cl_{int}}{Q + f_P \cdot Cl_{int}}$$

Abb. 1 Die Clearance eines Pharmakons in der Leber (Cl) in Abhängigkeit vom ungebundenen Anteil des Pharmakons im Plasma (fp). Intrinsische Clearance des ungebundenen Pharmakons: Cl_{int}. (Nach Wilkinson und Shand, 1975).

2.1 Albumin als Transportprotein

Bei einem Pharmakon, welches total an Albumin gebunden wird, sind im Plasma 37 % der im Organismus befindlichen Menge enthalten. Davon gelangt mit dem Blut 1/3 pro Minute in die Leber. Ob eine schnelle Elimination möglich ist, hängt davon ab, ob die Freisetzung des Pharmakons aus der Albuminbindung, die Rückdiffusion aus dem Interstitium und die Geschwindigkeit der Metabolisierung in der Leber bzw. analog die Sekretionsgeschwindigkeit im Nierentubulus nicht limitierend sind.

Ist das der Fall, so beträgt die Eliminationshalbwertszeit etwa 6 Minuten (z.B. Indocyaningrün $t_{1/2}$ = 5,2 Minuten).

2.1.1 Dissoziationsgeschwindigkeit des Pharmakon-Albumin-Komplexes

Erfolgt die Elimination des ungebundenen Pharmakons schneller als seine Dissoziation aus dem Albuminkomplex, so wird die Konzentration des ungebundenen Pharmakons praktisch Null. Für die Elimination des Pharmakons ist dann die Geschwindigkeitskonstante der Dissoziation die maßgebende Größe. Die Halbwertszeiten der Dissoziation betragen für Bilirubin 7−23 s, für Oleat 17 s, für Palmitat 6 s, sowie für Salicylazosulfapyridin 340 ms, und für Warfarin 69 ms (Tab. 2).Während der Durchblutung eines Organes kann die Clearance einer Substanz erfolgen. Die Freisetzung der entsprechenden Menge aus der Albuminbindung erfordert in der Leber- und im Fettgewebe für Bilirubin Zeiten von 1 Sekunde und für Palmitat von 3 Sekunden (Peters, 1978). Diese Zeiten sind kürzer als die von Goresky (1963) mit 10 Sekunden angegebene Verweilzeit des Blutes in der Leber. Für die Aufnahme von Palmitat in das Fettgewebe könnte bei einer Passagezeit des Blutes von 1−10 Sekunden (Gillette, 1975) jedoch die Dissoziation der limitierende Schritt sein (Laßmann, 1981).

Für die Elimination im proximalen Nierentubulus (Verweilzeit des Blutes im Kapillarbett etwa 2,5 Sekunden (Kramer et al., 1960)) muß die Halbwertszeit der Dissoziation weniger als 500 Millisekunden betragen, um eine vollständige Sekretion zu ermöglichen. Wie die Tabelle 2 zeigt, erfolgt die Dissoziation bei den untersuchten Pharmakon-Albumin-Komplexen sehr viel schneller. Daher ist weder in der Leber noch im Nierentubulus die Elimination durch die Geschwindigkeit der Dissoziation limitiert.

Tabelle 2: Dissoziationshalbwertszeiten an Albumin gebundener Liganden.

	Temperatur °C	$\tau_{1/2}$ [s]	Literatur
Bilirubin	37	7−23	Peters (1978)
Palmitat	37	5,8	Svenson et al. (1974)
Salioylazosulfapyridin	37	0,34	Janssen (1977)
Warfarin	37	0,045	Maes et al. (1982)
	37	0,069	Rietbrock und Laßmann (1980)
Dansylsarkosin	37	0,014	Laßmann et al.

2.1.2 Geschwindigkeit der Rückdiffusion ins Blut

Nach intravenöser Applikation stellt sich innerhalb weniger Minuten durch Diffusion des Pharmakons ein Konzentrationsgleichgewicht zwischen Interstitium und Plasma ein (Knorre, 1981). Eine Störung dieses Gleichgewichtes wird durch Rückdiffusion ausgeglichen, da auch die mit maximaler Geschwindigkeit ablaufende Elimination mehrere Minuten erfordert. Die Diffusionsgeschwindigkeit ist proportional dem Permeabilitätskoeffizienten und der Konzentration des ungebundenen Pharmakons. Sie ist somit von der Albuminbindung abhängig. Trotz erschöpfender Extraktion in Leber oder Niere kann bereits eine Bindung von 90 % an Albumin zu einer Verlängerung der Eliminationshalbwertszeit um den Faktor 10 führen. Sind nur 1 % des Pharmakons im Interstitium ungebunden und 99 % gebunden, so erfolgt die Rückdiffusion 100 mal langsamer. Beträgt der freie Anteil im Interstitium $\ll$ 1 %, so wird das Pharmakon mit einer Halbwertszeit von 14 Stunden durch Albumin aus dem Interstitium in das Blut zurücktransportiert, da innerhalb von einer Stunde 5 % des Albumins ausgetauscht werden (Reeve, 1977).

2.2 Albumin als Depotprotein

Mit einer Depotwirkung des Albumins im Interstitium ist auch bei Pharmaka mit blutflußlimitierter Clearance in der Leber zu rechnen, sofern etwa 99 % gebunden sind, da die Rückdiffusion aus dem Interstitium sehr langsam erfolgt. Außerdem kann ein minimaler freier Anteil im Plasma bewirken, daß die Clearance nicht mehr flußlimitiert erfolgt ($Cl_{int} \cdot f_p < Q$). So beruht z. B. die Abnahme der Clearance von Bilirubin und Bromsulphthalein bei Erhöhung der Albuminkonzentration im Perfusat der isolierten Rattenleber auf einer Abnahme des ungebundenen Anteils (Barnhart und Clarenburg, 1973).

2.2.1 Proteinbindung und Pharmakonkonzentrationsgradient zwischen Blut und Leberzelle

Durch Metabolisierung in der Leber kann für die freie Konzentration ein zwischen Blut und Leberzelle gerichteter Konzentrationsgradient entstehen.

Für anionische Pharmaka ist die Permeation aufgrund ihrer elektrischen Ladung eingeschränkt. Sie können sich nur über freie Diffusion verteilen. Die Diffusionsgeschwindigkeit (v) ist proportional dem Konzentrationsgradienten (Δc) und umgekehrt proportional der Wurzel aus dem Molekulargewicht:

$$v = K \cdot \Delta c / \sqrt{M}.$$

(K: Proportionalitätsfaktor)

Anionische Pharmaka mit einem Molekulargewicht von etwa 300 diffundieren 15 mal schneller als Pharmaka, die an Albumin (Molekulargewicht: 70000) gebunden sind. Liegen weniger als 6 % ungebunden vor, so wird mehr Pharmakon durch Albumin transportiert als durch die Diffusion des freien Pharmakons zur Leberzelle gelangt. Da nach elektronenmikroskopischen Untersuchungen (Fawcett, 1955) die Poren der Sinusoide für Plasmaproteine permeabel sind, und Albumin somit direkt in die persisinsoidalen Disseschen Räume eintreten kann, gelangt der Pharmakon-Albumin-Komplex in direkten Kontakt mit der Leberzelle. Nach Baker und Bradley (1966) wird so die rasche Clearance des Bromsulphthaleins über das Albumin als Transportprotein vermittelt.

Durch Metabolisierung wird das Bindungsgleichgewicht zwischen Pharmakon, Albumin und Pharmakon-Albumin-Komplex gestört. Die Relaxationszeit für die Einstellung des neuen Gleichgewichtes folgt aus dem Massenwirkungsgesetz (Bernasconi, 1976). Danach ist

$$\frac{1}{\tau} = k_2 \frac{K'(c_{\overline{HSA}} + c_{\overline{D}})}{1 + K'(c_{\overline{HSA}} + c_{\overline{D}})} + k_{-2} \qquad (3)$$

(K': Affinitätskonstante des zunächst entstehenden Anlagerungskomplexes; k_2: Geschwindigkeitskonstante der Umlagerung; k_{-2}: Geschwindigkeitskonstante der Dissoziation)

Setzt man die mit Hilfe von Stopped Flow Messungen ermittelten Konstanten $k_2 = 156 \, s^{-1}$, $k_{-2} = 10 \, s^{-1}$ und $K' = 1 \cdot 10 \, s^{-1} \, M^{-1}$ (Rietbrock und Laßmann, 1980), in Gleichung (3) ein, so erhält man für den Warfarin-Albumin-Komplex eine Relaxationszeit von 7 Millisekunden bei einer Albuminkonzentration von $5 \cdot 10^{-4}$ M. Diese Albuminkonzentration entspricht in Näherung der Summe der Konzentrationen des nicht gebundenen Albumins und Pharmakons ($c_{\overline{HSA}} + c_{\overline{D}}$). Die Halbwertszeit der Einstellung des neuen Gleichgewichtes liegt bei 5 Millisekunden. Sie ist damit 10 mal kürzer als die Halbwertszeit der Dissoziation des Pharmakon-Albumin-Komplexes. Durch die schnelle Freisetzung aus der Proteinbindung kann die Konzentration des ungebundenen Pharmakons sofort nach dem Einströmen des Blutes in die Leber auf etwa der Konzentration konstant gehalten werden, die bei Austritt des Blutes aus der Leber vorliegt. Dies ist die Voraussetzung für die Anwendbarkeit des „well stirred model" für den Konzentrationsverlauf des Pharmakons in der Leber.

2.2.2 Elimination und pH-Gradient

Zwischen Blut und Leberzelle besteht ein pH-Gefälle. Bei Eintritt in die Leber sinkt der pH-Wert des Blutes um 0,1 Einheiten von 7,4 auf 7,3 ab (Lautt, 1976). Auf dem Weg vom Kapillarbett zu den Parenchymzellen verringert sich der pH-Wert um weitere 0,3–0,4 Einheiten auf 6,9 bis 7,0 (Pucacco und Carter, 1976 und 1978). Durch die unterschiedliche Affinität des Warfarins zur N- und B-Form des Albumins erniedrigt sich mit dem pH-Wert die Affinitätskonstante des Warfarin-Albumin-Komplexes, da eine teilweise Umlagerung in die N-Form erfolgt. Diese Umlagerung verläuft mit einer Halbwertszeit von 0,4 Sekunden (Laßmann und Rietbrock, 1982; Wilting und Ijzermann, 1981) und ist wesentlich langsamer als die Dissoziation des Warfarin-Albumin-Komplexes. Sie bestimmt die Geschwindigkeit der Freisetzung des Warfarins aus der B-Form des Komplexes, wenn der pH-Wert sinkt.

Mit Eintreten des Pharmakon-Albumin-Komplexes in die Disseschen Räume geht einerseits osmotische Energie verloren, andererseits wird der Komplex energiereicher und begünstigt die Freisetzung des Liganden, wenn sich die Affinitätskonstante mit dem pH-Abfall verringert. Dies ist im Falle des Warfarins und Diazepams gegeben (Abb. 2).

Im Gegensatz zu Warfarin und Diazepam ist beim Digitoxin-Albumin-Komplex mit Erniedrigung des pH mit einer Zunahme der Affinitätskonstanten zu rechnen. So sind bei pH 7 etwa 96 %, und bei pH 6,8 etwa 97 % des Digitoxins gebunden (Brock, 1975). Der pH-Effekt kann durch endogene Substanzen, die in der Leber in hoher Konzentration vorliegen, antagonisiert werden. Diese können z. B. die Umlagerung in die B-Form begünstigen. Mit der Abnahme der

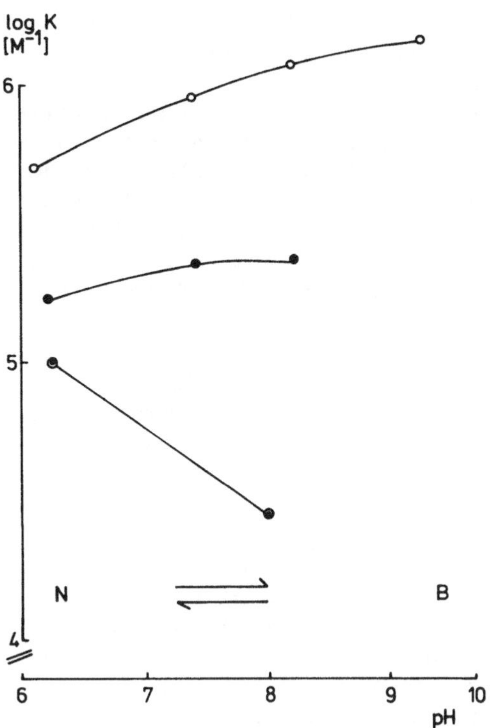

Abb. 2 pH Abhängigkeit der scheinbaren Affinitätskonstanten (K$_A$) für die Bindung von Albumin in der N- und B-Form mit:

Digitoxin ∘——∘ (Brock, 1982)
Diazepam ●——● (Wilting et al., 1980a)
Warfarin ∘——∘ (Wilting et al., 1980b)

scheinbaren Affinitätskonstanten kann der freie Digitoxinanteil bei Überführung des Komplexes in die B-Form (entsprechend pH 8,0) auf maximal 7 % ansteigen (Brock, 1975). Die Liganden sind vorwiegend organischer Natur, welche den durch Protonen ausgelösten Effekt antagonisieren und damit die Elimination des freien, nicht gebundenen Digitoxins in der Leber beschleunigen. Ein solcher Effekt könnte für die Abnahme der Albuminbindung des Digitoxins bei Leberzirrhotikern mitverantwortlich sein.

2.3 Pharmakokinetik und Albuminbindung von Pharmaka

In der Regel stellt sich am Albumin innerhalb von wenigen Millisekunden ein Gleichgewicht zwischen freiem und gebundenem Pharmakon ein. Maßgebend für die Art und Stärke der Bindung sind die Anzahl der verfügbaren Bindungsplätze (n), die Albuminkonzentration [HSA] und die Affinitätskonstante (K_A). Durch Abnahme der Albuminkonzentration oder durch Änderung der Affinitätskonstante kann sich z. B. das Produkt aus $n \cdot [HSA] \cdot K_A$ um die Hälfte erniedrigen. Dadurch verdoppelt sich der Anteil des freien Pharmakons im Serum. Die pharmakokinetischen Parameter weichen dann von der Norm ab und sind mit Hilfe von Faktoren zu korrigieren (Tab. 3).

Serum-Albuminbindung, pH-bedingte Konformationsänderungen an den Bindungsstellen, sowie Wechselwirkungen mit endogenen oder exogen zugeführten Verbindungen sind für die genannten Modellsubstanzen Warfarin und Digitoxin unterschiedlich zu bewerten.

Warfarin weist eine spezifische Affinität zu dem Apoenzym in der Leberzelle auf, dessen Coenzym Vitamin K ist. Die Leber ist gleichzeitig Ziel- und Ausscheidungsorgan. Mit Verdoppelung des freien Warfarinanteils im Plasma steigt die periphere Verteilung (V_D) nur unmerklich an. Die Clearance nimmt proportional zum freien Anteil zu, und die Gesamtmenge an Warfarin im Plasma sinkt rasch ab. Die totale Warfarinkonzentration im Serum pendelt sich auf ein um die Hälfte niedrigeres Niveau ein. Da ein erhöhter ungebundener Anteil (f_p) vorliegt, resultieren für die Konzentration des ungebundenen Pharmakons Normalwerte.

Digitoxin verteilt sich zu etwa 90 % in peripheren Geweben. Obwohl die Na-K-ATPase im Herzmuskel primär durch Digitoxin gehemmt wird, kann dieses ubiquitär vorkommende Pumpsystem in zahlreichen Organen und Geweben durch Herzglykoside gehemmt werden. Eine Verdoppelung des freien Digitoxinanteils im Plasma führt zu einer proportionalen Zunahme des fiktiven Verteilungsvolumens (V_D). Proportional zum freien Digitoxinanteil steigt aber gleichzeitig die Clearance an. Die Halbwertszeit nimmt nur geringfügig ab, da diese sich umgekehrt proportional zu f_p und proportional zu V_D verhält:

$$t_{1/2} = \ln 2 \cdot V_D / (f_p \cdot Cl_{int}).$$

Die Konzentration des Digitoxins im Gewebe ist größer als in der systemischen Zirkulation, wo die steady-state Konzentration im Ver-

Tabelle 3: Korrekturfaktoren für pharmakokinetische Parameter, wenn sich das Produkt der HSA-Konzentration [HSA] und der Affinitätskonstanten um 50 % verringert und der ungebundene Anteil des Pharmakons im Gewebe (f_G) konstant bleibt. Mit W = 30 Liter intrazelluläres Wasser im Falle des Warfarins, bzw. 40 Liter Interstitielles und intrazelluläres Wasser im Falle des Digitoxins; K = 43 Liter Gesamtkörperwasser; U = % ungebundenes Pharmakon im Körperwasser (s. Tab. 1); G = % im Gewebe bzw. unspezifisch gebundenes Pharmakon (s. Tab. 1) folgt:

$$f_G = \frac{U \cdot W/K}{U \cdot W/K + G} \ ;$$

f_G (Warfarin) = 0,28;

f_G (Digitoxin) = 0,055.

$$V_D = 3 + 5 + W \cdot f_p / f_G .$$

„Depotwirkung des HSA"

	Warfarin	Digitoxin
Verteilungsvolumen (V_D)	1,1	1,8
ungebundener Anteil im Plasma f_p	2	2
Clearance durch die Leber	2	2
biologische Halbwertzeit	0,55	0,91
Steady-State Konzentration	1/2	1/2

gleich zur Norm um die Hälfte abnimmt. Erst bei einem Absinken der Digitoxinkonzentration im Serum unter 10 ng/ml ist eventuell eine Dosiserhöhung in Erwägung zu ziehen. Da der Anteil des freien Digitoxins doppelt so hoch ist, entspricht dann die Konzentration des ungebundenen Digitoxins bereits Normalwerten.

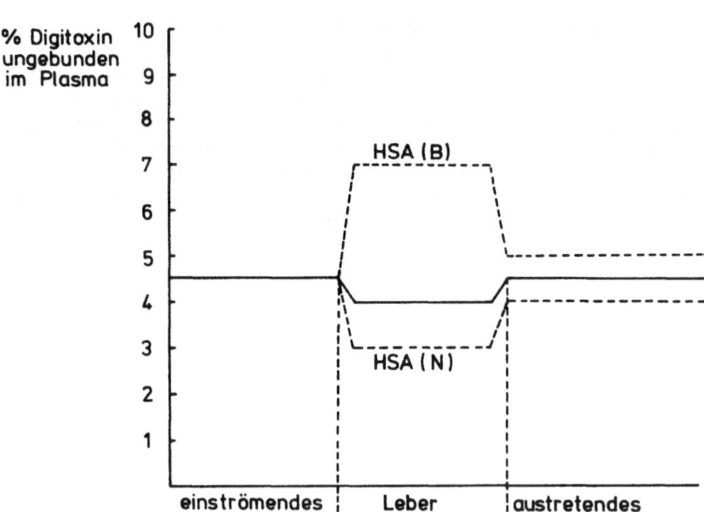

Abb. 3

Einfluß von Protonen und endogenen Verbindungen in der Leber auf das Gleichgewicht zweier Konformationen des Albumins HSA (N) $\rightleftharpoons$ HSA (B) und den prozentualen Anteil an ungebundenem Digitoxin (%) im Plasma

Zusammenfassung

Mit Hilfe von Stopped-Flow-Messungen lassen sich die Geschwindigkeiten der Assoziation und Dissoziation von Pharmaka und Albumin bestimmen. Dabei sind irreversible Bindungen an Albumin in der Regel nicht zu erwarten. Die Dissoziation des Pharmakon-Albumin-Komplexes erfolgt sehr viel schneller ($t_{1/2}$ = 10–500 Millisekunden) als die Verweilzeit des Blutes in einem Organ (1–10 Sekunden). Durch Diffusion des ungebundenen Pharmakons in der Leber wird die Clearance nicht limitiert, da auch der Pharmakon-Albumin-Komplex durch die Poren der Sinusoide direkt zur Leberzelle gelangt. Ob freies und gebundenes Pharmakon während einer Leberpassage metabolisiert werden (Albumin als Transportprotein), ist abhängig von der Höhe der intrinsischen Clearance (Cl_{int}). Das Produkt aus ungebundenem Anteil des Pharmakons im Plasma (f_p) und Cl_{int} muß größer sein als die Leberdurchblutung (Q). Ist andererseits die metabolische Clearance sehr viel kleiner als die Leberdurchblutung, so verhält sich die Clearance proportional zum ungebundenen Anteil des Pharmakons im Plasma ($Cl = f_p \cdot Cl_{int}$). Albumin fungiert dann als Depotprotein. Der ungebundene Anteil des Pharmakons ist abhängig von der Albuminkonzentration, vom pH-Wert und von Wechselwirkungen am Albumin.

Literatur

Baker, K. J., Bradley, S. E.: Binding of sulfobromophthalein (BSP) sodium by plasma albumin. Its role in hepatic BSP extraction. J. clin. Invest. **45**: 281–287, 1966.

Barnhart, J. L., Clarenburg, R.: Factors determining clearance of bilirubin in perfused rat liver. American J. Physiol. **225**: 497–507, 1973.

Bennhold, H.: Ist das Blutplasma ein strömendes Eiweißdepot oder ein Transportorgan? Dtsch. med. Wschr. **72**: 401–404, 1947.

Bernasconi, C. F.: Relaxation kinetics. Academic Press, New York, 1976.

Blaschke, T., F.: Protein binding and kinetics of drugs in liver disease. Clin. Pharmacokinetics **2**: 32–44, 1977.

Brock, A.: Binding of digitoxin to human serum proteins: Influence of pH on the binding of digitoxin to human albumin. Acta Pharmacol. Toxicol. **36**: 13–24, 1975.

Fawcett, D., W.: Observations on the cytology and electron microscopy of hepatics cells. J. nat. Cancer Inst. **15**: 1475, 1955.

Gillette, J. R.: Other aspects of pharmacokinetics. In: J. R. Gillette, and J. R. Mitchel, eds. Concepts in biochemical pharmacology. Vol. 28/III, Springer Verlag, Berlin/Heidelberg/New York, 35–85, 1975.

Goresky, C., A.: A linear method for determining liver sinusoidal and extravascular volumes. Am. J. Physiol. **204**: 626–640, 1963.

Jansen, J. A.: Kinetics of the binding of salicylazosulfapyridine to human serum albumin. Acta. pharmacol. et toxicol. **41**: 401–406, 1977.

Jusko, W.J., Gretch, M.: Plasma and tissue binding of drugs in pharmacokinetics. Drug Metab. Rev. **5**: 43–140, 1976.

Knorre, W. A.: Pharmakokinetik, Vieweg Verlag, Braunschweig/Wiesbaden, 1981.

Kramer, K., Thurau, K., Deetjen, P.: Haemodynamik des Nierenmarks. I. Mitteilung. Kappillare Passagezeit, Blutvolumen, Durchblutung, Gewebshaematokrit und O_2-Verbrauch des Nierenmarks in Situ. Pflugers Arch ges. Physiol. **270**: 251–269, 1960.

Laßmann, A.: Stopped-flow investigations on the kinetics of drug binding to human serum albumin. In: N. Rietbrock, B. G. Woodcock, and A. Laßmann. Methods in Clinical Pharmacology, Vol. II. Vieweg, Braunschweig, pp. 17–29, 1981.

Laßmann, A., Rietbrock, N.: Stopped-flow studies on drug-protein binding. Analog-computer analysis of the pH-dependent binding kinetics of warfarin and human serum albumin. Naunyn-Schmiedeberg's Arch. Pharmacol. **320**: 189–195, 1982.

Lautt, W., W.: Method for measuring hepatic uptake of oxygen or other blood-borne substances in situ. J. appl. Physiol. **40**: 269–274, 1976.

Maes, V., Engelborghs, Y., Hoebeke, J., Maras, Y., Vercruysse, A.: Fluorimetric analysis of the binding of warfarin to human serum albumin. Equilibrium and kinetic study. Mol. Pharmacol. **21**: 100–107, 1982.

Peters, T., Jr., Reed, R. G.: Serum albumin as a transport protein. In: G. Blauer, and H. Sund, eds. Transport by Proteins, Walter de Gruyter, Berlin/New York, 57–78, 1978.

Pucacco, L., R., Carter, N. W.: A glas-membrane pH microelectrode. Analyt. Biochem. **73**: 501–512, 1976.

Pucacco, L., R., Carter, N. W.: A submicrometer glas-membrane pH microelectrode. Analyt. Biochem. **89**: 151–161, 1978.

Reeve, E. B.: Interestitial Albumin. In: V. M. Rosenoer, M. Oratz und M. A. Rotschild, eds. Albumin structure, function and uses. pp. 283–303, Pergamon press, Oxford/New York/Toronto/Paris/Sydney/Frankfurt, 1977.

Rietbrock, N., Laßmann, A.: Stopped-Flow studies on drug-protein binding. 1. Kinetics of warfarin binding to human serum albumin. Naunyn-Schmiedeberg's Arch. Pharmacol. **313**: 269–274, 1980.

Rosenthal, S. M., White, E. C.: Studies in hepatic function. VI. A. The pharmacological behavior of certain phthalein dyes. J. Pharmacol. exp. Ther. **24**: 265, 1924.

Svenson, A., Holmer, E., Andersson, L. O.: A new method for the measurement of dissociation rates for complexes between small ligands and proteins as applied to the palmitate and bilirubin complexes with serum albumin. Biochim. Biophys. Acta **342**: 54–59, 1974.

Tillement, J.-P.: The relationship between plasma — protein binding distribution and pharmacokinetics of drugs. In: J.-P. Tillement, ed. Advances in pharmacology and therapeutics, Vol. 7 pp. 103–111, Pergamon press, Oxford, 1978.

Wilkinson, G. R., Shand, D. G.: A physiological approach to hepatic drug clearance. Clin. Pharmacol. Therap. **18**: 377–390, 1975.

Wilting, J., Hart, B., J., de Gier, J. J.: The role of albumin conformation in the binding of diazepam to humsan serum albumin. Biochim. Biophys. Acta **626**: 291–298, 1980a.

Wilting, J., van der Giesen, W., F., Janssen, L., H. M., Weidemann, M. M., Otagiri, M., Perrin, J. H.: The effect of albumin conformation on the binding of warfarin to human serum albumin. J. Biol. Chem. **255**: 3032–3037, 1980b.

Wilting, J., Ijzerman, A. P.: The role of the neutral to base transition in the kinetics on the binding of warfarin to human serum albumin. Naunyn Schmiedeberg's Arch. Pharmacol. **316**: R2, 1981.

Proteinbindung von Digitoxin

F. Keller, H. F. Vöhringer

Die Eiweißbindung von Digitoxin im Plasma ist ausgesprochen hoch und beträgt etwa 97 % (Storstein 1977). Das Bindungsprotein für Digitoxin ist wie für die meisten schwach sauren Medikamente das Plasmaalbumin (Storstein 1977).

Digitoxin wird wegen seiner nierenunabhängigen Elimination vor allem für Patienten mit eingeschränkter Nierenfunktion zur Digitalisierung empfohlen (Rietbrock 1980). Doch gerade bei Niereninsuffizienz treten die Zustände auf, bei denen es zu Veränderungen der Eiweißbindung kommen kann: Hypoalbuminämie, Urämie und Arzneimittelinteraktionen.

Bei einer Patientin, die in unserer Klinik mit Plasmaaustausch behandelt wurde, trat eine Hypoalbuminämie von 25 g/l auf. Diese Patientin erhielt eine Erhaltungsdosis von 0,07 mg Digitoxin täglich. Als wir in unserer Abteilung die Konsequenzen der Hypoalbuminämie für die Dosierung von Digitoxin besprachen, gab es drei Positionen: 1. die Dosis muß erhöht werden, 2. die Dosis muß verringert werden und 3. die Dosis soll unverändert bleiben. Jede dieser Positionen erhielt genau 4 von 12 Stimmen. Zunächst wurde die Digitoxin Plasmakonzentration bestimmt. Diese ergab einen relativ niedrigen Spiegel von 10 ng/ml und die Dosis wurde erhöht. Der Digitoxin-Spiegel stieg auf 19 ng/ml an. Doch die Patientin bekam einen AV-Block II°, Typ Wenckebach, also eine typische Digitalisintoxikation.

Im folgenden soll anhand theoretischer Überlegungen untersucht und begründet werden, daß bei einer Verminderung der Eiweißbindung die Dosis weder erhöht noch verringert werden muß, sondern unverändert bleiben kann.

Ich möchte einige grundlegende Aussagen zur Eiweißbindung anhand von 16 Gleichungen entwickeln und am Beispiel von Digitoxin illustrieren. Untersucht werden sollen nur die pharmakokinetischen Effekte, die aus einer veränderten Eiweißbindung resultieren. Davon zu unterscheiden sind die Effekte, die aus einer verminderten Ausscheidung oder einer verminderten Gewebebindung resultieren.

1 Der Freie Plasmaanteil

Die Konzentration eines Medikamentes im Plasma, so wie sie normalerweise gemessen wird, setzt sich aus dem freien (Cf) und dem gebundenen (Cb) Anteil zusammen.

$$C = Cf + Cb$$

Hieraus wird der freie Plasmaanteil eines Medikamentes (fp) definiert (Abb. 1).

$$fp = \frac{Cf}{C}$$

Die Bindung eines Medikamentes an Albumin kann nach dem Massenwirkungsgesetz beschrieben werden.

$$Cf + n\ Calb_f \Longleftrightarrow Cb$$

Dabei ist die Konzentration des gebundenen Pharmakons (Cb) gleich den besetzten Bindungsstellen des Albumins ($Calb_b$).

$$Cb = n\ Calb_b$$

Unter der Voraussetzung, daß keine Sättigung der Plasmaeiweißbindung vorliegt, ($n\ Calb \gg C_b$), läßt sich der freie Plasmaanteil (fp) als Funktion der Plasmaalbumin Konzentration ($Calb$), der Assoziationskonstanten (Ka), der Anzahl der Bindungsstellen auf jedem Albumin Molekül (n) und als Funktion des Molekulargewichts von

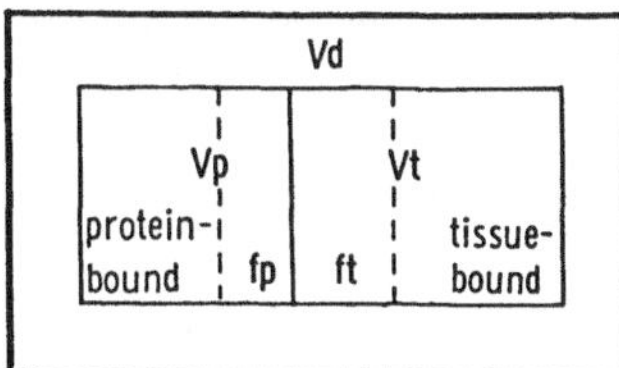

Abb. 1 Das Verteilungsvolumen (VD) ist abhängig von 2 physiologischen Konstanten, dem Plasmavolumen (Vp = 2,5 l, oder 4 % des Körpergewichtes) und dem Gesamtkörperwasser (Vt = 40 l, oder 60 % des Körpergewichtes). Außerdem ist das Verteilungsvolumen eine Funktion des freien Plasmaanteils (fp) und des freien Anteils (ft) eines Medikamentes im Gewebe (Wilkinson 1975).

Albumin (MW = 69000 g/Mol) gemäß der Definition der Affinitätskonstante beschreiben.

$$fp = \frac{1}{1 + Calb \dfrac{n\,Ka}{MW}}$$

Der freie Plasmaanteil nimmt zu, wenn die Affinitätskonstante geringer wird. Eine geringere Affinität ist die Ursache der verminderten Albuminbindung bei Urämie (Kinniburgh 1981). Andererseits läßt sich aufgrund dieser Gleichung vorhersagen, daß eine Verminderung der Albuminkonzentration bei nephrotischem Syndrom eine Zunahme des freien Plasmaanteils zur Folge haben muß.

2 Das Verteilungsvolumen

Eine verminderte Eiweißbindung führt zu einer Zunahme des freien Plasmaanteils und damit zu einer Zunahme des virtuellen Verteilungsvolumens (Wilkinson 1975, Gibaldi 1978).

$$Vd = Vp + Vt\,\frac{fp}{ft}$$

In dieser Gleichung ist das Verteilungsvolumen als Funktion zweier physiologischer Konstanten dargestellt, die bestimmten Körperkompartimenten entsprechen. Das Plasmavolumen (Vp) beträgt etwa 2,5 l oder 4 % des Körpergewichts. Das Gesamtkörperwasser (Vt) beträgt etwa 40 l oder 60 % des Körpergewichts. Zusätzlich hängt das Verteilungsvolumen von dem freien Anteil des Medikamentes im Plasma (fp) und dem freien Anteil im Gewebe (ft) ab. Aus dieser Gleichung geht hervor, daß eine Zunahme des freien Plasmaanteils nur dann zu einer Zunahme des Verteilungsvolumens führt, wenn der freie Gewebeanteil nicht ebenfalls zunimmt.

3 Die Halbwertzeit

Es ist eine generell akzeptierte Hypothese, daß nur der nicht eiweißgebundene und freie Anteil eines Medikamentes im Plasma eliminiert werden kann. Wenn der freie Plasmaanteil zunimmt, muß deshalb die Eliminations-Halbwertzeit ($T_{1/2}$) sich in Abhängigkeit von dem Verteilungsvolumen (Vd) verändern.

$$\frac{T_{1/2}{}^{*}}{T_{1/2}} = \frac{fp}{fp^{*}}\,\frac{Vd^{*}}{Vd}$$

Die Elimination nimmt aber nur dann zu, wenn der Effekt einer verminderten Plasmaeiweißbindung nicht durch eine Zunahme des Verteilungsvolumens egalisiert wird. Die Ausscheidung nimmt soweit zu, wie es die zusätzliche Elimination der aus der Eiweißbindung freigesetzen Menge erfordert. Diese Gleichung läßt sich aus dem Konzept der freien Plasma-Clearance herleiten (Levy 1976). Es läßt sich aber auch zeigen, daß diese Gleichung bei einer Multi-Kompartment-Kinetik für die Nachverteilungsphase gilt.

4 Die Plasmakonzentration

Der einzige pharmokokinetische Parameter, der direkt gemessen werden kann, ist die Plasma-Konzentration. Die Plasmakonzentration, die üblicherweise in der Klinik bestimmt wird, ist die minimale Gleichgewichts-Konzentration nach wiederholter Dosierung jeweils vor erneuter Dosisapplikation. Die minimale Gleichgewichts-Konzentration (C_{min}) ist eine Funktion der Bioverfügbarkeit (F), der Dosis (D), des Verteilungsvolumens (Vd), der Eliminations-Halbwertszeit ($T_{1/2}$) und des Dosierungsintervalls (Tau).

$$C_{min} = \frac{F\,D/Vd}{\exp\left(\dfrac{\ln 2}{T_{1/2}}\,Tau\right) - 1}$$

Eine Abnahme der Plasmaeiweißbindung führt zu einer Zunahme des freien Plasmaanteils. Dies hat eine Zunahme des Verteilungsvolumens und eine Verkürzung der Eliminations-Halbwertszeit zur Folge. Daraus muß eine Abnahme der Plasmakonzentration resultieren.

5 Dosierungsrichtlinien

Es erhebt sich natürlich die Frage, ob bei verminderter Eiweißbindung die geringeren Plasmakonzentrationen eines Medikamentes eine Erhöhung der Dosis notwendig machen. Ziel der Dosierung soll es sein, auch bei verminderter Plasmaeiweißbindung denselben therapeutischen Effekt zu garantieren. Der Zusammenhang zwischen Dosis und Wirkung oder zwischen Pharmakokinetik und Pharmakodynamik ist komplexer Natur. Soviel läßt sich jedoch sagen, daß die Wirkung nicht abhängt von der plasmaeiweißgebundenen Menge eines Medikamentes. Die Wirkung eines Medikamentes hängt ab: entweder von der freien Menge im Plasma, oder von der freien Menge im Gewebe, beispielsweise im Fall der Antibiotika. Oder — und das gilt vor allem für Digitalisglykoside — die Wirkung hängt ab von der im Gewebe und an den spezifischen Rezeptoren des Erfolgsorgans gebundenen Menge (Holford 1981). Schon Paracelsus (1494—1541) sagte: „Corpora non agunt nisi fixata."

Es läßt sich zeigen, daß die freie Menge im Plasma, sobald ein Gleichgewichtszustand sich eingestellt hat, unbeeinflußt von allen Veränderungen der Eiweißbindung bleibt. Im Gleichgewichtszustand ist die als Dosis (D) im jeweiligen Dosisintervall (Tau) zugeführte Menge gleich der in Abhängigkeit vor der Ausscheidungsrate ($k = 1n2/T_{1/2}$) aus dem Körper eliminierten Menge. Die Menge im Körper entspricht dem Produkt aus Konzentration (C) und Verteilungsvolumen (Vd).

$$\frac{D}{Tau} = k\ C\ Vd$$

Tatsächlich ist die Ausscheidung jedoch abhängig von dem freien Plasmaanteil (fp), der freien Eliminationskonstanten (kf) und dem freien Verteilungsvolumen (Vf).

$$\frac{D}{Tau} = kf\ Cf\ Vf = fp\ C\ kf\ Vf$$

Die freie Eliminationsrate (kf = const.) und das freie Verteilungsvolumen (Vf = const.) sind unabhängig von der Eiweißbindung. Die Dosierung bleibt unverändert.

$$\frac{D^*}{Tau^*} = \frac{D}{Tau}$$

Unter diesen Voraussetzungen bleibt auch die freie Plasmakonzentration konstant, selbst wenn sich die Plasmaeiweißbindung erheblich verändert.

$$fp^*\ C^* = fp\ C$$

Der freie Plasmaanteil wird größer, also nur in Relation und auf Kosten der Gesamt-Plasmakonzentration. Aus dieser fundamentalen Beziehung lassen sich einige wichtige Aussagen herleiten. Die freie Menge im Plasma ist unter Gleichgewichtsbedingungen konstant (Greenblatt 1982).

$$fp\ C\ Vp = const.$$

Ebenso läßt sich zeigen, daß die freie Menge im Gewebe (Tf) unter Gleichgewichtsbedingungen konstant bleibt.

$$Tf = fp\ C\ Vt = const.$$

Analog gilt, daß die im Gewebe gebundene Menge (Tb) konstant bleibt, so lange das Verhältnis zwischen freier und gebundener Gewebekonzentration unverändert bleibt (ft* = ft).

$$Tb = fp\ C\ Vt\ \left(\frac{1}{ft} - 1\right) = const.$$

Daraus folgt, daß bei einer verminderten Plasmaeiweißbindung die Dosis nicht verändert zu werden braucht. Daß viele Medikamente bei Niereninsuffizienz eine veränderte Wirksamkeit zeigen, ist zunächst Folge einer verminderten Ausscheidung oder einer veränderten Gewebebindung. Veränderungen der Pharmakodynamik haben meist pharmakokinetische Gründe, wie auch das Beispiel der Digoxin-Chinidin-Interaktion zeigt. Die Dosis muß natürlich der Nierenfunktion jeweils angepaßt werden, wenn wie beim Digoxin die Ausscheidung und die Gewebebindung sich verändern. Aber eine veränderte Eiweißbindung allein ist kein Anlaß die Dosierung zu modifizieren. Bei verminderter Eiweißbindung wird derselbe therapeutische Effekt erzielt, obgleich die gemessenen Plasmakonzentrationen erheblich geringer als nomal sein können.

6 Hypoalbuminämie

Diese theoretisch hergeleiteten Aussagen sind in guter Übereinstimmung mit den empirischen Befunden bei Patienten mit schwerem Nephrotischen Syndrom, die Digitoxin erhielten und bei denen eine Abnahme der Albuminkonzentration von normal 40 auf 25 g/l zu beobachten war (Storstein 1977). Rechnerisch müssen der freie Plasmaanteil von normal 3 auf 5,3 % und das Verteilungsvolumen von normal 43 auf 73 l zunehmen während die Halbwertzeit von normal 7,6 auf 6,4 Tage und die Plasmakonzentration von 17 auf 9,5 ng/ml abnehmen müssen. Beobachtet wurde, daß gegenüber einem Vergleichskollektiv der freie Plasmaanteil von 2,7 auf 3,8 % und das Verteilungsvolumen von 40 auf 65 l zunahmen, während die Halbwertzeit von 7,2 auf 5 Tage abnahm und die Plasmakonzentration 62 % niederiger lag (Storstein 1977). Diese Übereinstimmung stützt die Überlegung, daß sich bei Hypoalbuminämie die Gewebebindung nicht ändert.

7 Urämie

Es ist noch umstritten, ob die Eiweißbindung von Digitoxin bei Urämie abnimmt (Kramer 1974, Storstein 1977, Peters 1977). Wahrscheinlich tut sie das, da die Albuminbindung von Medikamenten generell bei Urämie abnimmt und zwar aufgrund einer konkurrierenden Verdrängung durch Urämietoxine (Bowmer 1982). Auch weisen die bei Urämie etwas kürzere Halbwertszeit von Digitoxin und seine höhere Metabolisierungsrate auf eine verminderte Plasmaeiweißbindung hin (Peters 1977).

Das Verteilungsvolumen von Digitoxin nimmt jedoch bei Urämie ebenfalls ab und zwar von normal 43 auf 33 l (Perrier 1977). Dies zeigt, daß die Gewebebindung von Digitoxin bei Urämie geringer wird. Somit wird in der Bilanz der Effekt einer verminderten Eiweißbindung durch die verminderte Gewebebindung nivelliert und bei gleicher Dosierung werden normale Plasmaspiegel zu erwarten sein. Bei gleichen Plasmaspiegeln aber höherem freien Plasmaanteil ist bei Urämie aber die freie Plasmakonzentration erhöht. Die gewebegebundene Menge (Tb) ist jedoch nicht wesentlich verändert, da der freie Anteil im Gewebe (ft) zunimmt, was sich in dem kleineren Verteilungsvolumen bei Urämie widerspiegelt. Wenn die Digitoxin-Wirkung am Rezeptor mit der gewebegebundenen Menge besser korreliert als mit der freien Menge im Plasma, dann wären auch bei Urämie die üblichen Grenzen des Plasma Digitoxin Spiegels von 7,5 bis 30 ng/ml als therapeutisch anzusehen und eine Dosisänderung von Digitoxin bei Urämie nicht erforderlich. Dies entspricht auch aller klinischen Erfahrung.

8 Hämodialyse

Schließlich kennt man noch die Verminderung der Eiweißbindung aufgrund der Arzneimittelinteraktion mit Heparin. Heparin führt einmal über eine vermehrte Freisetzung der freien Fettsäuren zum anderen aber auch schon per se zu einer Verminderung der Eiweißbindung zahlreicher Medikamente (Naranjo 1982). Diese Arzneimittelinteraktion spielt vor allem an Hämodialyse eine Rolle, wo aufgrund der Heparinisierung auch die Eiweißbindung von Digitoxin abnimmt (Kramer 1974, Storstein 1977). Es besteht Einhelligkeit darüber, daß sich an Hämodialyse innerhalb von 10 Minuten der freie

Anteil von Digitoxin im Plasma praktisch verdoppelt. Daraus wurde eine erhöhte Gefahr einer Digitalisintoxikation an Hämodialyse postuliert (Kramer 1974, Van der Vijgh 1978). Die Wirkung einer Digitalisintoxikation ist jedoch nicht mit der Plasmakonzentration sondern mit der Menge am Rezeptor, also der Gewebekonzentration korreliert. Andernfalls müßten jedesmal in den ersten 4 Stunden nach Dosisapplikation während der Verteilungsphase die Symptome einer Digitalisintoxikation auftreten.

Selbst wenn die Ausscheidung konstant bliebe, würde die Zunahme der Menge im Gewebe (T*−T) nur der im Plasma freigesetzten Menge entsprechen.

$$T^* - T = C\,Vp\left(1 - \frac{fp}{fp^*}\right)$$

Bei einer Plasmakonzentration von 15 ng/ml würde die Menge im Gewebe rechnerisch nur um 3 % von 608 µg auf 626 µg ansteigen.

Theoretisch bleibt jedoch die Menge im Gewebe konstant, da die Ausscheidung zunimmt. Theoretisch dürfte es also nicht zu einer Digitalisintoxikation an Hämodialyse trotz Heparinisierung kommen. Diese Schlußfolgerung steht im Gegensatz zu früheren Spekulationen. Eine klinische Untersuchung zu dieser Frage wird derzeit von uns durchgeführt.

Zusammenfassung

Digitoxin ist zu 97 % im Plasma an Eiweiß gebunden. Das Bindungsprotein ist das Albumin. Wegen seiner nierenunabhängigen Elimination wird Digitoxin vor allem bei Niereninsuffizienz eingesetzt. Bei Niereninsuffizienz kann es aber zu erheblichen Veränderungen der Plasmaeiweißbindung kommen und zwar durch Hypoalbuminämie, Urämie und die Interaktion mit Heparin. Eine Verminderung der Plasmaeiweißbindung führt zu einer Zunahme des Verteilungsvolumens und zu einer Verkürzung der Eliminationshalbwertzeit. Beide Effekte haben zur Folge, daß bei wiederholter Dosierung im Gleichgewichtszustand die Plasmakonzentration abnimmt. Es läßt sich theoretisch zeigen, daß die freie Menge im Plasma und im Gewebe sowie die gewebegebundene Menge unter Gleichgewichtsbedingungen konstant bleiben. Eine Dosisänderung ist deshalb bei verminderter Eiweißbindung nicht erforderlich, obgleich der therapeutische Bereich der Plasmakonzentration niedriger angegeben werden muß.

Literatur

Bowmer, C. J., Lindup, W. E.: Decreased Drug Binding in Uremia: Effect of Indoxyl Sulfate and Other Endogenous Substances on the Binding of Drugs and Dyes to Human Albumin. Biochem Pharmacol 31: 319−323 (1982).

Gibaldi, M., McNamara, P. J.: Apparent Volumes of Distribution and Drug Binding to Plasma Proteins and Tissues. Europ J Clin Pharmacol 13: 373−378 (1978).

Greenblatt, D. J., Sellers, E. M., Koch-Weser, J.: Importance of Protein Binding for the Interpretation of Serum or Plasma Drug Concentrations. J Clin Pharmacol 22: 259−263 (1982).

Holford, N. H. G., Sheiner, L. B.: Understanding the Dose-Effect Relationship: Clinical Application of Pharmacokinetic-Pharmacodynamic Models. Clin Pharmocokin 6: 429−453 (1981).

Kramer, P., Koethe, E., Saul, J., Scheler, F.: Uremic and Normal Plasma Protein Binding of Various Cardiac glydosides under ,in vivo' Conditions. Europ J Clin Invest 4: 53−58 (1974).

Levy, G.: Effect of Plasma Protein Binding of Drugs on Duration and Intensity of Pharmacological Activity. J Pharm Sci 65: 1264−1265 (1976).

Naranjo, C. A., Knouw, V., Sellers, E. M.: Nonfatty Acid-Modulated Variations in Drug Binding Due to Heparin. Clin Pharmacol Therap 31: 746−752 (1982).

Perrier, D., Mayersohn, M., Mercus, F.: Clinical Pharmacokinetics of Digitoxin. Clin Pharmacokin 2: 292−311 (1977).

Peters, U., Grabensee, B., Hausamen, T.-U., Fritsch, W. P., Grosse-Brockhoff, F.: Pharmakokinetik von Digitoxin bei chronischer Niereninsuffizienz. Deutsch Med Wochenschr 102: 109−115 (1977).

Rietbrock, N., Alken, R. G.: Die Therapie der Herzinsuffizienz mit Digitalis. Deutsch Med Wochenschr 105: 1622−1628 (1980).

Storstein, L.: Protein Binding of Cardiac Glycosides in Disease States. Clin Pharmacokinet 2: 220−233 (1977).

Van der Vijgh, W. J. F., Oe Pl: Pharmacokinetic Aspects of Digoxin in Patients with Terminal Renal Failure. IV Clinical Implications of Own Observations with a Recent Review ob Literature. Int J Clin Pharmacol 16: 560−564 (1978).

Wilkinson, G. R., Shand, D. G.: A Physiological Approach to Hepatic Drug Clearance. Clin Pharmacol Therap 18: 377−390 (1975).

Galenische Optimierung von Herzglykosidtabletten und deren in vitro Kontrolle

B. Asmussen

Arzneitabletten bestehen aus Arzneisubstanzen und pharmazeutischen Hilfsstoffen. Dies gilt ausnahmslos auch für Herzglykosidtabletten. Die an Tabletten allgemein zu stellenden Qualitätsanforderungen können in zwei Gruppen unterschiedlicher Gewichtung zusammengefaßt werden. Primäre galenische Qualitätsmerkmale zielen unmittelbar auf das Sicherstellen des therapeutischen Effektes

— exakte Dosierung;
— chemische und physikalische Stabilität des Wirkstoffs;
— optimale Bioverfügbarkeit.

Sekundäre Qualitätsmerkmale sind für die arzneiliche Wirkung nicht essentiell, sie haben unterstützende Funktion für die pharmazeutische Qualität

— richtige Tablettengröße;
— ausreichende Festigkeit des Tablettenkörpers;
— Teilbarkeit einer Tablette;
— gutes Aussehen;
— Kennzeichnung durch Farbe und Prägung;
— neutraler Geschmack/Aromatisierung usw.

Das Optimieren der Qualitätsmerkmale einer Arzneitablette ist nur durch Verwenden geeigneter Tablettenhilfsstoffe möglich. Von erheblicher Bedeutung ist außerdem ein sachgerechtes Verarbeitungsverfahren.

Daß ohne den Einsatz von Tablettenhilfsstoffen keine Arzneisubstanz zu brauchbaren Tabletten verarbeitet werden kann, resultiert aus zwei Problemfeldern. Zum einen erfordern die preßtechnischen Vorgänge in der Tablettenmaschine Substanzbeigaben, die das Verdichten einer pulverförmigen Preßmasse zur Tablette und das Herausdrücken aus der Preßform überhaupt erst ermöglichen.

Zum anderen kann die Arzneisubstanz selbst Hilfsstoffe erforderlich machen, weil sie

— so niedrig dosiert wird, daß ihre Masse für eine mit den Fingern gut faßbare Tablette nicht ausreicht,

— im verpreßten Zustand keinen ausreichend festen Tablettenkörper liefert,
— im Falle schlechter gastrointestinaler Löslichkeit nur durch Hilfsstoffe eine optimale Resorbierbarkeit erlangt,
— aus pharmakokinetischen Gründen nur retardiert zur Resorption kommen soll

usw.

Die erforderlichen Tablettenhilfsstoffe kommen aus unterschiedlichsten Substanzklassen. Tabelle 1 dokumentiert dies an Hilfsstoffgruppen, die für den Fertigungsprozeß, die Struktur und die physikalischen Eigenschaften von Tabletten verantwortlich sind [1]. Sie decken Grundbedürfnisse der Tablettentechnologie ab und sind deshalb in allen Tabletten vorhanden, die für perorale Applikation vorgesehen sind.

Bei der Rezepturentwicklung für Herzglykosidtabletten — die Betrachtungen sollen auf Digoxin, Digoxinderivate und Digitoxin beschränkt bleiben — müssen zwei charakteristische Eigenschaften dieser Wirkstoffe berücksichtigt werden:

— sehr geringe Wirkstoffdosis;
— eingeschränkte Resorption im GI-Trakt (Ausnahme: Digitoxin).

1 Probleme niedriger Dosierung

Die geringe Wirkstoffdosis von weniger als 0,5 mg pro Tablette bedingt, daß Herzglykosidtabletten bei etwa 100 mg Gesamtgewicht zu mehr als 99 % ihrer Masse aus Tablettenhilfsstoffen aufgebaut werden müssen. Dies hat zum Vorteil, daß zum Optimieren der Tabletteneigenschaften prozentual ein wesentlich größerer Hilfsstoffanteil zur Verfügung steht als beispielsweise bei einer ASS-Tablette mit 500 mg Wirkstoff. In dieser sind bei einem zu erwartenden Gesamtgewicht von etwa 600 mg nur weniger als 20 % der Tablettenmasse für Hilfsstoffe reserviert. Ein stärkerer Hilfsstoffeinsatz,

Tabelle 1: Gebräuchliche Tablettenhilfsstoffe

Hilfsstoffgruppe	Funktion	Substanzbeispiele
Füllstoffe	Aufbau der Grundmasse des Tablettenkörpers	Milchzucker Stärke Cellulose Calciumhydrogenphosphat
Bindemittel	Festigkeit des Tablettenkörpers	Gelatine Celluloseäther Polyvinylpyrrolidon Gummi arabicum
Fließregulierungsmittel	Sicherstellen konstanter Tablettengewichte	Stärke Kolloidale Kieselsäure Talkum
Schmiermittel	Regulierung von Reibungswiderständen beim Komprimieren von Tabletten	Stearinsäure Magnesiumstearat Polyäthylenglykol Synth. Glyceride
Hydrophilisierungs- und Sprengmittel	Beschleunigung des Tablettenzerfalls bei Zutritt von Wasser/GI-Flüssigkeit	Kolloidale Kieselsäure Stärke Synth. Stärkederivate quervernetztes Polyvinylpyrrolidon

wäre er erforderlich, muß unterbleiben, weil die Tabletten dadurch zu groß würden.

Die geringe Wirkstoffmenge der Glykosidtabletten birgt auch Nachteile. Sie behindert die Maßhaltigkeit der Glykosiddosis in den Tabletten [2, 3]. Ohnehin gilt aus statistischen Gründen und fertigungsbedingten Einflüssen, daß die Wirkstoffdosis einer Tablette niemals exakt von Tablette zu Tablette gleich groß sein kann. Diese unvermeidbare Abweichung der Ist- von der Soll-Dosis, die durch die dreifache relative Standardabweichung beschrieben werden kann, ist jedoch um so größer, je geringer der Wirkstoffanteil in der Tablette ist. Tabellen 2 und 3 machen diesen Zusammenhang an einer Modellrechnung deutlich [4, 5], die von einer 100 mg Tablette ausgeht, einer für Herzglykosidtabletten üblichen Größenordnung.

Vereinfachend wird angenommen, daß neben dem Wirkstoff nur ein einziger Hilfsstoff vorhanden ist und beide Komponenten als kugelähnliche Teilchen gleichen Durchmessers und gleicher Dichte vorliegen. Die Ergebnisse in Tabelle 2 zeigen, daß fallende Wirkstoffmengen die Streubreiten der Einzeldosen erheb-

Tabelle 2: Wirkstoffstreuung von Arzneitabletten mit 100 mg Gewicht in Abhängigkeit von der Wirkstoffkonzentration und der Gesamtteilchenzahl. Teilchendichte: 1,5 g/ml; für die Berechnung s. Tabelle 3

Wirkstoff-anteile der Tablette [mg] bzw. [%]	Streubreite der Einzeldosen $3 s_{rel} \times$ [%]		
	Teilchendurchmesser d [μm]		
	125	80	50
	Teilchenzahl in der Tablette		
	65.190	248.680	1.018.590
40	1,4	0,7	0,4
20	2,3	1,2	0,6
10	3,5	1,8	0,9
5	5,1	2,6	1,3
2	8,2	4,2	2,1
1	11,7	6,0	3,0
0,5	16,6	8,5	4,2
0,2	26,2	13,4	6,6

Tabelle 3: Modellrechnung zur statistisch bedingten Streubreite $3\,s_{rel.\ x}$ der Wirkstoffeinzeldosen von Tabletten. Grundannahme: Wirk- und Hilfsstoffteilchen liegen vor dem Verpressen zu Tabletten in idealer Zufallsmischung vor (nach [4] erweitert)

$$3\,s_{rel.}\ x = \frac{3}{x} \cdot \sqrt{\frac{x \cdot y}{n}} \cdot 100 \ [\%]$$

$$n = \frac{M}{g} \qquad\qquad g = \frac{d^3}{6}\ \pi \cdot D$$

x: Wirkstoffanteil der Tablette
y: Hilfsstoffanteil der Tablette x + y = 1
M: Masse der Tablette
D: Dichte von Wirk- und Hilfsstoffteilchen
d: Durchmesser kugelförmiger Wirk- und Hilfsstoffteilchen
n: Gesamtzahl der Wirk- und Hilfsstoffteilchen
g: Masse eines kugelförmigen Wirk- oder Hilfsstoffteilchens

lich anwachsen lassen, insbesondere im Dosisbereich der Herzglykoside von etwa 0,2 mg.

Die Bedeutung dieser Problematik ergibt sich für Herzglykosidtabletten aus der geringen therapeutischen Breite. Obwohl einzelne Dosisausreißer keinen nennenswerten Einfluß auf steady state Blutspiegel haben können, muß die Streubreite der Einzeldosen dennoch aus Gründen der Therapiesicherheit so eng wie möglich gehalten werden. Der bei 0,2 mg Wirkstoffgehalt für eine Teilchengröße von 125 μm erhaltene $3\,s_{rel\ x}$-Wert von 26,2 % ist nicht akzeptabel. Er kann aber durch Verringern der Teilchengröße, im Beispiel auf 80 μm oder 50 μm Durchmesser, erheblich reduziert werden. Die Ursache dafür liegt im statistischen Ansatz, Rücknahme der Teilchengröße d führt bei konstantem Tablettengewicht M zur Zunahme der Teilchenzahl n (vgl. Tab. 3). Eine Einzeldosenstreuung von 13,4 % (d = 80 μm) wäre für Glykosidtabletten noch akzeptabel. Sie läge auch innerhalb der content uniformity Toleranz, die das amerikanische Arzneibuch (USP XX) [6] für Tabletten mit Wirkstoffgehalten unter 50 mg vorgibt. Der Wert 6,6 % (d = 50 μm) wäre sehr gut.

Der im Modell aufgezeigte Weg, geringe Streubreiten durch Verringern der Teilchengröße — Vermehren der Teilchenzahl — eines bi-

nären Wirkstoff/Hilfsstoff-Systems sicherzustellen, kann allerdings nicht unmittelbar praktisch genutzt werden. Er müßte an verarbeitungstechnischen Schwierigkeiten ebenso scheitern wie an ungenügenden Tabletteneigenschaften. Hierfür ein Beispiel. Zwar begünstigen Partikelgrößen < 100 μm deutlich die content uniformity, gleichzeitig behindern sie aber aus pulvertechnologischen Gründen das Fließen der noch unverdichteten Tablettenpreßmasse in den Zuführungen der Tablettenmaschine. Dies kann zu größeren Streuungen der Tablettengewichte führen, was ebenfalls unerwünscht ist.

Praktikablere Lösungswege zum Sichern geringer Wirkstoffstreuungen sind bereits früher aufgezeigt worden [7]. Festzuhalten bleibt die Richtigkeit der Grundaussagen des Zusammenhangs von Dosis, Teilchengröße und Wirkstoffstreuung, die beim Entwickeln jeder Herzglykosidtablette berücksichtigt werden müssen.

2 Einflußgrößen der Resorption

Um der eingeschränkten Resorption von Herzglykosiden mit galenischen Maßnahmen begegnen zu können, ist die Analyse der resorptionsrelevanten Einflußgrößen erforderlich. Herzglykoside sind Nicht-Elektrolyte. Sie werden ganz überwiegend durch passive Diffusion resorbiert [8].

Andere Resorptionsmechanismen wie konvetiktive Resorption, aktiver Transport und partikuläre Resorption haben keine Bedeutung.

Das Ausmaß passiver Diffusion wird durch das Verhältnis lipophiler zu hydrophilen Moleküleigenschaften, darstellbar durch den Oktanol/Wasser-Verteilungskoeffizienten, bestimmt. Die hydrophilen Eigenschaften sind zum Auflösen des Glykosids im Magen-Darm-Saft erforderlich. Nur der molekular gelöste Anteil einer Glykosiddosis kann von der Darmschleimhaut resorbiert werden. Die lipophilen Eigenschaften ermöglichen die Diffusion durch die Lipoid-Eiweißmembran.

Da Herzglykoside Nicht-Elektrolyte sind, werden die hydrophilen bzw. polaren Eigenschaften nicht vom pH-Wert des Milieus beeinflußt. Das Hydrophilie/Lipophilie-Verhältnis bleibt demnach während der Magen-Darm-Passage unverändert. Eine vom pH-Wert abhängige Bevorzugung bestimmter Resorptionsorte des Magen-Darm-Traktes, wie sie bei dissoziierbaren

Tabelle 4: Hydrophilie-, Lipophilie-Parameter von Herzglykosiden

Glykosid	Sättigungslöslichkeit*) bei 22 °C (mg/100 ml)		Verteilungskoeffizient**)
	Aqua dest.	Chloroform	Oktanol/ Aqua dest.
Digoxin	4	55	18
α-Acetyldigoxin	40	55	51
β-Acetyldigoxin	4	4500	93
β-Methyldigoxin	13	ca. 5000	54
Digitoxin	1	6500	70

*) eigene Ergebnisse   **) Lit. [37]

Verbindungen vorkommen kann, ist bei Herzglykosiden nicht gegeben.

Hauptort der Resorption sind die oberen Darmabschnitte. Der Magen resorbiert auch, aber in so geringen Mengen, daß er als Bezugspunkt zum Verbessern der Resorptionsverhältnisse keine Bedeutung hat. Dasselbe gilt für das Colon [8].

Die schlechte Resorption des Digoxins ist zum Teil durch seine vollkommen ungenügenden hydrophilen Eigenschaften begründet. Unter Arzneibuchkriterien gilt es als „praktisch unlöslich" in Wasser. Die immerhin vorhandene minimale Wasserlöslichkeit (Tab. 4) reicht jedoch nicht aus, um eine perorale Dosis bereits im Duodenum vollständig zur Lösung zu bringen. Folglich passieren ungelöste Teilmengen die resorptionsfähigen obersten Darmabschnitte, ohne zur Resorption zur Verfügung zu stehen.

Zum anderen sind auch die lipophilen Eigenschaften (Tab. 4) so gering, daß der diffusionsbedingte Stofftransport durch die Darmwand nicht rasch genug läuft, um jedem gelösten Molekül sofort den Durchtritt durch die Darmwand zu ermöglichen. Die Resorption des gelösten Anteils bleibt unvollständig. Aus beiden Mechanismen sowie der Begrenzung der Resorption auf obere Darmabschnitte folgt, daß Dosisanteile, die erst während der Darmpassage gelöst werden, geringere Chancen haben, resorbiert zu werden als solche, die bereits bei Eintritt im Duodenum gelöst vorliegen.

Abhilfe zum Verbessern der Resorption ist auf zwei Wegen möglich, chemisch und galenisch.

3 Chemische Möglichkeiten zur Resorptionsverbesserung

Anfügen einer Acetyl- oder Methylgruppe an die endständige Digitoxose des Digoxinmoleküls erhöht die Lipophilie erheblich (s. Tab. 4). Dies zeigt sich an den Oktanol/Wasser-Verteilungskoeffizienten ebenso wie an den Sättigungslöslichkeiten in Chloroform. Dementsprechend liegt die Bioverfügbarkeit von β-Methyl- bzw. β-Acetyldigoxin-Handelspräparaten bei über 80%, während reines Digoxin bei herkömmlicher galenischer Verarbeitung im Durchschnitt nur 60—65% erreicht [9, 10, 11]. Die α-Acetyl-Konfiguration bringt keinen nennenswerten Bioverfügbarkeitsvorteil [9]. Durch die unverändert geringe Chloroform-Löslichkeit kommt dies besser zum Ausdruck als durch den Verteilungskoeffizienten.

4 Galenische Möglichkeiten zum Verbessern der Resorption

Galenische Methoden haben zum Ziel, das Glykosid bei Zutritt gastrointestinaler Flüssigkeit möglichst rasch und vollständig in Lösung zu bringen. Hierzu müssen zwei getrennte Vorgänge optimiert werden, der Zerfall des Tablettenkörpers in seine Primärpartikel und das anschließend einsetzende eigentliche Auflösen des Wirkstoffs.

Der bei Flüssigkeitszutritt einsetzende Tablettenzerfall ist ein durch Hilfsstoffe gesteuerter Vorgang, bei dem Hydrophilisierungs- und Sprengmittel in physikochemischer Wechselwirkung mit Wasser die im Tablettenkörper vorhandenen Bindekräfte aufheben. Die Bindekräfte geben dem Tablettenkörper seine mechanische Stabilität. Hauptsächlich handelt es sich um van der Waals Anziehungskräfte, Haftkräfte in Feuchtigkeitsbrücken, Kaltschweißbindungen und formschlüssige Bindungen [12]. Die Bindekräfte bilden sich zwischen allen Oberflächen benachbarter Primärpartikel aus, kommen aber erst zur Wirkung, wenn die Partikelgrenzflächen unter Preßdruck in der Tablettenmaschine hinreichend dicht angenähert werden. Ihr Gesamteffekt zeigt sich in der Tablettenhärte. Sie wird in erster Linie

über die Wahl der Füllstoffe und Bindemittel
gesteuert.

4.1 Wirkstoffauflösung

Das nach dem Tablettenzerfall einsetzende
Auflösen des Digoxins, läuft, wie bei anderen
Arzneistoffen auch, im molekularen Bereich in
zwei Phasen: Austritt der Moleküle aus dem
Kristallgitter unter Aufwenden der Gitterenergie, anschließend Hydratation [13]. Bei letzterer werden polare Zentren der Digoxin-Mole-
küle über Wasserstoffbrückenbindungen mit
Wassermolekülen belegt, wodurch der mole-
kulargelöste Zustand stabilisiert wird. Die geringe Wasserlöslichkeit des Digoxins, hervorgerufen durch zu wenige und zu schwach wirksame polare Zentren seines Moleküls, hat drei
Aspekte. Das Eindringen der Digoxinmole-
küle in die Wasserphase, d.h. in den räumlichen
Verband der ebenfalls durch Wasserstoffbrük-
kenbindung zusammengehaltenen Wassermoleküle, ist erschwert. Außerdem ist die Hydratation sehr gering, sie erfaßt nur Teilbezirke
des Digoxinmoleküls und nicht, wie bei leicht
löslichen Verbindungen, das ganze Molekül.
Da bei der starken Hydratation gut löslicher
Verbindungen Energiebeträge frei werden, die
ausreichen, die erforderliche Gitterenergie auf-
zubringen, fällt dieses lösungsgeschwindigkeits-
begünstigende Moment beim schwach hydra-
tisierbaren Digoxin fort.

4.2 Maßnahmen an kristalliner Substanz

Ein erster Schritt zum Erhöhen der Digoxin
Lösungsgeschwindigkeit ist das intensive Mischen
mit einer überschüssigen Menge pulverförmigen,
hydrophilen Tablettenhilfsstoffs, beispielsweise
Milchzucker (Abb. 1). Indem Milchzucker als
Verdünnungsmittel in fester Phase die Bildung
von Digoxinpartikelnestern unterbindet, för-
dert er das Benetzen sämtlicher Wirkstoff-
teilchen und damit deren Lösungsvorgang. Zusätzlich lockert er, selbst in Lösung gegangen,
die innere Struktur des Wassers auf und erleichtert damit Digoxinmolekülen das Eindringen in
die Wasserphase.

Da das Auflösen eines Digoxinteilchens von
seiner Oberfläche ausgeht, muß eine gegebene
Digoxin-Dosis um so schneller in Lösung gehen,
je größer die Summe aller ihrer Teilchenober-

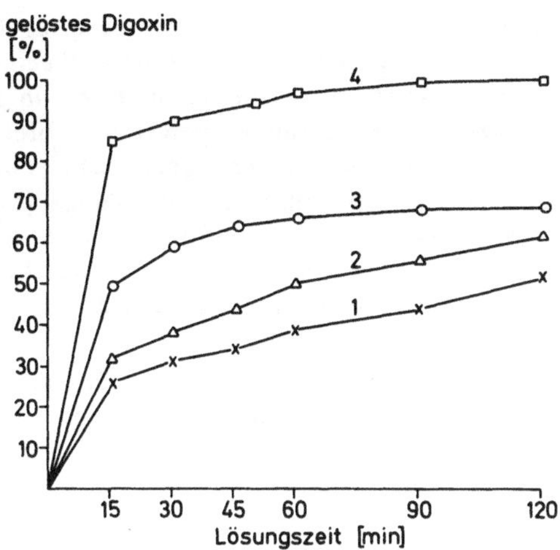

Abb. 1 In-vitro Lösungsgeschwindigkeit unterschiedlicher
Digoxinzubereitungen, nicht zu Tabletten verarbeitet

1: unbehandelt, Teilchengröße 40–180 μm
2: Teilchengröße 40–180 μm, mit 20facher Menge
   Milchzucker vermischt
3: mikronisiert, Teilchengröße 1–25 μm, mit 20facher
   Menge Milchzucker vermischt
4: Anfangsteilchengröße 40–180 μm, mit 20facher
   Menge Milchzucker vermischt und 48 Std. in
   Kugelmühle vermahlen

Methodik: rotating basket nach Lit. [14]

flächen ist. Diese kann durch Mikronisieren,
d.h. Feinmahlen des Wirkstoffs auf Teilchen-
größen < 10μm erheblich vergrößert werden.
In diesem Fall ist das intensive Verdünnen mit
hydrophilem Hilfsstoffmaterial noch wichtiger,
denn schwer lösliches mikronisiertes Gut,
sich selbst überlassen, neigt aus energetischen
Gründen sowohl zu Kristallwachstum als auch
zur Bildung mechanisch stabiler Partikelver-
klumpungen, deren Inneres nicht von der
wässrigen Phase erreicht wird, so daß der
Mikronisierungseffekt zum Teil wieder aufgehoben wird.

In in vitro Lösungsversuchen konnten Shah
et al. eindrucksvoll den Lösungsgeschwin-
digkeitsunterschied zwischen mit Milchzucker
vermischtem mikronisiertem und nicht mikronisiertem Digoxin zeigen (Abb. 1) [14]. Shaw
und Carless bestätigten die ans Mikronisieren
geknüpfte Bioverfügbarkeitserwartung im Humanversuch [15]. Plasmapeaks stiegen nach
Gabe von 0,5 mg Digoxin von 1,9 über 2,7 auf
4,2 ng/ml an, wenn der mittlere Teilchendurch-
messer durch Mikronisieren von 22 über 12 auf
3,7 μm reduziert wurde. Entsprechend verhiel-
ten sich die AUC-Werte.

Das erforderliche Isolieren mikronisierter Digoxinteilchen gegen interpartikuläre Wechselwirkungen kann auch durch Einbetten in geschmolzene, bei Raumtemperatur halbfeste, hydrophile Hilfsstoffe erfolgen, z.B. Polyaethylenglykole bestimmter Kettenlänge [16]. Sie lösen sich bei Wasserzutritt rasch auf, geben die Glykosidpartikel frei und beschleunigen durch bessere Benetzung zusätzlich deren Lösungsgeschwindigkeit.

Ollenschläger und Eckert haben Digoxin in Hydroxyalkylxanthine eingeschmolzen und ebenfalls Systeme mit verbesserten Lösungseigenschaften erhalten [17].

Wird Digoxin in fertiger Mischung mit Milchzucker einem längeren, intensiven Mahlprozeß unterzogen, z.B. in einer Kugelmühle, kommt es über das Mikronisieren und eine, die Hydrophilisierung begünstigende, innige Verbindung von Digoxin- und Milchzuckerteilchen hinaus zur mechanischen Aktivierung [18]. Die beim Mahlen auf die Partikel einwirkende mechanische Energie führt zu erhöhter Fehlordnung im Kristallgitter, einer Gefügeauflockerung, in der die beteiligten Moleküle auf erhöhtem Energieniveau vorliegen [19]. Folglich wird die beim Auflösen aufzuwendende Gitterenergie vermindert, so daß eine Zunahme der Lösungsgeschwindigkeit resultiert. Abbildung 1 zeigt, daß ein derartiges Digoxin-Milchzucker-Mahlprodukt einer herkömmlichen Mikronisierung im Auflösungsverhalten weit überlegen ist.

4.3 Möglichkeiten zum Aufheben kristalliner Strukturen

Eine weitergehende Optimierungsmöglichkeit besteht darin, Digoxinzubereitungen herzustellen, in denen die Moleküle von vornherein nicht mehr in kristalliner Ordnung vorliegen, sondern amorph. Der zum Verlassen energiereicher amorpher Strukturen pro Molekül aufzuwendende Energiebetrag ist geringer als die Gitterenergie beim Lösen von Kristallen. Folglich ist die Lösungsgeschwindigkeit erhöht. Besonders kennzeichnend ist außerdem, daß Digoxin aus amorphem Zustand mehrfach übersättigt in Lösung gehen kann. Damit ist die Möglichkeit gegeben, hohe Konzentrationsgradienten Darmlumen/Darmwand aufzubauen, die die Resorptionsgeschwindigkeit erhöhen.

Nürnberg und Werthmann haben amorphes Digoxin erhalten, indem sie die beim Eindunsten organischer Digoxinlösungen einsetzende Kristallisation durch extremes Verkürzen der Trocknungsphase mittels Sprüh- und Vakuumtrocknung wirksam verhinderten [20]. Die Lösungsgeschwindigkeit dieser amorphen Produkte, vor allem aber deren Sättigungslöslichkeiten in Wasser, übertrafen diejenigen kristallinen Digoxine um das 13- bis 16fache. Das rasch eintretende, unvermeidbare Auskristallisieren derartig hochübersättigter Lösungen, das die arzneiliche Nutzung der Übersättigung schmälert, kann vermindert werden, wenn dem wässrigen Medium hydrophile, polymere Hilfsstoffe, z.B. bestimmte Celluloseäther oder Polyvinylpyrrolidon, zugesetzt werden. Dabei entstehen zum Teil Assoziate zwischen Hilfs- und Wirkstoffmolekülen, die letztere in wässriger Lösung am Auskristallisieren hindern [21].

Am rationellsten geschieht die Polymerzugabe, wenn von vornherein Mischprodukte eingesetzt werden, die durch Sprühtrocknung einer gemeinsamen Lösung von Digoxin und Polymer erhältlich sind. Sie enthalten neben dem amorphen Digoxin bereits das übersättigungsstabilisierende Polymer, und zwar in inniger Mischung mit dem Wirkstoff [22, 23]. Hierbei erfüllt das Polymer im Sprühprodukt noch eine zweite Aufgabe. Es stabilisiert den energiereichen, aber metastabilen amorphen Zustand des Wirkstoffs gegen Rekristallisation. Nürnberg et al. konnten mit einem entsprechenden Sprühtrocknungsprodukt im Tierversuch am Kaninchen und im Humanversuch ähnlich hohe Plasmaspiegel nachweisen, wie nach Gabe einer Digoxin-Kieselsäurematrix Zubereitung [24].

Wenn der Hilfsstoffanteil eines solchen Polymer/Digoxin-Systems so groß ist, (ca. 90%), daß bei vereinfachender Modellbetrachtung sämtliche Wirkstoffmoleküle einzeln für sich durch zwischenliegende Makromoleküle in räumlicher Distanz fixiert werden, liegt eine feste Lösung vor. Feste Lösungen oder Copräzipitate sind bei Raumtemperatur feste Produkte, in denen das Kriterium „Lösung" deshalb erfüllt ist, weil der Wirkstoff im Idealfall in molekulardispersem Zustand vorliegt. Dieser hängt hauptsächlich von Art und Menge des Hilfsstoffs ab.

Neben modernen Sprühtrocknungsverfahren können feste Lösungen auch durch herkömmliches Trocknen gemeinsamer organischer Lösungen von Wirk- und Hilfsstoffen hergestellt werden. Der verwendete polymere Hilfsstoff muß gut wasserlöslich sein, damit er sich bei Wasserzutritt rasch lösen, und den bereits monomolekular vorliegenden Wirkstoff — ohne Aufwenden von Gitterenergie — schnell in Lösung geben kann, in der Regel hoch übersättigt.

Besonders bekannt geworden sind die von Stupak und Bates hergestellten festen Lösungen von Digitoxin in Polyvinylpyrrolidon, die bei Ratten deutlich erniedrigte LD 50-Werte zeigten, woraus auf die erhöhte Resorptionsrate geschlossen werden konnte [25]. Ammar et al. fanden in vitro, daß feste Lösungen von Digoxin in Polyvinylpyrrolidon größere Lösungsgeschwindigkeiten liefern als partikuläre Einbettungen von Digoxin in Polyäthylenglykol [16]. Reddy et al. haben feste Lösungen von Digitoxin und Digoxin sowohl mit Polyäthylenglykol-Polypropylenglykol-Mischpolymerisat als auch mit Desoxycholsäure hergestellt, deren überlegene in vitro Liberationsgeschwindigkeit gegenüber kristallinem Wirkstoff nachgewiesen und eine erhöhte Toxizität an Mäusen festgestellt als Indiz für verstärkte Resorption [26].

Amorphes Digoxin kann auch durch Einsatz spezieller synthetischer Kieselsäuren erhalten werden [10, 27]. Erforderliche Hilfsstoffeigenschaften hierfür sind die Unlöslichkeit in Wasser und in organischen Lösungsmitteln, eine große spezifische Oberfläche von über $200 m^2$ pro Gramm Substanz und eine hohe Affinität zu Wasser.

Die pulverförmige Kieselsäure wird mit alkoholischer Digoxinlösung intensiv durchfeuchtet und anschließend getrocknet. Die große Oberfläche verhindert durch Wechselwirkungen mit Wirkstoffmolekülen, daß diese sich beim Verdampfen des Lösungsmittels zu Kristallen vereinigen können. Statt dessen wird Digoxin auf der Kieselsäureoberfläche in ultrafeiner amorpher Struktur fixiert und liegt selbst mit extrem großer eigener Oberfläche vor. Weist die Kieselsäurefeinstruktur Poren und Hohlräume auf, werden deren Innenwände ebenfalls mit Wirkstoff belegt und entsprechende Produkte als Matrix bezeichnet.

Bei Wasserzutritt geht der Wirkstoff aus solchen Zubereitungen sehr rasch übersättigt in Lösung, weil neben der begünstigenden Wirkung der amorphen Struktur und der großen Wirkstoffoberfläche die hohe Affinität des Wassers zur Kieselsäureoberfläche dafür sorgt, daß das Digoxin durch Wassermoleküle förmlich von seinen Haftplätzen verdrängt und zwangsgelöst wird [10, 38].

Mit entsprechenden Kieselsäurepräparaten sind im Humanversuch Bioverfügbarkeiten erreicht worden, die der Größenordnung alkoholisch-wässriger Digoxin-Lösungen entsprechen bzw. verkapselter Zubereitungen gelösten Digoxins [10, 28, 29, 30].

4.4 Weiterverarbeitung der Glykosidzubereitungen

Die beschriebenen Verfahren, die grundsätzlich auch bei anderen schwerlöslichen Arzneistoffen angewendet werden könnten, liefern binäre Wirkstoff/Hilfsstoff-Zubereitungen, die durch Zusatz von Füll-, Binde-, Schmier- und Sprengmitteln zu gebrauchsfertigen Tabletten verarbeitet werden müssen. Dabei ist Sorgfalt geboten. Beispielsweise konkurriert das Einhalten physikalischer Qualitätsanforderungen — Tablettenhärte, Abriebfestigkeit — mit der Notwendigkeit raschen Tablettenzerfalls. Desweiteren haben Schmiermittel hydrophobe Eigenschaften und behindern dadurch die Bindekräfte einer Tablette, reduzieren die Härte, verzögern aber auch den zerfallsvorbereitenden Zutritt wässriger Phase in die Kapillarräume des Tablettenkörpers und verlängern dadurch die Zerfallszeit. Sorgfältiges Optimieren ist erforderlich, um unterschiedliche galenische Einzelanforderungen so zu erfüllen, daß die Vorzüge der Digoxinpräparation nicht durch Mängel des Tablettenkörpers, insbesondere lange Zerfallszeiten, behindert werden.

β-Acetyl- und β-Methyldigoxin sind durch ihre erhöhte Lipohilie resorptionsbegünstigt, ebenso Digitoxin. Trotzdem sind sie schwer wasserlöslich und sollten ebenfalls Tablettenformulierungen mit guter in vitro Liberation erhalten, um bereits obere Darmabschnitte für die Resorption nutzen zu können. Präparationen der Wirkstoffe selbst, feste Lösungen, Kieselsäureadsorbate u. ä., sind jedoch nicht vordringlich zum Sichern guter Bioverfügbarkeit erforderlich. Neben dem Verreiben mit hydrophilen Hilfsstoffen ist es z. B. möglich, diese Digoxinderivate in organischem Lösungsmittel zu lö-

sen, mit der Lösung eine Tablettenhilfsstoff-
mischung anzufeuchten (Feuchtgranulation)
und diese nach dem Trocknen zu Tabletten
zu verarbeiten [7].

5 Liberationskontrolle mit Paddle-
Methode und Durchflußzelle

Um den positiven oder negativen Einfluß von
Rezepturmaßnahmen auf die Wirkstoffllibera-
tion zu erkennen, sind Analysenverfahren
erforderlich, die auch geringe Liberationsver-
änderungen erfassen, denn galenische Maßnahmen beim Optimieren einer Tablettenrezep-
tur erfolgen auch nur in kleinen Schritten. Bei
eigenen Arbeiten hat sich ein bereits früher be-
schriebenes Durchflußzellenverfahren zur Analyse der Wirkstoffliberation von Herzglykosidtabletten bewährt [7, 31, 32, 33].

Liberationskontrolle mittels Durchflußzellen
hat in mehreren technischen Varianten breite
Anwendung in der galenischen Analytik gefunden. Kernstück der für die nachfolgend dargestellten Ergebnisse verwendeten Durchflußzelle,
ist ein kleiner, konischer Probenraum von 5,5 ml
Fassungsvermögen, in dem die zu untersuchende Tablette bzw. ihre nach dem Zerfall vorliegenden Primärteilchen einem kontinuierlichen
Strom zu- und abfließenden wässrigen Lösungsmittels ausgesetzt sind. Lediglich gelöster Wirkstoff kann die Durchflußzelle verlassen und
wird in den zeitlich gestaffelten Fraktionen
der ablaufenden Phase spektralphotometrisch
bestimmt [33]. Die Konstruktion der Proben-
kammer sorgt im Lösungsmedium für reproduzierbare Turbulenz und prädestiniert das
System für das Erfassen rasch ablaufender Li-
berationsprozesse von wenigen Minuten Dauer.
Der Vorteil dieser, dem Liberationsverhalten
guter Herzglykosidtabletten angepaßten Methodik zeigt sich beim Vergleich mit der Paddle-
Methode, die den internationalen Standard
der Liberationskontrolle problematischer Arzneisubstanzen repräsentiert [6]. Bei dieser liegt
die Tablette bzw. ihre Zerfallsprodukte auf dem
Boden eines mit 500—1000 ml wässrigem
Lösungsmedium gefüllten Gefäßes, in dem ein
eingetauchter Rührer (Paddle) für ständige
Bewegung sorgt (Abb. 2). Von Zeit zu Zeit
werden dem System Flüssigkeitsproben zur
Analyse der bereits in Lösung gegangenen
Wirkstoffmenge entnommen.

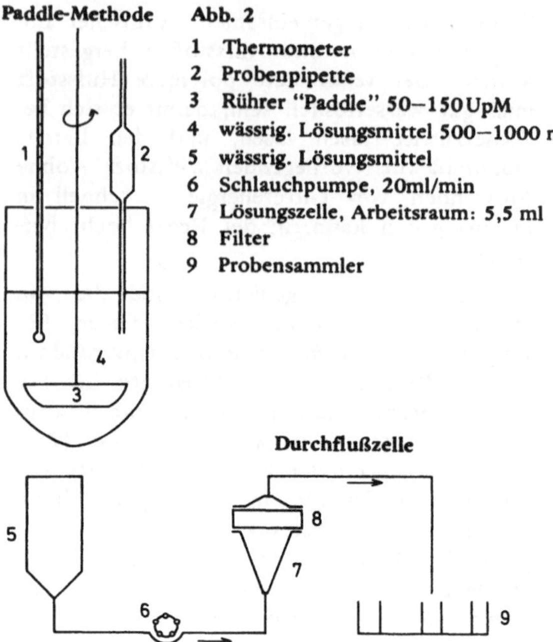

Abb. 2
1 Thermometer
2 Probenpipette
3 Rührer "Paddle" 50—150 UpM
4 wässrig. Lösungsmittel 500—1000 m
5 wässrig. Lösungsmittel
6 Schlauchpumpe, 20 ml/min
7 Lösungszelle, Arbeitsraum: 5,5 ml
8 Filter
9 Probensammler

Nach beiden Verfahren wurde die in vitro
Liberation von vier Digoxin-Handelspräparaten
untersucht, deren absolute Bioverfügbarkeit
bekannt war [30, 33]. Abbildung 3 zeigt die
mit der Paddle-Methode unter Standardbedin-
gungen erhaltenen Liberationskurven.

Das Spektrum der bisher für Digoxintabletten diskutierten Mindestliberationsleistung zum
Sicherstellen guter Bioverfügbarkeit reicht unter
Einfluß nicht näher zu erläuternder metho-
discher Unterschiede von 90% Wirkstoff-
Freisetzung in 2 Stunden (Nyberg, [34]) bzw.
65% in 1 Stunde (USP XX, [6]) über 70% in
30 Minuten (Shaw et al., [35]) bis 75% in 15
Minuten (Johnson et al., [36]). Sämtliche vier
Präparate erfüllen ohne Mühe auch die schärfste
dieser Anforderungen, denn sie setzen bereits
in 10 Minuten 90% und mehr Wirkstoff frei.
Dabei erreichen drei Präparate den 90% level
bereits nach 2 Minuten, während ein Präparat
8 Minuten dafür benötigt.

Die mittels Durchflußzelle erhaltenen Liberationskurven (Abb. 4) zeigen wegen des niedrigeren Temperaturniveaus langsamere Lösungsgeschwindigkeiten am Start, dafür aber
eine bis zum Meßabbruch durchgehaltene
konstante Rangreihenfolge der vier Präparate
und engere Streubreiten der Meßwerte. Letzteres ist auf die besseren hydrodynamischen Be-

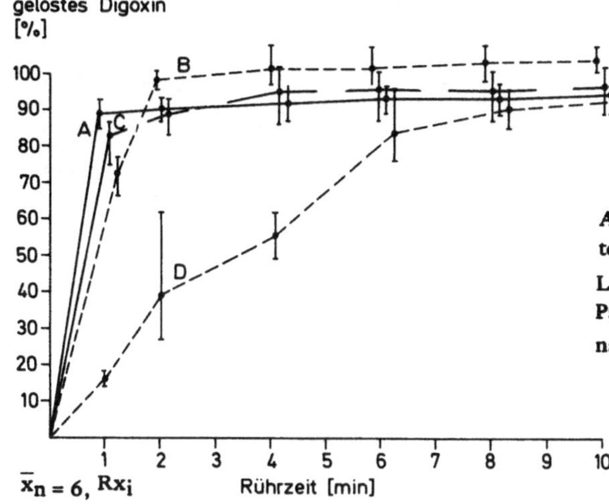

Abb. 3 In-vitro Liberation von Digoxin-Handelspräparaten (0,25 mg) Paddle-Methode

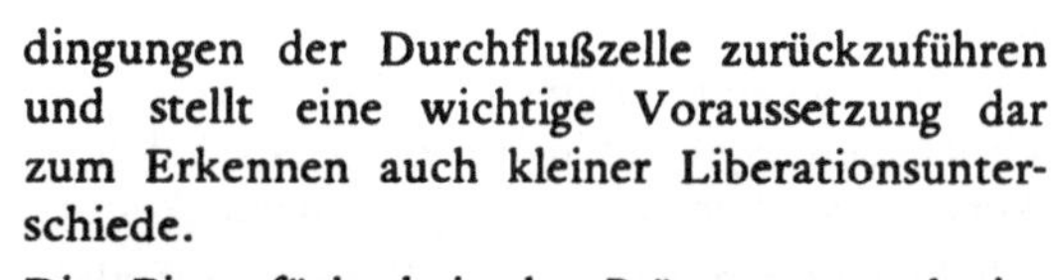

Lösungsmittel: Aqua dest., 500 ml, 37 °C
Paddle: 120 UpM

nach Lit. [33]

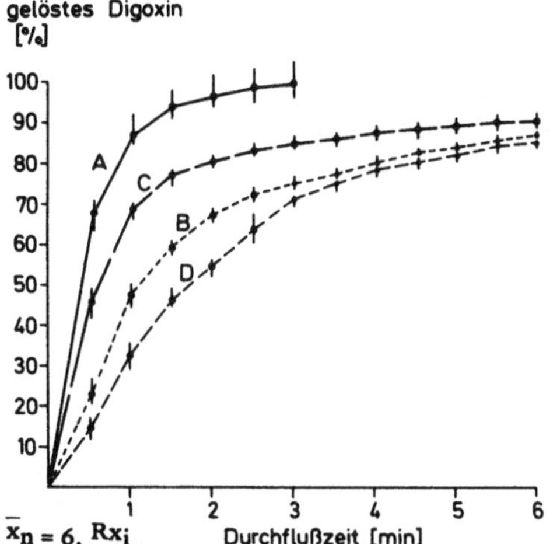

Abb. 4 In vitro-Liberation von Digoxin-Handelspräparaten (0,25 mg) Durchflußzelle

Lösungsmittel: Aqua dest, 22 °C
Durchflußgeschwindigkeit: 20 ml/min

nach Lit. [33]

Tabelle 5: Absolute Bioverfügbarkeit von Digoxin-Handelspräparaten (0,25 mg), aus Abbildung 3 und 4

Präparat	BV aus Serumspiegeln	BV aus 24-h-Urin
A	88,0	80,4
B	82,5	67,2
C	72,7	61,8
D	76,2	67,3

Methodik s. Lit. [30]

dingungen der Durchflußzelle zurückzuführen und stellt eine wichtige Voraussetzung dar zum Erkennen auch kleiner Liberationsunterschiede.

Die Bioverfügbarkeit der Präparate wurde im steady state nach zwei Kriterien geprüft und liegt zwischen 72,7—88,0 % (Serumspiegel) bzw. 61,8—80,4 % (24 h-Urinausscheidung) [30], (Tab. 5). Die Bioverfügbarkeitsunterschiede innerhalb beider Kriterien sind zwar nicht signifikant, immerhin liegt aber eine signifikante Rangkorrelation (p < 0,01) zwischen beiden Ergebnisgruppen vor [33].

Im Gegensatz zu den Paddle-Ergebnissen, die durch einheitliches Erreichen des 90 % Niveaus nach 10 min lediglich eine insgesamt gute Bioverfügbarkeit der gesamten Präparategruppe andeuten, weisen die Liberationskurven der Durchflußzelle zusätzlich auf das mit der höchsten Bioverfügbarkeit ausgestattete Präparat A hin. Darüber hinaus kann selbst dieses Verfahren in der Gruppe B, C, D keine mit den Bioverfügbarkeitsdaten korrelierende Differenzierung der Präparate geben. Dies ist u. a. deshalb eine zu hoch gesteckte Erwartung, weil die Bioverfügbarkeiten bereits auf einem insgesamt hohen Niveau liegen.

Immerhin belegt der Methodenvergleich die bessere Eignung des Durchflußzellverfahrens, Liberationsunterschiede bereits nach wenigen Minuten präzise zu erfassen, was seinen Einsatz im Rahmen der Rezepturoptimierung von Herzglykosidtabletten rechtfertigt. Dabei ist nicht primär nach der in vitro/in vivo Korrelation gefragt. Vielmehr sollen rezepturinterne Störgrößen gesucht werden, die das Erreichen maximaler Glykosidlösungsgeschwindigkeiten behindern. Die nachfolgenden Beispiele sollen dies verdeutlichen.

6 Rezepturoptimierung mit der Durchflußzelle

Abbildung 5 zeigt, wie sich unterschiedliche Digoxinpräparationen — Milchzuckerverreibung, Feuchtgranulation, Kieselsäurematrix — in der Durchflußzelle darstellen. Die entsprechenden Präparate wurden mit Tablettenhilfsstoffen zu fertigen Tabletten verarbeitet, deren Zerfallszeiten einheitlich auf 15—30s eingestellt wurden, um den reinen Effekt der Digoxinprimärzubereitung auf die in vitro Liberation erkennen zu können.

Die Milchzuckerverreibung liefert trotz des beschriebenen Hydrophilie-Effektes des Milchzuckers die langsamste Lösungsgeschwindigkeit.

Durch Feuchtgranulation wird Digoxin auf allen zuvor benetzten Hilfsstoffoberflächen verteilt, feinteiliger als bei der Verreibung, aber immer noch kristallin. Damit muß auch diese Zubereitung hinter der Liberationsleistung der Kieselsäurematrix zurückbleiben, in der ausschließlich amorphe Wirkstoffstrukturen, noch dazu mit größtmöglicher Oberfläche, vorliegen.

Bei der Rezepturoptimierung im engeren Sinne geht es nicht mehr um die Auswahl der Primärzubereitung wie in Abbildung 5, sondern um deren bestmögliches Wirksamwerden für rasche Wirkstoff-Freisetzung. Beispielsweise haben Hilfsstoffe, die beim Feuchtgranulieren mit einer Wirkstofflösung benetzt werden, einen Eigeneinfluß auf die Liberation des Wirkstoffs, der nicht nur aus den chemischen Eigenschaften des Hilfsstoffs resultiert, sondern auch aus physikalischen Unterschieden ein und desselben Materials. Die Durchflußzelle zeigt dies am Beispiel Milchzucker in einer Testrezeptur für β-Acetyldigoxin-Tabletten (Abb. 6). Feinkörniger Milchzucker, feuchtgranuliert mit organischer β-Acetyldigoxin-Lösung, führt zu besseren Liberationswerten als grobkörniger Milchzucker.

Galenische Qualitätsmerkmale von Herzglykosidtabletten können wegen der Kombinationsmöglichkeit unterschiedlicher Hilfsstoffe und Verarbeitungsverfahren auf mehreren Wegen erreicht werden. Abbildung 7 zeigt zwei nach

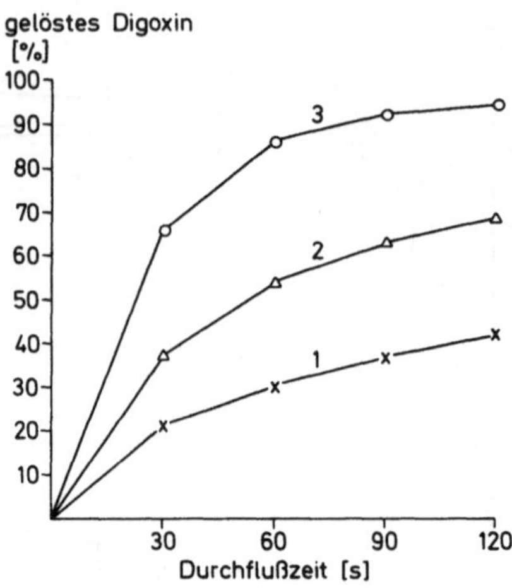

Abb. 5 In vitro-Liberation verschiedener Digoxin/Hilfsstoffsysteme, verarbeitet zu fertigen Tabletten

Zerfallszeiten: 15—30 s

1: Milchzuckerverreibung
2: Verarbeitung mittels Feuchtgranulation
3: Digoxin in Kieselsäurematrix

Methodik: Durchflußzelle, Aqua dest., 22 °C, 20 ml/min

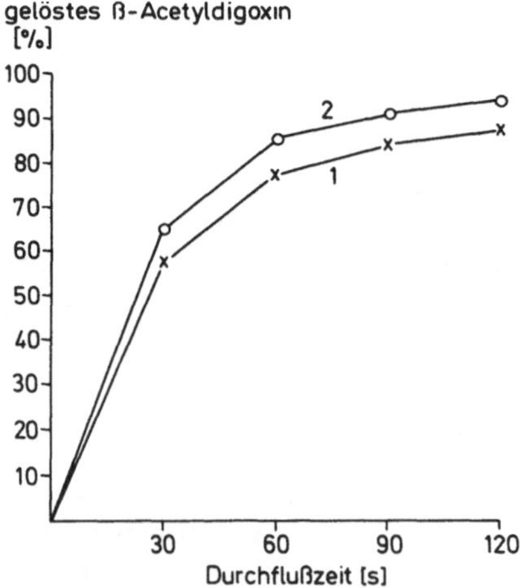

Abb. 6 In-vitro Liberation von β-Acetyldigoxin-Tabletten Tabletten-Herstellung durch Feuchtgranulation mit Milchzucker

Tablettenzerfallszeit: 25—30 s

1: grobkörniger Milchzucker
2: feinkörniger Milchzucker

Methodik: Durchflußzelle, Aqua dest., 22 °C, 20 ml/min

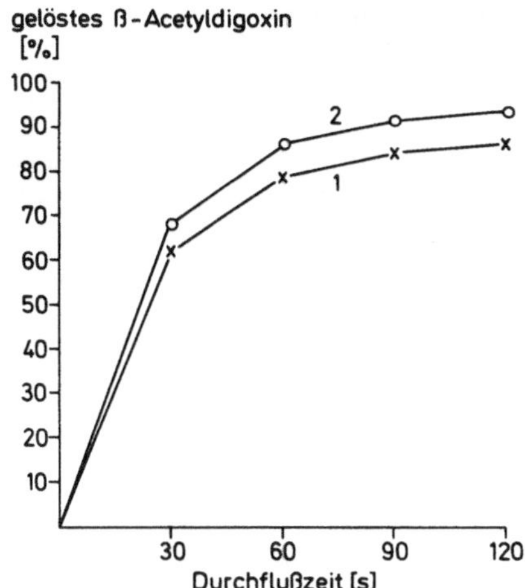

Abb. 7 In-vitro Liberation von β-Acetyldigoxin-Tabletten gleicher Zerfallszeit, unterschiedlicher Rezeptur

Präparat	1	2
Tabletten Zerfallszeit (Aqua dest., 22 °C)	22–25 s	
Sprengmittel	A	B + C
Sprengmittelmenge	3 %	15 %
Sprengmittelverarbeitung	in Feuchtgranulation einbezogen	trocken untergemischt

Methodik: Durchflußzelle, Aqua dest., 22 °C, 20 ml/min

dem Feuchtgranulierverfahren hergestellte β-Acetyldigoxin-Testpräparate, die mit dem Ziel entwickelt wurden, extrem kurze Tablettenzerfallszeiten (< 30s) zu erreichen. Präparat 1 enthält 3 % eines hochwirksamen Sprengmittels A. Es wurde zusammen mit dem Füllstoff unter Verwendung organischer β-Acetyldigoxinlösung feucht granuliert.

Präparat 2 enthält 15 % einer Mischung der Sprengmittel B + C. Sie wurden nicht der Feuchtgranulation unterzogen, sondern der Tablettenpreßmasse trocken beigemischt. Die Durchflußzelle gibt Präparat 2 den Vorzug, weil es bei gleicher Tablettenzerfallszeit eine noch etwas bessere in vitro Liberation zeigt als Präparat 1.

Die mechanische Festigkeit von Herzglykosidtabletten, ihre Härte, wird durch die Substanzeigenschaften der Hilfsstoffe und durch den Preßdruck bestimmt. Meßgröße für die Tablettenhärte ist diejenige Kraft [N], die in einer Standardapparatur erforderlich ist, um die Tabletten mechanisch zu zerdrücken. Mit steigendem Preßdruck nimmt die Härte zu. Gleichzeitig verlängert sich die Zerfallszeit, wodurch die in vitro Liberation behindert werden kann. Folglich ist es erforderlich, das Zusammenwirken der Faktoren Preßdruck, Härte, Zerfall auf die in vitro Liberation zu untersuchen. Im Beispiel der Abbildung 8 wurde eine β-Acetyldigoxin-Tablettenrezeptur mit 3 bzw. 10kN Preßdruck (0,3 bzw. 1,0t) verpreßt. Bereits mit 3kN werden für den untersuchten Rezepturtyp (100mg-Tabletten) ausreichend harte Tabletten mit niedrigen Zerfallszeiten erhalten.

10kN Preßdruck liefert Überhärten, die verarbeitungstechnisch nicht erforderlich sind, aber die in vitro Liberation belasten. Demnach wird mit 3kN Preßdruck ein besserer Kompromiß zwischen Härteanspruch und Liberationsleistung erreicht als mit 10kN.

Mit den Beispielen der Abbildungen 6, 7 und 8 sind die Möglichkeiten, auf die Liberation

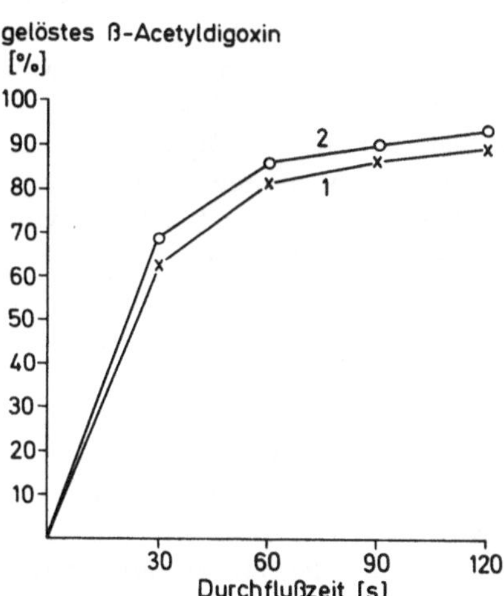

Abb. 8 Einfluß des Tablettenpreßdrucks auf die in-vitro Liberation von β-Acetyldigoxin-Tabletten

Probe	1	2
Preßdruck	10 kN	3 kN
Tablettenhärte	60 N	39 N
Zerfallszeit (H_2O, 22 °C)	54 s	30 s

Methodik: Durchflußzelle, Aqua dest., 22 °C, 20 ml/min

einer bestimmten Glykosidverarbeitungsform —
hier: Feuchtgranulation — einzuwirken, keinesfalls erschöpft. Wichtig ist bei jeder Rezepturentwicklung, die liberationsrelevanten Einflußgrößen überhaupt zu erkennen. Unterbleibt
dies, können sich mehrere liberationsbehin-
dernde Störfaktoren zu erheblichen negativen
Gesamteffekten addieren.

Abbildung 9 zeigt dies am Beispiel zweier β-
Acetyldigoxin-Handelspräparaten mit 0,2 mg
Wirkstoff. Ihre Zerfallszeiten entsprechen den
Größenordnungen des Beispiels 8. Die Rahmen-
bedingung für rasche Wirkstoffliberation ist
demnach für beide Präparate gleichermaßen
gut. Trotzdem vermag Präparat 1 diese Vor-
gabe nicht annähernd so gut zu nutzen wie
Präparat 2. Die Liberation von Präparat 1 ist
in Folge rezepturinterner Mängel erheblich
verzögert. Dies Beispiel belegt zusätzlich,
daß gute Tablettenzerfallszeiten von Präparaten mit schwerlöslichen Wirkstoffen noch
nichts aussagen über deren tatsächliche Lösungsgeschwindigkeit.

7 Übersättigungsanalyse

Die Durchflußzelle arbeitet unter sink-Bedin-
gungen, d.h. der ständige Zustrom frischen
Lösungsmittels, verbunden mit dem sofortigen
Abtransport gelöster Wirkstoffanteile sorgt dafür, daß der an der Glykosid/Wasser Phasen-
grenzfläche ablaufende Lösungsvorgang nicht
durch Wirkstoffanteile blockiert wird, die bereits im Lösungsmittel gelöst vorliegen.

Eine völlig andere Möglichkeit, die Liberationsleistung zu testen, stellt die bereits früher am
Beispiel von Digoxintabletten beschriebene
Übersättigungsanalyse dar [10, 33]. Bei ihr
wird mit einer begrenzten Wassermenge gearbei-
tet und die eingebrachte Glykosidmenge so be-
messen, daß der Wirkstoff, ginge er komplett
in Lösung, mit fünffacher Sättigungskonzentration vorliegen müßte. Dies entspricht 20 mg
Digoxin/100 ml Aqua dest. (vgl. Tab. 4). Zusätzlich wird die Kontaktzeit zwischen Glykosidzubereitung und Lösungsmittel auf 1 min
begrenzt. Unter diesen extrem ungünstigen
Lösungsbedingungen muß der Gesamteffekt
aller galenischen Maßnahmen einer Rezeptur
den Wirkstoff möglichst rasch in Lösung zu
bringen besonders deutlich werden. Tabelle 6
zeigt ein gerafftes Fließschema der Übersättigungsanalyse von Digoxintabletten. Zur Aus-

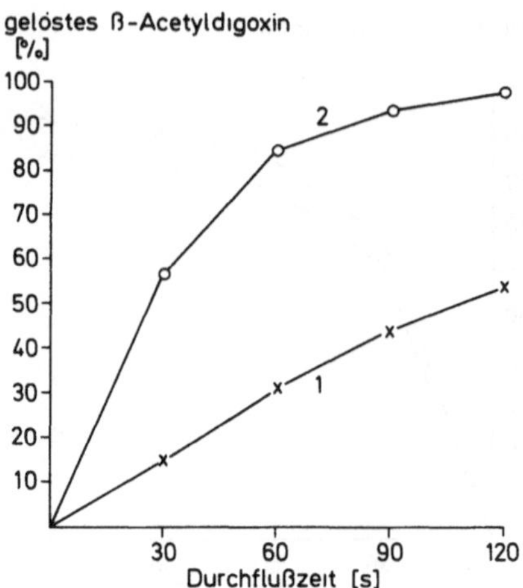

Abb. 9 In-vitro Liberation von β-Acetyldigoxin Handels-
präparaten

Präparat	1	2
Wirkstoffgehalt	0,2 mg	
mittlere Tablet-tenzerfallszeit (Aqua dest., 22 °C)	51 s	39 s

Methodik: Durchflußzelle, Aqua dest., 22 °C, 20 ml/min

wertung der Ergebnisse wird entweder die in
Lösung gegangene, auf 100 ml Lösungsmittel
umgerechnete Glykosidmenge angegeben, oder
der Übersättigungsfaktor F, um den die Sättigungslöslichkeit (vgl. Tab. 4) überschritten
wird.

Durchflußzelle und Übersättigungsanalyse haben, entsprechend ihrer Aufgabe galenische
Einflußgrößen der in vitro Liberation zu analysieren, keinen physiologischen Modellcharak-
ter. Dennoch entspricht das Übersättigungs-
verfahren eher physiologischen Verhältnissen,
denn der Gastrointestinaltrakt enthält auch nur
geringe Mengen aktuell verfügbarer wässriger
Phase.

Wie die Durchflußzelle kann auch die Übersättigungsanalyse sowohl zum Präparatevergleich
als auch zur Rezepturoptimierung verwendet
werden. Tabelle 7 stellt die Übersättigung der
vier Digoxin-Handelspräraten den Durchflußzel-
lenergebnissen (Abb. 4) und den Bioverfügbarkeitsdaten (Tab. 5) gegenüber. Als kennzeich-
nender Parameter der Durchflußzellenkurven
wurde die nach 3 min freigesetzte Wirkstoffmen-

ge verwendet. Die Übersättigungswerte zeigen die gleiche Rangfolge wie die Durchflußzellenergebnisse. Dies deutet darauf hin, daß die gleichen verursachenden Effekte erfaßt werden. Allerdings führt die Übersättigung zu einer akzentuierteren Gewichtung. Deutlicher als die Durchflußzelle weist sie auf das mit der höchsten Bioverfügbarkeit ausgestattete Präparat A hin, das mehr als vierfache Sättigungskonzentration erreicht.

Dieser Befund stimmt mit der Erwartung überein, daß die passive Diffusion von Digoxin dem Konzentrationsgradienten Darmlumen/Darmwandgefäße proportional ist und besonders groß sein muß, wenn der Wirkstoff ggf. mehrfach übersättigt im Darmlumen vorliegt. Bei einfacher Interpretation belegt ein hoher Übersättigungswert das Vermögen einer Rezeptur, Digoxin auch mit geringsten Flüssigkeitsmengen sofort in Lösung zu bringen, so daß es bereits am Anfang des Duodenums vollständig gelöst zur Resorption zur Verfügung steht.

Voraussetzung dafür, einen Zusammenhang zwischen Übersättigungsverhalten und Resorptionsgeschehen diskutieren zu können ist, daß die übersättigten Digoxin-Lösungen nicht kurzfristig wieder auskristallisieren, sondern längere Zeit stabil bleiben. Abbildung 10 zeigt, daß diese Bedingung erfüllt wird. Die Übersättigungsstabilität wurde nach [33] für jedes Präparat bei Anwesenheit aller Rezepturbestandteile in der übersättigten Lösung unter-

Tabelle 6: Übersättigungsanalyse von Digoxintabletten

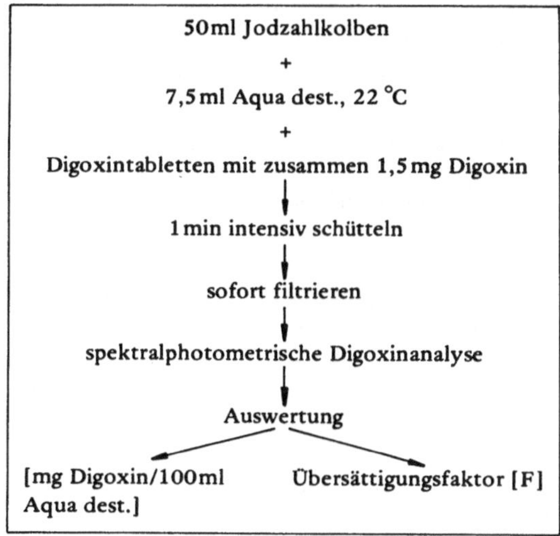

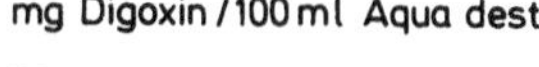

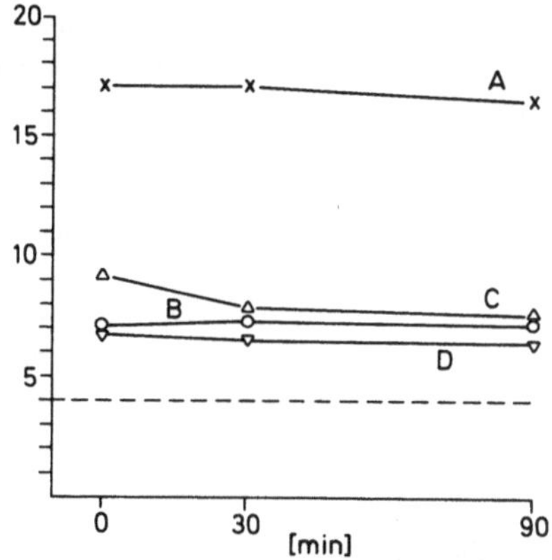

Abb. 10 Stabilität übersättigter Digoxinlösungen, hergestellt aus Digoxin-Handelspräparaten A, B, C, D. Die übersättigten wässrigen Phasen enthielten die den Digoxinmengen zugehörigen Hilfsstoffanteile. nach Lit. [33]

Tabelle 7

Digoxin-Handels-präparate	Durchflußzelle 3 min Werte [%]	Übersättigung		Bioverfügbarkeit steady state	
		mg Dig. in 100 ml H$_2$O	F	Serum	24 h Urin
A	99,7[1])	17,2[1])	4,3[2])	88,0	80,4
B	75,4	7,1	1,8	82,5	67,2
C	84,8	9,3	2,3	72,7	61,8
D	71,6	7,0	1,8	76,2	67,3

[1]) A gegen B, C, D

    C gegen B, D   mit P < 0,01 signifikant

[2]) Sättigungslöslichkeit in Aqua dest. (22 °C): 4 mg/100 ml : F = 1

nach Lit. [30, 33]

sucht, also bei Gegenwart potentieller Kristallisationskeime. Die Übersättigungswerte blieben trotzdem über 90 min konstant.

Nürnberg et al. konnten die Vorteile der Übersättigungsanalyse an einem Digoxin/Polymer-Sprühprodukt bestätigen, das bei F-Werten > 4 im Humanversuch eine absolute Bioverfügbarkeit von 80 % aufwies [24].

Ein Beispiel für den Einsatz der Übersättigungsanalyse bei der Rezepturoptimierung zeigt Abbildung 11. Zwei Digoxin-Kieselsäurematrix-Zubereitungen wurden unter sonst gleichen Bedingungen mit verschiedenen organischen Lösungsmittelgemischen hergestellt und mit gleichen Hilfsstoffen zu Tabletten mit niedriger Zerfallszeit verarbeitet, so daß dieselben Liberationsbedingungen vorlagen.

Obwohl die Lösungsmittel nur intermediärer Rezepturbestandteil sind beim Auftragen des Wirkstoffs auf die Kieselsäure, und anschließend durch Trocknung entfernt werden, haben sie nachhaltigen Einfluß auf die in vitro Liberation in der Durchflußzelle. Dieser zunächst überraschende, inzwischen theoretisch abgesicherte Befund, konnte mittels Übersättigungsanalyse bestätigt werden. Auch hierbei differenzieren die Übersättigungswerte stärker als die Durchflußzellenergebnisse zwischen den Liberationsleistungen beider Zubereitungen.

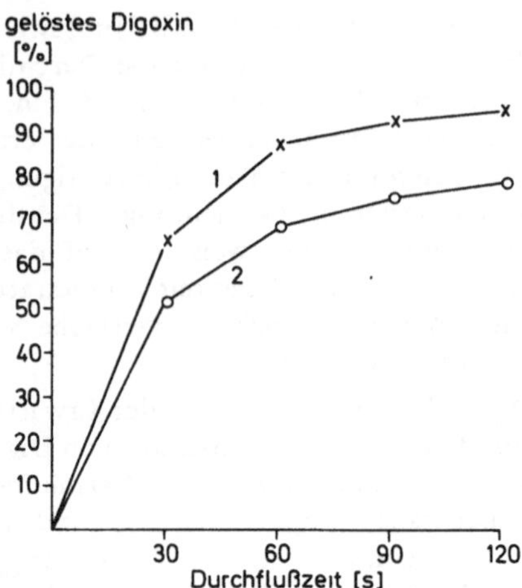

Abb. 11 Einfluß des bei der Digoxin-Kieselsäurematrix-Herstellung erforderlichen Lösungsmittels auf die Liberation fertiger Tabletten

Präparat	1	2
Lösungsmittel	A	B
Tablettenzerfall	< 20 s	
Übersättigung mg Digoxin/100 ml Aqua dest	18,1	13,3
Übersättigungsfaktor F	4,5	3,3

Durchflußzelle: Aqua dest., 22 °C, 20 ml/min
Übersättigung: 7,5 ml Aqua dest., 22 °C, 6 Tabl./ 1,5 mg Digoxin

Zusammenfassung

Die vorgestellten Beispiele sollten verdeutlichen, daß beim galenischen Optimieren von Herzglykosidtabletten sehr unterschiedliche Einflüsse auf die Wirkstoffliberation berücksichtigt werden müssen, verfahrenstechnische, ebenso wie Einwirkungen der Hilfsstoffe. Wesentlich ist, daß primär zwar eine rasche Liberation sichergestellt werden soll, dies aber nicht zu Lasten anderer Qualitätsmerkmale realisiert werden kann. Jede Rezeptur stellt einen Kompromiß dar, in dem die in vitro Liberation ebenso berücksichtigt werden muß wie die content uniformity oder mechanische Eigenschaften. Auch die Rücksichtnahme auf vorhandene apparative Ausstattung kann die Wahl der zu verwendenden Hilfsstoffe mitbestimmen. Die Folge ist, daß nicht jede im Labormaßstab erprobte, mit guten in vitro- und in vivo-Resorptionsdaten ausgestattete Glykosidzubereitung realisiert werden kann. Deshalb ist die Zahl entsprechender Handelspräparate geringer als die der experimentell realisierten Möglichkeiten.

Literatur

[1] List, P. H., Hörhammer, L., Hagers Handbuch der Pharmaz. Praxis, Springer Verlag, Berlin, Heidelberg, New York, 4. Ausgabe Bd. 7, (1971), S. 695—697
[2] Einig, H., Mayer, D., Arzneim. Forsch./Drug Res. 28, 527—531 (1978)
[3] Moldenhauer, H., Pharmazie 34, 500—506 (1979)
[4] Poole, K. R., Taylor, R. F., Wall, G. P., Trans. Inst. Chem. Engrs. 42, 305 (1964)
[5] Egermann, H. Acta Pharm. Technolog. 22, 131—141 (1976)
[6] The United States Pharmacopeia XX, (1980)
[7] Ulex, G., Asmussen, B., Therapiewoche 26, 5364—5370, (1976)

[8] Krebs, R., Klin. Pharmakol. der Herzglykoside, Verlag Dr. med. Straube, Erlangen (1980), S. 53—55

[9] Lit. [8], S. 56—60

[10] Flasch, H., Asmussen, B., Heinz, N., Arzneim. Forsch. **28**, 326—330 (1978)

[11] Kuhlmann, J., Deutsche Apotheker Ztg. **120**, 2226—2228 (1980)

[12] Voigt, R., Lehrbuch der pharmaz. Technologie, VEB Verlag Volk und Gesundheit, Berlin (1973), S. 168—169

[13] Martin, A. N., Swarbrick, J., Cammarata, A., Physikalische Pharmazie, Wissenschaftliche Verlagsgesellschaft Stuttgart (1975), S. 278—311

[14] Shah, N., Pytelewski, R., Eisen, H., Jarowski, C. J., J. Pharm. Sci. **63**, 339—344 (1974)

[15] Carless, J. E., Shaw, R. R. D., Europ. J. Clin. Pharmacol. **7**, 269—273 (1974)

[16] Ammar, H. O., Kassem, M. A., Salama, H. A., El-Ridy, M. S., Pharm. Ind. **42**, 757—761 (1980)

[17] Ollenschläger, G., Eckert, Th., Pharm. Ind. **39**, 388 (1977)

[18] Hüttenrauch, R., Acta Pharm. Technolog., Suppl. **6**, 55—127 (1978)

[19] Florence, A. T., Salole, E. G., J. Pharm. Pharmac. **28**, 637—642 (1976)

[20] Nürnberg, E., Werthmann, A., Pharm. Ind. **40**, 1061—1069 (1978)

[21] Merkle, H. P., Pharm. Ind. **42**, 1009—1018 (1980)

[22] Nürnberg, E., Dölle, B., Pharm. Ind. **42**, 1019—1026 (1980)

[23] Kala, H., Traue, J., Moldenhauer, H., Zessin, G., Pharmazie **36**, 106—111 (1981)

[24] Nürnberg, E., Dölle, B., Bafort, J. M., Pharm. Ind. **44**, 630—635 (1982)

[25] Stupak, E. I., Bates, T. R., J. Pharm. Sci. **62**, 1806—1809 (1973)

[26] Reddy, R. K., Khalil, S. A., Gouda, M. W., J. Pharm. Sci. **65**, 1753—1758 (1976)

[27] Yang, K. Y., Glemza, R., Jarowski, C. I., J. Pharm. Sci. **68**, 560—565 (1979)

[28] Rietbrock, N., Arzneim. Forsch./Drug Res. **26**, 135—146 (1976)

[29] Rietbrock, N., Brecht, H. M., Rudorf, J. E., Alken, R. G., Münch. med. Wschr. **124**, 550—552 (1982)

[30] Rietbrock, N., Alken, R. G., Ebert, W., Arzneim. Forsch/Drug Res. **29**, 1742—1745 (1979)

[31] Kwee, H.-G., Ulex. G. A., Rauscher, B., DBP 25 04 166, (1976)

[32] Kwee, H.-G., Ulex, G. A., Pharm. Ind. **36**, 576—582 (1974)

[33] Asmussen, B., Heinz, N., Arzneim. Forsch./Drug Res. **30**, 2168—2172 (1980)

[34] Nyberg, L., Acta Pharmacol. Toxicol. **40**, Suppl. III, 1—48 (1977)

[35] Shaw, T. R. D., Raymond, K., Greewood, H., Postgrad. Med. J. **50**, Suppl. 6, 55—61 (1974)

[36] Johnson, B. F., Lader, S., Brit. J. Clin. Pharmacol. **1**, 329—333 (1974)

[37] Cohnen, E., Flasch, H., Heinz, N., Hempelmann, W. F., Arzneim. Forsch./Drug Res. **28**, 2179—2182 (1978)

[38] Rupprecht, H., Biersack, M.-J., Kindl, G., Colloid and Polymer Sci. **252**, 415—416 (1974)

Galenische Entwicklung einer Digoxin Weichgelatinekapsel

D. Essig

Einleitung

Digoxin ist ein hochwirksamer Arzneistoff mit einer engen therapeutischen Breite. So kann eine Schwankung des Blutspiegels um etwa ± 50 % einen Patienten in den Bereich der subtherapeutischen bzw. toxischen Konzentration führen [1].

Für solche Problemwirkstoffe ist eine optimale und reproduzierbare Bioverfügbarkeit aus der Arzneiform eine „conditio sine qua non".

Eine rasche Freisetzungsgeschwindigkeit des Arzneistoffes aus seiner Zubereitung ist eine grundlegende Voraussetzung für eine gute Bioverfügbarkeit. So läßt sich z. B. durch Verkleinerung der Teilchengröße des Wirkstoffes und durch die damit verbundene Oberflächenvergrößerung die Lösegeschwindigkeit des Wirkstoffes erhöhen. Gleichzeitig wird durch die Verkleinerung der Teilchengröße eine homogene Verteilung bei der Herstellung einer festen Arzneiform, wie z. B. einer Tablette, erzielt.

Die konsequente Fortführung dieses Prozesses der Oberflächenvergrößerung führt letztlich zur molekulardispersen Verteilung, wie sie z. B. in einer Lösung vorliegt.

Eine flüssige Zubereitungsform, wie sie z. B. eine Tropflösung in einem Mehrdosenbehälter darstellt, birgt mit der tropfenweisen Dosierung die Gefahr der Fehldosierung in sich. Für den kritischen Wirkstoff Digoxin wird daher weitgehend die einzeldosierte feste Zubereitungsform — wie sie üblicherweise die Tablette darstellt — bevorzugt.

Da eine konventionelle Digoxin-Tablette, hergestellt unter Einsatz von kristallinem Wirkstoff, jedoch die hohen Anforderungen an die Bioverfügbarkeit nur unzureichend erfüllt, muß das Prinzip der molekulardispersen Verteilung bei der technologischen Realisierung einer festen Darreichungsform berücksichtigt werden.

Eine Möglichkeit besteht z. B. im Aufziehen des gelösten Wirkstoffes auf eine Matrix, wobei eine sogenannte feste Lösung resultiert. Dieser aufgezogene Wirkstoff läßt sich zu Tabletten weiterverarbeiten und verleiht der so hergestellten festen Darreichungsform ein gutes biopharmazeutisches Verhalten [2, 2a].

Eine weitere Lösungsmöglichkeit besteht in der Herstellung von Feststoffdispersionen auf der Basis von Hydroxialkylxanthinen [3] bzw. Polyäthylenglykolen mit höherem Molekulargewicht [4]. Hierbei wird der Wirkstoff in dem geschmolzenen Träger gelöst. Nach Erstarren der Schmelze liegt der Wirkstoff in molekulardisperser Form in der hydrophilen festen Grundlage vor, aus der er mit einer sehr großen Lösegeschwindigkeit freigesetzt wird.

Nach einem Patent von Arnar Stone Laboratories (US 4002718) wird Digoxin in einem Gemisch aus Polyäthylenglykolen verschiedenen Molekulargewichts ggf. unter Zugabe von weiteren Hilfsstoffen wie Polyvinylpyrrolidon unter Erwärmen gelöst. Diese Mischungen erstarren bei Temperaturen unter 35 °C zu halbfesten thixotropen Systemen, in denen der Wirkstoff ebenfalls molekulardispers vorliegt. Eine Verkapselung dieser Mischungen in Weichgelatinekapseln ist möglich.

Unsere Entwicklung der Digoxin Weichgelatinekapsel, die wir in Zusammenarbeit mit der Firma Scherer durchgeführt haben, beschritt konsequent den vorgezeichneten Weg zur molekulardispersen Lösung, die die beste Voraussetzung für eine gute Bioverfügbarkeit darstellt. Eine Verkapselung in Weichgelatinekapseln einer Lösung des Digoxins in hydrophiler Grundlage führt zu einer einzeldosierten oralen Darreichungsform mit dem gewünschten biopharmazeutischen Verhalten. Die pharmazeutische Grundlage dieser Kapselentwicklung ist in der Offenlegungsschrift 2434849 der Firma Scherer dargestellt.

Auch Wellcome beschäftigte sich mit einer Digoxin Weichgelatinekapsel auf Basis hydrophiler Lösungsmittel, jedoch liegt die entsprechende Offenlegungsschrift 2507635 in der Priorität nach der Scherer Offenlegung. B. F. Johnson et al. [5] konnte zeigen, daß eine 0,25 mg Tablette Lanoxin und eine 0,2 mg Lanoxicaps

Weichgelatinekapsel mit einer Lösung auf Polyäthylenglykolbasis die gleichen Effekte (Blutspiegel und Urinausscheidung) zeigten.

Interessant ist der in vielen Veröffentlichungen beschriebene Befund, daß Digoxin aus einer Tropflösung (die Einnahme einer Einzeldosis erfolgt in einem Glas Wasser) zwar besser resorbiert wird als aus konventionellen Tabletten, daß aber aus der Weichgelatinekapsel, in der das Digoxin ebenfalls in gelöster Form vorliegt, die Resorption noch besser ist als nach Einnahme einer Tropflösung. Dies ist sicher auf den höheren Konzentrationsgradienten im Magen-Darm-Trakt nach Zerfall der Weichgelatinekapsel zurückzuführen. Möglicherweise spielen auch die organischen Lösungsmittelanteile eine Rolle.

Rezepturfindung

Zur Entwicklung gelangten die Digoxin Weichgelatinekapseln mit den Dosierungen 0,1 bzw. 0,25 mg.

Das grundlegende Problem bei der Entwicklung der Digoxin Weichgelatinekapsel war die Suche nach einem geeigneten Lösungsmittel bzw. Lösungsmittelgemisch für den Wirkstoff. Digoxin zeichnet sich durch eine sehr geringe Löslichkeit in Wasser aus; sie beträgt bei Raumtemperatur ca. 4 mg/100 ml und ist kaum pH-abhängig.

Dagegen ist die Löslichkeit in organischen, hydrophilen Lösungsmitteln verhältnismäßig gut. Als hydrophile Lösungsmittel sind u. a. geeignet:
Äthylalkohol, 1,2-Propylenglykol und Polyäthylenglykole verschiedener Molekulargewichte. Dimethylformamid bzw. Dimethylacetamid, die ebenfalls gute Löseeigenschaften für Digoxin haben, sind aus pharmakologisch-toxikologischer Sicht nicht geeignet.

Ein Gemisch aus Äthylalkohol, 1,2-Propylenglykol und Polyäthylenglykol 400 mit einem geringen Wasserzusatz hat sich mit einem Lösevermögen von ca. 100 mg/100 ml bei Raumtemperatur als sehr geeignet erwiesen.

Bei der Suche nach einem Lösungsmittelgemisch für Digoxin mußte gleichzeitig auf Verträglichkeit mit dem Hüllenmaterial der Weichgelatinekapsel geachtet werden. Der geringe Wasseranteil in der genannten Lösungsmittelzusammensetzung trägt diesem Umstand Rechnung.

Hieraus ergeben sich für die beiden Dosierungen 0,1 bzw. 0,25 mg die Rezepturen des Kapsel-

Tabelle 1: Zusammensetzung der Digoxin-Lösung für die Dosierung 0,1 und 0,25 mg/Einzeldosis

Digoxin	0,1	mg	0,25	mg
Äthanol abs.	8,5	mg	17,0	mg
Wasser	1,5	mg	3,0	mg
1,2-Propylenglykol	4,75		9,5	
PEG 400	125,15		250,25	
	140,00		280,00	

inhalts, wie sie in der Tabelle 1 dargestellt sind. Die Wirkstofflösungen werden durch Firma Scherer in der bekannten Weise zu Weichgelatinekapseln verkapselt. Die Kapselhülle besteht aus Gelatine und dem Feuchthalte- bzw. Plastiziermittel Glyzerin. Durch Nachtrocknen der frisch hergestellten Kapseln wird die Gelatinehülle auf eine Restfeuchte von ca. 11–13 % eingestellt. Diese Auftrocknung, bei der die Kapseln gehärtet werden, kann rezepturbedingt mehrere Tage dauern. Die Hülle enthält keine weiteren Wirkstoffe, wie z. B. Farbstoffe oder Konservierungsmittel.

In einem Keimanfälligkeitstest nach USP konnte gezeigt werden, daß sowohl nicht konservierte Weichgelatinekapseln wie auch solche, die mit NIPA-Estern in üblicher Konzentration konserviert waren (0,3 % Parahydroxibenzoesäure-äthylester und 0,15 % Parahydroxibenzoesäure-propylester, beide als Natriumsalze), den Anforderungen der Monographie entsprachen. Weichgelatinekapseln, die ordnungsgemäß aufgetrocknet sind und kein Konservierungsmittel enthalten, stellen also keinen Nährboden für die nach USP eingesetzten Keime dar. Als zusätzliche Maßnahme ist zu empfehlen, die Kapseln in Räumen zu verpacken, die der Reinraumklasse III angehören (Keimgehalt pro m^3 Luft in Ruhe <500) und in denen eine relative Luftfeuchtigkeit von <50 % herrscht.

Darüber hinaus wurde festgestellt, daß der Kapselinhalt antimikrobielle Eigenschaften aufweist. Aufgrund der experimentellen Befunde konnten wir also auf Konservierungsmittel in der Gelatinehülle verzichten.

Da die Abfüllung einer Lösung beim Herstellprozeß der Weichgelatinekapsel mit einer sehr hohen Genauigkeit mit Dosierpumpen erfolgt, und der Wirkstoff als homogene Lösung zur Abfüllung gelangt, ist eine Content Uniformity, wie sie in den einschlägigen Monographien gefordert wird, ohne Probleme zu erzielen.

Für die Dosierung 0,1 bzw. 0,25 mg erfolgt die Verkapselung in ovalen naturfarbenen Kapseln der Größe 2 minims (minim ist eine Volumeneinheit und entspricht etwa 62 μl) bzw. 4 minims. Bei der Herstellung der Digoxin-Lösung ließ sich eine Abhängigkeit der Lösegeschwindigkeit von der Teilchengröße des Digoxins erkennen. Da die Lösegeschwindigkeit einer Substanz direkt proportional ihrer spezifischen Oberfläche ist, war eine Erhöhung der Lösegeschwindigkeit durch Mahlung theoretisch zu erwarten. Die Lösegeschwindigkeit der gemahlenen Substanz war jedoch größer, als aufgrund des Gewinns an spezifischer Oberfläche zu erwarten gewesen wäre. Der Mahlprozeß muß somit noch einen weiteren Effekt neben der Teilchenzerkleinerung und Oberflächenvergrößerung haben. Aus Untersuchungen von E. Nürnberg [6] ist bekannt, daß Digoxin in verschiedenen parakristallinen Zuständen mit unterschiedlichen physikalischen und physikalisch-chemischen Eigenschaften auftreten kann. Digoxin, das eine sehr gut kristallisierende Substanz darstellt, kann man durch Sprühtrocknen in einer amorphen Form erhalten. Durch Mahlung werden sowohl aus kristalliner wie auch aus amorpher Ware teilkristalline Produkte erhalten, was durch entsprechende Röntgenuntersuchungen belegt ist. Bei Modellversuchen variieren in Abhängigkeit von der Mahldauer die Lösegeschwindigkeiten des gemahlenen Wirkstoffs in Wasser. Die nach 20 Minuten gelöste Wirkstoffmenge korreliert mit dem Kristallisationsindex der Probe. Es muß noch erwähnt werden, daß neben der Lösegeschwindigkeit auch die Sättigungslöslichkeit einer amorphen Ware, z. B. in Wasser, um den Faktor 10 gegenüber normaler kristalliner Ware erhöht ist und die parakristallinen Zustände entsprechende Zwischenwerte einnehmen. Im Zusammenhang mit unserer Entwicklung der Digoxin Weichgelatinekapsel wurde jedoch diesen Befunden nicht weiter nachgegangen.

In einem in vitro-Test, beim Inkubieren des Inhalts der Weichgelatinekapsel mit Wasser bzw. Phosphatpuffer von pH 6,5, bildet Digoxin übersättigte Lösungen von recht beachtlicher Stabilität. Die Untersuchungen wurden analog der Methode von Flasch, Asmussen und Heinz durchgeführt [2, 2a].

Der Kapselinhalt (zur Prüfung gelangte die Rezeptur 0,25 mg Digoxin/Kapsel) wurde jeweils in einer Menge, die 20 mg Digoxin entspricht, ad 100 g mit Wasser bzw. Phosphatpuffer aufgefüllt bzw. zu 100 g Wasser oder Puffer bei Raumtemperatur gegeben. Die Gehaltsbestimmung erfolgte kolorimetrisch nach der Xanthydrolmethode.

Aus der Tabelle 2 ist zu ersehen, daß die wässerige Lösung auch nach 6 Stunden noch als stabil zu bezeichnen ist. Nach Animpfen der Lösungen und weiterem 24stündigem Rühren bei Raumtemperatur ergibt sich der Sättigungswert, der naturgemäß aufgrund der Lösungsmittelanteile der Rezeptur höher als der Sättigungswert im Wasser liegt.

Haltbarkeit

Zur Überprüfung der Haltbarkeit des Präparates wurden Muster in verschiedenen Packmitteln (Polypropylenröhre, Polyvinylchlorid-Blisterfolie und Polyvinylchlorid/Polyvinylidenchlorid-

Tabelle 2: Digoxin-Konzentration (mg/100 g Lösung) nach Inkubieren des Kapselinhaltes (= 20 mg Digoxin) mit H_2O bzw. Phosphatpuffer pH 6,5

	Dichte (g/ml)	Konzentration mg/100 g						
		theor.	gefunden Zeit (h) = 0	0,5	1,5	3	6	24*)
1. ad 100 g H_2O	1,028	20,0	19,5	17,9	18,5	18,4	18,0	13,4
2. + 100 g H_2O	1,021	16,34	16,6	17,6	16,2	16,2	15,6	12,0
3. ad 100 g Puffer pH 6,5	1,032	20,0	19,7	20,0	18,0	17,4	15,7	8,9
4. + 100 g Puffer pH 6,5	1,027	16,34	16,6	17,2	15,6	16,1	14,7	7,5

*) Sättigungskonzentration

Verbundblister sowie Aluminiumsiegelfolienverpackung) bei den Lagerbedingungen 21 °C/60 % r.F., 26 °C/60 % r.F. und 31 °C/70 % r.F., die die unterschiedlichen klimatischen Zonen der Erde (gemäßigtes, mediterranes und tropisches Klima) simulieren, gelagert. Muster wurden nach bis zu 60monatiger Lagerung untersucht.

In allen Fällen erwies sich die Digoxin-Lösung als stabil. Es konnten weder organoleptische Veränderungen, wie Trübung durch Auskristallisation oder Verfärbung, noch Veränderungen des Gehaltes bzw. Auftreten von Zersetzungsprodukten des Digoxins beobachtet werden. Hiermit können Bedenken der Patentschrift 2614864 der Fa. Schwabe hinsichtlich der Stabilität von Digoxin in Wasser enthaltenden hydrophilen Lösungen widerlegt werden.

Was die klimaabhängige Stabilität der Gelatinehülle betrifft, so wurden packmittelabhängig unterschiedliche Beobachtungen gemacht.

Während die Mehrzahl der Weichgelatinekapsel-Präparate einen lipophilen Inhalt hat, sind die hydrophilen Zubereitungen, wie sie die Digoxin Kapsel darstellt, seltener. Bei diesen Kapseln mit hydrophilem Inhalt bestehen besondere Probleme bezüglich Migration von Feuchte aus der Umgebung sowie des Kapselinhalts in bzw. durch die Gelatinehülle. Entscheidend für die Haltbarkeit der hydrophilen Zubereitung ist der Schutz der ordnungsgemäß aufgetrockneten Kapseln, bei denen die Gelatinehülle mit dem Inhalt bezüglich der Restfeuchte im Gleichgewicht steht, vor Luftfeuchtigkeit. Dies heißt, ein dichtes Packmittel ist unabdingbar für eine gute Stabilität der Weichgelatinekapseln. Bewährt haben sich in unserer Stabilitätsprüfung Polypropylenröhren und Aluminiumsiegelfolien. Neuerdings gibt es auch eine tiefgezogene Aluminiumblisterpackung, die für dieses Präparat eine optimale Verpackung darstellen dürfte. Ungeeignet erwiesen sich während der Haltbarkeitsprüfung die Kunststoffblisterpackungen selbst bei Klimabedingungen, wie sie in Deutschland anzutreffen sind.

Bioverfügbarkeit

In den Jahren 1979 und 1980 wurden in unserer Abt. Biochemie erste Untersuchungen zur absoluten Bioverfügbarkeit der Weichgelatinekapsel durchgeführt im Vergleich zu einem Handelspräparat in Tablettenform, das aufgrund seiner spe-

ziellen galenischen Form und Herstellungstechnologie bereits eine sehr gute Verfügbarkeit hat. Als Meßgröße dienten die Plasmaspiegel bzw. die renale Ausscheidung des Digoxins nach einmaliger intravenöser bzw. oraler Gabe der zu vergleichenden Präparate an sechs freiwilligen Probanden. Die Untersuchungen ergaben für Digoxin Weichgelatinekapsel eine absolute prozentuale Bioverfügbarkeit von ca. 97 % (Handelspräparat ca. 77 %) bei Auswertung der AUC-Werte bzw. 84 % (Handelspräparat 72 %) berechnet aus der renalen Ausscheidung [7].

Zusammenfassend kann gesagt werden, daß in der Digoxin Weichgelatinekapsel mit ihrer hydrophilen Digoxin-Lösung eine Darreichungsform mit sehr guter Bioverfügbarkeit vorliegt, die, verpackt in einem geeigneten, nämlich feuchtigkeitsdichten Packmittel, selbst für tropische Klimazonen eine gute Stabilität aufweist.

Zusammenfassung

Für Problemwirkstoffe mit einer engen therapeutischen Breite ist eine optimale und reproduzierbare Bioverfügbarkeit aus der Arzneiform unabdingbar. Die Weichgelatinekapsel mit in einem geeigneten Lösungsmittelgemisch in molekulardisperser Verteilung vorliegenden Wirkstoff stellt für Digoxin eine optimale galenische Form dar. Sie weist eine absolute Bioverfügbarkeit aus, die bei Auswertung der AUC-Werte der Plasmaspiegel bei ca. 97 % und bei ca. 84 % errechnet aus der renalen Ausscheidung liegt. Die Digoxin Weichgelatinekapsel zeichnet sich durch eine gute Haltbarkeit in geeignetem Packmittel aus.

Literatur

[1] Levy, G., et al., Circulation Vol. **49**, 391 (1974).
[2] Flasch, H., Asmussen, B. und Heinz, N., Arzneim. Forsch. **28**, 326 (1978).
[2a] Asmussen, B. und Heinz, N., Arzneim. Forsch. **30**, 2168 (1980).
[3] Ollenschläger, G. und Eckert, Th., Pharm. Ind. **39**, 388 (1977).
[4] Ammar, H. O., et al., Pharm. Ind. **42**, 757 (1980).
[5] Johnson, B. F., et al., Br. J. Clin. Pharmacol. 209 (1977).
[6] Nürnberg, E. und Dölle, B., Vortrag auf dem Jahreskongreß der APV 1982.
[7] Wiedemann, I., et al., Bericht: Die Bestimmung der absoluten Bioverfügbarkeit von Digoxin in Digoxin CHBS Weichgelatinekapseln im Vergleich zu Digacin® Tabletten (unveröffentlicht), Mai 1980.

III. Risiken bei der Anwendung von herzwirksamen Glykosiden

Digitalis im Alter

K.-D. Kolenda, W. Grille

Herzglykoside sind die am häufigsten verordneten Arzneimittel jenseits des 70. Lebensjahres [4]. In der Bundesrepublik Deutschland werden über 3 Millionen Menschen regelmäßig mit Digitalisglykosiden behandelt, über die Hälfte davon ist älter als 65 Jahre [2]. Wegen ihrer geringen therapeutischen Breite ist der Einsatz dieser Pharmaka jedoch mit einem hohen Risiko belastet. Nach der Literatur muß man davon ausgehen, daß bei etwa 20 % aller vorstationär oder stationär mit Digoxin behandelten Patienten Intoxikationserscheinungen bestehen [12, 29]. In einer Reihe von unabhängigen Untersuchungen konnte gezeigt werden, daß besonders alte Menschen (älter als 65 Jahre) bei der Behandlung mit den üblichen Digoxindosen intoxikationsgefährdet sind [5, 8, 12, 15, 21, 25]. Im folgenden sollen einige Möglichkeiten besprochen werden, wie unter Berücksichtigung altersbedingter Risikofaktoren die Gefahr der Digitalisintoxikation zu verringern ist. Bei dieser Erörterung wollen wir uns auf die beiden wichtigsten Herzglykoside Digoxin und Digitoxin beschränken.

Einige Bemerkungen zur Physiologie und Pathologie des „Altersherzens" seien vorangestellt [1, 9, 33]. Wie Abbildung 1 zeigt, nehmen das Schlagvolumen, das Herz-Minutenvolumen und die maximale O_2-Absorption jenseits des 30. Lebensjahres allmählich ab. Insgesamt resultiert eine kardiozirkulatorische Leistungsabnahme von etwa 1 % pro Jahr [14]. Ein 80jähriger verfügt demnach noch über die Hälfte der Leistungsfähigkeit eines 30jährigen. Diese physiologische Abnahme der Leistungsfähigkeit im Alter besitzt aber noch keinerlei Krankheitswert. Mit zunehmendem Alter nimmt allerdings, wie Linzbach [19] zeigen konnte, die mittlere Anzahl der krankhaften Veränderungen pro Herz zu. Hierbei handelt es sich um Erkrankungen wie Koro-

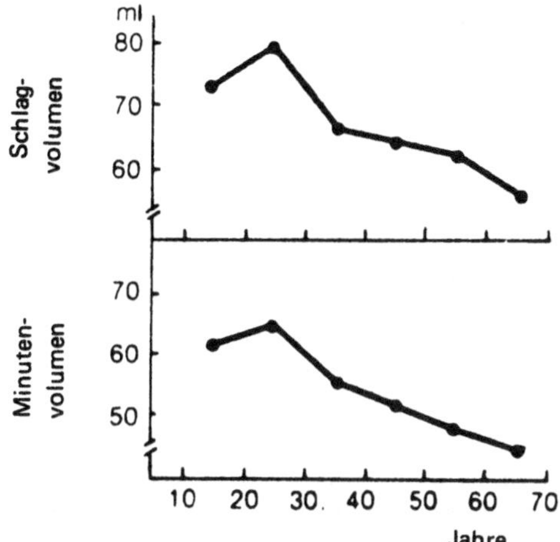

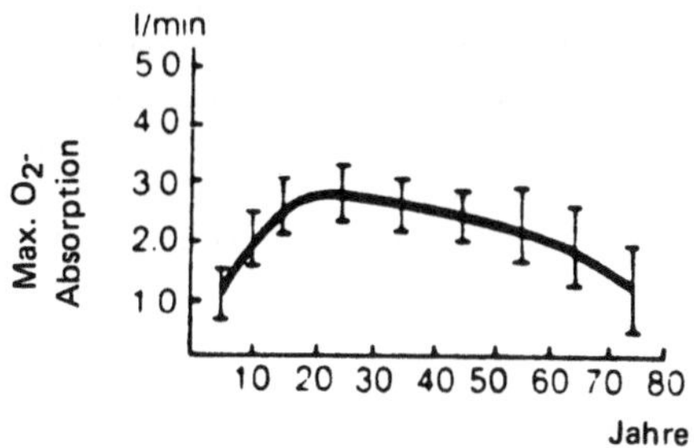

Abb. 1 Schlagvolumen, Herzminutenvolumen und maximale O_2-Absorption in Abhängigkeit vom Lebensalter. Modifiziert nach Wernig [33].

narsklerose, Hypertrophie und Klappenveränderungen. Diese Summierung von krankhaften Veränderungen am Herzen wird als „Polypathie" bezeichnet [19, 20]. Nicht die Krankheiten selbst, sondern die Zunahme ihrer Anzahl pro Herz wird dabei als echter Altersprozeß angesehen. Diese Betrachtungsweise erlaubt es, die Entwicklung einer Herzinsuffizienz nicht an das

Alter per se, sondern an das Auftreten wohldefinierter Krankheitsbilder zu binden. Mit der so verstandenen „Polypathie des Herzens" läßt sich auch die Zunahme der Herzinsuffizienz im Alter erklären, ebenso die Zunahme der tödlichen Herzerkrankungen im Laufe des Lebens. Hieraus folgt, daß es im Alter nicht bei jedem Menschen zur Ausbildung einer latenten oder manifesten Herzinsuffizienz kommt. Die Zahl der zumindest latent Herzinsuffizienten soll nach Scheu [24] bei etwa 20 % aller über 60jährigen liegen. Linzbach [19] findet bei über 70jährigen in mehr als 20 % und bei über 90jährigen in 40 % der Fälle eine manifeste Herzinsuffizienz. Festzuhalten ist, daß es zwar eine Herzinsuffizienz im Alter gibt, jedoch keine „physiologische Altersinsuffizienz des Herzens".

Koronarsklerose und Hypertonie sind bei alten Menschen in über 80 % Ursache einer Herzinsuffizienz [4]. Die im Alter vorhandenen degenerativen Prozesse am Herzmuskel können zu einer fortschreitenden Schädigung des Reizbildungs- und Reizleitungssystems sowie der Arbeitsmuskulatur und damit zu einem Verlust an funktionstüchtiger Substanz führen. Es resultiert ein Mißverhältnis zwischen geforderter und effektiv möglicher Herzleistung, das schließlich nach Ausschöpfen aller Kompensations- und Adaptionsmechanismen nicht mehr ausgeglichen werden kann. Durch besondere Belastungen oder Zweiterkrankungen, z. B. pulmonale Infekte, wird dann die Dekompensation eines zunächst latent insuffizienten Herzens ausgelöst. Besonders bei alten Menschen kann die Herzinsuffizienz Herzrhythmusstörungen hervorrufen. Herzrythmusstörungen können aber auch Zeichen einer Digitalisintoxikation sein, so daß die Unterscheidung im Einzelfall schwierig ist. Weiterhin führt die Herzinsuffizienz im Alter infolge herabgesetzter Hirndurchblutung zu einer Abnahme der körperlichen und geistigen Leistungsfähigkeit mit Schwindelerscheinungen und Schlafstörungen.

Die altersbedingten Veränderungen des Körpers, wie Abnahme des Wassergehaltes und Verminderung der Muskelmasse und die reduzierte funktionelle Kapazität verschiedener Organe, führen zu einer abnormen Verteilung und Elimination vieler Medikamente. Für die Therapie der Herzinsuffizienz mit Digitalisglykosiden ist die altersbedingte Einschränkung der Nierenfunktion von herausragender Bedeutung [8, 27]. In Abbildung 2 ist dargestellt, daß die glomeruläre Filtrationsrate (GFR), gemessen als Inulin-

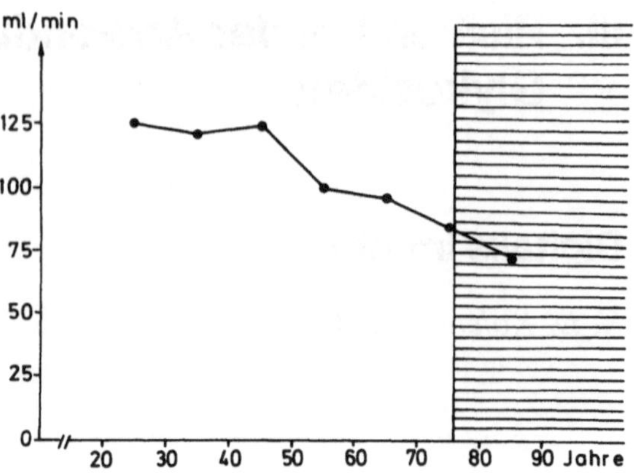

Abb. 2 Abhängigkeit der Inulin-Clearance vom Lebensalter. Modifiziert nach Shock [27].

Clearance, mit dem Alter kontinuierlich abnimmt. Als Ursache sind degenerative Prozesse in den Nieren anzunehmen, die mit einer Abnahme der Zahl der Glomerula und damit auch der Filtrationsfläche einhergehen. Nach Shock [27] bleibt die GFR bis zum Ende des vierten Lebensjahrzehnts annähernd konstant, fällt dann allmählich ab und erreicht mit Beginn des 9. Lebensjahrzehnts etwa 50 % des Ausgangswertes. Daneben soll die tubuläre Sekretion im Alter vermindert sein [4]. Wichtig ist nun, daß eine Retention harnpflichtiger Substanzen mit Anstieg des Serum-Kreatinins erst auftritt, wenn das Glomerulumfiltrat auf 50—60 ml pro Minute abfällt [6, 8, 30]. Wie Abbildung 3 zeigt, kann das Glomerulumfiltrat bei Patienten mit normalem Serum-Kreatinin zwischen 50 und 150 ml/min schwanken. Das Serum-Kreatinin ist also kein zuverlässiger Parameter für die Beurteilung der Nierenfunktion. Bei geringer bis mäßiggradiger Einschränkung der Nierenfunktion ist ein sogenannter kreatininblinder Bereich festzustellen, der eine noch normale Nierenfunktion vortäuschen kann, obwohl bereits eine deutliche Einschränkung des Glomerulumfiltrats vorliegt. Besonders im Alter dürfte wegen der herabgesetzten Kreatinin-Produktion aufgrund der reduzierten Muskelmasse die hyperbolische Beziehung zwischen dem Serum-Kreatinin und der Kreatinin-Clearance noch weiter nach links verlagert sein (Abb. 3). Da eine enge Korrelation zwischen der Digoxin-Clearance und der Inulin- bzw. Kreatinin-Clearance besteht, ist es nicht verwunderlich, daß im Alter bei physiologisch eingeschränktem Glomerulumfiltrat eine erhöhte Digoxin-Konzentration im Serum festgestellt werden kann, ohne daß eine Erhöhung des Serum-Kreatinins

Tabelle 1: Vergleich einiger Labordaten bei jungen und alten Patienten (nach Lemmer [18])

		Alter	Serum-Kreatinin %	Kreatinin-Clearance ml/min/1,73 m^2	Digoxin-Clearance ml/min/1,73 m^2
junge Patienten	x ± 150	27 ± 4	1,00 ± 0,16	122 ± 19	83 ± 17
alte Patienten		77 ± 4	1,24 ± 0,22	56 ± 17	53 ± 9
p			n.s.	<0,001	<0,001

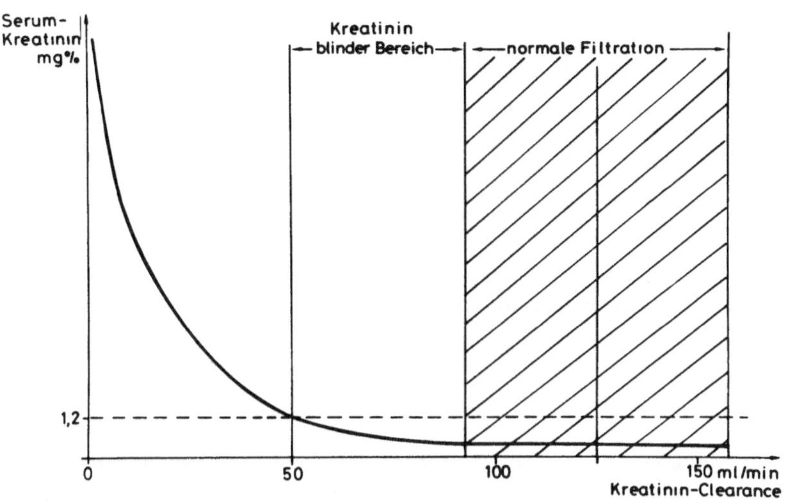

Abb. 3 Hyperbolische Beziehung zwischen Kreatinin-Clearance und Serum-Kreatinin. Modifiziert nach Deutsch und Geyer [6].

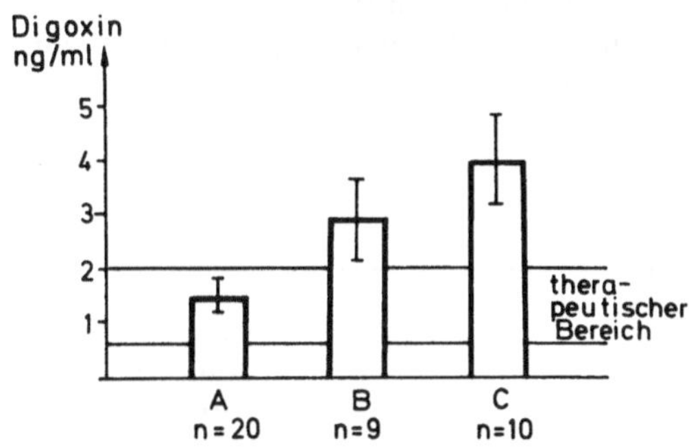

Abb. 4 Serumspiegel von Digoxin bei verschiedenen Patientengruppen unter einer Erhaltungsdosis von 2 mal 0,25 mg Digoxin (Lanicor®) pro die. x̄ ± S. A: nierengesunde Kontrollgruppe, B: Patienten mit einem Alter > 75 Jahre und einem Serumkreatinin < 1,2 mg% bei erniedrigten Clearancewerten. C: Patienten mit einer Niereninsuffizienz.

besteht. Tabelle 1 veranschaulicht diese wichtige Tatsache noch einmal anhand von Labordaten bei jungen und alten Patienten, die von Lemmer [18] erhoben wurden.

Die beiden nächsten Abbildungen sollen zeigen, welche Auswirkungen diese Zusammenhänge auf den Serumspiegel von Digoxin und Digitoxin haben [17]. Abbildung 4 zeigt die mit einem handelsüblichen Radioimmunoassay (Fa. Becton, Dickenson, New York) gemessenen Serumspiegel von Digoxin bei einer nierengesunden Kontrollgruppe (A) im Vergleich zu Patienten mit einer Niereninsuffizienz (C) und einer Gruppe alter Patienten mit noch normalem Serum-Kreatinin, aber pathologischen Clearance-Werten (B). Sämtliche Patienten stehen unter einer oralen Dauertherapie mit 2 x 0,25 mg Digoxin. Die Abbildung zeigt, daß bei der Gruppe der alten Patienten mit noch normalem Serum-Kreatinin ebenso wie bei der Gruppe der niereninsuffizienten Patienten die meisten Werte im toxischen Bereich liegen. Dieser Befund kommt in der nächsten Abbildung (Abb. 5), die einer Arbeit von Gruber et al. [12] entnommen ist, noch deutlicher zum Ausdruck. Hier sind die

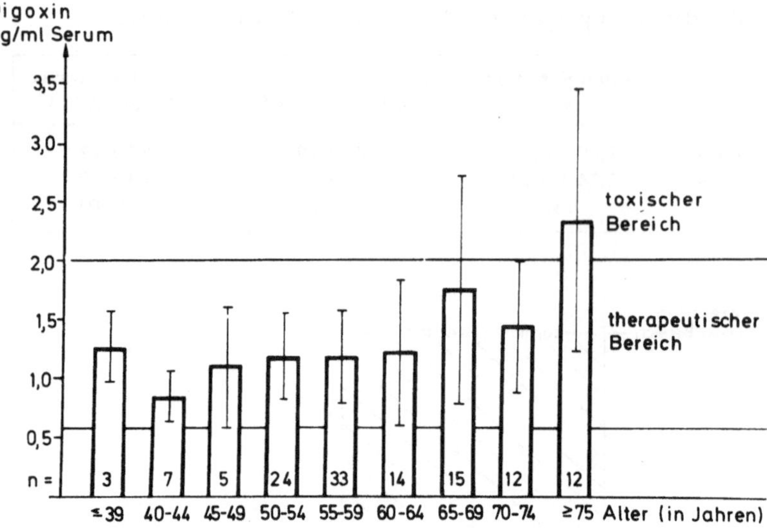

Abb. 5 Abhängigkeit der Serumspiegel von Digoxin unter einer Erhaltungsdosis von 0,5 mg pro die bei Patienten mit normalem Serumkreatinin vom Lebensalter. $\bar{x} \pm$ S. Modifiziert nach Gruber et al. [12].

Digoxin-Konzentrationen in Abhängigkeit vom Alter aufgetragen, die bei Patienten mit noch normalem Serum-Kreatinin und einheitlicher Digoxin-Erhaltungsdosis von 0,5 mg/die gemessen wurden. Während die meisten Werte der Patienten unter 65 Jahren im therapeutischen Bereich liegen, finden sich die Werte der Patienten mit einem Alter über 65 Jahre erhöht und ab 75 Jahren überwiegend im toxischen Bereich. Dieser Befund erklärt die eingangs gemachte Feststellung, daß besonders alte Patienten bei der Behandlung mit Digoxin intoxikationsgefährdet sind.

Wie ist nun die Situation bei der Anwendung von Digitoxin? Während die Verlängerung der Halbwertszeit von Digoxin bei eingeschränkter Nierenfunktion und die Tendenz zur Kumulation bis in toxische Bereiche bei einer Dauertherapie seit den grundlegenden Arbeiten von Doherty et al. [7] bekannt ist, ergaben Untersuchungen mit Digitoxin Anfang der siebziger Jahre den zunächst überraschenden Befund, daß die Halbwertszeit dieses Glykosids bei der Niereninsuffizienz nicht verlängert ist und die Serumspiegel von Digitoxin unter einer oralen Dauerbehandlung im therapeutischen Bereich bleiben [22]. Aufgrund dieser Beobachtung war zu vermuten, daß die altersbedingte Funktionseinschränkung der Nieren keine Auswirkung auf die Serumspiegel von Digitoxin haben würde, wie das in den nächsten beiden Abbildungen zum Ausdruck kommt. In Abbildung 6 werden die ebenfalls mit einem handelsüblichen Radioimmunoassay (Fa. Becton, Dickenson, New York) gemessenen Digitoxinspiegel einer nierengesunden Kontrollgruppe (A) mit dem von

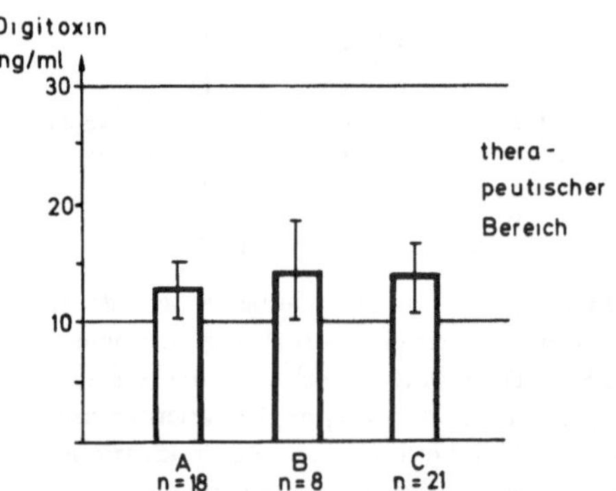

Abb. 6 Serumspiegel von Digitoxin bei verschiedenen Patientengruppen unter einer Erhaltungsdosis von 0,1 mg Digitoxin (Digimerck®) pro die. $\bar{x} \pm$ S. A: nierengesunde Kontrollgruppe. B: Patienten mit einem Alter > 75 Jahre und einem Serumkreatinin < 1,2 mg% bei erniedrigten Clearancewerten. C: Patienten mit einer Niereninsuffizienz.

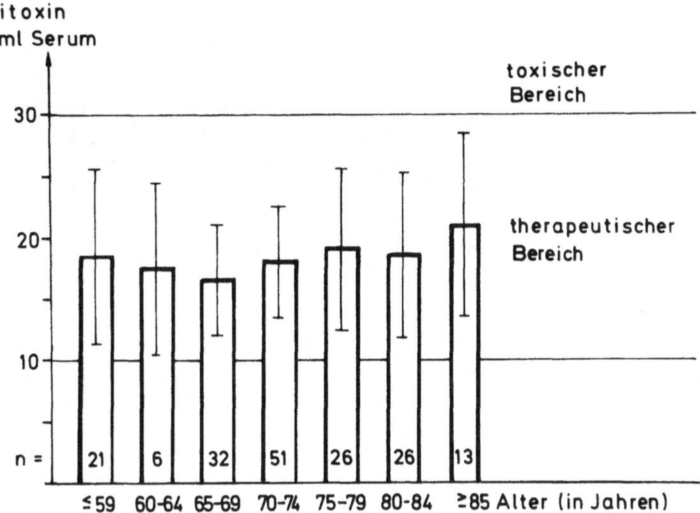

Abb. 7
Abhängigkeit der Serumspiegel von Digitoxin unter einer oralen Erhaltungsdosis von 0,1 mg Digitoxin (Digimerck®) pro die bei Patienten mit normalem Serumkreatinin vom Lebensalter. x̄ ± S.

Patienten mit einer Niereninsuffizienz (C) und einer Gruppe alter Patienten (B) mit normalem Serum-Kreatinin und pathologischen Clearance-Werten verglichen. Alle Patienten standen unter einer oralen Erhaltungstherapie mit 0,1 mg Digitoxin pro die. Es zeigt sich, daß weder die Patienten mit einer Niereninsuffizienz noch die Patienten mit einer altersbedingten Nierenfunktionsstörung erhöhte Serumkonzentrationen von Digitoxin aufweisen.

Die nächste Abbildung (Abb. 7) zeigt diese Verhältnisse noch etwas deutlicher. Hier sind in einer retrospektiven Studie die Serumspiegel von Patienten mit normalem Serum-Kreatinin in Abhängigkeit vom Alter aufgetragen. Sämtliche Patienten stehen unter einer oralen Dauertherapie mit 0,1 mg Digitoxin pro die. In allen Altersgruppen bis hin zur Gruppe der 80- bis 84jährigen liegen die Mittelwerte im therapeutischen Bereich und unterscheiden sich nicht voneinander. Erst bei der Gruppe der über 85jährigen fand sich ein leicht erhöhter, aber ebenfalls noch im therapeutischen Bereich liegender Mittelwert. Als Erklärung dafür bietet sich das im Vergleich zu den anderen Gruppen niedrigere Körpergewicht dieser Altersgruppe an. Dieser Befund steht in Übereinstimmung mit den Untersuchungen von Vöhringer und Rietbrock [31]. Somit ist anzunehmen, daß die altersbedingte Nierenfunktionsstörung ebenso wie die chronische Niereninsuffizienz nicht zu einer Erhöhung des Serumspiegels von Digitoxin bei oraler Dauerbehandlung führt. Eine wesentliche Ursache dürfte sein, daß Digitoxin im Vergleich zu den Lanata-Glykosiden zu einem erheblichen Prozentsatz extrarenal ausgeschieden wird. Bei Nierenfunktionsstörungen besteht somit die Möglichkeit der „extrarenalen Kompensation" [16].

Am Rande sei hier noch angemerkt, daß bei der Hypothyreose, die in manifester oder latenter Form im Alter relativ häufig vorkommt [13], unter einer üblichen Erhaltungstherapie erhöhte Serumspiegel von Digoxin gefunden werden, während die Digitoxin-Serumspiegel nicht beeinflußt werden [16]. Dieser Befund läßt sich dadurch erklären, daß bei der Hypothyreose die glomeruläre Filtrationsrate über das altersbedingte Ausmaß hinaus weiter eingeschränkt ist.

Die dargelegten Befunde und Erörterungen legen den Schluß nahe, dem Digitoxin bei der Behandlung alter Menschen, bei denen in der Regel eine altersbedingte Funktionseinschränkung der Nieren zu erwarten ist, den Vorzug zu geben. Aufgrund der Intoxikationsstudie von Storstein et al. [28], die eine Intoxikationsrate von knapp 6 % bei der Behandlung mit Digitoxin fanden, ist zu erwarten, daß allein dadurch die eingangs erwähnte hohe Intoxikationsrate von ca. 20 % bei der Digitalisierung mit Digoxin erheblich zu senken ist. Unter den intoxizierten Patienten der Osloer Studie fand sich kein Patient mit einer Niereninsuffizienz. Dagegen zeigen verschiedene Intoxikationsstudien übereinstimmend, daß bei über Zweidrittel aller Patienten mit einer Digoxin-Intoxikation eine verminderte Nierenfunktion vorlag [26]. Zu dieser Patientengruppe mit verminderter Nierenfunktion gehören auch ältere Menschen mit altersbedingt eingeschränkter Nierenfunktion, deren Serum-Kreatinin noch normal oder zeitweise geringfügig erhöht ist.

Während weder die Nierenfunktion noch das Lebensalter die Digitoxinkonzentration im Serum beeinflussen, besteht eine Abhängigkeit des Digitoxinspiegels vom Körpergewicht [30, 31]. Dieser Zusammenhang hat wie beim Digoxin zu der Empfehlung geführt, bei untergewichtigen Patienten (weniger als 60 kg) eine reduzierte Erhaltungsdosis zu verordnen, z. B. 0,07 mg Digitoxin pro die, und dementsprechend auch die Sättigungsdosis zu reduzieren (z. B. 3 Tage je 0,21 mg pro die). Da untergewichtige Patienten im höheren Alter gehäuft vorkommen, geht diese Empfehlung auch dahin, bei alten Patienten generell eine niedrigere Initial- und Erhaltungsdosis einzusetzen [30]. Wie Abbildung 8 zeigt, sind unter einer oralen Erhaltungsdosis von 0,07 mg/die Digitoxin-Serumkonzentrationen im unteren therapeutischen Bereich zu erwarten, während unter einer Erhaltungsdosis von 0,1 mg pro die Serumspiegel im mittleren therapeutischen Bereich resultieren [10].

Auf ein weiteres Argument für die Bevorzugung von Digitoxin im Alter möchte ich noch kurz eingehen. Bei der Pharmakotherapie alter Menschen ist bekanntlich die Compliance ein besonderes Problem. Die lange Halbwertszeit von Digitoxin besitzt den Vorzug, daß dieses Glykosid nur einmal am Tag gegeben werden muß. Die Compliance der täglichen Glykosideinnahme dürfte bei einer einmaligen Dosierung größer sein als bei täglichen Gaben von 2 bzw. 3 Tabletten zur Aufrechterhaltung eines „therapeutischen" Blutspiegels. Außerdem bleibt der Serumspiegel praktisch unverändert, wenn der Patient einmal die Einnahme seiner täglichen Dosis unterlassen sollte.

Es soll hier natürlich nicht der Eindruck erweckt werden, als ob mit der Wahl des Glykosids in der richtigen Dosierung alle Probleme bei der Therapie der Herzinsuffizienz im Alter gelöst wären. Diese bestehen auch bei der Verwendung von Digitoxin fort, wenn auch nach unserer Überzeugung in geringerem Ausmaß. Die Probleme ergeben sich einerseits schon aus der Tatsache, daß auch das Digitoxin wie alle bekannten Herzglykoside eine geringe therapeutische Breite besitzt und andererseits die individuelle Variabilität der Blutspiegel bei identischer Dosis wie bei allen Digitalisglykosiden sehr groß ist [31]. Weiterhin sind im Alter eine Reihe von Besonderheiten gegeben, die das Herz alter Menschen gegenüber Herzglykosiden besonders empfindlich machen. So soll unabhängig von den Verhältnissen der Pharmokokinetik im Alter die

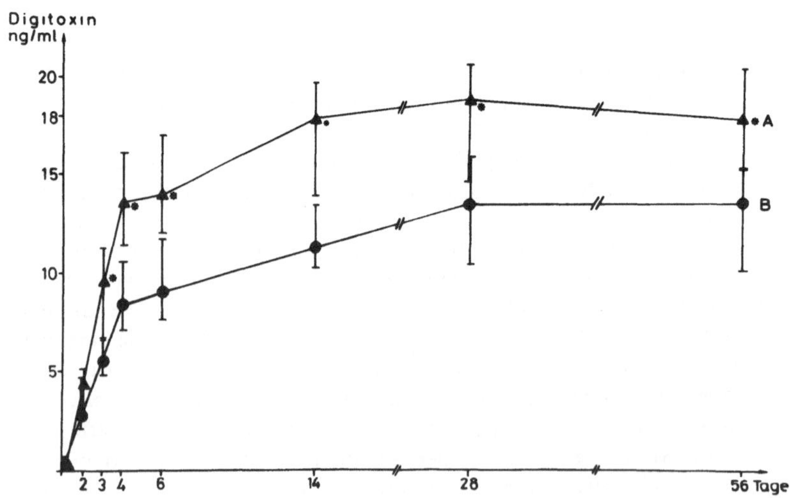

Abb. 8 Digitoxin-Serumspiegelverlauf bei Patienten mit einer Erhaltungsdosis von 0,1 mg Digitoxin (Digimerck®) (▲) und 0,07 mg Digitoxin (Digimerck® minor) (●) im Anschluß an eine Sättigungsdosis (9mal Erhaltungsdosis, aufgeteilt auf 3 Tage). Ordinate: Digitoxin-Serumspiegel in ng/ml. Abszisse: Beobachtungszeit. Mit $\tilde{x}$ und 95 % Vertrauensbereich für $\tilde{\mu}$. Statistisch signifikanter Unterschied: *(α = 0,05).

normalerweise schon geringe therapeutische Breite der Herzglykoside weiter eingeengt sein [4]. Von besonderer Bedeutung dürften hier neben den Veränderungen, die als Polypathie des Herzens beschrieben wurden, die Störanfälligkeit des Elektrolythaushaltes alter Menschen mit einer Tendenz zur Ausbildung einer Hypokaliämie sein [4, 23]. Letztere verstärkt bekanntlich die Wirkung der Digitalisglykoside in der Herzmuskelmembran. Auch die im hohen Alter zunehmende Multimorbidität und der sich daraus ergebende Einsatz verschiedener weiterer Pharmaka, wie z. B. Diuretika, dürfte ein Faktor sein, der die Therapie der Herzinsuffizienz im Alter problematisch macht.

So bleibt die Therapie der Herzinsuffizienz im Alter ein risikovolles Unterfangen, das nur bei Vorhandensein einer eindeutigen Indikation gerechtfertigt ist. Eine Indikation für den Einsatz von Glykosiden liegt bei einer manifesten Herzinsuffizienz und bei der absoluten Flimmertachyarrhythmie vor [11]. Bei einer latenten Herzinsuffizienz, die in der klinischen Praxis bekanntlich schwer zu objektivieren ist, sollte eine Dauerbehandlung mit Digitalisglykosiden nur durchgeführt werden, wenn dadurch das Befinden und die Leistungsfähigkeit des Patienten nachdrücklich gebessert werden. Der Leitsatz „Einmal Digitalis, immer Digitalis" sollte der Vergangenheit angehören. Weiter sollte berücksichtigt werden, daß alte Menschen häufig nur noch geringfügigen Belastungen ausgesetzt sind und schon deshalb häufig unnötig digitalisiert werden. In einer schwedischen Klinik wurden bei 141 Patienten Digitalispräparate, die die Patienten über lange Zeit erhalten hatten, einfach abgesetzt [3]. Noch nach zwei Monaten kamen 110 davon sehr gut ohne Digitalis aus. Nur bei 22 Patienten lag ein echtes Digitalisbedürfnis vor. Schließlich ist das sogenannte „Altersherz" keine Indikation für eine Digitalisierung, da es — wie oben ausgeführt — im Alter zwar zu einer Einschränkung der kardialen Leistungsfähigkeit kommt, die für sich jedoch keinen Krankheitswert hat und nicht unbedingt mit einer Herzinsuffizienz einhergeht.

Zusammenfassung

1. Da Digitoxin bei Nierenfunktionsstörungen nicht kumuliert, sollte dieses Glykosid bei der Behandlung der Herzinsuffizienz alter Menschen besondere Berücksichtigung finden, da im Alter mit altersbedingten Funktionseinschränkungen der Nieren zu rechnen ist.

2. Wegen der Abhängigkeit der Digitaliskonzentration im Serum vom Körpergewicht und der Tatsache, daß alte Menschen ein durchschnittlich niedrigeres Körpergewicht aufweisen, empfiehlt sich im Alter zunächst die Anwendung von niedrigeren Initial- und Erhaltungsdosen. Im Falle des Digitoxin ergibt sich für die therapeutische Praxis die Empfehlung, alte Patienten zunächst mit einer Erhaltungsdosis von 0,07 mg Digitoxin pro die zu behandeln. Entsprechend dem klinischen Verlauf wäre dann im Einzelfall zu entscheiden ob die Therapie mit einer höheren Dosis, z. B. 0,1 mg pro die, fortgesetzt werden muß.

3. Für die Digitalisierung im Alter muß eine eindeutige Indikation vorliegen. Das „Altersherz" ist keine Indikation, wenn nicht zugleich eine Herzinsuffizienz besteht.

Literatur

[1] Bender, F.: Das Altersherz. Teil I: Klinik. Dtsch. Ärztebl. 79, 33−38 (1982).
[2] Bender, F., Brisse, B.: Das Altersherz. Teil II: Therapie. Dtsch. Ärztebl. 79, 43−48 (1982).
[3] Boman, K., Allgulander, S., Skoglud, M.: Med. Klinik Skelleftea. Zitiert nach arznei-telegramm 2, 12 (1980).
[4] Coper, H., Schulze, G.: Pharmakotherapie im Alter. Urban u. Schwarzenberg, München−Wien−Baltimore 1980.
[5] Cusack, G., Kelly, J., O'Malley, K., Noel, J., Lavan, J., Horgan, J.: Digoxin in the elderly: Pharmacokinetic consequences of the old age. Clin. Pharm. Ther. 25, 772−776 (1979).
[6] Deutsch, G., Geyer, G. (Hrsg.): Laboratoriumsdiagnostik. Medizinisch-wissenschaftliche Buchreihe der Schering AG, Berlin/Bergkamen, Verlag Brüder Hartmann, Berlin 1975, 2. Aufl., S. 183 ff.
[7] Doherty, J. E., Perkins, W. H., Wilson, M. C.: Studies with tritiated digoxin in renal failure. Amer. J. Med. 37, 536−544 (1964).
[8] Ewy, G. A., Kapadia, G. G., Yao, L., Cullin, M., Marcus, F. J.: Digoxin metabolism in the elderly. Circulation 39, 449−453 (1969).
[9] Frankt, H., Chowanetz, W., Gerhardt, K.-H., Schramm, A.: Die Besonderheiten der Herz- und Kreislauferkrankungen im Alter. internist. prax. 21, 1−18 (1981).
[10] Grille, W., Kolenda, K.-D., Pankau, R.: Untersuchungen über Serumkonzentrationsverlauf, Wirksamkeit und Nebenwirkungen von Digitoxin bei verschiedener Dosierung (in Vorbereitung).
[11] Grosse-Brockhoff, F., Grabensee, B., Hausamen, T. U.: Glykosidbehandlung in Klinik und Praxis. Verh. Dtsch. Ges. inn. Med. 83, 57−75 (1977).

[12] Gruber, G., Pietruschka, W.-D., Reuschel, I., Sorger, D., Gunther, K.: Zur Digoxinbehandlung im Alter unter Serumspiegelkontrolle mit besonderer Berücksichtigung der Hypertonie. Z. ges. inn. Med. 35, 17–21 (1980).

[13] Herrmann, J.: Zur Häufigkeit der Altershypothyreose in der Bundesrepublik Deutschland. Dtsch. Ärztebl. 78, 1973–1976 (1981).

[14] Hess, T.: Die Herzinsuffizienz im Alter und ihre Behandlung. Therap. Umschau/Revue thérapeutique 38, 39–48 (1981).

[15] Hurwitz, N., Wade, O. L.: Intensive hospital monitoring of adverse reactions to drugs. Brit. Med. J. 1969/I, 531–536.

[16] Juhl-Johnsen, Ch., Kokenge, F., Kolenda, K.-D.: Serumspiegel von Digoxin und Digitoxin und glomeruläre Filtrationsrate bei Hyper- und Hypothyreose. Dtsch. med. Wschr. (im Druck).

[17] Kolenda, K.-D., Jost, St., Kokenge, F.: Digoxin oder Digitoxin? Zur Glykosidwahl im Alter und bei Leber- und Nierenerkrankungen. Ther. d. Gegenw. 120, 21–39 (1981).

[18] Lemmer, B.: Medikamentöse Therapie bei Betagten. Informierter Arzt 4, 74–83 (1978).

[19] Linzbach, A. J., Akuamoa-Boateng, E.: Die Altersveränderungen des menschlichen Herzens. I. Das Herzgewicht im Alter, und II. Die Polypathie des Herzens im Alter. Klin. Wschr. 51, 156–163, 164–175 (1973).

[20] Linzbach, A. J., Akuamoa-Boateng, E.: Das Herz im Alter. Materia Med. Mordmark 31, 140–154 (1979).

[21] Ochs, H. R., Bodem, G. Otten, H., Meyer, R., Baur, M. P.: Verhalten von Urinausscheidung und Plasmaspiegeln verschiedener Herzglykoside bei der Klinikaufnahme. Verh. Dtsch. Ges. inn. Med. 84, 749–752 (1978).

[22] Peters, U., Grabensee, B., Hausamen, T. U., Fritsch, W. D., Grosse-Brockhoff, F.: Pharmakokinetik von Digitoxin bei chronischer Niereninsuffizienz. Dtsch. med. Wschr. 102, 109–115 (1977).

[23] Pippig, L.: Klinik des Altersherzens. Münch. Med. Wschr. 119, 1125–1132 (1977).

[24] Scheu, H., Hegglin, K.: In: Herzinsuffizienz. Hrsg. W. Hirsch, Ärztl. Fortbildung. Chiemgau 1966.

[25] Schneider, J., Ruiz-Torres, A.: Zur Frage der vieldiskutierten Digitalisempfindlichkeit des alten Menschen: Die Digoxinkonzentration bei alten Menschen. Aktuel. Gerontol. 8, 159–165 (1978).

[26] Schüren, K. P., Rietbrock, N.: Klinische Aspekte der Digitalisintoxikation. Internist. prax. 17, 581–601 (1977).

[27] Shock, N. W.: The role of the kidney in electrolyte and water regulation in the ageing. In: G. E. W. Wolstenholme and M. O'Connor (Eds.): „Colloquia on Ageing", Churchill, London 1958, p. 229.

[28] Storstein, O., Hansteen, V., Hatle, L., Hillestad, L., Storstein, L.: Studies on Digitalis. XIII: A prospective study of 649 patients on maintenance treatment with digitoxin. Amer. Heart. J. 93, 434–443 (1977).

[29] Storstein, L.: Prospektive Untersuchungen zur Digitalis-Intoxikation. Fortschr. Med. 99, 1247–1254 (1981).

[30] Storstein, L.: The influence of age on digitoxin pharmacokinetis. In: Digitalistherapie bei Herzinsuffizienz. Hrsg.: K. Kochsiek, N. Rietbrock, H. Heusinger. Urban u. Schwarzenberg, München–Wien–Baltimore 1981, S. 30–33.

[31] Vöhringer, H. F., Rietbrock, N.: Varianz der Digitoxinkonzentrationen im Plasma – eine Analyse der bestimmenden Faktoren. In: Greef, K., Rietbrock, N. (Hrsg.): Digitoxin als Alternative in der Therapie der Herzinsuffizienz. Schattauer, Stuttgart–New York 1979, 61–67.

[32] Vöhringer, H. F., Rietbrock, N.: Renale und extrarenale Elimination von Digitoxin. In: Greeff, K., Rietbrock, N. (Hrsg.): Digitoxin als Alternative in der Therapie der Herzinsuffizienz. Schattauer, Stuttgart–New York 1979, 114–125.

[33] Wernig, C.: Cardiac function and blood pressure in the elderly. Medicographia 4, 5–8 (1982).

Zur Digitaliswirkung bei chronischer Niereninsuffizienz

E. Ritz, P. Klooker, J. Mann, M. Rambausek

Den Problemen der Digitalisbehandlung bei Patienten mit chronischer Niereninsuffizienz kommt insofern große klinische Bedeutung zu, als bei Niereninsuffizienz die Pharmakokinetik einzelner Digitalis-Glykoside einschneidend geändert ist. Diese im einzelnen noch kontroversen Probleme waren Gegenstand mehrerer Übersichtsarbeiten [1–3].

Im folgenden sollen nicht die sich aus der gestörten Pharmakokinetik ergebenden klinischen Probleme der Digitalisanwendung, sondern vielmehr die sich aus neueren experimentellen Befunden ergebenden Vorstellungen zur gestörten Digitaliswirkung bei Niereninsuffizienz abgehandelt werden. Ganz abgesehen von den Implikationen für die Digitalistherapie sind diese Zusammenhänge von allgemeinem Interesse, da sie Möglichkeiten des Verständnisses einer physiologischen Rolle Digitalis-ähnlicher Körper aufzeigen.

1 Indikationsstellung zur Digitalistherapie bei chronischer Niereninsuffizienz

Bietet schon die Indikationsstellung zur Digitalisbehandlung bei Nierengesunden zahlreiche Probleme [4], sind die Probleme beim Niereninsuffizienten noch schwieriger, da die Symptome der renal-bedingten Volumenüberladung von der cardialen Kontraktionsinsuffizienz mit konventionell klinischen Methoden nur schwierig zu unterscheiden sind. Untersuchungen von Hanrath et al. [5] und Cohen et al. [7] zeigten übereinstimmend bei der Mehrzahl der Dialysepatienten eine normale basale und postdialytische Myocardkontraktilität, echocardiographisch erfaßt anhand von Vcf. Ähnliche Befunde wurden auch von den meisten [8–10], wenngleich nicht allen [11] nachfolgenden Autoren erhoben. Nach Dialyse und Volumenentzug zeigt sich in der Regel eine Linksverschiebung der Ventrikelfunktionskurve, aber keine Änderung der Kontraktilitäts-Indices.

Bei Untersuchungen größerer Kollektive von Dialysepatienten mit Echocardiographie oder Radiouniklid-Ventrikulographie fanden mehrere Autoren [12–14] eine Subpopulation cardiomegaler Patienten, die prädialytisch gestörte Kontraktilitäts-Indices (Vcf oder EF) aufweisen. Interessanterweise trat nur bei diesen Patienten postdialytisch eine Steigerung der Kontraktilitäts-Indices ein, während bei allen anderen Vcf und EF nach Dialyse unverändert blieben [12]. Übrigens läßt sich häufig bei ersteren Patienten keine erkennbare Ursache der Herzinsuffizienz wie Hypertonie, coronare Herzerkrankung, Parathormon-Exzeß etc. nachweisen.

Aus diesen Befunden kann daher die Schlußfolgerung abgeleitet werden, daß auch bei cardiomegalen niereninsuffizienten Patienten die Indikation zur Digitalistherapie erst dann gestellt werden sollte, wenn der funktionelle Nachweis einer gestörten Myocardkontraktilität anhand von Ejektionsphasen-Indices erbracht ist. Nur bei dieser Subpopulation ist aufgrund theoretischer Überlegungen — ergänzend zur Modifikation der Vor- und Nachlast — von einer Digitalisbehandlung überhaupt ein positiver Effekt zu erwarten.

2 Myocardkontraktilität bei experimenteller Niereninsuffizienz

Es ist nicht ohne medizinhistorisches Interesse, daß Mason et al. [15] bereits 1937 das Auftreten einer am Myocard positiv inotrop wirkenden Substanz bei Niereninsuffizienz beschrieben. Sie untersuchten den Einfluß des Serums akut urämischer Hunde auf das Froschherz und fanden im wesentlichen eine Kontraktilitätssteigerung mit systolischem Herzstillstand. Versuche, die chemischen Eigenschaften dieser Substanz zu klären, scheiterten: „attempts to study the chemical properties of the substance having this digitalis-like action were unsuccessful, largely because of ... the limitations of the frog heart method". Desgleichen fand Raab [16] einen Amplitudenzuwachs des isolierten Froschherzens bei Zugabe von Urämiker-Serum.

Schließlich schlossen Knowlan et al. [17], daß bei Hunden mit akuter Urämie die cardiale Inotropie gesteigert sei, da sie ein Zuwachs des cardiac index fanden ohne Änderung des peripheren Widerstandes oder der Indices der Vorlast; allerdings wurden detailliertere Untersuchungen hierzu nicht durchgeführt.

1975 fanden dann Nivatpumin et al. [18] bei akut urämischen Ratten 24h nach bilateraler Nephrektomie bei gegebenem LVEDP erhöhte linksventrikuläre Drucke und dp/dt$_{max}$. Dieser Befund war sowohl bei isovolämischer Kontraktion als auch in der Auswurfphase nachweisbar und konnte durch Vorbehandlung mit Propranolol oder Phenoxybenzamin nicht verhindert werden. In Übereinstimmung hiermit fand Zebe [19] an akut urämischen Hunden eine Steigerung von V$_{max}$ nach 5-tägiger Urämiedauer im Vergleich zur Untersuchung vor Nephrektomie.

Interessanterweise zeigen sich Hinweise auf gesteigerte Kontraktilität nicht nur am Myocard, sondern auch an extramyocardialen Systemen. So fanden Mauz und Kreye [20] an der anästhesierten Ganglien-blockierten akut-nephrektomierten Ratte eine gesteigerte Empfindlichkeit gegenüber der Blutdruck-steigernden Wirkung von Angiotensin, Norepinephrin und Tyramin. Die Empfindlichkeitssteigerung gegenüber Vasopressoren war durch Austauschtransfusion nicht auf normale Ratten übertragbar [20, 21]. In neueren Untersuchungen fanden wir [22] eine vermehrte Widerstandsentwicklung in der isoliert-perfundierten Hinterextremität der akut-urämischen Ratte bei Perfusion mit Noradrenalin [22]. Abbildung 1 zeigt die Rechtsverschiebung der Dosiswirkungskurve mit Erhöhung der ED$_{50}$ für Noradrenalin.

Es ist gegenwärtig noch ungeklärt, durch welche Mechanismen die Steigerung der myocardialen Kontraktilität bei akuter Urämie vermittelt wird. Eine Hemmung des Ouabain-sensitiven Anteils der Na$^+$-K$^+$-ATPase des myocardialen Sarkolemms wurde sowohl von Penpargkul et al. [23] am Herzen urämischer Ratten als auch von Fiehn et al. [24] am Herzen urämischer

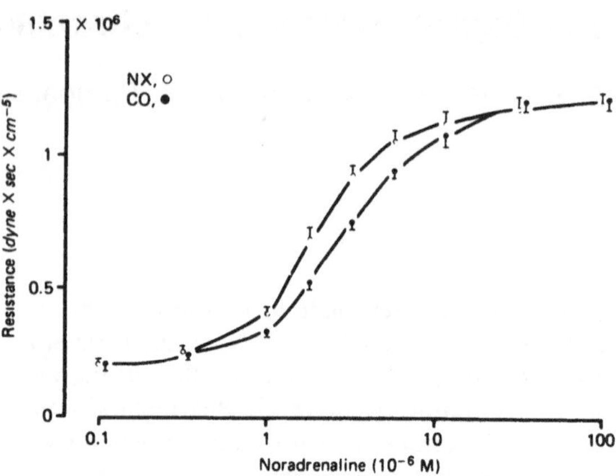

Abb. 1 Dosiswirkungsbeziehung für die Widerstandsentwicklung unter Noradrenalinperfusion an der isoliert-perfundierten Hinterextremität der akut urämischen Ratte

Kaninchen beobachtet. Die basale Mg^{++}-ATPase war hierbei unverändert.

Obwohl andere Mechanismen für die Steigerung der myocardialen Kontraktilität keineswegs ausgeschlossen sind [5], z.B. Störung des subzellulären Calcium-Transports oder der Regulation der Aktin-Myosin-ATPase-Aktivität, erscheint ursächlich eine Hemmung der Na$^+$-K$^+$-ATPase des myocardialen Sarkolemms deswegen so überzeugend, weil auch an zahlreichen extramyocardialen Systemen (s. unten) eine Hemmung des transmembranösen Na$^+$-Transports und der Ouabain-sensitiven Na$^+$-K$^+$-ATPase gefunden wurde.

Die Befunde gesteigerter myocardialer Kontraktilität bei akuter experimenteller Niereninsuffizienz stehen im Gegensatz zur klinischen Beobachtung einer unveränderten myocardialen Kontraktilität bei chronisch niereninsuffizienten Patienten [6–10]. Es sind daher die experimentellen Befunde entweder nicht auf den Menschen übertragbar, oder es muß das Hinzutreten zusätzlicher Faktoren postuliert werden. So fanden Scheuer und Stezoski [25] sowie Kersting [26], daß im urämischen Plasma zirkulierende Substanzen bzw. Harnstoff den myocardialen Sauerstoffverbrauch (Q$_{O_2}$) steigerten. Ein weiterer Faktor könnte die Störung der beta-adrenergen Stimulierbarkeit des Herzens sein. Ähnlich wie bei Herzinsuffizienz [27] wird auch bei experimenteller Niereninsuffizienz [28, 29] eine Verminderung der chronotropen und inotropen Wirkung von Orciprenalin sowie eine Verminderung der Beta$_1$-Rezeptoren am myocardialen Sarkolemm beobachtet.

3 Hemmung der Na$^+$-K$^+$-ATPase an extramyocardialen Systemen bei Niereninsuffizienz — Störung eines physiologischen Regelkreises?

Es mehren sich Hinweise, daß bei Volumenexpansion ein niedermolekulares natriuretisches Hormon auftritt, welches einen zirkulierenden Inhibitor der Na$^+$-K$^+$-ATPase darstellt (Übersicht ref. [30]). Digitalis-ähnliche Substanzen wurden auch in experimentellen Modellen der Hypertonie beobachtet [31, 32].

Der Ursprungsort dieser chemisch noch nicht definierten Substanz ist unklar. Stark natriuretische Substanzen wurden von Sonnenberg aus dem Atrium des Herzens isoliert [33]. Andererseits fanden Gruber et al. [34], daß das Proopiocortin$^{47-53}$, das mit der Sequenz ACTH$^{4-10}$ und MSH$^{4-10}$ bzw. MSH identisch ist, natriuretisch und Blutdruck-steigernd wirkt sowie in der Aminosäuren-Zusammensetzung Ähnlichkeiten mit dem hypothetischen natriuretischen Hormon aufweist. Mit Digoxin-Antikörpern reagierende, Digitalis-ähnliche Hemmfaktoren der renalen Na$^+$-K$^+$-ATPase wurden im Plasma Volumen-expandierter Hunde [35] und im Urin salzbeladener nierengesunder Individuen [36] nachgewiesen. Mit zytochemischen Techniken konnte direkt gezeigt werden [37], daß bei nierengesunden Probanden durch Salzbeladung im Plasma die Hemmaktivität gegenüber der renal-tubulären Na$^+$-K$^+$-ATPase um das 25-fache ansteigt [27]. Dies steht in Übereinstimmung mit früheren tierexperimentellen Befunden [38, 39].

Von dem so charakterisierten natriuretischen Prinzip konnte zwar gezeigt werden, daß es an Arteriolen im Musculus cremaster der Ratte die Reaktivität gegenüber Noradrenalin steigert und möglicherweise generell die glatt muskuläre Kontraktilität erhöht [40]. Hingegegen liegen bislang keine Befunde über mögliche Wirkungen auf das Myocard vor.

Erste Hinweise auf das Vorkommen vergleichbarer endogener Inhibitoren der Na$^+$-K$^+$-ATPase im Plasma urämischer Patienten brachten Untersuchungen von Cole et al. [41]. Neben einer Hemmung der Ouabain-sensitiven Na$^+$-K$^+$-ATPase-Aktivität wurde eine Verminderung des Na$^+$-Effluxes aus Erythrozyten und eine Erhöhung der Erythrozyten-Na$^+$-Konzentration beobachtet. Diese Störungen konnten durch Hämodialyse beseitigt werden [42]. Mög-

liche Hinweise auf die pathophysiologische Rolle derartiger zirkulierender Hemmsubstanzen bei Niereninsuffizienz geben Untersuchungen von Flanigan et al. [43] sowie Fine et al. [44]. Serumfraktionen urämischer Patienten hemmten den Kurzschlußstrom als Index des Natriumtransports an der Froschhaut [43] und den Netto-Na$^+$-Transport im corticalen Sammelrohr [44]. Nachdem diese Serumfraktionen beim Ganztier natriuretisch wirken, ergibt sich die Frage nach dem Angriffsort dieser natriuretischen Faktoren im Nephron. Es konnte gezeigt werden, daß diese Fraktion sowohl am proximalen Tubulus eine globale Rückresorptionshemmung bewirkt [43a] als auch am kortikalen Sammelrohr, welches ja für die Einstellung der Natrium-Konzentration im Endharn wesentlich wichtiger ist, den Netto-Natrium-Auswärtstransport hemmt [44].

Diese Befunde sind vereinbar mit folgendem Konzept. Die gestörte Natriumretention wird beantwortet durch das homöostatisch sinnvolle Auftreten einer Substanz, welche die Na$^+$-K$^+$-ATPase am Nierentubulus hemmt. Hierdurch wird eine vermehrte Natriurese bewirkt und so eine ausgeglichene Natriumbilanz gewährleistet. Demnach wäre die Hemmung der Na$^+$-K$^+$-ATPase am Herzen und an extramyocardialen Organen der Preis, der vom urämischen Organismus für die Gewährleistung

Tabelle 1: Hypothetische Abfolge der Schritte, die zum Auftreten endogener Hemmer der Na-K-ATPase („Endigene") bei Niereninsuffizienz führen

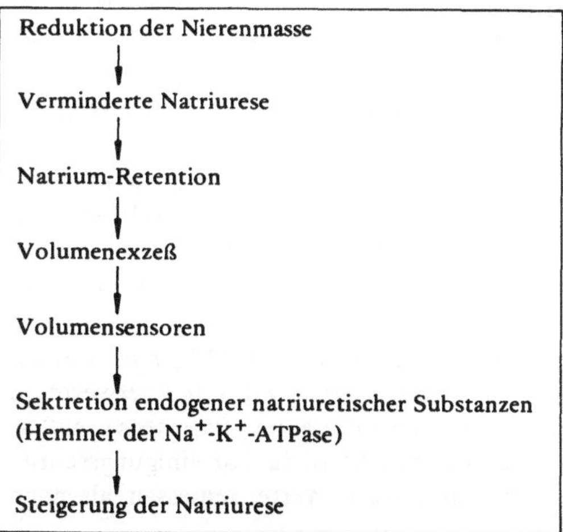

der Volumen-Homöostase zu zahlen ist. Dieses Konzept ist schematisch in Tabelle 1 wiedergegeben.

Es bedarf jedoch noch eingehender Untersuchungen, inwieweit die bei Niereninsuffizienz an Erythrozyten [41, 42], Leukozyten [45, 46] und anderen Organen, wie z.B. Innenohr [47] gefundene Hemmung der Na^+-K^+-ATPase und die Substanz, welche in Wechselwirkung mit den erythrozytären Glykosidrezeptoren tritt [48], tatsächlich dem bei Volumenexpansion auftretenden natriuretischen Prinzip zuzuschreiben sind [49].

4 Gestörte Pharmakokinetik und Pharmakodynamik von Digitalis-Substanzen bei Niereninsuffizienz — Interferenz durch endogene Digitaliskörper?

Gruber et al. [35] spekulierten, daß die von ihnen im Blut volumenexpandierter Hunde nachgewiesene Substanz, die mit Digoxin-Antikörpern kreuzreagierte und den Ouabain-sensitiven Anteil gereinigter Hirn-Na^+-K^+-ATPase hemmt, ein Polypeptid darstellt, welches in Form einer hoch- und einer niedermolekularen Protease-sensitiven Fraktion vorkommt. Dieses hypothetische Polypeptid stellt nach diesen Vorstellungen den physiologischen Liganden für den Digitalis-Rezeptor dar, ähnlich wie Endorphine den physiologischen Liganden des Opiat-Rezeptors und hypothetische Purine den physiologischen Liganden des Benzodiazepinrezeptors darstellen [49].

Von Gruber et al. [35] wurden einige bei Niereninsuffizienz beobachtete Störungen der Pharmakokinetik und Pharmakodynamik von Digoxin mit dem Auftreten des hypothetischen Polypeptids „Endigen" in Zusammenhang gebracht.

Lowenstein [50] fand im Serum urämischer Patienten endogenes Material, welches den Leerwert im ^{86}Rb-Assay erhöhte. Dies konnte allerdings in eigenen Untersuchungen nicht bestätigt werden (Tab. 2).

Ferner fanden Gibson et al. [52] mit dem Digoxin-Radioimmunoassay erhöhte Leerwerte im Plasma niereninsuffizienter Patienten; außerdem wurden im RIA ohne Vorreinigungsschritt systematisch höhere Werte gemessen als nach vorheriger Auftrennung mit Hochdruckflüssigkeitschromatographie.

Bei niereninsuffizienten Patienten wurde von einer Reihe von Autoren [53] ein verminderter Verteilungsraum für Digoxin gemessen; dies wurde in einer Nachuntersuchung von Gault et al. [56] kürzlich ausdrücklich bestätigt. Als Ursache wird, zusätzlich zur verminderten Proteinbindung, eine verminderte Gewebsbindung diskutiert. Es ist jedoch völlig ungeklärt, inwieweit hier die spezifische Gewebsbindung vermindert ist, die ja im Vergleich zur Bindung an unspezifische Bindungsstellen quantitativ nicht überwiegt. In Übereinstimmung mit der Hypothese einer verminderten Gewebsbindung fanden Jusko und Weintraub [57] sowie Haasis [58] im Myocard niereninsuffizienter Patienten eine Verminderung des Digoxin-Gewebe/Plasma (T/P)-Quotienten.

Mehrere Untersucher berichteten, daß die Dosiswirkungsbeziehung für Digitalis-Glykoside bei Niereninsuffizienz gestört sei. Mit Hilfe der systolischen Zeitintervalle fanden Peters et al. [59] bei niereninsuffizienten Patienten, allerdings inkonstant, keine Verkürzung der mittleren Anspannungszeit (PEPI) und des Indexes PEP/LVET nach i.v. Injektion von 0,75 mg Digitoxin. Desgleichen fanden Kramer et al. [60] für Digoxin mit Hilfe der systolischen Zeitintervalle, der Echocardiographie und der Radionuklidventrikulographie bei niereninsuffizienten Patienten im prädialytischen Stadium eine verminderte Kontraktilitätsant-

Tabelle 2: ^{86}Rubidium-Fluxe (nmol/l/h) in Erythrozyten bei Kontroll- und Dialysepatienten

	Kontrolle n = 6	Dialysepatienten n = 7	
		vor Dialyse	nach Dialyse
^{86}Rb-Flux	x̄ 0,775 ± SD 0,061	x̄ 0,820 ± SD 0,095	x̄ 0,717 ± SD 0,077

Legende: Netto-^{86}Rubidium-Fluxe in Erythrozyten bei alters- und geschlechtsvergleichbaren Normalpersonen und chronischen (mehr als 1 Jahr) Hämodialysepatienten. Es wurde jeweils 5 ml Blut entnommen, zentrifugiert und die Erythrozyten (Hkt 50%) in einer Elektrolytlösung resuspendiert (Methodik s. Ref. [51]).

Tabelle 3: Verkürzung der frequenznormierten elektromechanischen Systole
(QS_2I in msec.) nach Digoxin i.v.

Digoxin i.v.		0,75 mg	1,0 mg
Kontrolle	$\overline{x}$	23,03	33,05
n = 6	± SD	8,04	8,26
Urämie	$\overline{x}$	19,00	20,30
n = 6	± SD	10,36	7,93

Legende: Verkürzung der frequenznormierten (Ref.
[53]) elektromechanischen Systole (QS_2I) 90 min.
nach 0,75 mg und 1,0 mg Digoxin bei alters- und
geschlechtsvergleichbaren Normalpersonen und chronischen, herzgesunden, normotensiven Hämodialysepatienten. Die Messung der STI erfolgte zu einem
festgesetzten Zeitpunkt, bei den Dialysepatienten 2
Stunden vor Dialysebeginn, im nüchternen Zustand
nach einer 30-minütigen Ruhepause.

wort. Diese Patienten wurden bis zu einem
Serum-Digoxin-Spiegel von 2,7 ng/ml aufdigi-
talisiert.

In eigenen Untersuchungen wurden die systolischen Zeitintervalle bei Kontrollpersonen
und stabilen normotensiven nicht-herzinsuffi-
zienten allerdings geringfügig hyperkaliämischen
Dialysepatienten gemessen. Die Zeitintervalle
wurden interdialytisch nach 30-minütiger Ruhe
im nüchternen Zustand 90 min. nach Digoxin-
Injektion aufgezeichnet. Nach Bolusinjektionen
von 0,75 mg bzw. 1,0 mg Digoxin i.v. wurde
ein — allerdings statistisch nicht signifikanter —
Unterschied der Verkürzung der Frequenz-nor-
mierten elektromechanischen Systole (QS_2I) gefunden (Tab. 3).

Diese Befunde sind, ähnlich wie die von Peters
et al. [59], vereinbar mit einer gestörten Dosiswirkungsbeziehung. Inwieweit dies jedoch in
Beziehung zu bringen ist mit der hypothetischen
Besetzung von Glykosid-Rezeptoren durch endogene Hemmsubstanzen ist ohne zusätzliche
Information über die Beziehung zwischen Re-
zeptor-Besetzung und Wirkerfolg nicht ohne
weiteres ableitbar. Jedenfalls läßt sich nach
unseren Ergebnissen, möglicherweise auch wegen des geringen Stichprobenumfanges, die
Arbeitshypothese einer Rechtsverschiebung der
Dosiswirkungskurve nicht eindeutig belegen.

Es ist daher Grabensee et al. [61] beizupflich-
ten, daß „aus den derzeit vorliegenden experimentellen und klinischen Befunden ... die Frage der veränderten Digitaliswirkung am urämischen Patienten nicht verbindlich beantwortet werden kann".

Zusammenfassung

Bei akuter experimenteller Niereninsuffizienz
ist die cardiale Inotropie gesteigert. Dies geht
einher mit einer Verminderung des Ouabain-
hemmbaren Anteils der Na^+-K^+-ATPase-Ak-
tivität des myocardialen Sarkolemms.

Nicht nur am Myocard, sondern an zahlreichen
extramyocardialen Organsystemen wird bei Niereninsuffizienz eine Hemmung des Ouabain-
sensitiven Anteils der Na^+-K^+-ATPase, des
transmembranösen Na^+-Fluxes sowie ein Anstieg der intrazellulären Na^+-Konzentration gefunden. Gewichtige experimentelle Befunde
sprechen für die Anwesenheit eines endogenen
Inhibitors der Na^+-K^+-ATPase im Serum urämischer Patienten, welcher den Kurzschlußstrom der Krötenblase sowie den Na^+-Auswärts-
transport am proximalen und distalen Nierentubulus hemmt.

Serumfaktoren mit ähnlichen Eigenschaften treten auch unter Natriumbeladung bei nierenge-
sundem Organismus auf. Möglicherweise handelt es sich um den Effekt eines Regelkreises
der Na^+-Homöostase. Das Auftreten Ouabain-
ähnlicher zirkulierender Serumfaktoren, auch
„Endigene" genannt, könnte Interferenzen mit
Digoxin-Nachweismethoden, Digoxin-Vertei-
lung und -Gewebsbindung sowie eine gestörte
Digoxin-Dosisantwortbeziehung erklären. Eine
gestörte Dosiswirkungsbeziehung ist jedoch klinisch und experimentell außerordentlich schwierig zu beweisen, da bei Niereninsuffizienz Störfaktoren (z.B. geänderte Ionenkonzentration,
speziell Hyperkaliämie) nicht zweifelsfrei auszuschließen sind.

Die Störungen der Natriurese und der Digitaliswirkung bei Niereninsuffizienz sind von allge-
meinerem Interesse, da sie ganz grundsätzlich
Möglichkeiten des Verständnisses einer physiologischen Rolle Digitalis-ähnlicher Körper aufzeigen.

Literatur

[1] Kramer, P.: Digitalis pharmacokinetics and therapy with respect to impaired renal function. Klin. Wschr. **55**, 1, 1977

[2] Kramer, P., Schmidt-Lauber, M., Dippoldsmann, H., Rohde, A., Mack, H. P., Friedrich-Fiechtl, J., Gröne, H. J., Sold, G., Luig, H.: Probleme der Plasma-Digitoxin und Digitalistoleranz. In: Ärztliche Forschung **28**, 15, 1981

[3] Grabensee, B., Peters, U., Risler, R.: Digitalisglykoside und Niereninsuffizienz. Internist **22**, 622, 1981

[4] Schüren, K. P., Rietbrock, N.: Digitalisbehandlung in Deutschland. Beispiel einer unkritischen Arzneimittelverordnung. Dtsch. Med. Wschr. **107**, 1935, 1982

[5] Ritz, E.: Digitalis bei Niereninsuffizienz; in: Digitalistherapie bei Niereninsuffizienz. Referate des Internationalen Symposiums in Taormina, 8.—12. Juni 1980, Urban & Schwarzenberg, 1981, p 41

[6] Hanrath, P., Schweizer, P., Bleifeld, W., Brass, H., Mann, H., Bauerdeck, H., Effert, S.: Änderungen des linksventrikulären Querdurchmessers und des Kontraktilitätsverhaltens nach Hämodialyse. Dtsch. Med. Wschr. **101**, 655, 1976

[7] Cohen, M. V., Diaz, P., Scheuer, J.: Echocardiographic assessment of left ventricular function in patients with chronic uremia. Clin. Nephrol. **12**, 156, 1979

[8] Lewis, B. S., Milne, F. J., Goldberg, B.: Left ventricular function in chronic renal failure. Brit. Heart Journal **38**, 1220, 1976

[9] Acquatella, H., Pérez-Rojas, M., Bruger, B., Guinand-Baldó, A.: Left ventricular function in terminal uremia. Nephron **22**, 160, 1978

[10] Capelli, J. P., Kasparian, H.: Cardiac work demands and left ventricular function in end-stage renal disease. Ann. Int. Med. **86**, 261, 1977

[11] Lai, K. N., Barnden, L., Mathew, T. H.: Effect of renal transplantation on left ventricular function in hemodialysis. Clin. Nephrol. **18**, 74, 1982

[12] Hung, J., Harris, Ph. J., Uren, R. F., Tiller, D. J., Kelly, D. T.: Uremic cardiomyopathy — effect of hemodialysis on left ventricular function in end-stage renal failure. New Engl. J. Med. **302**, 547, 1980

[13] Drueke, T., Le Pailleur, C., Meilhac, B., Koutoudis, C., Zingraff, J., Di Matteo J., Crosnier, J.: Congestive cardiomyopathy in uremic patients on long-term hemodialysis. Br. Med. J. I: 350, 1977

[14] Ireland, M. A., Mehta, B. R.: Echocardiographic detection of cardiac involvement in chronic hemodialysis patients. European Workshop: "Cardiocirculatory function in renal failure". Poissy 1980, pp 85

[15] Mason, M. F., Resnik, H., Minot, A. S., Rainey, J., Pilcher, C., Harrison, T. R.: Mechanism of experimental uremia. Arch. Int. Med. **60**, 312, 1937

[16] Raab, W., Burlington, V. T.: Cardiotoxic substances in the blood and heart muscle in uremia (their nature and action). J. Lab. Clin. Med. **29**, 715, 1944

[17] Knowlan, D. M., Piatnek, D. A., Olson, R. E.: Myocardial metabolism and cardiac output in acute uremia. Clin. Research IX, 141 (abstract), 1961

[18] Nivatpumin, T., Yipintsoi, R., Penpargkul, S., Scheuer, J.: Increased cardiac contractility in acute uremia: Interrelationship with hypertension. Am. J. Physiol. **229**, 501, 1975

[19] Zebe, H.: Habilitationsschrift, Universitäts-Klinik Heidelberg, 1977

[20] Mauz, G., Kreye, V. A. W.: Increased sensitivity to various pressor agents in the nephrectomized rat. Naunyn-Schmiedebergs Arch. Pharmak. **269**, 392, 1971

[21] Mauz, G.: Untersuchungen über den Einfluß bilateraler Nephrektomie auf die Ansprechbarkeit gegenüber pressorischen Substanzen bei Ratten. Inaugural-Dissertation zur Erlangung der Doktorwürde der Medizinischen Fakultät der Universität Heidelberg, 1972

[22] Rascher, W., Schömig, A., Kreye, V. A., Ritz, E.: Diminished vascular response to noradrenaline in experimental chronic uremia. Kidney Int. **21**, 20, 1982

[23] Penpargkul, S., Bhan, A., Scheuer, J.: Studies of subcellular control factors in hearts of uremic rats. J. Lab. Clin. Med. **88**, 563, 1976

[24] Fiehn, W., Seiler, D., Heimberg, K. W.: Transport ATP'ases of cardiac sarcolemma in experimental uremia. Clin. Chim. Acta **73**, 93, 1976

[25] Scheuer, J., Stezoski, S. W.: The effect of uremic compounds on cardiac function and metabolism. J. Mol. Cell. Cardiol. **5**, 287, 1973

[26] Kersting, F., Brass, H., Heintz, R.: Uremic cardiomyopathy: studies on cardiac function in the guinea pig. Clin. Nephrol. **10**, 109, 1978

[27] Bristow, M. R., Ginsburg, R., Minobe, W., Cubicciotti, R. S., Sageman, W. S., Lurie, K., Billingham, M. E., Harrison, D. C., Stinson, E. B.: Decreased catecholamine sensitivity and adrenergic receptor density in failing human hearts. New Engl. J. Med. **307**, 205, 1982

[28] Klooker, P., Rambausek, M., Kreusser, W., Mann, J., Ritz, E.: Klinische und experimentelle Studien zur Myocardfunktion und Digitalisansprechbarkeit bei Niereninsuffizienz. In: Digitalistherapie Heute. Hrsg. H. Gillmann, L. Storstein, Verlag für Angewandte Wiss., 1983, S. 135—144

[29] Hausen, M., Mann, J. F. E., Ritz, E.: Cardiac beta-receptor response is selectively reduced in acute uremia. 15th. Annual Meeting of the American Society of Nephrology, December 12, 1982, Chicago, Abstract 57 A

[30] Kramer, R. J.: Natriuretic hormone — a circulating inhibitor of sodium- and potassium-activated adenosine triphosphatase. Klin. Wschr. **59**, 1225, 1981

[31] Gruber, K. A., Rudel, L. L., Bullock, B. C.: Increased circulating levels of an endogenous digoxin-like factor in hypertensive monkeys. Hypertension 4, 348, 1982

[32] Dietz, R., Rascher, W., Schömig, A., Strasser, R., Kübler, W.: Lowering of blood pressure in sodium loaded rats by administration of digoxin antibodies. Am. J. Cardiol. 49, 912 (Abstract), 1982

[33] De Bold, A. U., Borenstein, H. B., Veress, A. T., Sonnenberg, H.: A rapid and potent natriuretic response to intravenous injection of atrial myocardial extract in rats. Life Sciences 28, 89, 1981

[34] Gruber, K. A., Hennessy, J. F., Buckalew, V. M., Lymangrover, J. R.: Identification of a heptapeptide with digitalis and natriuretic hormone like properties. 15th Annual Meeting of the American Society of Nephrology, December 12—14, Chicago, 1982, Abstract 77 A

[35] Gruber, K. A., Whitaker, J. M., Buckalew V. M.: Endogenous digitalis-like substance in plasma of volume-expanded dogs. Nature 287, 743, 1980

[36] Klingmüller, D., Weiler, E., Kramer, H. J.: Digoxin-like natriuretic activity in the urine of salt loaded healthy subjects. Klin. Wschr. 60, 1249, 1982

[37] De Wardener, H. E., Clarkson, E. M., Bitensky, L., MacGregor, G. A., Alaghband-Zadeh, J., Chayen, J.: Effect of sodium intake on ability of human plasma to inhibit renal Na^+-K^+-adenosine triphosphatase in vitro. The Lancet i, 411, 1981

[38] Hillyard, St. D., Lu, E., Gonick, H. C.: Further characterization of the natriuretic factor derived from kidney tissue of volume-expanded rats. Circ. Res. 38, 250, 1976

[39] Gonick, H. C., Kramer, H. J., Paul, W., Lu, E.: Circulating inhibitor of sodium-potassium-activated adenosine triphosphatase after expansion of extracellular fluid volume in rats. Clinical Science and Molecular Med. 53, 329, 1977

[40] Plunkett, W. C., Hutchinks, Ph. M., Gruber, K. A., Buckalew, V. M.: Evidence for a vascular sensitizing factor in plasma of saline-loaded dogs. Hypertension 4, 581, 1982

[41] Cole, C. H., Balfe, J. W., Welt, G.: Induction of an ouabain sensitive ATP'ase defect by uremic plasma. Transactions of the Ass. of Am. Physicians 81, 213, 1968

[42] Welt, L.-G., Smith, E. K. M., Dunn, M. J., Czerwenski, A., Proctor, H., Cole, C. H., Balfe, J. W., Gitelman, H. J.: Membrane transport defect: the sick cell. Transaction of the Ass. Am. Physicians 80, 217, 1967

[43] Flanigan, W. J., Anderson, D. S., Stout, K., Koike, T. I.: Site of action of a uremic serum fraction inhibiting sodium transport in frog skin. Nephron 22, 117, 1978

[43a] Weber, H., Bourgoignie, J. J., Bricker, N. S.: Effects of the natriuretic serum fraction on proximal tubular sodium reabsorption. Am. J. Physiol. 226, 419, 1974

[44] Fine, L. G., Bourgoignie, J. J., Hwang, K. H., Bricker, N. S.: On the influence of the natriuretic factor from patients with chronic uremia on the bioelectric properties and sodium transport of the isolated mammalian collecting tubule. J. Clin. Invest. 58, 590, 1976

[45] Edmondson, R. P. S., Hilton, P. J., Jones, N. F., Patrick, J., Thomas, R. D.: Leucocyte sodium transport in uraemia. Clin. Science and Mol. Med. 49, 213, 1975

[46] Patrick, J., Jones: Cell sodium, potassium and water in uraemia and the effects of regular dialysis in the leucocyte. Clin. Sci. 46, 583, 1974

[47] Adler, D., Fiehn, W., Ritz, E.: Inhibition of Na^+ K^+ stimulated ATP'ase in the cochlea of the guinea pig. Acta Otolaryngol. 90, 55, 1980

[48] Erdmann, E., Krawietz, W., Vogt, W.: Zur Bedeutung der Digoxin-Serumkonzentration und deren Beeinflussung. Fortschr. Medizin 94, 567, 1976

[49] Gruber, K. A., Buckalew, V. M.: Evidence that natriuretic factor is a cascading peptide hormone system. In: Hormonal Regulation of Sodium Excretion, B. Lichardus, R. W. Schrier, J. Ponec, Eds., Elsevier North Holland Biomedical Press, 349, 1980

[50] Lowenstein, J. M.: A method for measuring plasma levels of digitalis glycosides. Circulation 31, 228, 1965

[51] Mann, J. F. E., Schatz, K., Fiehn, W., Gless, K. H.: Red cell electrolyte fluxes in genetic, renal, and mineralocorticoid hypertension of the rat. Clin. Sci. (in press)

[52] Gibson, T. P., Nelson, H. A.: Evidence of accumulation of digoxin metabolites in renal failure. J. Clin. Res. 27, 665 A, 1979

[53] Kramer, P., Stroh, E., Mathei, D., Teiwes, F., Scheler, F.: Increased digitalis tolerance in uremic patients. In: G. Bodem, H. J. Engler, Eds. "Cardiac glycosides", Springer, Berlin, Heidelberg, New York, 304, 1978

[54] van der Vijgh, W J. F., Oe, P. L.: Pharmacokinetic aspects of digoxin in patients with terminal renal failure. I. Off dialysis. Int. J. Clin. Pharmacol. 15, 255, 1977

[55] Ohnhaus, E. E., Vozeh, S., Nüesch, E.: Absolute bioavailability of digoxin in chronic renal failure. Clin. Nephrol. 11, 302, 1979

[56] Gault, M. H., Churchill, D. N., Kalra, J.: Loading dose of digoxin in renal failure. Br. J. Clin. Pharmacol. 9, 593, 1980

[57] Jusko, W. J., Weintraub, M.: Myocardial distribution of digoxin and renal function. Clin. Pharmacol. Ther. 16, 449, 1974

[58] Haasis, R., Larbig, D., Stunkat, R., Bader, H., Seboldt, H.: Radioimmunologische Bestimmung der Glykosidkonzentration im menschlichen Gewebe. Klin. Wschr. 55, 23, 1977

[59] Peters, W., Kenedi, P., Grabensee, B., Fritsch, W. P.: Korrelationsstudie zwischen Serum-Digitoxinspiegel und herzdynamischer Wirkung bei Patienten mit chronischer Niereninsuffizienz. Z. Cardiol. (Suppl.) 5, 18, 1978

[60] Kramer, P., Scheler, F.: Digitalis und Urämie. Therapie und Kontrolle. Dtsch. Med. Wschr. 105, 848, 1980

[61] Grabensee, B., Peters, V., Risler, T.: Digitalisglykoside und Niereninsuffizienz. Internist 22, 622, 1981

Verwandte Abkürzungen:

V_cF	Circumferentielle Verkürzungsgeschwindigkeit der Myocardfasern (Echocardiogramm)
EF	Ejektionsfraktion
LVEDP	Linksventrikulärer enddiastolischer Druck
dp/dt_{max}	Maximale linksventrikuläre Druckanstiegsgeschwindigkeit
V_{max}	Maximale Verkürzungsgeschwindigkeit der kontraktilen Elemente
cardiac index	Körperoberflächen-normiertes Herzzeitvolumen
PEP (PEPI)	(Frequenz-normierte) Präejektionsphase
PEP/LVET	Quotient Präejektionsphase/linksventrikuläre Austreibungszeit

Kardiale Therapie bei Niereninsuffizienz*

H. Brass

Eine kardiale Therapie gelingt auch bei der Niereninsuffizienz am besten, wenn sie sich an ätiologischen Kriterien orientiert. Auf dieser Grundlage soll daher im folgenden versucht werden, die in der Tabelle 1 aufgeführten Gesichtspunkte zu erörtern.

Ätiologie der Herzinsuffizienz bei Niereninsuffizienz — urämische Herzkrankheit (UHK)

Eine Herzinsuffizienz kann durch kardiale (coronare und myokardiale) und extrakardiale Ursachen entstehen. Die häufigste, zur Herzinsuffizienz führende kardiale Erkrankung ist die coronare Herzkrankheit. Die häufigste extrakardiale Erkrankung mit sekundärer myokardialer Schädigung stellt die arterielle Hypertonie dar. Der Hypertonie kommt sowohl hinsichtlich einer coronaren als auch einer hypertensiven Herzerkrankung die zentrale ursächliche Bedeutung zu. Zwei Drittel aller Patienten mit Herzinsuffizienz entwickeln dieses kardiale Syndrom auf dem Boden einer coronaren und hypertensiven Herzerkrankung [6]. Kranke mit unzureichend behandelter Hypertonie sterben zu etwa 40 % an der Herzhypertrophie und Herzinsuffizienz, zu etwa 30 % an der Coronarinsuffizienz [6]. Diese Daten beleuchten sehr eindeutig die generelle Bedeutung der coronaren Herzkrankheit und der hypertensiven kardialen Läsion für die Entwicklung einer Herzinsuffizienz. Die Ätiologie einer Herzinsuffizienz bei *Niereninsuffizienz* basiert ebenfalls auf diesen beiden wichtigsten pathogenetischen Faktoren. Allerdings kommen bei der chronisch progredient fortschreitenden Niereninsuffizienz noch zusätzliche Kausalfaktoren vor allen Dingen primär extrakardialer Natur hinzu. So möchten wir die Herzinsuffizienz bei der Urämie als

---

*Herrn Prof. Dr. Gelbke, Direktor der Chirurgischen Klinik der Städt. Krankenanstalten Ludwigshafen, zum 65. Geburtstag gewidmet.

urämische Herzkrankheit bezeichnen und als sekundäre Kardiomyopathie definieren.

In der Abbildung 1 sind schematisch die extrakardialen und kardialen Ursachen der Herzinsuffizienz bei Niereninsuffizienz dargestellt.

Tabelle 1: Kardiale Therapie bei Niereninsuffizienz (NI)

I.	Ätiologie der Herzinsuffizienz bei NI — Urämische Herzkrankheit (UHK)
II.	Kontraktile Herzinsuffizienz — Überwässerung
III.	Differentialtherapie nach den dominierenden ätiolog. Faktoren
IV.	Herzglykoside bei NI

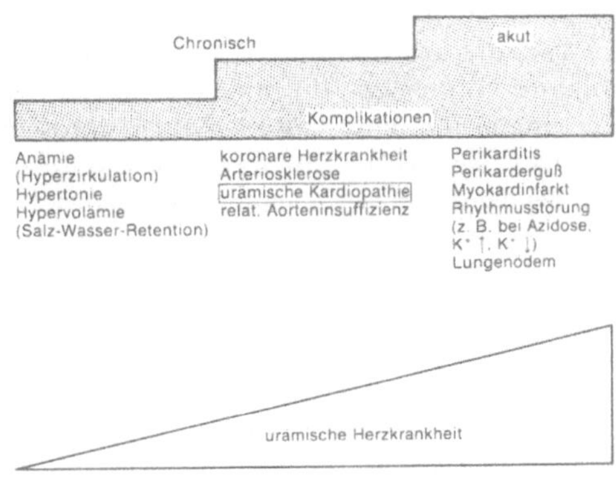

Abb. 1 Pathogenetische Faktoren des Syndroms „Urämische Herzkrankheit". Anämie mit Hyperzirkulation, Hypertonie, Hypervolämie, koronarer Herzkrankheit und strukturelle Urämieveränderungen des Myokards führen zu einer urämischen Kardiomyopathie. Durch eine exzessive Hypertonie und Hypervolämie kann bei der terminalen Niereninsuffizienz eine relative Aorteninsuffizienz als Komplikation entstehen. Der urämische, oft hämorrhagische Perikarderguß, der relativ häufige Myokardinfarkt und schwerwiegende Rhythmusstörungen sind nicht selten tödliche kardiale Komplikationen bei Patienten mit fortgeschrittener Urämie.

Bei Patienten mit terminaler Niereninsuffizienz findet sich in der Regel ein erhöhtes Herzzeitvolumen im Sinne der Hyperzirkulation auf dem Boden einer chronischen Anämie. In der Progredienz führt die renoparenchymatöse Hypertonie tragischerweise zu einer Vasokonstriktion trotz einer anämiebedingten Hyperzirkulation und Hypervolämie (Salz-Wasser-Retention). So addieren sich mehrere gefährliche Faktoren in der zur Herzinsuffizienz führenden Kausalkette. Chronische Hypertonie bei Niereninsuffizienz, Hyperlipoproteinämie und möglicherweise sekundärer Hyperparathyreoidismus prädisponieren für eine Coronarsklerose. Wenn bei fortgeschrittener Niereninsuffizienz eine maligne Hypertonie sich mit einer extremen Hypervolämie vergesellschaftet, kann durch die Druck-Volumenüberlastung in der aortalen Ausflußbahn eine relative Aorteninsuffizienz auftreten. Trotz intensivster Forschungen ist es noch nicht gesichert, daß die urämische Intoxikation per se im strukturellen und biochemischen Sinne eine urämiespezifische Kardiomyopathie hervorruft. Histologisch findet sich bei der fortgeschrittenen Urämie am Myocard ein interstitielles Ödem mit lymphohistiozytären Infiltraten und Strukturveränderungen der Myofibrillen sowie der Mitochondrien. Tierexperimentell läßt sich bei urämischen Ratten eine Veränderung der myokardialen Sauerstoffaufnahme mit einer Abnahme des ATP/ADP-Quotienten und ein Anstieg des Fruktose-6-Phosphats beobachten. Im urämischen Myokard wird bei vermehrt anfallendem anorganischen Phosphat die Glykogenolyse aktiviert, wodurch die verminderte Glukoseutilasation ausgeglichen wird [1].

Kontraktile Herzinsuffizienz oder Überwässerung

Unter einer Herzinsuffizienz verstehen wir eine Verminderung der kontraktilen Förderleistung, gefolgt von einer unzureichenden nutritiven Organdurchblutung für das Herz selbst und die extrakardialen Stromgebiete. Die Restblutmenge ist vermehrt, woraus ein Anstieg der diastolischen Volumina und Drucke in den Ventrikeln resultiert. Daraus folgt ein Rückstau — vor allem im linken Vorhof und eine Steigerung des Pulmonalarteriendrucks. Weil die zentrale Regulation des Flüssigkeitshaushaltes über die Niere bei fortgeschrittener Niereninsuffizienz verloren

gegangen ist, entsteht die differential-diagnostische Schwierigkeit, eine durch Expansion des Extrazellulärvolumens — insbesondere durch eine Ausweitung des Intravasalvolumens hervorgerufene Flüssigkeitsüberladung von einer kontraktil bedingten Herzinsuffizienz zu unterscheiden. Die Kardiomegalie muß nicht Ausdruck einer primär kardialen Erkrankung sein, sondern kann die Folge einer Hypervolämie durch verminderte renale Flüssigkeitsausscheidung und durch Hochdruckbelastung darstellen. Diese schwierige, oft für die Differentialtherapie entscheidende Frage kann mitunter erst aus dem Erfolg der Behandlung beantwortet werden. Nicht selten liegt bei der urämischen Herzkrankheit im Sinne einer Kardiomyopathie ein Mischbild extradardialer und kardial kontraktiler Schädigungsfaktoren vor.

Differentialtherapie nach den dominierenden ätiologischen Faktoren

Entsprechend der eingangs geäußerten Praemisse, wonach auch bei der Niereninsuffizienz eine kardiale Therapie am besten gelingt, wenn sie sich nach ätiologischen Gesichtspunkten orientiert, sollte die Behandlung der urämischen Herzkrankheit mit Insuffizienzzeichen das Ziel haben, die speziellen pathogenetischen Teilfaktoren kausal anzugehen. Da aber dem Syndrom der urämischen Herzkrankheit eine multikausale Genese zugrundeliegt, müssen wir polypragmatisch eine integrierte Therapie betreiben. Danach können wir nach dem in Tabelle 2 dargelegten Konzept verfahren.

Die Anämie bei chronischer Niereninsuffizienz ist weder eine Eisen- noch Vitamin-B-12-Mangel-Erscheinung. Sie läßt sich daher kausal nicht therapieren. Unter konsequenter Hämodialysetherapie und erst recht nach erfolgreicher Nierentransplantation steigt der Hämatokrit mit Beseitigung der urämischen Intoxikation sukzessiv an. Solange die parallel bestehende Hypertonie keine schwerwiegende hypertensive Kardiopathie verursacht hat und die coronare Herzkrankheit noch nicht fortgeschritten ist, wird die niereninsuffizienzbedingte Anämie kardial relativ gut toleriert und mit einer Zunahme des Herzindex beantwortet. Ein akuter Ausgleich der Anämie durch Bluttransfusion führt zur peripheren Vasokonstriktion und damit u. U. zu einer akuten zusätzlichen volumen- und druckbedingten Linksherzbelastung.

Tabelle 2: Integrierte kardiale Therapie bei NI

Ätiologie	Therapie
Anämie	HD, NT
KHK	Nitro, Ca-Antag. (β-Blocker) Coronarchirurgie
Rhythmusstörungen	Antiarrhythmika, Schrittmacher
Hypervolämie	Diuretika, Ultra-Filtration
Hypertonie	Antihypertensiva, HD, NT
Herzinsuffizienz (Pumpversagen)	——— Vasodilat. Herzglykoside
Pericarditis Pericarderguß	Dialyse, Indometacin Pericardpunktion Pericarddrainage

Zeichenerklärung:
NI = Niereninsuffizienz
HD = Hämodialyse
NT = Nierentransplantation
KHK = koronare Herzkrankheit

Treten im Rahmen einer chronisch progredienten Niereninsuffizienz Herzrhythmusstörungen auf, müssen sie gezielt behandelt werden: z. B. mit Digitalis, Antiarrhythmika, Schrittmacherimplantation. Bei der Anwendung von medikamentösen Antiarrhythmika muß eine mögliche Kumulationsgefahr bei renal eliminierten Pharmaka beachtet werden.

Die coronare Herzkrankheit bei progredienter Niereninsuffizienz wird ebenso behandelt, wie bei Fehlen einer Nierenerkrankung: z. B. Nitrokörper, Calciumantagonisten (bevorzugt Nifedipin, [4]), Coronarchirurgie. Betablockierende Substanzen dürfen nur dann gegeben werden, wenn keine myokardial bedingte Herzinsuffizienz und keine weiteren Kontraindikationen gegen dieses Therapieprinzip bestehen. Bei jeder Form der Pharmakotherapie muß die Pharmakokinetik bei Niereninsuffizienz beachtet werden.

Der kardial belastende ätiologische Faktor der Hypervolämie bzw. der Flüssigkeitsüberladung bedarf einer besonders kritischen Wertung. Im prädialytischen Stadium, in dem zur Behandlung der Niereninsuffizienz erhöhte Trinkmengen indiziert sind, muß eine exakte Bilanzierung nach Zufuhr und Diurese beachtet werden.

Kommt es zu Ödemen, sind hochdosiert Schleifendiuretika indiziert (z. B. je nach Nierenrestfunktion 80—1000 mg Furosemid/die). Mögliche Elektrolytverluste (Hypokaliämie!) bedürfen eines Ausgleichs. Wenn die Hypervolämie vor allem für die Herzinsuffizienz bei Niereninsuffizienz als ursächlicher Faktor in Frage kommt, kann eine Diuresesteigerung durch stark wirksame Diuretika sogar eine Besserung der myokardialen Kontraktionsleistung herbeiführen. Im Stadium der Dialysebedürftigkeit muß zur Therapie einer möglichen Herzinsuffizienz ebenso wie zur Erreichung einer Normotension das sogenannte Trockengewicht angestrebt werden. Mittels Ultrafiltration gelingt es unter der Dialyse meistens, die Hypervolämie zu beseitigen. Auch hier löst die erfolgreiche Nierentransplantation durch eine Normalisierung der Flüssigkeitsbilanz die kardialen Probleme.

Eine der wichtigsten therapeutischen Gesichtspunkte bei einer kardiorenalen Insuffizienz stellt die Behandlung der Hypertonie dar [3]. Durch die konsequente Verabreichung von Antihypertensiva versuchen wir die sekundärkardialen sowie extrakardialen hypertensiven Läsionen zu vermeiden. Hierzu eignen sich besonders betablockierende Substanzen, Vasodilatatoren (Dihydralazin, Prazosin, Captopril). Bei akuter hypertensiver Krise senken wir die Vorlast (Nitrokörper, Nitroprussid-Natrium) und die Nachlast (insbesondere mit Dihydralazin). Bei den zentral wirkenden Antihypertensiva (z. B. Clonidin, Guanfacin, Alpha-Methyldopa) müssen neben den bradykardisierenden Effekten die infolge Niereninsuffizienz geänderten pharmokinetischen Verhältnisse Berücksichtigung finden. Als peripher vasodilatatorische Antihypertensiva mit Alpha-blockierender Wirkung stehen vor allem Prazosin und Minoxidil zur Verfügung.

Zu den schwerwiegendsten kardialen Komplikationen einer urämischen Intoxikation gehören die Perikarditis und der Perikarderguß. Eine Linksherzhypertrophie kann offensichtlich das Auftreten einer Perikarditis ebenso begünstigen wie interkurrente Infekte (z. B. Influenza, Coxsackie). Die entzündliche Läsion der Perikarditis kann symptomatisch mit einer zeitlich begrenzten Verabreichung von Indometacin oder Steroiden behandelt werden. Die rechtzeitige Dialysetherapie als Maßnahme zur Beseitigung der urämischen Intoxikation reduziert die Gefahr einer Perikarditis. Bei eingetretener urämischer Perikarditis besteht die Gefahr eines hämorrhagischen Perikardergusses. Eine behutsame, inten-

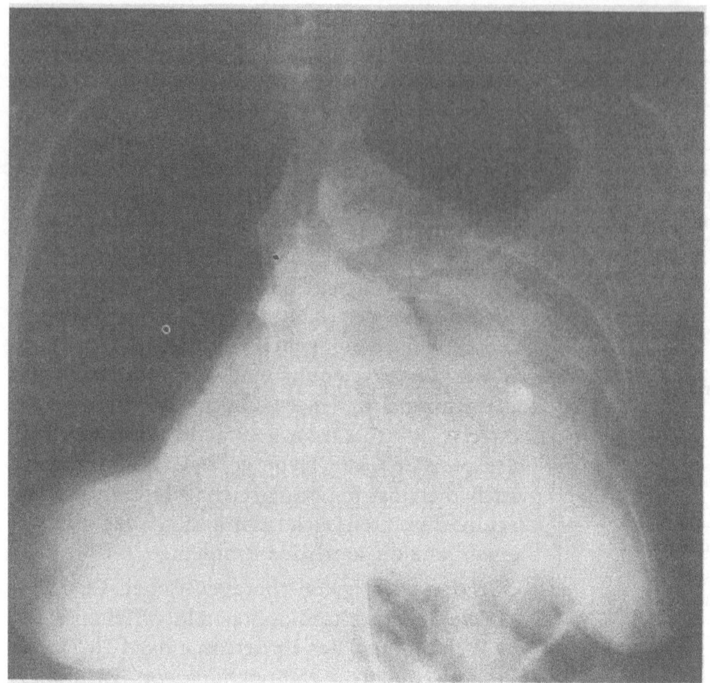

a)

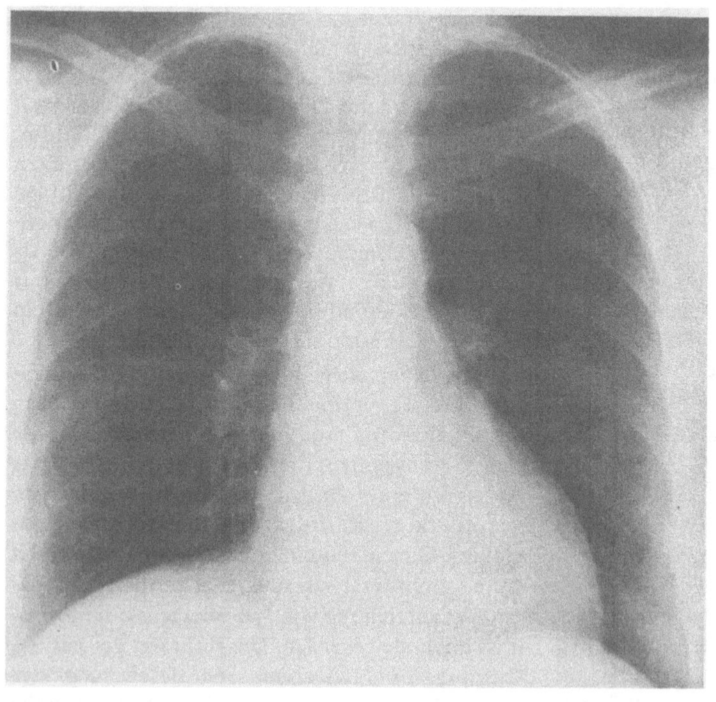

b)

Abb. 2
Röntgenthoraxbilder einer
46-jährigen niereninsuffizier-
ten Patientin mit schwerster
Herzbeuteltamponade a);
b) nach Drainage von 1600 ml
Perikarderguß

sive Dialysetherapie mit Verringerung der Heparindosis ist angezeigt. Droht bei einem Perikarderguß eine Herzbeuteltamponade, muß akut eine Perikardpunktion bzw. Drainage erfolgen. Diese Maßnahme bessert rasch das kardiale Pumpversagen infolge Strangulation der Kontraktion.

Herzglykoside bei Niereninsuffizienz

Der wichtigste und zugleich umstrittenste Gesichtspunkt in der kardialen Therapie bei Niereninsuffizienz stellt die Verabreichung herzwirksamer Pharmaka zur symptomatischen Behandlung einer Myokardinsuffizienz. Dies gilt auch und im besonderen Maße bei der chronisch progredienten Niereninsuffizienz. Bei der fortgeschrittenen Niereninsuffizienz kann eine Herzinsuffizienz als digitalisrefraktär imponieren, weil die angestrebte Kontraktionsverbesserung durch Herzglykoside nicht zu der seit Withering bekannten und sehr erwünschten Wirkung führen kann — nämlich der kräftigen Diuresesteigerung mit Abschöpfung der Flüssigkeitsüberladung, Ausschwemmung der Ödeme, Beseitigung der Leber- und Lungenstauung sowie der Abnahme der Kardiomegalie. Diese Schwierigkeit besteht besonders im oligo-anurischen Stadium. Das hämodynamische Zielorgan Niere wird durch eine kontraktionsfördernde Maßnahme nicht oder nicht genügend tangiert, weil die renalen Strukturen defekt oder zerstört sind. Gleichwohl nehmen nach unseren langjährigen klinischen Erfahrungen die Herzglykoside bei der Behandlung der Herzinsuffizienz auch bei Niereninsuffizienz einen wichtigen Platz ein. Freilich gelingt es oft, durch eine gezielte Antihypertension, eine Bilanzierung des Flüssigkeitshaushaltes (verringerte Trinkmenge, Ultrafiltration unter Hämodialyse) und nicht zuletzt durch die konsequente Beseitigung der urämischen Intoxikation die „scheinbare Herzinsuffizienz" erfolgreich zu behandeln. Bleibt jedoch effektiv oder mit einer gewissen Wahrscheinlichkeit eine echte Myokardinsuffizienz nach Senkung des Blutdrucks und nach Ausgleich der Hypervolämie übrig, sind Herzglykoside indiziert. Dabei besteht das Ziel, mit Digitalis eine myokardiale Kontraktionssteigerung in eine Verbesserung der ventrikulären Pumpfunktion umzusetzen. Gleichwohl wird damit noch keine Kausaltherapie realisiert. Eine eindeutige Indikation für die Verabreichung von Herzglykosiden auch bei

Niereninsuffizienz besteht bei der schnellen Form der absoluten Arrhythmie mit dem Ziel, mit einer Rhythmisierung die Kontraktilität zu verbessern. Werden Herzglykoside zur Behandlung der Myokardinsuffizienz gegeben, wählen wir solche, die eine günstige Pharmakokinetik, d. h. eine überwiegende extrarenale Elimination besitzen. Dies trifft für Digitoxin (z. B. Digimerck) und Methylproscillarin (Clift) zu. Beide Präparate besitzen eine zuverlässige Resorptionsquote (ca. 95 % für Digitoxin und ca. 70 % für Methylproscillarin). Die überwiegend extrarenale Elimination verhindert die Kumulation bei Niereninsuffizienz. Digitoxin hat eine geringe Abklingquote von 7 %, was bei Fehleinnahmen und Vergiftungen eine sehr langsame Elimination bedeutet. Meproscillarin besitzt eine relativ hohe Abklingquote von 37 %. Bei Digitoxin verabreichen wir als Erhaltungsdosis 0,4—0,7 mg/Woche bei Meproscillarin täglich 2—3mal 0,25 mg. Die Tabelle 3 zeigt einen schematischen Stufenplan in der Therapie der Herzinsuffizienz bei Niereninsuffizienz.

Tabelle 3: „Kardiale" Therapie bei Niereninsuffizienz

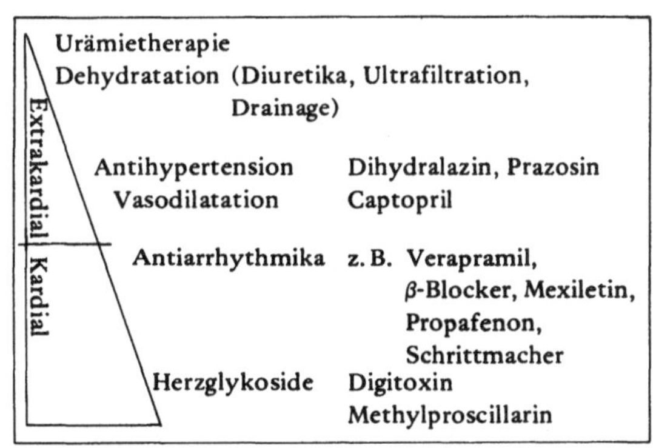

Zusammenfassung

Kardiale Therapie bei chronischer Niereninsuffizienz bedeutet einmal, die Kausalfaktoren, die sowohl zur Urämie als auch zur Herzinsuffizienz führen, gezielt zu behandeln. Vor allem kommt es darauf an, rechtzeitig und konsequent die Hypertonie und die Flüssigkeitsüberladung zu beseitigen. Wenn nach Einsatz des gesamten therapeutischen Spektrums unter Einschluß der Dialysetherapie für die Terminalstadien und nach optimaler Therapie von Urämie, Hypertonie und Hypervolämie eine Myokardinsuffizienz verbleibt, ist eine Indikation für eine adjuvante Therapie mit Herzglykosiden unter Beachtung kinetischer Gesichtspunkte indiziert. Wir bevorzugen die Herzglykoside Digitoxin und Methylproscillarin wegen ihrer extrarenalen Elimination.

Literatur

[1] Brass, H., Rupp, M., Ulmer, H. E.: „Urämische Komplikationen des Herzens". In: H. E. Franz (Hrsg.): Blutreinigungsverfahren, G. Thieme, Stuttgart, 193–206 (1981).

[2] Brass, H.: „Chronische Niereninsuffizienz". Deutsches Ärzteblatt, **79**, 27 (Heft 40) (1982).

[3] Brass, H., Deppermann, D., Lechtken, P.: „Hypertonie und Niereninsuffizienz", in Niereninsuffizienz" Dustri-Verlag, München-Deisenhofen, 1983, S. 34–43.

[4] Heidland, A., Heidbreder, E., Hörl, W. H., Schäfer, R.: „Calcium Antagonists in the Treatment of Hypertension". Contributions to Nephrology, **33**, 254–269 (1982).

[5] Rupp, M., Brass, H., Glöckler, D.: „Probleme der Glykosidtherapie bei Niereninsuffizienz und Urämie". Med. Welt **32**, 115 (1981).

[6] Strauer, B. E.: „Digitalisrefraktäre Herzinsuffizienz". Deutsches Ärzteblatt **79**, 35 (Heft 39) (1982).

Metabolismus von Herzglykosiden und klinische Relevanz

H.-F. Vöhringer

In der klinischen Therapie haben Stoffwechsel-reaktionen von Pharmaka nur dann eine Bedeutung, wenn Stoffwechselprodukte entstehen, die eine gegenüber der Ausgangssubstanz veränderte Pharmakodynamik und -kinetik aufweisen und damit die Sicherheit und Wirksamkeit der Behandlung beeinflußt wird. Für die herzwirksamen Glykoside haben tierexperimentelle Untersuchungen am Papillarmuskel und Vorhof des Meerschweinchens und am Herzlungenpräparat der Katze gezeigt, daß die Monodigitoxoside von Digoxigenin und Digitoxigenin eine größere Wirkungsstärke und größere therapeutische Breite besitzen als ihre entsprechenden Tridigitoxoside [11, 34, 35]. Dagegen sind die Aglykone Digoxigenin und Digitoxigenin sowie einige spezifische, synthetisierte Cardenolid-glukuronide und -sulfate bei der Hemmung des aktiven Kationentransportes an menschlichen Erythrozyten und in Bezug auf die positive Inotropie am isolierten Meerschweinchen-papillarmuskel 1,4—11 mal schwächer wirksam als ihre zugehörigen Ausgangssubstanzen [7]. In vivo sind beim Menschen neben dem jeweils unveränderten Glykosid sowohl zuckerärmere als auch mit Glukuronsäure oder Schwefelsäure konjugierte Metabolite in quantitativ unterschiedlichem Ausmaß gefunden worden [45]. Im folgenden sollen daher die einzelnen Metabolisierungsreaktionen einiger Glykoside beim Menschen vor dem Hintergrund der primären Untersuchungen aufgezeigt und im Hinblick auf die klinische Relevanz überprüft werden.

Eine klinische Bedeutung in der Therapie mit herzwirksamen Glykosiden haben heute im Prinzip nur noch vier Glykoside: 1. die Strophanthus-Glykoside Ouabain und γ-Strophanthin K; 2. die Scilla-glykoside (Scilla maritima); 3. das aus Digitalis purpurea isolierte Digitoxin und 4. das aus Digitalis lanata isolierte Digoxin einschließlich der methylierten und acetylierten Derivate.

Strophantus-glykoside

Für das Strophanthus-glykosid Ouabain (g-Strophanthin) gibt es bislang keine experimentellen Belege über eine mögliche Metabolisierungsreaktion. Ouabain wird zwar z. B. bei der Ratte nach i. v.-Applikation zum überwiegenden Teil über die Galle eliminiert, Metabolite konnten jedoch weder bei diesem Tier noch in anderen Species wie Hund, Katze oder Meerschweinchen gefunden werden [24, 28, 46]. Beim Menschen wird Ouabain nahezu ausschließlich in unveränderter Form über die Nieren ausgeschieden [29, 38, 49].

γ-Strophantin K oder Strophanthosid K wird im tierischen Organismus nach Abspaltung der terminalen Glucose durch die intestinale Flora zu Cymarin transformiert [19]. Cymarin ist damit die eigentliche pharmakologisch aktive Substanz von Strophanthin K. Als weiterer Metabolisierungsschritt wurde in vitro mit Rattenleberhomogenaten eine Reduktion des 19-Oxo-Cardenolids zu dem 19-Hydroxy-derivat nachgewiesen sowie eine Demethylierung der Cymarose mit nachfolgender Zuckerkettenabspaltung zum Strophanthidol bzw. Strophanthidin diskutiert [30]. Die Bedeutung der Reduktion wird in einer Erhöhung der Polarität des Moleküls und damit Steigerung der Eliminierbarkeit des Glykosides gesehen. Auf den Menschen sind diese Reaktionen nicht übertragbar. Obwohl nach in vitro-Inkubation von Strophanthin K mit menschlichem Kot ebenfalls Cymarin nachgewiesen wurde [19], konnten unter in vivo-Bedingungen bislang keine Metabolite dieses Glykosides beim Menschen gefunden werden. Eine Transformation zu Cymarin beim Menschen ist allerdings auch aufgrund von pharmakokinetischen Untersuchungen wenig wahrscheinlich: Nach i. v.-Applikation von Strophanthin K beträgt die radioimmunologisch und radiochemisch gemessene renale Excretionsrate 60—70% der

Dosis (extrapoliert auf ∞) [39, 59], während nach rectaler Verabfolgung nur 10—12% der Dosis über die Nieren ausgeschieden werden [21]. Für Cymarin ist nach oraler Gabe ein Resorptionsquotient von 35% berechnet worden [59].

Die fehlende Biotransformation der beiden Strophanthus-glykoside beim Menschen ist überwiegend deren hohen Polarität bzw. niedrigen Lipoidlöslichkeit zuzuschreiben [45]. Für Ouabain ist die Löslichkeitsdifferenz in Wasser oder Chloroform gegenüber Digoxin und Digitoxin größer als 10^3. Der n-Octanol/Wasser-Verteilungskoeffizient beträgt für Ouabain 0,01 ([27] — für Digoxin 18 und für Digitoxin 70). Biologisch ist bei derartigen Substanzeigenschaften eine Verschlechterung der Diffusibilität durch Lipoidmembranen und eine Abnahme hydrophober Wechselwirkungen anzunehmen. In klinischer Hinsicht beinhalten diese Eigenschaften folgende Aspekte: Neben einer schlechten enteralen Resorption eine niedrige Plasmaeiweißbindung, eine fast fehlende intrazelluläre Anreicherung sowie eine hohe renale und/oder extrarenale Clearance. Nicht zuletzt wegen dieser Konsequenzen finden beide Strophanthus-glykoside in der klinischen Praxis nurmehr eine eingeschränkte Verwendung.

Scilla-glykoside

Unter den Scilla-glykosiden haben nur das Proscillaridin A sowie das semisynthetische Methylproscillaridin eine klinische Bedeutung gewonnen. Hinsichtlich der Biotransformation zeigen beide Glykoside bemerkenswerte Analogien. Nach i.v. und oraler Applikation von Proscillaridin A und Meproscillaridin fanden sich im Plasma und Urin von freiwilligen Versuchspersonen sowie in der Galle von Patienten mit Gallefistel neben dem jeweils unveränderten Glykosid und einigen lipophilen Metaboliten überwiegend polare Stoffwechselprodukte [2, 44], während im Stuhl beim Meproscillaridin ein hoher Anteil an unveränderter Substanz gemessen wurde [44]. Die polaren Fraktionen im Plasma und in der Galle umfaßten hauptsächlich Konjugate von Proscillaridin bzw. Meproscillaridin mit Glukuron- und/oder Schwefelsäure — bewiesen einerseits durch einen 20—100fachen Anstieg der extrahierbaren Proscil-

laridin-konzentration in Galle und Plasma nach Inkubation der entsprechenden Proben mit β-Glucuronidase und Sulfatase, und andererseits durch eine nahezu ausschließliche Freisetzung von Methylproscillaridin nach Inkubation von wasserlöslichen Plasma-, Urin- und Gallefraktionen mit β-Glucuronidase. Aufgrund dieser Untersuchungen kann folgender Stoffwechsel postuliert werden: Beide Glykoside werden beim Menschen in der Leber und wahrscheinlich auch im oberen Gastrointestinaltrakt (infolge eines relativ großen Anteiles von konjugiertem Proscillaridin in der v. portae — [8]) mit Glucuron- oder Schwefelsäure rasch zu polaren Metaboliten konjugiert. Diese werden dann vorwiegend biliär sezerniert und anschließend im weiteren Intestinaltrakt enzymatisch durch Bakterien gespalten. Zumindest in vitro konnte eine Spaltung von Proscillaridin-konjugaten durch eine Stuhlsuspension nachgewiesen werden [2]. Eine teilweise konsekutive Reabsorption der jeweiligen nativen Glykoside ist für ein zweites Konzentrationsmaximum in der Plasmakonzentrationszeitkurve verantwortlich.

Die Existenz eines enterohepatischen Kreislaufes für Scilla-glykoside impliziert mehrere klinische Schlußfolgerungen.

1. Nach gleichzeitiger Gabe von aktivierter Kohle (oral) und Meproscillaridin (i.v.) wurde im Plasma von Versuchspersonen ein Glykosidkonzentrationsabfall von 40% gegenüber einer entsprechenden Kontrollgruppe gemessen [6]. Die (therapeutische) Unterbrechung des enterohepatischen Kreislaufes kann damit als Grundlage für eine Zunahme der intestinalen Clearance bei einer möglichen Intoxikation angesehen werden. Ein gleiches Detoxikationsverfahren mit aktivierter Kohle ist für mehrere andere Pharmaka, die eine hohe extrarenale Clearance aufweisen, beschrieben worden [17].

2. Eine mögliche Hydrolyse von Konjugationsprodukten von Pharmaka durch Bakterien des Intestinaltraktes ist seit langem bekannt [50] und für Digitalisglykoside durch Untersuchungen mit den Monodigitoxosiden des Digoxigenins und Digitoxigenins bei Ratte und Mensch bestätigt worden [1, 26, 56]. Inwieweit einer direkten Ausscheidung der Scillaglykoside über den unteren Dickdarm eine zusätzliche Bedeutung zukommt, ist unbekannt. Diese Möglichkeit ist naheliegend, da bei Rat-

ten mit unterbundener Galleableitung 13% von parenteral verarbreichtem ^{3}H-Digoxin innerhalb von vier Tagen mit dem Kot ausgeschieden werden [14]. Die nach Hydrolyse einsetzende Reabsorption der nativen Glykoside reduziert ihre extrarenale Elimination. Bei Gesunden werden innerhalb von sieben Tagen 56% der verabfolgten Meproscillaridin-dosis mit den Fäces ausgeschieden [44]. Eine veränderte Bakterienflora im Intestinaltrakt oder gleichzeitig verabfolgte Antibiotika haben möglicherweise eine Hemmung der enzymatischen Spaltung bzw. eine beschleunigte extrarenale Elimination zur Folge. Insoweit wäre die Sicherheit und Wirksamkeit der Therapie beeinträchtigt.

3. Die hohe extrarenale Clearance von Meproscillaridin ist wahrscheinlich die Grundlage für die fehlende Kumulation dieses Glykosides bei niereninsuffizienten Patienten. Jedenfalls wurde in allen Schweregraden einer Niereninsuffizienz kein Unterschied in der steady state-Plasmakonzentration und in der Eliminationshalbwertszeit von Meproscillaridin im Vergleich zu Gesunden gefunden [4, 54]. Möglicherweise ist die hohe extrarenale Clearance aber auch aufgrund einer Hemmung der intestinalen Na/K-MembranATPase eine der Grundlagen für den relativ hohen Anteil an Diarrhoen innerhalb der Nebenwirkungen von Meproscillaridin (s. Beitrag EWE).

Digitalis lanata und Digitalis purpurea

Der Metabolismus von den aus Digitalis lanata und purpurea isolierten Digoxin und Digitoxin ist in zahlreichen Untersuchungen beschrieben und bewertet worden. Die Metabolisierungsreaktionen betreffen die Hydrolyse der Digitoxosen, die Konjugation von Ausgangssubstanz und/oder Metabolite zu polaren Konjugaten, die Hydroxylierung von Digitoxin zu Digoxin und die Hydrierung des Laktonringes. Über die Besonderheiten der einzelnen Reaktionen, insbesondere vor dem Hintergrund der tierexperimentellen Befunde, haben Rietbrock et al. [45] ausführlich berichtet. Nach den dort aufgelisteten Befunden wird die pharmakologische Wirkung und Verweildauer von Digoxin und Digitoxin bei den meisten Patienten, sowohl unter physiologischen wie pathophysiologischen Bedingungen, in erster Linie von der unveränderten Substanz bestimmt. Die Quantität der in Plasma, Harn und Stuhl gefundenen Metabolite wird in der Literatur allerdings unterschiedlich bewertet.

1 Hydrolyse der Digitoxosen und Konjugation

Nach Applikation von *Digoxin* wurde bei Gesunden im Urin nach papierchromatographischer Trennung zwischen 2 und 10% hydrolysierte und polare Metabolite gefunden [18, 37]. Gault et al. [20] berechneten bei Gesunden im Urin nach säulenchromatographischer Trennung einen Metabolitenanteil von 3,4% der Dosis, der bei terminal niereninsuffizienten Patienten auf 0,7% der Dosis verringert wird. Mittels HPLC wurden dagegen im Plasma von terminal niereninsuffizienten Patienten signifikant mehr hydrolysierte Metabolite von Digoxin als bei Patienten mit geringgradiger Niereninsuffizienz gefunden [22]. Die klinische Bedeutung dieser unterschiedlichen Zahlenangaben ist gering, da bei den meisten Patienten, nierengesunden wie nierenkranken, der Anteil an unveränderter Substanz bei $\geqslant$ 90% liegt. Bemerkenswert erscheint, daß die von Gibson und Nelson [22] mit einem konventionellen RIA gemessenen Digoxinkonzentrationen bei terminal niereninsuffizienten Patienten im Mittel um 15% höher lagen als die mittels HPLC gefundenen Werte. Als Ursache dieses Befundes wird der signifikante Anstieg von hydrolysierten Metaboliten angesehen, die bei der radioimmunologischen Bestimmung miterfaßt werden. Da hydrolysierte Metabolite des Digoxins zumindest die gleiche Cardioaktivität wie die Ausgangssubstanz aufweisen, kann u.U. die Sicherheit der klinischen Therapie bei terminal niereninsuffizienten Patienten beeinträchtigt sein. Diesbezügliche Untersuchungen, die auch die Spezifität der verwandten Methoden berücksichtigen, sind bislang jedoch nicht durchgeführt worden.

Für *Digitoxin* wurde in eigenen Untersuchungen beim Menschen [56] nach einmaliger Gabe eine Extraktionskapazität von im Mittel 50% gefunden. Im steady state errechnete sich für Patienten mit normaler Nierenfunktion im Plasma ein Digitoxinanteil von 55% der Glykosidgesamtkonzentration. Diese Befunde stehen im Einklang mit anderen „single dose" und „steady state"-Untersuchungen [41, 53, 58], jedoch im Gegensatz zu Befunden, in denen nur 10—30% der verabreichten Dosis als Digitoxin im Urin chromatographisch identifiziert wurden [5, 9, 36]. Eine Erklärung dieser unterschiedlichen Befunde dürfte darin liegen, daß die Mehrzahl der Untersuchungen mit radioaktiven Isotopen durchgeführt worden sind und eine chemische Identifizierung der einzelnen Abbauprodukte bislang in vivo nicht gelungen ist. Nur Wirth et al. [58] haben den papierchromatographisch erhaltenen Hauptpeak der Radioaktivität im Urin mit Hilfe der Massenspektrometrie als Digitoxin identifiziert. Für die Autoren bestand nach diesem Befund kein Zweifel, daß Digitoxin beim Menschen im wesentlichen als unveränderte Substanz ausgeschieden wird.

Für die einzelnen Metabolisierungsreaktionen ist mit Ausnahme der Hydrierung im Tierversuch eine Katalyse durch microsomale Monooxygenasen der Leber nachgewiesen worden. Die Hydrolyse der β-glykosidisch miteinander verknüpften Digitoxosen wird in vitro [48] durch ein spezifisches Isocytochrom P 450 oder von einer Kette von Isocytochromen in Anwesenheit von NADPH und O_2 katalysiert, die durch verschiedene synthetische Steroide und durch Spironolacton, allerdings nicht durch Phenobarbital, induzierbar sind. Die relativ rasche, jedoch nur teilweise Abspaltung der Zuckerseitenkette sistiert sowohl bei der mit Spironolacton vorbehandelten und nichtbehandelten Ratte als auch beim Menschen auf der Stufe des Digitoxigenin-mono-digitoxosid, welches wahrscheinlich mit Glucuronsäure zu polaren Metaboliten konjugiert wird [15, 56]. Quantitativ beträgt der Anteil an polaren Metaboliten im Urin und Stuhl beim gesunden Menschen im Mittel 25% der Glykosidgesamtausscheidung [56].

Die klinische Bedeutung dieser Stoffwechselreaktion ist evident. Durch die gleichzeitige Behandlung mit das mischfunktionelle Oxygenasesystem der Leber induzierenden Substanzen kann die Hydrolyse der Digitoxosen und die Konjugation zu polaren Metaboliten gesteigert werden. Da Digitoxigenin-mono-digitoxosid beim Menschen eine ca. 3x so schnelle Eliminationsrate aufweist wie Digitoxin, ist unter den genannten Bedingungen zu erwarten, daß die Plasmakonzentration im steady state absinkt und die therapeutisch gewünschte Wirkung nachläßt. Eine pharmakokinetische Interaktion mit unterschiedlicher Abnahme der Glykosidplasmakonzentration ist nach gleichzeitiger Gabe von Digitoxin und Phenylbutazon, Phenytoin (allerdings in ungewöhnlich hoher Dosierung), Phenobarbital und Rifampicin nachgewiesen worden [40, 51, 52]. In klinischer Hinsicht ist eine Dekompensation einer Linksherzinsuffizienz bei einer mit Digitoxin digitalisierten Patientin beschrieben worden, die gleichzeitig mit INH und Rifampicin therapiert werden mußte [12]. Für die anderen enzyminduzierenden Pharmaka scheint, obwohl diesbezügliche Untersuchungen bzw. Berichte fehlen und die jeweiligen Glykosidkonzentrationsabnahmen widersprüchliche Interpretationen zulassen [57], eine derartige klinische Konsequenz zumindest möglich. Insofern ist die Kontrolle der Digitoxintherapie bzw. -dosis bei gleichzeitiger Verabfolgung von bekannten Enzyminduktoren unerläßlich.

2 Hydroxylierung

Die Hydroxylierung von Digitoxin ist eine Reaktion, die nicht durch eine Änderung im biochemischen Wirkungsmechanismus, sondern durch eine verminderte Serumalbuminbindung des Digoxins zu einer Verstärkung der klinischen Wirksamkeit führen könnte. Die Hydroxylierungskapazität der Leber scheint jedoch sowohl beim Tier als auch beim Menschen sehr begrenzt zu sein. Nach Untersuchungen von Schmoldt et al. [47] und auch nach eigenen Befunden [55] bei der Ratte steigt zwar nach 3tägiger Vorbehandlung mit Spironolacton oder Tetrachlorbiphenyl der in Harn und Kot ausgeschiedene Anteil an zuckerärmeren Metaboliten um bis zu 40% an, der Anteil der hydroxylierten Verbindungen nimmt dagegen um mehr als 30% ab. Beim gesunden wie leber- oder nierenkranken Menschen wurden nach einmaliger Verabfolgung im Mittel 5—10% der in Urin und Stuhl ausgeschiedenen Glykosidmengen und unter steady state-Bedingungen ca. 2% der Glykosidkonzentration im Plasma als Hydroxylierungsprodukte gemessen [25, 56, 60] — die Hydroxylierungskapazität der Leber für Digitoxin ist damit so klein, daß dieser Reaktion klinisch keine Bedeutung zugeschrieben werden kann.

3 Hydrierung

Bereits 1945 hat Chen [16] darauf hingewiesen, daß jede chemische Veränderung am Lactonring, welche mit einer Aufhebung der α, β-Doppelbindung einhergeht, zu einem weitgehenden Verlust der Herzwirkung führt. Für Digitoxin hat Repke [43] bei der Ratte mittels Absorptionsspektrometrie und chemischer Nachweisverfahren eine Hydrogenierung der Doppelbindung im Cardenolidring ausgeschlossen. Dagegen kann Digoxin durch intestinale Mikroorganismen in das 16–20x geringer herzwirksame Dihydrodigoxin umgewandelt werden [3, 23]. Die beteiligten Mikroorganismen sind wahrscheinlich Anaerobier, da die Sättigung des Lactonringes bei Inkubation mit Coecuminhalt der Ratte oder Fäces von Menschen in Gegenwart von Sauerstoff vollständig unterbleibt. Da die Hydrierung in den unteren Darmabschnitten erfolgt, treten Cardanolide mit einer deutlichen lag-phase im Harn auf.

Daß Dihydroverbindungen auch beim Menschen auftreten können und u. U. zu ungewöhnlicher Dosissteigerung von Digoxin führen, ist im Prinzip bereits seit 1968 bekannt [33] und später von Peters et al. [42] nachhaltig bestätigt worden. Eine quantitative Beschreibung dieses Metabolismusschrittes war lange Zeit durch komplizierte Nachweisverfahren behindert und ist erst seit Einführung eines Radioimmunoassays für reduzierte Metabolite des Digoxins möglich geworden [31, 32]. Entsprechend diesen Untersuchungen scheiden ca. 10% der mit *Digoxin* behandelten Patienten mehr als 40% der Glykosidmengen als reduzierte Metabolite im Urin aus. Die maximale Elimination an reduzierten Metaboliten findet sich nach über 24 Std. und kann nahezu vollständig durch die gleichzeitige Gabe von Tetracyclinen oder Erythromycin verhindert werden. Der Ort der Hydrierung ist wahrscheinlich das distale Colon, da in vitro Stuhlkulturen von Dauerausscheidern an hydrierten Metaboliten Digoxin nahezu vollständig und von Nicht-ausscheidern überhaupt nicht zu reduzieren vermögen.

Die klinische Relevanz dieser Befunde kann folgendermaßen zusammengefaßt werden. Zunächst repräsentiert der Prozentsatz an reduzierten Metaboliten im Urin ungefähr die Menge des Glykosides, die den distalen Intestinaltrakt erreicht. Nach i.v.-Injektion von Digoxin wurden bei zwei Patienten 16 und 32% der Ge-

samtausscheidung als Hydrierungsprodukte gemessen [31]. Caldwell und Cline [13] berechneten bei fünf Patienten nach i.v.-Applikation einen enterohepatischen Kreislauf für Digoxin von 26–40%. Diese auffällige Übereinstimmung kann als weiterer Hinweis für die Hypothese gelten, daß Digoxin zumindest bei jedem 10. Patienten in einem beträchtlichen Ausmaß über das distale Colon eliminiert und teilweise in Form eines reduzierten Metaboliten rückresorbiert wird. Welche klinische Konsequenz dieser Eliminationsweg haben kann, liegt auf der Hand. Da 10% der Patienten über 40% reduzierte Metabolite ausscheiden, ist in einem beträchtlichen Ausmaß in der Digoxintherapie mit Unterdigitalisierungen zu rechnen. Dosiserhöhungen müssen die Folge sein, wenn subtherapeutische Konzentrationen von Digoxin bei normaler Erhaltungsdosis gemessen werden – vorausgesetzt, der Digoxin-Antikörper weist keine Kreuzreaktivität mit reduzierten Metaboliten auf. Dies kann für die meisten Digoxin-RIAs vorausgesetzt werden. Da eine Routinebestimmung für reduzierte Metabolite im Plasma in Deutschland z. Zt. nicht möglich ist (und nur fraglich nötig), sollten derartige klinische Konsequenzen allerdings mit Vorsicht befolgt werden. Eine weitere klinische Relevanz hat die Interaktion zwischen Digoxin und Antibiotika. Aufgrund der dargestellten Befunde kann eine Digoxinintoxikation durch die gleichzeitige Gabe von Eryhtromycin oder Tetracyclinen produziert werden. Neben der Antibiotika-verabfolgung können andere Faktoren die gastrointestinale Flora verändern: Infektionen des Gastrointestinaltraktes selber, Operationen in diesem Bereich oder eine Achlorhydrie inaktivieren möglicherweise Digoxin in der beschriebenen Weise. In welchem Umfang eine derartige Beeinflussung zu einer Digoxinintoxikation einerseits und Unterdigitalisierung andererseits führt, muß jedoch weiteren klinischen Untersuchungen vorbehalten werden.

Über *Digitoxin* sind bislang keine epidemiologischen Untersuchungen hinsichtlich der Metabolisierung zu Dihydrodigitoxin bekannt. Im Tierversuch wurde eine Hydrogenierung der Doppelbindung ausgeschlossen. Beim Menschen wurde dagegen Dihydrodigitoxin mittels Massenspektrometrie nachgewiesen [10]. Danach betrug bei niereninsuffizienten Patienten mit einer Kreatininkonzentration i.S. von

4.8–8,7 mg% die Dihydrodigitoxin-konzentration im Mittel 9 ng/ml. Bei drei von sieben Patienten lagen die Serumkonzentrationen des reduzierten Metaboliten sogar höher als die von Digitoxin. Im Gegensatz hierzu war die Konzentration von Dihydrodigitoxin bei nierengesunden Patienten zumeist unterhalb der Nachweisgrenze. Die klinische Konsequenz wäre, daß niereninsuffiziente Patienten mit der üblichen Digitoxinerhaltungsdosis nahezu ausschließlich als unterdigitalisiert angesehen werden müßten. Diese letztendliche Konsequenz bzw. Interpretation ist jedoch mit Sicherheit nicht haltbar. In eigenen Untersuchungen [56] bei 147 niereninsuffizienten Patienten wurde eine gleiche Digitoxinkonzentration gemessen wie bei Nierengesunden. Der hierbei verwendete Digitoxin-Antikörper wies eine Kreuzreaktivität von 0,5 % mit Dihydrodigitoxin auf. Eine Mitbestimmung dieses Metaboliten bei der Digitoxinmessung konnte somit ausgeschlossen werden. Weitere Untersuchungen werden notwendig sein, um die Bedeutung dieser möglichen Stoffwechselreaktion von Digitoxin zu reduzierten Metaboliten für die klinische Therapie nachzuweisen.

Zusammenfassung

Umfangreiche Untersuchungen über den Metabolismus von herzwirksamen Glykosiden haben ergeben, daß strukturändernde und strukturaufbauende Reaktionen stattfinden können, welche die Lipoidlöslichkeit vermindern und die Wasserlöslichkeit erhöhen. Die Biotransformation wird dadurch auf die Ausscheidung hin gerichtet, d.h. die Bewegung der Moleküle vom Zellinnern nach außen wird durch eine höhere Polarität der Metabolite erzwungen. Durch die Biotransformation werden die Glykoside, die lipophiler sind als Ouabain oder γ-Strophanthin K, zu einem großen Teil erst ausscheidungsfähig gemacht — dies ist die eigentliche klinische Bedeutung ihres Metabolismus. Die polaren Stoffwechselprodukte, die intermediär und auch letztendlich entstehen, sind auf der einen Seite im wesentlichen cardioinaktiv und andererseits nur in den Kompartimenten zu finden, die die Elimination umfassen, nämlich Plasma, Leber, Niere und Intestinaltrakt. Im Gehirn, Herz und Skelettmuskulatur wurden bei Beagle-Hunden keine polaren Metabolite von Digoxin, Methyldigoxin und

Digitoxin gefunden [27]. Insofern ist die Wirksamkeit und Sicherheit der klinischen Therapie unter physiologischen Bedingungen durch diese Stoffwechselreaktion nicht beeinträchtigt.

Die klinische Relevanz der weniger polaren bzw. lipophileren Metabolite ist im Prinzip unbekannt. Diese Aussage betrifft sowohl die in beträchtlichem Umfang nachgewiesenen hydrolysierten Metabolite des Digoxins bei terminal niereninsuffizienten als auch die hydrierten Metabolite von Digoxin bei gesunden Probanden und von Digitoxin bei niereninsuffizienten Patienten. Die Konzentrationen von Pharmaka in Körperflüssigkeiten entsprechen nicht immer ihrer Wirkung. Insofern ist eine automatische Übertragung pharmakokinetischer Daten auf den klinischen Alltag nicht möglich. Vor dem Hintergrund der dargestellten Befunde und unter Berücksichtigung der Tatsache, daß eine differenzierte Beurteilung der klinischen Wirkung von Herzglykosiden unter Routinebedingungen nur schwer möglich ist, sind weitere Untersuchungen notwendig, um die klinische Bedeutung der lipophilen Glykosidabbauprodukte aufzuklären.

Eine mehr sekundäre klinische Relevanz gewinnt der Metabolismus von Herzglykosiden, wenn zusätzliche Faktoren die Biotransformation beeinflussen. Diese Faktoren umfassen beim Proscillaridin A und Meproscillaridin die Interaktion von aktivierter Kohle auf den enterohepatischen Kreislauf und die mögliche Interferenz von Antibiotika auf die enzymatische Spaltung der Konjugationsprodukte. Beim Digitoxin kann eine Enzymstimulation mit induzierenden Substanzen und beim Digoxin die Gabe von Antibiotika die jeweilige Biotransformation derart verändern, daß Sicherheit und Wirksamkeit der klinischen Therapie beeinflußt werden. Da das Ausmaß dieser pharmakokinetischen Interaktionen jedoch meist nicht vorhersehbar ist, bleibt als Konsequenz für den am Krankenbett tätigen Arzt die sorgfältige Überwachung der Glykosidtherapie bzw. -dosis. Nur auf diese Weise wird es möglich sein, die Kenntnis über die klinische Bedeutung des Metabolismus von Herzglykosiden zu erweitern.

Literatur

[1] Abshagen, U., Rennekamp, H., Küchler, R., Rietbrock, N.: Europ. J. clin. Pharmacol. 7, 177 (1974).

[2] Andersson, K.-E., Bergdahl., B., Wettrell, G.: Europ. J. clin. Pharmacol. 11, 273 (1977)

[3] Bach, E. J. und Reiter, M.: Naunyn-Schmiedeberg's Arch. exp. Path. Pharmak. 248, 437 (1964)

[4] Beckmann, H., Belz, G. G., Quellhorst, E.: Arzneim.-Forsch./Drug Res. 28/1, 565 (1978)

[5] Beermann, B., Hellström, K., Rosén, A.: Circulation 43, 852 (1971)

[6] Belz, G. G. und Bader, H.: Klin. Wochenschr. 52, 1134 (1974)

[7] Belz, G. G. und Heinz, N.: Arzneim.-Forsch./ Drug Res. 27, 653 (1977)

[8] Bergdahl, B.: Arzneim.-Forsch./Drug Res. 29/1, 343 (1979)

[9] Bodem, G., Wirth, K., Dengler, H. J.: Arzneim.-Forsch./Drug Res. 25, 1448 (1975)

[10] Bodem, G. and von Unruh, G.: J. Clin. Pharmacol. 19, 195 (1979)

[11] Böttcher, H., Lüllmann, H., Proppe, D.: European J. Pharmacol. 22, 109 (1973)

[12] Boman, G., Eliasson, K., Odar-Cederlöf, I.: Br. J. clin. Pharmac. 10, 89 (1980)

[13] Caldwell, J. H. and Cline, C. T.: Clin. Pharmacol. Ther. 19, 410 (1976)

[14] Caldwell, J. H., Caldwell, P. B., Murphy, J. W., Beachler, C. W.: Naunyn-Schmiedeberg's Arch. Pharmacol. 312, 271 (1980)

[15] Castle, M. C. and Lage, G. L.: Toxicol. appl. Pharmacol. 27, 641 (1974)

[16] Chen, K. K.: Ann. Rev. Physiol. 7, 677 (1945)

[17] Cooney, D. O.: Activated charcoal: antidotal and other medical uses. Marcel Dekker, New York (1980)

[18] Doherty, J. E. and Kane, J. J.: Ann. Rev. Med. 26, 159 (1975)

[19] Engler, R., Holtz, P., Raudonat, H. W.: Naunyn-Schmiedeberg's Arch. exp. Path. Pharmak. 233, 393 (1958)

[20] Gault, M. H., Sugden, D., Maloney, C., Ahmed, M., Tweeddale, M.: Clin. Pharmacol. Ther. 25, 499 (1979)

[21] Ghirardi, P., Marzo, A., Gianfranuschi, M., Bertoli, L., Conti, F., Mantero, O.: Arzneim.-Forsch./Drug Res. 23, 1548 (1973)

[22] Gibson, T. P. and Nelson, H. A.: Clin. Pharmacol. Ther. 27, 219 (1980)

[23] Herrmann, I. und Repke, K. R. H.: Abh. dtsch. Akad. Wiss. Berlin, Kl. Med., 115 (1968)

[24] Kolenda, K. D., Lüllmann, H., Peters, T.: Br. J. Pharmac. 41, 661 (1971)

[25] Kramer, P., Langenscheid, C., Saul, J., Heuer, E., Löffler, G., Köthe, E., McIntosh, C., Scheler, F.: Klin. Wochenschr. 55, 245 (1977)

[26] Kuhlmann, J., Abshagen, U., Rietbrock, N.: Europ. J. clin. Pharmacol. 7, 87 (1974)

[27] Kuhlmann, J.: Habilitationsschrift, Freie Universität Berlin (1978)

[28] Lahrtz, H., Sattler, R. W., Zwieten, P. A. van: Z. Exp. Medizin 148, 210 (1968)

[29] Lahrtz, H. G., Reinhold, H. M., Zwieten, P. A. van: Klin. Wochenschr. 47, 695 (1969)

[30] Lauterbach, F.: Naunyn-Schmiedeberg's Arch. Exp. Path. Pharmak. 247, 71 (1964)

[31] Lindenbaum, J., Rund, D. G., Butler, V. P., Tse-eng, D., Saha, J. R.: New Engl. J. Med. 305, 789 (1981)

[32] Lindenbaum, J., Tse-eng, D., Butler, V. P., Rund, D. G.: Am. J. Med. 71, 67 (1981)

[33] Luchi, R. J. and Gruber, J. W.: Am. J. Med. 45, 322 (1968)

[34] Lüllmann, H. and Peters, T.: Europ. J. Pharmacol. 14, 204 (1971)

[35] Lüllmann, H. and Ravens, U.: Br. J. Pharmacol. 49, 377 (1973)

[36] Lukas, D. S.: Ann. N. Y. Acad. Sci. 179, 339 (1971)

[37] Marcus, F. I., Kapadia, G. J., Kapadia, G. G.: J. Pharmacol. Exp. Ther. 145, 203 (1964)

[38] Marks, B. H., Dutta, S., Gauthier, J., Elliot, D.: J. Pharmacol. Exp. Ther. 145, 351 (1964)

[39] Marzo, A., Ghirardi, P., Riva, O., Maggi, G. C., Scalvini, A., Marchetti, G.: Naunyn-Schmiedeberg's Arch. Pharmacol. 294, 115 (1976)

[40] Peters, U., Hausamen, T. U., Grosse-Brockhoff, F.: Dtsch. med. Wschr. 99 1701 (1974)

[41] Peters, u., Grabensee, B., Hausamen, T. U., Fritsch, W. P., Grosse-Brockhoff, F.: Dtsch. med. Wschr. 102, 109 (1977)

[42] Peters, U., Falk, L. C., Kalman, S. M.: Arch. Intern. Med. 138, 1074 (1978)

[43] Repke, K. R. H.: Naunyn-Schmiedeberg's Arch. exp. Path. Pharmak. 237, 34 (1959)

[44] Rietbrock, N.: Arzneim.-Forsch./Drug Res. 28/1: 540 (1978)

[45] Rietbrock, N., Vöhringer, H. F., Kuhlmann, J.: Herz/Kreisl. 9, 825 (1977)

[46] Russell, J. Q. and Klaassen, C. D.: J. Pharmacol. Exp. Ther. 183, 513 (1972)

[47] Schmoldt, A., Benthe, H. F., Grote, W.: Naunyn-Schmiedeberg's Arch. Pharmacol. 282 (Suppl.), R 85 (1974)

[48] Schmoldt, A., Buhr, S. L., Albersmeyer, K.: Biochem. Pharmac. 29, 405 (1980)

[49] Selden, R., Margolies, N., Smith, T. W.: J. Pharmacol. Exp. Ther. 188, 615 (1974)

[50] Smith, R. L.: Prog. Drug Res. 9, 299 (1966)

[51] Solomon, H. M., Reich, S., Spirt, N., Abrams, W. B.: Ann. N. Y. Acad. Sci. 179, 362 (1971)

[52] Solomon, H. M. and Abrams, W. B.: Am. Heart J. 83, 277 (1972)

[53] Storstein, L.: Clin. Pharmacol. Ther. 21, 125 (1977)

[54] Twittenhoff, W. D., Brittinger, W. D., Deckert, D. W., Belz, G. G., Schubert, I.: Arzneim.-Forsch./Drug Res. 28/1: 562 (1978)

[55] Vöhringer, H. F., Weller, L., Rietbrock, N.: Naunyn-Schmiedeberg's Arch. Pharmacol. 287, 129 (1975)

[56] Vöhringer, H. F.: Habilitationsschrift, Freie Universität Berlin (1978)

[57] Vöhringer, H. F.: In: Digitalistherapie heute, pp 101, Verlag für angewandte Wissenschaften, München (1983)

[58] Wirth, K. E., Frölich, J. C., Hollifield, J. W., Falkner, F. C., Sweetman, B. S., Oates, J. A.: Europ. J. clin. Pharmacol. 9, 345 (1976)

[59] Wirth, K. E., Greeff, K., Hafner, D., Strobach, H.: Verh. Dt. Ges. Inn. Med. 85, 1238 (1979)

[60] Zilly, W.: In: Kochsiek, K. und Rietbrock, N. (ed): Digitalistherapie bei Herzinsuffizienz, p. 57, Urban & Schwarzenberg, München — Wien — Baltimore (1981)

Zur Elimination von Pengitoxin bei Veränderungen der Leber- und Nierenfunktion

K.-O. Haustein

Pengitoxin (Penta-acetyl-gitoxin, Carnacid-cor®, Pentagit®), ein von Repke und Megges (1963) charakterisiertes Glykosid, hat in den letzten Jahren erneut besondere Bedeutung erreicht, nachdem es bereits seit 20 Jahren in der Therapie der Herzinsuffizienz einen festen Platz innehat. In vorangegangenen Untersuchungen konnte nachgewiesen werden, daß Pengitoxin spezies-spezifisch beim Menschen zu 16-Acetyl-gitoxin und nicht zu Gitoxin desacetyliert wird (Haustein et al., 1978a, b) und unter „steady state"-Bedingungen Plasmaspiegel von etwa 20 ng 16-Acetyl-gitoxin pro ml mit Hilfe der ^{86}Rb-Technik gemessen werden können (Haustein, 1978). Durch die Entwicklung eines spezifisch 16-Acetyl-gitoxin bindenden Antikörpers wurde die radioimmunologische Messung des Glykosids in biologischen Flüssigkeiten möglich (Weiler und Lach, 1980). Wir untersuchten im Rahmen einer multizentrischen Studie das Verhalten von Pengitoxin bei Patienten mit eingeschränkter Leber- und Nierenfunktion, nachdem mit Hilfe der RIA-Technik die kinetischen Parameter des Glykosids bei gesunden Versuchspersonen nochmals ermittelt worden waren (Haustein et al., im Druck).

Patienten und Methoden

Patientengut

In die Untersuchungen wurden 124 Patienten der Medizinischen Klinik des Bezirkskrankenhauses Suhl und sechs Patienten der Medizinischen Poliklinik der Medizinischen Akademie Erfurt einbezogen. Bei diesen Patienten war eine Glykosidbehandlung wegen einer Herzinsuffizienz der Schweregrade II bis IV nach den Kriterien der N. Y. H. A. indiziert. Die Patienten nahmen Pengitoxin (Carnacid-cor®, TAD Pharmazeutisches Werk Cuxhaven GmbH, Tabletten à 0,3 mg) über mehrere Wochen ein oder erhielten täglich 0,25 mg Pengitoxin intravenös injiziert (Carnacid-cor®, Ampullen à 0,25 mg). Wurden Patienten von Digitoxin oder Digoxin auf Pengitoxin umgestellt, erhielten sie ohne Glykosidpause die Pengitoxin-Erhaltungsdosis von 0,3 mg täglich (Digitoxin) oder an zwei Tagen die doppelte Erhaltungsdosis von 0,6 mg und anschließend erst täglich 0,3 mg Pengitoxin (Digoxin).

Bei den zehn Patienten mit eingeschränkter Leberfunktion handelte es sich um Cirrhosen mit oder ohne portale Hypertension bzw. eine karzinomatöse Infiltration der Leber mit oder ohne Zeichen eines Verschlußikterus. Die Lebererkrankung wurde laparoskopisch und/oder bioptisch (histologisch) gesichert. Diese zehn Patienten erhielten einmalig 1,2 mg Pengitoxin (Carnacid-cor®, Tabletten à 0,3 mg) vor dem Frühstück zusammen mit 150 ml Wasser. Aldosteron-Antagonisten und Glukokortikoide wurden zwei Wochen vor der Studie abgesetzt. Digitalisglykoside wurden bisher nicht eingenommen.

Blut- und Urinproben, Bestimmungsmethode

Wenn nicht anders angegeben, wurden Blutproben zu je 5 ml morgens vor der Einnahme des Glykosids durch Venenpunktion gewonnen. Für die Untersuchungen wurde Citratplasma verwendet, welches aus Citratblut (9 T Blut + 1 T Natriumcitrat 3,14 %ig) durch Zentrifugation gewonnen wurde. Plasma- und Urinproben wurden bei −20 °C aufbewahrt.

Die Messungen von 16-Acetyl-gitoxin im Plasma und Urin erfolgten mittels RIA (vgl. Weiler und Lach, 1980). Zu je 0,1 ml Citratplasma wurden 0,6 ml phosphatgepufferte NaCl-Lösung, 0,1 ml gepooltes Mischplasma, 0,1 ml Antikörper (Titer 1 : 2250) und 0,1 ml ^{3}H-16-Acetyl-gitoxin (enthaltend 330—500 Bq Aktivität) gegeben. Die Proben wurden 60 min bei Raumtemperatur inkubiert und anschließend je einmal mit 90 bzw. 50 %iger Ammoniumsulfatlösung behandelt; der Niederschlag wurde mit 1 ml Wasser gelöst und mit 10 ml Szintillatorlösung (enhaltend 16,5 g PPO, 0,325 g POPOP, 260,0 Naphthalene, 750 ml Methanol und 1250 ml Dioxan) versetzt. Die Radioaktivität wurde in dem Szintillations-Spektralphotometer LKB 81000 gemessen. Bei jeder Versuchsserie wurden Referenzplasmen mit 2,5, 5, 10, 20 und 50 ng 16-Acetyl-gitoxin mitgeführt. Alle Proben wurden als Doppelbestimmungen geführt. Die Urinproben wurden nach dem gleichen Verfahren behandelt, jedoch wurde ihnen 0,2 anstelle von 0,1 ml gepooltes Mischplasma zugesetzt.

Berechnung der Daten

Mit Hilfe der Eichkurve wurden die Glykosidkonzentrationen der Patientenproben mit dem programmierbaren Taschenrechner HP 67 (Hewlett-Packard, USA) berechnet. Die Halbwertzeiten wurden mit der Regessionsgeraden und der Eliminationskonstanten β ermittelt. Bei den Patienten im „steady state" wurden an jeweils drei aufeinanderfolgenden Tagen die Glykosidkonzentrationen im Plasma ermittelt, an den gleichen Tagen wurde auch die kumulative Ausscheidung von 16-Acetyl-gitoxin im Urin (CUE) gemessen. Aus den drei Werten wurde ein Mittelwert errechnet. Aus den mittleren Plasmakreatinin-Spiegeln (c_{Kr}) wurde gemäß der Gl. 1 die Kreatinin-Clearance

$$Cl_{Kr} = \frac{(140 - A) \cdot KG}{0,81 \cdot c_{Kr}} \tag{1}$$

abgeschätzt, wobei A das Alter und KG das Körpergewicht der Patienten bedeuten. Aus den mittleren Konzentrationen von 16-Acetyl-gitoxin im Plasma (c_p), dem Urinvolumen (V_u) und der mittleren Konzentration von 16-Acetyl-gitoxin im Urin (c_U) wurde die renale Clearance (Cl_{16AG}) für das Glykosid gemäß

$$Cl_{16AG} = (c_U \cdot V_u)/c_p \tag{2}$$

berechnet.

Ergebnisse

1. Untersuchungen zum Plasmaspiegel und zur Glykosidausscheidung in der ersten Phase der Pengitoxintherapie

Nach Gabe von je 0,9 mg Pengitoxin an den beiden ersten Tagen und von je 0,3 mg als täg-

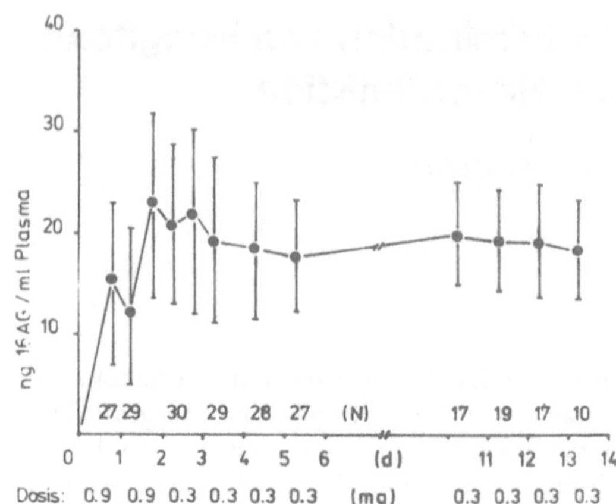
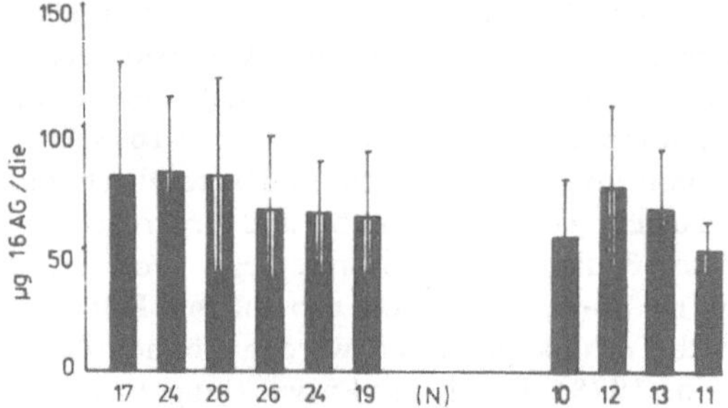

Abb. 1 16-Acetyl-gitoxin-Plasmaspiegel und tägliche Glykosidausscheidung im Urin während der ersten 2 Wochen einer Pengitoxinbehandlung. N = 10 ... 30, Mittelwerte ± S. D.

liche Erhaltungsdosis steigt der mittlere Plasmaspiegel bei 27 Patienten auf 23,3 ng/ml an (Abb. 1). Bei fortlaufender Pengitoxineinnahme liegen die mittleren Plasmaspiegel zwischen 19,1 und 18,1 ng/ml. Bereits am 2. Behandlungstag werden therapeutisch relevante Konzentrationen erreicht. Die Ausscheidung des Glykosids mit dem Urin weist größere Schwankungen als die des Plasmaspiegels auf: An den ersten beiden Tagen werden etwa 80 μg (entspricht etwa 11 % der verabreichten Dosis), an den darauffolgenden Tagen zwischen 51,1 und 75,4 μg (im Mittel 26,6 % der verabreichten Dosis) mit dem Urin ausgeschieden (Abb. 1).

2. Glykosid-Plasmaspiegel und Glykosidausscheidung unter „steady state"-Bedingungen

Trägt man die bei allen 120 Patienten gemessenen mittleren Plasmaspiegel in Form einer Häufigkeitsverteilung auf (Abb. 2), haben die meisten Patienten (71,7 %) Werte zwischen

154

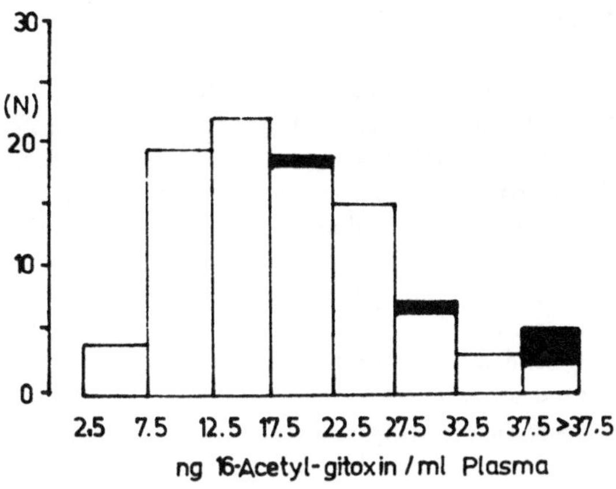

Abb. 2 Häufigkeitsverteilung des 16-Acetyl-gitoxin-Plasmaspiegels bei 120 Patienten nach mehrwöchiger Einnahme von täglich 0,3 mg Pengitoxin. Die schwarzen Felder weisen auf Patienten mit Intoxikationserscheinungen hin.

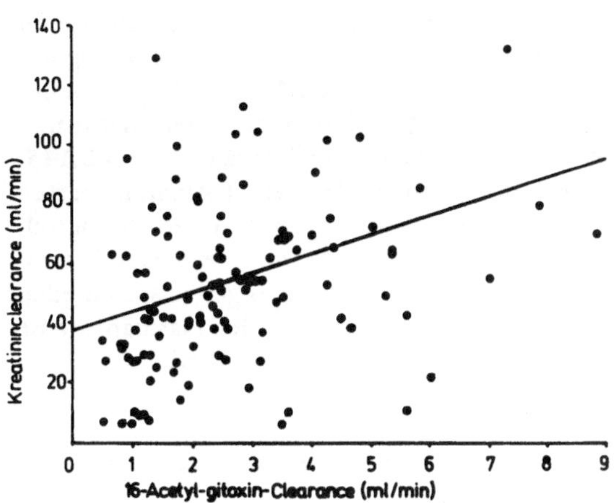

Abb. 4 Beziehungen zwischen der Kreatininclearance (abgeschätzt aus dem Kreatininspiegel) und der renalen Clearance von 16-Acetyl-gitoxin (n = 118).

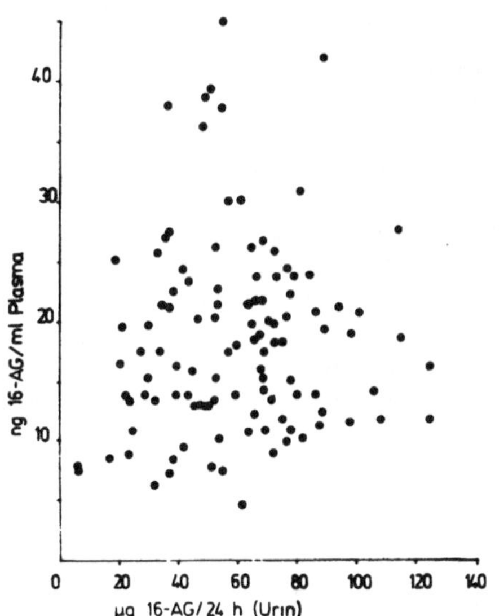

Abb. 3 Beziehungen zwischen der mittleren mit dem Urin ausgeschiedenen Tagesmenge 16-Acetyl-gitoxin und dem mittleren Glykosidspiegel von 120 mit Pengitoxin behandelten Patienten.

7,6 und 22,5 ng/ml, wobei die größte Gruppe (n = 33) die zwischen 17,6 und 22,5 ng/ml darstellt. Bei Plasmaspiegeln oberhalb von 42,6 ng/ml treten mit Sicherheit glykosidbedingte Intoxikationen auf. Der mittlere Plasmaspiegel für alle Patienten (n = 119, weil eine Patientin versehentlich die dreifache Erhaltungs-

dosis eingenommen hat) liegt bei 18,6 (S. D. 8,1) ng/ml.

Im Mittel werden unter „steady state"-Bedingungen von allen Patienten 60,7 µg (S. D. 28,9 µg) 16-Acetyl-gitoxin im 24 h-Urin (CUE) ausgeschieden, das sind durchschnittlich 24,7 % der verabreichten Dosis (Erhaltungsdosis = 0,24 mg 16-Acetyl-gitoxin). Zwischen den Glykosidplasmaspiegeln und der täglich mit dem Urin ausgeschiedenen Glykosidmenge bzw. zwischen der Höhe der berechneten Kreatininclearance und der Höhe des Plasmaspiegels (Abb. 3) bestehen keine sicheren Korrelationen, während zwischen den Clearancewerten für Kreatinin und 16-Acetyl-gitoxin (Abb. 4) eine Korrelation nachgewiesen wurde (r = 0,236; p < 0,001, n = 118, y = 37,2 + 5,9 x). Der Anstieg der Regressionsgeraden verläuft jedoch sehr flach.

3. Glykosidspiegel und -ausscheidung bei Funktionseinschränkungen der Niere

Bei 46 der 120 Patienten lagen Kreatininwerte > 110 µmol/l bei mehrmaliger Bestimmung vor. Der mittlere Plasmaspiegel dieser Gruppe lag bei 19,8 ng/ml (S. D. 9,0 ng/ml). Diese Plasmaspiegel unterschieden sich nicht signifikant von denen nierengesunder Patienten. Auch die mit dem Urin ausgeschiedenen Glykosidbeträge waren nicht einheitlich vermindert (48,3 ± 20,9 vs. 60,7 ± 28,9 µg). Wurden die Plasmaspiegel mit dem Serumkreatininwert eines jeden dieser Patienten verglichen, ergab sich keine signifikante Korrelation (r = 0,272, p > 0,05). Ebenso gab es keine Korrelation zwischen Kreatinin- und 16-Acetyl-gitoxin-Clearance (r = 0,145, p > 0,05). Sieben der 46 Patienten hatten „steady state"-Plasmaspiegel unter 10 ng/ml, obwohl mit dem Urin bei vier der sieben Patienten relativ hohe Glykosidmengen ausgeschieden wurden. Die Konzentration der Plasmaproteine lag bei diesen Patienten unter 50 g/l.

4. Elimination von 16-Acetyl-gitoxin bei
Leberschäden

Aus den in Tabelle 1 zusammengestellten Plasmaspiegeln werden Eliminations-Halbwertzeiten zwischen 48,3 und 165,3 h mit einem arithmetischen Mittel von 78,4 h (S. D. 34,1 h) errechnet. Wird Patient K. P. aus der Bewertung ausgeschlossen, weil bei ihm neben der Lebercirrhose noch ein multizentrisches, hepatozelluläres Lebercarcinom diagnostiziert worden war, an dessen Folgen er zwei Wochen nach Abschluß der Studie verstarb, dann liegen die Halbwertzeiten zwischen 48,3 und 91,9 h (Mittel 68,7 h). Zwischen dem klinischen Schweregrad der Leberschädigung und der Eliminations-HWZ, ebenso wie zwischen paraklinischen Parametern und der Eliminations-HWZ, gab es keine Korrelationen. Die Absorption des Glykosids war bei Patienten mit portaler Hypertension nicht eingeschränkt, wenn dafür die Plasmaspiegel 1 Tag nach der Pengitoxineinnahme als orientierendes Kriterium herangezogen werden.

Diskussion

Wie die vorliegenden Untersuchungen zeigen, wird die Kinetik von Pengitoxin weder durch Funktionseinschränkungen der Nieren noch durch solche der Leber beeinträchtigt. Die an den zehn leberkranken Patienten gemessenen Halbwertzeiten unterscheiden sich nicht von Werten, die an gesunden Versuchspersonen (Haustein et al., 1978b) ermittelt worden waren. Möglicherweise wird Pengitoxin bei oraler Einnahme bei seiner Absorption und bei der Leberpassage zu 16-Acetyl-gitoxin desacetyliert (Haustein et al., 1978a, b). Wie Untersuchungen an Patienten mit kanüliertem Ductus choledochus ergaben (Haustein et al., 1978b), erscheint die Pengitoxin-abhängige Radioaktivität (als ^{3}H-16-Acetyl-gitoxin identifiziert) in der Gallenflüssigkeit in 3—5mal höheren Konzentrationen als im Plasma. Da jedoch durch die Kanülierung und den Abfluß des Glykosids keine Verkürzung der Eliminations-HWZ beobachtet wurde, kann ein enterohepatischer Kreislauf ebenso wie Desacetylierungsreaktionen in der Leber für die Elimination des Glykosids nur von untergeordneter Bedeutung sein. In diese Richtung weisen auch die Werte für die Eliminations-HWZ bei schweren Leberkrankheiten (Tab. 1). Ausschließlich schwere Abflußbehinderungen der Gallenflüssigkeit könnten zu einer Verzögerung der Elimination führen, wie beispielsweise bei Patient K. P. gefunden.

Besonders hervorzuheben ist der Befund einer vom Funktionszustand der Nieren unabhängigen Glykosidelimination. Unter „steady state"-Bedingungen werden 24,7 % des eingenommenen

Tabelle 1: Plasmaspiegel von 16-Acetyl-gitoxin (ng/ml) bei Patienten mit Lebererkrankungen nach einmaliger Einnahme von 1,2 mg Pengitoxin (4 Tabl. Carnacid-cor®)

Patient	Tage nach der Einnahme								Eliminations-HWZ (h)
	1	2	3	4	5	6	7	8	
A. S.	14,6	11,7	7,8	7,0	—	—	4,0	—	90,8
Kp. Z.	17,5	12,2	7,2	5,6	—	—	3,8	2,2	62,9
H. W.	12,7	8,8	5,9	4,6	—	—	2,6	1,5	59,6
S. S.	14,9	13,9	9,3	7,3	—	—	5,4	3,5	84,9
G. K.	16,3	10,2	6,1	7,0	—	—	3,5	1,7	60,2
M. H.	15,3	10,9	8,7	6,4	—	—	3,0	2,3	62,4
F. B.	25,9	21,1	19,7	10,9	7,4	4,9	—	—	48,3
F. G.	23,1	20,1	17,1	15,7	12,5	8,8	—	—	91,9
W. G.	12,9	11,0	7,9	5,5	—	—	—	—	57,6
K. P.	14,8	13,2	12,9	11,8	10,0	8,8	—	—	165,3

16-Acetyl-gitoxins über die Nieren ausgeschieden, der überwiegende Teil muß extrarenal eliminiert werden, wobei die Zusammensetzung der Metabolite noch ungeklärt ist. Auch im Falle des Digitoxins. werden bei mehrmaliger Einnahme 18,7 % (Lukas, 1973), 22 % (Vöhringer und Rietbrock, 1974) bzw. 35,4 % (Storstein, 1977) über die Nieren ausgeschieden. Der Wert von Storstein (1977) enthält jedoch auch herzunwirksame Metabolite.

Unsere Berechnungen zur Korrelation von Kreatinin- und 16-Acetyl-gitoxin-Clearance (Abb. 4) weisen auf eine untergeordnete Bedeutung dieser Verhältnisse hin: Bei einer Kreatininclearance von 40 ml liegt der Wert für das Glykosid bei 1 ml/min. Bei verdoppelten Werten der Kreatininclearance liegt der Wert für das Glykosid bei 6,5 ml/min. Vöhringer und Rietbrock (1974) berechneten für Digitoxin eine totale Clearance von 2,4—3,5 ml/min, eine Korrelation zur Kreatininclearance ließ sich nicht herstellen (Storstein, 1974). Im Falle des Digoxins gehen Kreatinin- und Glykosidclearance parallel (Bloom und Nelp, 1966), so daß der Funktionszustand der Nieren von besonderer Bedeutung für die Eliminationskinetik des Glykosids ist.

Aus den Ergebnissen lassen sich die folgenden Schlußfolgerungen ziehen:

1. Therapeutisch relevante Plasmaspiegel liegen unter „steady state"-Bedingungen zwischen 7,5 und 22,5 ng/ml; mit Intoxikationen ist bei Spiegeln über 40 ng/ml zu rechnen.

2. Die Regressionsgerade zwischen Kreatinin- und 16-Acetyl-gitoxin-Clearance steigt so flach an, daß die Korrelation bei Funktionseinschränkungen der Nieren ohne Bedeutung für die Eliminationskinetik des Glykosids zu sein scheint. Die bei nierenkranken und -gesunden Patienten vergleichsweise gleich hohen Plasmaspiegel weisen in die gleiche Richtung.

3. Funktionseinschränkungen der Leber (z. B. mittel- bis schwergradige Cirrhosen) führen nicht zu einer verzögerten Elimination des Glykosids.

4. Bezüglich seiner therapeutisch relevanten Plasmaspiegel, der nierenunabhängigen Glykosidelimination und der geringen Beeinflussung der Eliminationskinetik durch Leberkrankheiten steht 16-Acetyl-gitoxin (Pengitoxin) den Eigenschaften des Digitoxins nahe.

Zusammenfassung

An 120 kardial dekompensierten Patienten ohne (n = 74) und mit Funktionseinschränkungen (n = 46) der Nieren wurden Plasmaspiegel und kumulative Urinausscheidung von 16-Acetyl-gitoxin unter „steady state"-Bedingungen und an zehn Patienten mit Lebererkrankungen die Eliminationskinetik nach einmaliger Gabe von 1,2 mg Pengitoxin untersucht. Bei neun der zehn Patienten liegt die Eliminations-HWZ mit 48,3 und 91,9 h (Mittel: 68,7 h) in dem gleichen Bereich wie die bei lebergesunden Patienten. Bei einem Patienten mit schwerer Abflußbehinderung (hepatocelluläres Carcinom) war die Eliminations-HWZ auf 165,3 h verlängert. Funktionseinschränkungen der Nieren führten im Vergleich zu nierengesunden Patienten weder zum Anstieg des mittleren Glykosidspiegels im Plasma (19,8 vs. 18,6 ng/ml) noch zu deutlichen Minderungen der täglichen Glykosidausscheidung (48,3 vs. 60,7 μg). Eine flach ansteigende Regressionsgerade wurde zwischen der für alle Patienten berechneten Kreatininclearance und 16-Acetyl-gitoxin-Clearance nachgewiesen. Die Befunde weisen darauf hin, daß Funktionseinschränkungen der Leber und der Nieren ohne Einfluß auf die Pharmakokinetik des 16-Acetyl-gitoxins sind.

Literatur

Bloom, P. M. and Nelp, W. B. (1966) Relationship of the excretion of tritiated digoxin to renal function. Amer. J. med. Sci. 251, 133—144.

Haustein, K.-O. (1978) Measurement of plasma glycoside level following pengitoxin administration. Europ. J. clin. Pharmacol. 13, 389—391.

Haustein, K.-O., Alken, R. G., Lach, H.-J., Becker, U., Rietbrock, N. (im Druck) On the pharmacokinetics of pengitoxin and its cardioactive derivative (16-acetyl-gitoxin). Eur. J. Clin. Pharmacol.

Haustein, K.-O., Pachaly, Ch., Megges, R. and Franke, P. (1978b) Investigations into the species-specific deacylation of penta-acetyl-gitoxin. Europ. J. clin. Pharmacol. 14, 425—430.

Haustein, K.-O., Pachaly, Ch. and Murawski, D. (1978a) Pharmacokinetic investigations with ^{3}H-penta-acetyl-gitoxin in volunteers and in patients with respect to the occurrence of drug latentiation. Int. J. clin. Pharmacol. 16, 285—289.

Lucas, D. S. (1973b) Metabolism and basic action of digitoxin and digoxin in man; in: O. Storstein (ed.) Symposium on Digitalis. p. 84—102. Gyldendal Norsk Forlag, Oslo.

Repke, K. und Megges, R. (1963) Die Entwicklung eines neuen Herzglykosidpräparates mit großer therapeutischer Breite (Penta-acetyl-gitoxin). Dt. Gesundh.-Wesen 18, 1325—1332.

Storstein, K. (1974) Studies on digitalis: I. Renal excretion of digitoxin and its cardioactive metabolites. Clin. Pharmacol. Therap. 16, 14—24.

Storstein, L. (1977) Studies on digitalis. VIII. Digitoxin metabolism on a maintenance regimen and after a single dose. Clin. Pharmacol. Therap. 21, 125—140.

Vöhringer, H. F. and Rietbrock, N. (1974) Metabolism and excretion of digitoxin in man. Clin. Pharmacol. Therap. 16, 796—806.

Weiler, E. W. and Lach, H.-J. (1980) Direct radioimmunoassay for the determination of 16-acetyl-gitoxin in serum. Clin. chim. acta 104, 337—343.

Digitalistherapie bei Lebererkrankungen

J. Bonelli, H. Waginger, H. Rameis

In den letzten Jahren hat sich — man kann ruhig sagen — eine heiße Diskussion um die Vor- und Nachteile verschiedener Herzglykoside bei Lebererkrankungen entwickelt, und ich fürchte fast, daß diese Diskussion sich bereits in Details verstiegen hat, die wissenschaftlich durchaus interessant sein mögen, die aber für die praktische Handhabung der Herzglykoside bei Lebererkrankungen wenig Relevanz bzw. für die praktische ärztliche Tätigkeit wenig Informationswert haben.

Gerade in der heutigen Zeit einer therapeutischen Verwirrung — sei es im Hinblick auf die Arzneimittelflut, mit der die Ärzte täglich konfrontiert werden, sei es auch im Hinblick auf das zunehmende Abtriften der Massen zu paramedizinischen therapeutischen Methoden — sehe ich die hervorragende Aufgabe gerade des klinischen Pharmakologen, klärende, leidenschaftslose, unbeeinflußte und konkrete Empfehlungen bzw. Urteile für den praktisch tätigen Arzt abzugeben.

Wenn ich also unter diesem Motto mein Referat über die Therapie mit Herzglykosiden bei Lebererkrankungen beginne, so möchte ich am Beginn drei allgemeine Grundsätze formulieren, die als Auswahlkriterien für jede medikamentöse Therapie bei Leberschädigung gelten können.

1. Die erste Frage ist: Schädigt das Arzneimittel die Leber direkt? Man weiß, daß es eine Reihe von lebertoxischen Medikamenten gibt. In dieser Hinsicht kann ruhigen Gewissens gesagt werden, daß alle Herzglykoside keine Lebertoxizität aufweisen, so daß in dieser Hinsicht keine differentialtherapeutischen Erwägungen gestellt werden müssen.

2. Die zweite Frage, die man als praktisch tätiger Arzt bei der Differentialtherapie von Leberpatienten stellen muß, ist die nach der metabolischen bzw. biotransformatorischen Belastung der Leber.
Wenn man bedenkt, daß bei den meisten Lebererkrankungen — seien sie nun akut oder chronisch — die einzige Therapiemaß-

nahme ohnehin nur in einer „Schonung" des Leberparenchyms besteht (leichte Kost, Bettruhe, Vermeidung sonstiger toxischer Noxen), so liegt es auf der Hand, daß man auch bei der Auswahl verschiedener Medikamente letztlich zu jenen greifen wird, welche die Leberzellen metabolisch weniger oder gar nicht belasten.
Wenn man dieses Prinzip auch für die Herzglykoside anwendet, so ergibt sich bereits eine sehr klare Entscheidungshilfe. Proscillaridin, Digitoxinpräparate und Beta-Methyl-Digoxin werden in der Leber zu einem hohen Prozentsatz metabolisiert. Strophantin, Digoxinpräparate sowie Beta-Acetyl-Digoxin (dessen Acetylgruppe bei der Passage durch die Darmwand abgespalten wird) belasten die biotransformatorische Aktivität der Leber in keiner Weise, da sie großteils unverändert durch die Niere ausgeschieden werden.

3. Selbstverständlich ist noch ein dritter Punkt zu beachten — der Punkt, an dem wir uns vor allem festgebissen haben — nämlich die Frage in welcher Weise die Pharmakokinetik verschiedener Herzglykoside bei Leberstörungen verändert wird und wann dadurch die Gefahr von Intoxikationen für verschiedene Patienten vergrößert wird.

Strophantin

Strophantin wird nahezu unverändert im Harn vorgefunden, so daß eine Metabolisierung in der Leber eine unbedeutende Rolle spielt [1]. Untersuchungen der Pharmakokinetik von Strophantin bei Leberinsuffizienz liegen jedoch nicht vor.

Proscillaridin

Bei Proscillaridin sind eine Metabolisierung in der Leber und eine biliäre Ausscheidung anzunehmen. Es sind keine Veröffentlichungen be-

kannt, die über eine verlängerte Eliminations-
halbwertszeit bei eingeschränkter Leberfunktion berichten.

Digoxin

Digoxin selbst wird kaum metabolisiert und
weitgehend unverändert über die Nieren ausgeschieden [2, 3]. Marcus und Capadia [4] haben
als erste die Pharmakokinetik und den Metabolismus von Digoxin bei drei Patienten mit alkoholischer Leberzirrhose untersucht und stellten
keine Veränderungen im Vergleich zu einem
lebergesunden Normalkollektiv fest. Ähnliche
Verhältnisse wie für Digoxin gelten auch für
Beta-Acetyldigoxin. Bekanntlich wird die
Acetylgruppe bei Beta-Acetyldigoxin in der
Darmwand abgespalten, so daß großteils nur
reines Digoxin in den Blutkreislauf kommt.

Beta-Methyldigoxin

Als erste konnten Zilly und Mitarbeiter [5]
darauf hinweisen, daß die Pharmakokinetik
von Beta-Methyldigoxin bei Patienten mit
Leberschädigung verändert ist. Sie verglichen
Patienten mit akuter Hepatitis nach intravenöser Gabe von Beta-Methyldigoxin bzw.
Digoxin.
Fünf Patienten mit akuter Hepatitis wurden
drei Tage lang i.v. mit 0,25 mg pro Tag und so-
dann zwei Tage mit 0,375 mg Beta-Methyldigoxin pro Tag i.v. behandelt bzw. erhielten die
gleiche Dosis von Digoxin. In gleicher Weise
wurden fünf gesunde freiwillige Personen behandelt. Während die Digoxinkonzentrationen
nach Gabe von Digoxin bei den Patienten mit
Hepatitis im Vergleich zum Normalkollektiv
über den Beobachtungszeitraum unverändert
blieben bzw. sogar etwas abnahmen, ergab
sich nach Gabe von Beta-Methyldigoxin ein
völlig differentes Bild: Es kam zum statistisch
signifikanten Anstieg der Serumdigoxinkonzentrationen bei den Patienten mit Hepatitis, so
daß sogar wegen schwerer Nebenwirkungen
bei einem Großteil der Patienten diese Untersuchung abgebrochen werden mußte.
Mittels Dünnschichtchromatographie wurde bei
den mit Beta-Methyldigoxin Behandelten eine
Auftrennung der Cardenolide durchgeführt, wobei am ersten Tag bei gesunden Probanden 70%

reines Beta-Methyldigoxin als Anteil an der
Gesamtdigoxinkonzentration gefunden wurde,
bei Patienten mit Hepatitis 80%.
Bei der weiteren Behandlung fiel der prozentuale Anteil an Beta-Methyldigoxin bei gesunden Probanden auf 58,8%. Bei den Patienten
mit Hepatitis war keine Veränderung des Pro-
zentsatzes von Beta-Methyldigoxin innerhalb
des Beobachtungszeitraums zu bemerken. Dieser Unterschied in der Fähigkeit, Beta-Methyldigoxin zu Digoxin zu metabolisieren, bewirkte
bei Patienten mit Hepatitis die höheren Serumdigoxinkonzentrationen, da die Verschiebung
des Verhältnisses Beta-Methyldigoxin/Digoxin
zugunsten des Herzglykosides mit dem kleineren Verteilungsvolumen und der geringeren renalen Clearance von entscheidender Bedeutung
ist.
Unsere Arbeitsgruppe [6] untersuchte in einer
prospektiv geplanten, randomisierten Studie bei
zwölf Patienten mit kompensierter Leberzirrhose und zwölf gesunden Probanden die Pharmakokinetik von Beta-Methyldigoxin im Vergleich zu Beta-Acetyldigoxin bzw. Digoxin.
(Beta-Acetyldigoxin wird, wie erwähnt, bei
der Absorption in der Darmmucosa zu Digoxin
desacetyliert).
Um die Untersuchung bei einem möglichst ho-
mogenen Patientenkollektiv durchführen zu
können, wurden folgende Eingangskriterien
vorgesehen: Die Diagnose sollte mittels Biopsie gesichert sein, ferner mußte sich die Erkrankung in einer stabilen Phase befinden, die Einnahme von Aldosteronantagonisten oder anderen Pharmaka, von denen bekannt war, daß sie
die Pharmakokinetik von Digoxin beeinflussen, war vor und während der Untersuchung
untersagt, das Lebensalter sollte 65 Jahre
nicht überschreiten, da anzunehmen ist, daß
sich die Pharmakokinetik bis zu dieser Alters-
grenze nicht wesentlich ändert, und schließlich wurde ein normales Körpergewicht vorausgesetzt, da bekannt ist, daß bei verringerter
Muskelmasse eher höhere Serumdigoxinkonzentrationen auftreten. Das Gesamtbilirubin im
Serum sollte 4 mg/100 ml nicht überschreiten,
da sonst bei der Bestimmung der Serumdigoxinkonzentration Probleme aufgetreten wären. Auch die Transaminasen (GOT, GPT
20–100 U/l) und der Normotes (größer als
40%) mußten sich in einem bestimmten Bereich halten. Probleme mit der Veränderung
der Eiweißbindung der Herzglykoside sollten

dadurch ausgeschlossen werden, daß eine Mindestserumkonzentration von Albumin (größer als 24g/l) vorausgesetzt wurde. Bei allen Patienten war die Kreatinclearance im Normbereich, so daß der Einfluß einer eingeschränkten Nierenfunktion ausgeschlossen war.

Die Patienten mit Leberzirrhose und die gesunden Probanden erhielten neun Tage lang täglich entweder 0,3 mg Beta-Methyldigoxin oder 0,4 mg Beta-Acetyldigoxin in einer einmaligen Dosis per os. Jeden Tag erfolgte vor der Medikamenteneinnahme durch Abnahme von Blutproben die Bestimmung der aktuellen Serumdigoxinkonzentration mittels Radioimmunoassay.

Die Aufsättigung bei den Patienten mit Leberzirrhose unter Therapie mit Beta-Methyldigoxin waren statistisch signifikant höher als bei entsprechenden Normalkollektiv (Abb. 1), wobei sich die Aufsättigungskurven bei diesen nicht von denen unterschieden, die sich bei der Behandlung mit Beta-Acetyldigoxin bei Patienten mit Leberzirrhose bzw. gesunden Probanden ergaben (Abb. 2).

Bei den Patienten, die mit Beta-Methyldigoxin behandelt wurden, erfolgte eine liquidchromatographische Auftrennung der Cardenolide in den Proben, die zwischen dem 7. und 9. Tag der Aufsättigung gewonnen wurden (Abb. 3). Eine Bestimmung des prozentuellen Anteils von Be-

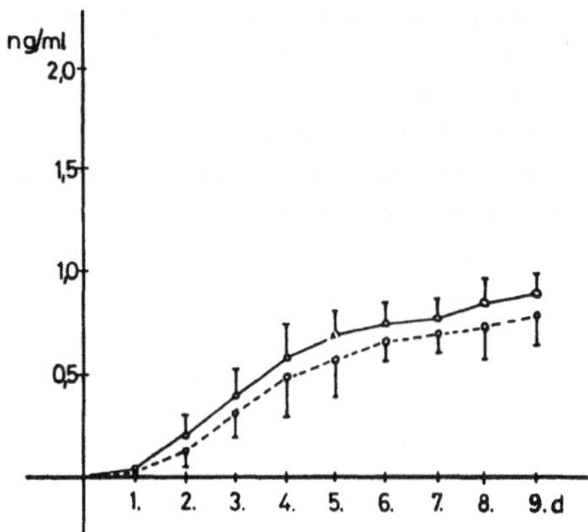

Abb. 2 Verläufe der mittleren Serumdigoxinkonzentrationen und Streuung ($\bar{x} \pm S$) bei Patienten mit Leberzirrhose (durchgezogene Linie; n = 6) und bei gesunden Probanden (unterbrochene Linie; n = 6) bei oraler Einnahme von täglich 0,4 mg Beta-Acetyldigoxin.

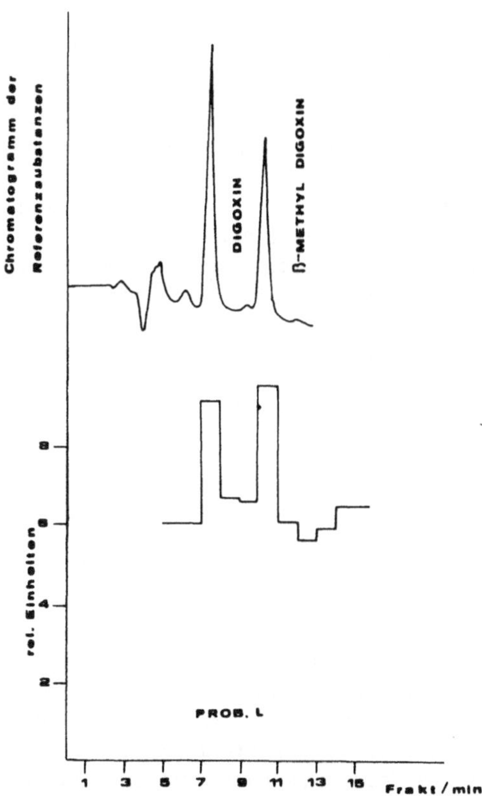

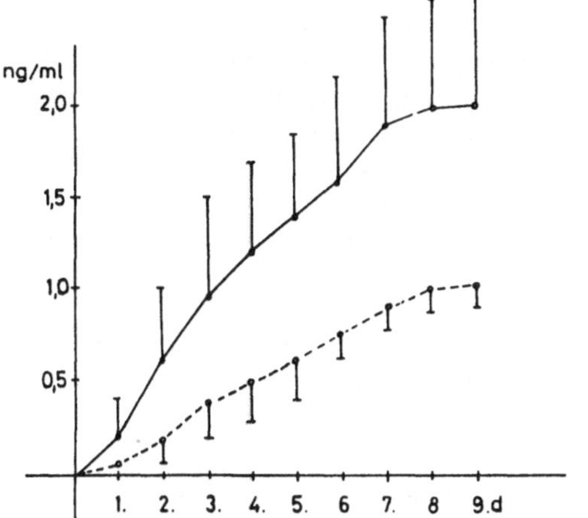

Abb. 1 Verläufe der mittleren Gesamtdigoxinkonzentrationen (Digoxin und Beta-Methyldigoxin zusammen) und Streuung ($\bar{x} \pm s$) im Serum von Patienten mit Leberzirrhose (durchgezogene Linie; n = 6) und von gesunden Probanden (unterbrochene Linie; n = 6) bei oraler Einnahme von täglich 0,3 mg Beta-Methyldigoxin.

Abb. 3 Liquidchromatische Auftrennung der Cardenolide aus Serumproben von Patienten, die mit Beta-Methyldigoxin behandelt wurden.

ta-Methyldigoxin zu Digoxin an der Gesamtdigoxinkonzentration wurde vorgenommen. Der Anteil von Beta-Methyldigoxin an der Gesamtdigoxinkonzentration im Serum von Patienten mit Leberzirrhose betrug im Mittel 77,7 % und war damit statistisch signifikant höher als bei gesunden Probanden, bei denen der Prozentsatz nur 37,5 % betrug.

Diese reduzierte Demethylierung von Beta-Methyldigoxin zu Digoxin dürfte also ähnlich wie bei Patienten mit akuter Hepatitis auch bei Leberzirrhose die erhöhten Gesamtdigoxinkonzentrationen verursachen.

Im Gegensatz zu unseren Ergebnissen und zu denen von Zilly und Mitarbeitern stehen die Befunde von Somogyi und Mitarbeitern [7]. Diese beobachteten die Serumkonzentrationen von Beta-Methyldigoxin und Digoxin während und nach Ausheilung einer akuten Heptatitis.

Bei Vergleich der Ergebnisse konnte zwischen Digoxin und Beta-Methyldigoxin kein Unterschied gefunden werden, der auf eine Veränderung der Pharmakokinetik dieser Herzglykoside bei den untersuchten Patienten hinwiesen. Allerdings wurden keine Untersuchungen über den Metabolismus angestellt. Somogyi und Mitarbeiter befassen sich auch mit der möglichen Änderung der Pharmakokinetik von Beta-Methyldigoxin bei Leberzirrhose [8]. Sie behandelten 63 Patienten mit Leberzirrhose und 16 lebergesunde Hypertoniker als Kontrollkolletiv mit 0,3 mg Beta-Methyldigoxin täglich per os 7 Tage lang. Am 8. Tag wurde 16 Stunden nach der letzten Medikamenteneinnahme bei jedem Patienten die Digoxinkonzentration im Plasma bestimmt, wobei die Autoren keinen Unterschied zwischen den beiden untersuchten Gruppen feststellten.

Es muß jedoch darauf hingewiesen werden, daß unter den Patienten mit Leberzirrhose 41 mit portaler Hypertension und 13 mit Ascites waren. Das untersuchte Patientenkollektiv war also ziemlich inhomogen, so daß einzuwenden ist, daß die Patienten mit dekompensierter Leberzirrhose eher niedrigere Serumdigoxinkonzentrationen infolge Vergrößerung des Verteilungsvolumens aufgewiesen haben müßten. Überhaupt ist aus der kurzen Mitteilung von wenigen Zeilen kein Aufschluß über mögliche Medikamenteninterferenzen, Einschlußkriterien sowie über die genaue Methode der Analyse zu erhalten.

Aus den vorliegenden, zum Teil kontroversen Untersuchungen wird jedoch eine Tatsache offensichtlich: nämlich, daß es im Gegensatz zu den reinen Digoxinpräparaten (bzw. zu Beta-Acetyldigoxin) unter Beta-Methyldigoxin zu erheblichen individuellen Schwankungen der Plasmaspiegel bei Patienten mit geschädigter Leber kommen kann. Es gibt offensichtlich Patienten, bei denen es zu klinisch relevanten pharmakokinetischen Veränderungen kommt. Bei anderen Patienten scheint dies weniger der Fall zu sein. Eine einheitliche Dosisempfehlung für Patienten mit Leberschädigung kann daher für Beta-Methyldigoxin guten Gewissens nicht gegeben werden. Daraus resultiert eine erhebliche Unsicherheit bei der Anwendung von Beta-Methyldigoxin bei Patienten mit Leberschädigung.

Bedenkt man dabei zusätzlich die metabolische Belastung der Leber unter Beta-Methyldigoxin, die auf jeden Fall größer ist als bei Verwendung von reinem Digoxin (oder Beta-Acetyldigoxin), so ist von der Anwendung von Beta-Methyldigoxin bei Patienten mit Leberschädigung abzuraten.

Digitoxin

Digitoxin unterliegt im Gegensatz zu den Digoxinen einem ausgeprägten Metabolismus und enterohepatischen Kreislauf.

Zilly [9] konnte auf Grund einer Reihe von Untersuchungen feststellen, daß sich nach einmaliger Digitoxingabe die Pharmakokinetik bei Lebererkrankungen nicht ändert, daß sogar bei Patienten mit dekompensierter Leberzirrhose die Elimination eher beschleunigt sei, und daß es auch bei einer Dauertherapie keine Gefahr der Kumulation gebe. Einzig bei der Kombination Leber- und Niereninsuffizienz müsse mit der Gefahr der Kumulation und dem Auftreten höherer, unter Umständen toxischer Serumdigitoxinkonzentrationen zu rechnen sein.

Storstein und Mitarbeiter [10] schließen sich diesen Schlußfolgerungen weitgehend auf Grund der von ihnen erhobenen Ergebnisse an. Die Autoren wiesen auf die mögliche Veränderung des hepatischen Metabolismus und auf die wahrscheinliche Bildung von Metaboliten mit rascher Elimination oder von kardioinaktiven Metaboliten hin.

Zusammenfassung

Im Hinblick auf die vorgebrachten Ergebnisse
und im Hinblick auf die anfangs skizzierte
Aufgabe des Klinischen Pharmakologen, nämlich klare Entscheidungshilfen für die Arznei-
mittelwahl in der täglichen Praxis zu geben,
erlaube ich mir folgende zusammenfassende
Schlußfolgerungen zu geben.

1. Das Mittel der ersten Wahl in der Therapie
   von Patienten mit Leberschädigung mit
   Herzglykosiden stellt ein gut resorbierbares
   Digoxinpräparat dar. Es kommt für uns
   in erster Linie Beta-Acetyldigoxin, (also
   Novodigal®) in Frage. Die Vorteile liegen
   auf der Hand:
   a) keine Änderung der Pharmakokinetik
      bzw. des Metabolismus;
   b) Sicherheit in der Dosierung;
   c) keine metabolische Belastung der Leber.

2. Als Mittel der zweiten Wahl (z. B. bei Di-
   goxinunverträglichkeit) wäre ein Digitoxin-
   präparat zu empfehlen:
   a) keine Änderung der Pharmakokinetik
      (trotz geändertem Metabolismus);
   b) Sicherheit in der Dosierung;
   c) Metabolische Belastung der Leber ge-
      geben.

3. Am ungünstigsten erscheint Beta-Methyldigoxin für Patienten mit Leberschädigung:
   a) Änderung der Pharmakokinetik;
   b) Unsicherheit in der Dosierung;
   c) Metabolische Belastung der Leber ge-
      geben.

Literatur

[1] Bonelli, J.: Neure Herzglykoside. Arzneimittel-
    praxis **8**, 2, 221–223 (1978)
[2] Caldwell, J. H. Ch. T. Cline: Biliary excretion
    of digoxin in man. Clin. Pharm. Ther. **19**, 410–
    415 (1976)
[3] Doherty, J. E., Perkins, W. H.: Studies with
    tritiated digoxin in human subjects after intra-
    venous administration. Am. Heart J. **63**, 528–
    536 (1962)
[4] Marcus, F. J., Kapadia, G. G.: The metybolism
    of tritiate digoxin in cirrhotic patients. Gastro-
    enterology **47**, 517–524 (1964)
[5] Zilly, W., Richter, E., Rietbrock, N.: Pharma-
    cokinetics and Beta-Methyl-Digoxin in patients
    with acute hepatitis. Clin. Pharm. Ther. **17**,
    302–309 (1975)
[6] Rameis, H., Bonelli, J., Waginger, H., Hruby, K.:
    Zur Pharmakokinetik von Beta-Methyldigoxin
    und Beta-Acetyldigoxin bei Patienten mit Leber-
    zirrhose. Wien klin. Wschr. **93**, 572 (1981)
[7] Somogyi, G., Gostzonyi, G., Gachályi, B., Ibrányi,
    E.: Serumkonzentrationen von Digoxin und
    Beta-Methyldigoxin während und nach einer
    akuten Hepatitis. Therapiewoche **28**, 3317–
    3321 (1978).
[8] Somogyi, G., Káldor, A., Gachályi, B., Ibrányi,
    E.: A plasma Lanitop-szintjének alakulása
    májcirrhosisos betegeken oralis adagoláse után.
    Magyar Belevosi Arch. **29**, 149–150 (1976)
[9] Zilly, W.: Digitoxin bei akuter und chronischer
    Leberinsuffizienz. In: Digitoxin als Alternative
    in der Therapie der Herzinsuffizienz, S. 199–
    212. Hrsg.: Greef, K., Rietbrock, N., Schattauer
    Stuttgart, New York (1979).
[10] Storstein, L., Amlie, J.: Pharmacokinetics and
    metabolism of digitoxin in patients with chronic
    active hepatitis. In: Digitoxin als Alternative
    in der Therapie der Herzinsuffizienz, S. 191–
    198. Hrsg. Greef, K., Rietbrock, N., Schattauer-
    Stuttgart, New York (1979)

Interaktionen mit Herzglykosiden und deren klinische Relevanz

J. Kuhlmann

Die gleichzeitige Anwendung verschiedener Arzneimittel ist heute keine Ausnahme, sondern eher die Regel. Viele stationäre, aber auch ambulante Patienten werden mit fünf oder mehr Arzneimitteln gleichzeitig behandelt. Da jedes chemisch einheitliche Arzneimittel schon allein mehrere erwünschte und unerwünschte Wirkungen erzeugt, haben mit der Häufigkeit der Mehrfachtherapie auch die Interaktionsmöglichkeiten zwischen den verschiedenen Pharmaka zugenommen. Die Beziehung zwischen der Zahl der Wechselwirkungen und der Anzahl der gleichzeitig eingenommenen Pharmaka läßt dieses deutlich werden. Wie aus Abbildung 1 ersichtlich, kommt es zu einem überproportionalen Anstieg der Nebenwirkungsquote in Abhängigkeit von der Anzahl gleichzeitig gegebener Arzneistoffe. Dieser überproportionale Zuwachs an Nebenwirkungen kann nicht allein durch die Summe der Nebenwirkungen eines jeden einzelnen Pharmakons erklärt werden, sondern neben anderen Faktoren wie z. B. zunehmendes Alter und Schweregrad der Erkrankung dieser Patienten müssen auch Wechselwirkungen zwischen gleichzeitig verordneten Arzneimitteln hierfür verantwortlich gemacht werden.

Beurteilung der klinischen Relevanz

In der Vergangenheit sind unglücklicherweise immer wieder lange Aufzählungen mit möglichen Arzneimittelinteraktionen angefertigt worden, ohne daß dabei zu ihrer klinischen Bedeutung eindeutig Stellung genommen wird. Solche Aufzählungen laufen aber Gefahr, von den praktizierenden Ärzten ignoriert zu werden, oder sie führen zu einer übertriebenen Angst vor Arzneimittelinteraktionen. In der Tat gibt es trotz der Vielzahl von Interaktionsmöglichkeiten nur eine kleine Anzahl von Arzneimitteln (Antikoagulantien, orale Antidiabetika, Antikonvulsiva, Psychopharmaka, Theophyllin,

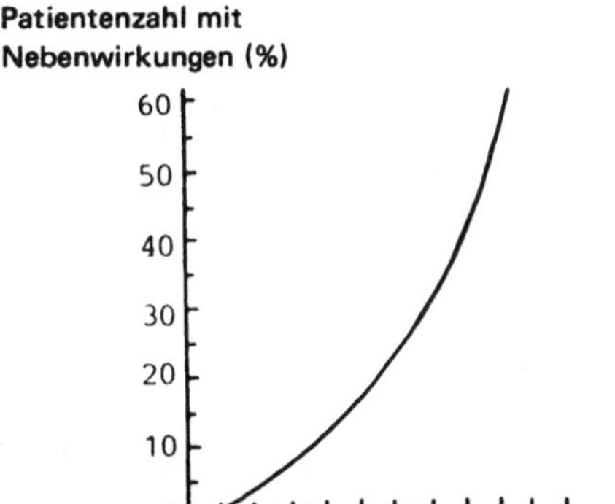

Abb. 1 Beziehung zwischen der Zahl der gleichzeitig verabreichten Arzneimittel und der Nebenwirkungsquote (%). (nach [82]).

Cimetidin, Lithium u. a.), mit denen für den Patienten gefährliche Wechselwirkungen bekannt sind. Zur Beurteilung ihrer klinischen Relevanz ist eine Einteilung nach Pathogenese, Häufigkeit ihres Auftretens im therapeutischen Dosierungsbereich, Gefährlichkeit und den sich daraus ergebenden praktischen Konsequenzen notwendig. Viele beschriebene Wechselwirkungen sind aus tierexperimentellen Befunden abgeleitet worden und dürfen wegen der großen Speziesunterschiede nicht kritiklos auf den Menschen übertragen werden. Andere gehen wiederum nur auf eine zufällige Beobachtung eines oder einiger weniger Fälle zurück und sind häufig nur unzureichend dokumentiert, so daß die Prüfung ihrer klinischen Relevanz relativ schwierig ist. Bei Kenntnis von Pharmakokinetik und Pharmakodynamik der zu verordnenden Pharmaka kann man andererseits viele Interaktionsmöglichkeiten schon vorhersehen und durch geeignete Maßnahmen vermeiden.

Ort und Mechanismen von Interaktionsmöglichkeiten

Angesichts der steigenden Zahl wirksamer und unwirksamer Pharmaka und ihrer gleichzeitigen Anwendung erscheint es notwendig, sich über Ort und Mechanismus von Wechselwirkungen verschiedener Arzneimittel untereinander klar zu werden, um so potentiell ungünstige Wechselwirkungen durch die richtige Einstellung von Dosierung und Dosisintervallen zu vermindern oder durch Verschreibung von Medikamenten, die sich nicht gegenseitig beeinflussen, zu umgehen. In den komplexen Prozessen der Arzneimittelwirkung kann man drei hauptsächliche Phasen unterscheiden (Tab. 1):

— die pharmazeutische,
— die pharmakokinetische und
— die pharmakodynamische Phase.

Die pharmazeutischen Wechselwirkungen beginnen bereits außerhalb des Körpers bei der Herstellung von Kombinationspräparaten und der Mischung von Pharmaka in Infusionslösungen und setzen sich fort am Ort des Eintritts in den Organismus im Gastro-Intestinaltrakt. Kombinationen von Herzglykosiden mit anderen Substanzen in einer galenischen Zubereitung sollten schon aufgrund der geringen therapeutischen Breite der Herzglykoside heute als obsolet gelten. Die Bioverfügbarkeit von Digoxin und Digitoxin-Tabletten dürfte heute aufgrund ihrer optimalen galenischen Zubereitungen ebenfalls kein Problem mehr bedeuten [47]. Pharmakokinetische Wechselwirkungen liegen dann vor, wenn eine Substanz den Resorptionsmechanismus, die Verteilung, den Metabolismus oder die Ausscheidung anderer Pharmaka beeinflußt. Schließlich sei noch auf die Interferenz zweier Pharmaka am pharmakodynamisch entscheidenden Rezeptor des Erfolgsorgans hingewiesen. Man spricht dann von pharmakodynamischen Wechselwirkungen. Diese können synergistisch oder antagonistisch sein.

Obwohl herzwirksame Glykoside zu den fünf am meisten verordneten Medikamenten gehören, war über die klinische Relevanz von Wechselwirkungen zwischen Herzglykosiden und anderen Pharmaka lange Zeit relativ wenig bekannt. Dies ist um so erstaunlicher, als derartige Wechselwirkungen aufgrund der geringen therapeutischen Breite der Herzglykoside gefährlich sein können. Erst nach der Entwicklung sensitiver Methoden zur Bestimmung von Herz-

Tabelle 1 Verschiedene Möglichkeiten von Arzneimittelinteraktionen

---

Pharmazeutische Phase

galenische Zubereitung
physikalische Unverträglichkeit
Gastro-Intestinaltrakt

Pharmakokinetische Phase

Resorptionsmechanismen
Verteilung
Biotransformation
Elimination

Pharmakodynamische Phase

direkt
indirekt

---

glykosiden in Plasma und anderen Körperflüssigkeiten sind Untersuchungen über Wechselwirkungen, die vornehmlich zu Veränderungen der Pharmakokinetik von Herzglykosiden führen, vermehrt unternommen worden. Auf einige klinisch bedeutsame Wechselwirkungen, die zu einer Unterdigitalisierung oder aber zu einer Digitalisintoxikation führen können, soll im folgenden näher eingegangen werden.

Wechselwirkungen im Magen-Darm-Trakt

Geschwindigkeit und Ausmaß, mit denen ein Pharmakon aus dem Gastrointestinaltrakt aufgenommen wird, sind entscheidende Faktoren für die Stärke und die Dauer seiner pharmakologischen Wirkung. Die Resorption eines Arzneimittels ist ein komplexer Prozeß, der von den physikochemischen Faktoren des Pharmakons ebenso abhängig ist wie von den physiologischen und biochemischen Gegebenheiten des Menschen. Die physikochemischen Faktoren wie Zerfallszeit der Tablette und Lösungsgeschwindigkeit des Glykosids aus seiner galenischen Zubereitung sowie die Permeationseigenschaften der gelösten Substanz können durch galenische Maßnahmen heute weitgehend optimiert werden. Demgegenüber stellen die physiologischen Faktoren wie Eigenschaften der Magen-Darm-Flüssigkeit und der resorbierenden Membranen sowie Passagezeit, Verteilung, Metabolismus und Elimination der verabfolgten Substanz oft ein schwer überschaubares Problem im Hinblick auf eine konstante Bioverfügbarkeit und Wirkung dar.

Tabelle 2 Mögliche Mechanismen von Wechselwirkungen im Gastroinsteinaltrakt
(30)

Veränderungen der pH-Verhältnisse
Nahrungsaufnahme und Motilitätsunterschiede
Komplex-, Chelat- und Ionenpaar-Bildung
Veränderungen von Volumen, Zusammensetzung
   und Viskosität der Intestinalflüssigkeit
Veränderungen der Durchblutung im Splanchnikus-
   gebiet und in der Mukosa
Veränderungen der Mukosapermeabilität
Toxische Wirkungen auf die Mukosa des Gastro-
   Intestinal-Trakts
Wirkungen auf den Stoffwechsel in der Mukosa des
   Gastro-Intestinal-Trakts
Wechselwirkungen mit aktiven Resorptionsprozes-
   sen

Mögliche Mechanismen von Wechselwirkungen
verschiedener Substanzen im Gastrointestinaltrakt sind in Tabelle 2 zusammengestellt [39,
40]. Wechselwirkungen zwischen Herzglykosiden und anderen Pharmaka im Gastrointestinaltrakt sind besonders durch Veränderungen
der pH-Verhältnisse, durch Motilitätsunter-
schiede, durch Komplex-, Chelat- oder Ionenpaarbildung sowie durch Schädigungen der
Darmschleimheut bedingt [43, 44].

1 pH-Verhältnisse

Änderungen des pH-Wertes in den Gastrointesti-
nalflüssigkeiten können die Motilität des Intesti-
nums und die Lösungsgeschwindigkeit von Tabletten verändern und dadurch die Arzneimittelresorption beeinflussen. Azidität und Alkalität
von Magen- und Darmsaft vermögen u.U. auch
chemische Veränderungen am Wirkstoff zu induzieren, die zu einer Beeinträchtigung der Resorption und/oder zu einer Wirkungsabnahme
des applizierten Arzneimittels führen können.
So ist Digoxin in stark saurer Inkubationslö-
sung keineswegs unangreifbar. Vielmehr waren
bei in vitro Versuchen schon nach einer Inku-
bationsdauer von 10 Minuten 45 % der ursprünglich vorhandenen Digoxinmenge zu zuk-
kerärmeren Metaboliten abgebaut [49]. Nach einer Inkubationszeit von einer Stunde waren
nahezu 90 % der inkubierten Digoxinmenge hy-
drolysiert, während eine Inkubation von zwei
Stunden zur vollständigen Hydrolyse des Digoxins führte. Als Produkte der Säurehydrolyse

traten Digoxigenin-bis-digitoxosid, Digoxigenin-
mono-digitoxosid und Digoxigenin auf, wobei
das Genin mit 75 % der ursprünglich inkubierten Digoxinmenge nach 2stündiger Inkubation
den weitaus größten Anteil ausmachte. Gegenüber weniger sauren Pufferlösungen mit pH-
Werten über 3 verhalten sich Herzglykoside dagegen als weitgehend stabil. Ähnlich wie Digoxin verhalten sich auch Acetyldigoxin,
Methyldigoxin und Digitoxin [49, 74]. Da das
Mono-digitoxosid und das Genin sehr rasch metabolisiert werden und das Genin, das den
größten Anteil der Spaltprodukte ausmachte,
zudem eine geringere Herzwirksamkeit als das
Triglykosid und seine zuckerärmeren Metaboliten aufweisen soll, wäre entsprechend diesen
in vitro-Versuchen bei der oralen Digitalisierung
von hyperaziden Patienten mit einem Wirkungs-
verlust des Glykosids zu rechnen. Nach Untersuchungen von Gault und Mitarbeitern [30] an
gesunden Versuchspersonen, die nach Stimulation der Magensäureproduktion mit Penta-
gastrin tritiummarkiertes Digoxin eingenommen hatten, wurde der weitaus größte Teil der
Gesamtradioaktivität in der Magenflüssigkeit
und im Urin als Digoxigenin identifiziert. Bei
einem von zwei untersuchten gesunden Versuchspersonen fanden Loo u. Mitarb. [58]
ohne jegliche Stimulation der Magensäurese-
kretion 30 Minuten bis eine Stunde nach der
Einnahme von 0,5 mg Digoxin bis zu 50% Digoxigenin im Plasma. Sollte sich in weiterer
Untersuchungen an einem größeren Patientengut die klinische Bedeutung dieser Befunde
bewahrheiten, so würde die Glykosidblutspie-
gelbestimmung mit dem Routine-Radioimmuno-
assay, der nicht zwischen dem Triglykosid und
dem Genin unterscheiden kann, nicht ausreichen, um bei Unwirksamkeit einer therapeutischen Digitalisdosis auf eine digitalisresistente
Herzinsuffizienz schließen zu können.

2 Motilitätsunterschiede

Der Magen spielt bei der Resorption von Arzneimitteln nur eine untergeordnete Rolle.
Unabhängig vom Dissoziationsgrad und der
Lipoidlöslichkeit werden alle Pharmaka vom
Dünndarm infolge seiner größeren Oberfläche
und seiner besseren Durchblutung sehr viel
rascher aufgenommen als vom Magen. Daher
ist die Entleerungsgeschwindigkeit des Magens
der für die Arzneimittelresorption geschwindig-

keitslimitierende Schritt. Da der Füllungszuzustand des Magens für seine Entleerungsgeschwindigkeit ausschlaggebend sein kann, ist es verständlich, daß ein unterschiedlicher Ernährungszustand die Resorptionsgeschwindigkeit von Arzneimitteln entsprechend beeinflussen kann. Oral eingenommene Pharmaka werden gewöhnlich langsamer resorbiert, wenn sie mit der Nahrung aufgenommen werden, und die Resorptionsquote ist oftmals vermindert. Die gleichzeitige Nahrungsaufnahme kann die Resorptionsgeschwindigkeit von Digoxin verzögern, beeinflußt die Resorptionsquote aber nicht [88].

Nach Untersuchungen von Zilly und Mitarbeitern [95] beeinflußt auch die unterschiedliche Zusammensetzung der Nahrung nur die Resorptionsgeschwindigkeit von Digoxin. Bei fünf gesunden Versuchspersonen, die in randomisierter Reihenfolge zusammen mit 0,8 mg β-Acetyldigoxin per os eine Formuladiät ohne bzw. mit Zusatz von 5 g Johannisbrotkernmehl oder 10 g Albios-Kleie einnahmen, führten beide Diätformen zu einem verzögert auftretenden und niedrigerem Blutspiegelmaximum gegenüber den Kontrolluntersuchungen (Tab. 3). Die Fläche unter der Plasmakonzentrations-Zeitkurve von 0—8 Stunden und die kumulative Glykosidausscheidung im Urin über sechs Tage als Maß für die Resorptionsquote wiesen keine signifikanten Unterschiede zwischen den einzelnen Versuchsreihen auf. Entsprechend fanden Woods und Ingelfinger [93] ebenfalls keine Beeinflussung der Bioverfügbarkeit von Digoxin durch eine mit Pektin angereicherte Nahrung. Nach Untersuchungen von Lembcke und Mitarb. [56] kam es auch durch die Gabe des Füll- und Quellstoffes Guaran nicht zu einer Beeinträchtigung der Digoxinresorption. Somit dürften Nahrungsaufnahme und Nahrungszusam-

mensetzung ohne Bedeutung für die Digitalistherapie sein.

Viele Pharmaka, z. B. Anticholinergika, einige Antihistaminika, Sympathomimetika, Antihypertonika und Sedativa, können die Motilität und die Entleerungsgeschwindigkeit des Magen-Darm-Trakts ebenfalls beeinflussen. Manninen und Mitarbeiter [61] haben die Wirkung des Anticholinergikums Propanthelin und des Antiemetikums Metoclopramid, die die Magenentleerung verlangsamen bzw. beschleunigen, auf die Resorption eines Digoxinpräparates mit relativ langsamer Zerfallszeit und Lösungsgeschwindigkeit untersucht. Da Digoxin vornehmlich im oberen Dünndarmabschnitt resorbiert wird, reicht die durch Metoclopramid verkürzte Passagezeit des Gastrointestinaltraktes offensichtlich nicht aus, um das Digoxin aus seiner festen Arzneiform vollständig in Lösung und damit zur Resorption zu bringen, während Propanthelin den gegenteiligen Effekt ausübt. Ob diese Wechselwirkungen für die neueren Digoxinpräparate mit sehr rascher Zerfallszeit und Lösungsgeschwindigkeit ebenfalls zutreffen, ist nicht geklärt. Derartige Wechselwirkungen konnten jedenfalls nicht beobachtet werden, wenn Digoxin als Lösung verabreicht wurde [61, 62]. Demgegenüber ist eine klinisch bedeutsame Resorptionsverminderung von Digoxin aufgrund einer Beschleunigung der Darmpassage z. B. bei Patienten, die an Erkrankungen leiden, die mit massiven Diarrhoen einhergehen, denkbar [37].

3 Komplex-, Chelat- und Ionenpaar-Bildung

Kommt es im Gastrointestinaltrakt zu Komplex-, Chelat- oder Ionenpaar-Bildung zwischen verschiedenen Arzneimitteln, so kann daraus

Tabelle 3
Einfluß verschiedener Diätformen auf die Resorptionsgeschwindigkeit und Resorptionsquote bei 5 gesunden Versuchspersonen nach der einmaligen oralen Einnahme von 0,8 mg β-Acetyldigoxin (Novodigal[R];)

	c_{max} (ng/ml)	t_{max} (Stunden)	AUC 0—8 Std. (ng/ml × min)	Urinausscheidung über 96 Std. (µg)
Kontrolle	2,8 ± 0,4	2,1 ± 0,5	644 ± 70	365 ± 121
Kleie	2,5 ± 0,3	2,6 ± 0,5	666 ± 88	357 ± 121
Johannisbrotkernmehl	2,5 ± 0,3	2,2 ± 0,9	632 ± 116	355 ± 104

eine beschleunigte, meistens aber drastisch beeinträchtigte Wirkstoffresorption resultieren. Nach in vitro-Untersuchungen binden Magnesium- und Aluminium-Hydroxid Digoxin und Digitoxin [13] und vermindern so die Lösungsgeschwindigkeit der Herzglykoside. Entsprechend wurde eine deutlich verminderte Bioverfügbarkeit von Digoxin gefunden, wenn das Glykosid gleichzeitig mit einer kolloidalen Suspension von Aluminium- und Magnesium-Hydroxid sowie von Magnesium-Trisilikat eingenommen wurde [14]. Im Gegensatz dazu wird die Resorption von Digoxin durch Magnesium-Aluminium-Silikat-haltige Antazida in Tablettenform nicht beeinflußt [83]. Nach Untersuchungen von McElnay und Mitarb. [65] führt eine Emulsion von aktiviertem Dimethicon weder in vitro noch in vivo zu einer Interaktion mit Digoxin. Diskutiert wird auch eine Resorptionseinschränkung durch das antidiarrhoeisch wirksame Adsorbens Kaopektat. Die gleichzeitige Einnahme von Digoxin und einer Kaolin-Pektin-haltigen Suspension führt zu einer deutlich verzögerten und verminderten Resorption von Digoxin [2]. Derartige Wechselwirkungen lassen sich durch die zeitlich getrennte Einnahme der Arzneimittel teilweise vermeiden. Wird so z. B. die Kaolin-Pektin-Suspension zwei Stunden vor oder nach der Digoxingabe eingenommen, so wird die Digoxin-Resorption kaum beeinflußt. Zur Vermeidung derartiger Interaktionen könnte auch die Anwendung von Digoxin-Kapseln gegenüber der Tablettenform von Vorteil sein [3].

Über Interaktionen zwischen Digitoxin und Antazida lagen bisher kaum Untersuchungen vor. Die gleichzeitige Gabe von Aluminiumhydroxid (Aludrox®) scheint die Resorptionsgeschwindigkeit und Resorptionsquote von Digitoxin nach Untersuchungen von Peters und Mitarb. [73] an vier Versuchspersonen nicht zu beeinflussen. Wie auf Tabelle 4 ersichtlich, hat die Gabe von 3 × 20 ml/Tag Aluminium-Magnesium-Hydroxidgel (Maaloxan) keinen Einfluß auf die Digitoxinresorption, gemessen am „steady state" Plasmaspiegel und der täglichen renalen Glykosidausscheidung. Die Resorption von Herzglykosiden kann auch durch Aktivkohle oder die Anionenaustauschharze Cholestyramin und Cholestipol beeinträchtig werden [15, 67]. Sie absorbieren verschiedene Pharmaka und vermindern dadurch ihre Resorptionsquote. Diese Interaktion scheint besonders bei der Behandlung mit Digitoxin von klinischer Bedeutung zu sein, da Digitoxin beim Menschen einem ausgeprägten enterohepatischen Kreislauf unterliegt und somit auch noch einige Stunden nach der Einnahme durch diese Substanzen gebunden werden kann. Sie kann bei der Behandlung einer Digitoxin-In-

Tabelle 4 Mittlere "steady state" Glykosidplasmakonzentrationen (ng/ml ± SD) und mittlere tgl. renale Glykosidausscheidung (μg/die ± SD) bei 6 Patienten, die unter einer Erhaltungsdosis von 0,1 mg Digitoxin (Digimerck[R]) per os standen, ohne zusätzliche Antazidagabe sowie nach der Gabe von tgl. 3 x 20 ml Al/Mg-Hydroxidgel (Maaloxan[R]) (34)

Patient	Digitoxinkonzentrationen ohne Antazidagabe		Digitoxinkonzentrationen mit Antazidagabe (Maaloxan®)	
	Plasma (ng/ml)	Urin (μg/die)	Plasma (ng/ml)	Urin (μg/die)
N. C.	7,2 ± 2,2	9,8 ± 2,3	10,6 ± 2,8	9,7 ± 2,5
F. B.	3,9 ± 0,7	5,0 ± 1,1	4,3 ± 1,0	6,0 ± 2,1
W. I.	16,1 ± 1,1	9,5 ± 2,1	17,5 ± 3,2	9,7 ± 2,4
S. T.	14,7 ± 1,7	10,2 ± 4,6	15,6 ± 3,3	12,8 ± 4,6
J. X.	20,0 ± 1,3	8,9 ± 2,9	18,4 ± 2,6	8,4 ± 3,4
F. I.	7,4 ± 1,0	10,8 ± 3,1	8,4 ± 1,6	11,7 ± 2,7
MW ± SD	11,5 ± 6,3	9,0 ± 2,1	12,5 ± 5,6	9,7 ± 2,4

toxikation erfolgreich ausgenutzt werden. So kam es bei einer Verlaufsbeobachtung von Anschütz und Mitarb. [5] bei einer Patientin, die in suizidaler Absicht 10 mg Digitoxin eingenommen hatte, während der ersten 72 Stunden zu einem raschen Abfall des Digitoxinplasmaspiegels mit einer Halbwertszeit von ca. 16 Std., wenn alle 6 Std. 8 g Cholestyramin eingenommen wurde. Trotz weiterer Gabe des Anionenaustauschharzes erfolgte die Elimination des Digitoxins vom 4.–10. Tag nach der Einnahme, wenn deutlich weniger Digitoxin im enterohepatischen Kreislauf zirkuliert, erheblich langsamer mit einer Halbwertszeit von 5,6 Tagen. Bei der Behandlung

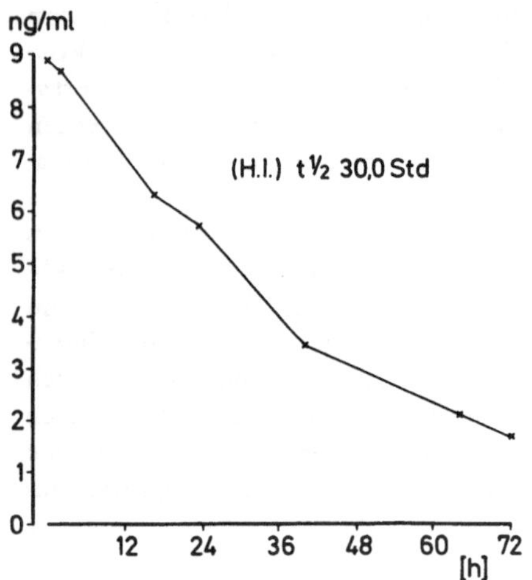

Abb. 2 Verlauf der Glykosidplasmakonzentration 6–72 Stunden nach der suizidalen Einnahme von ca. 7 mg β-Methyldigoxin unter der Gabe von 8 g Cholestyramin alle 6 Stunden bei einem 43jährigen Mann.

einer Intoxikation mit einem Digoxinpräparat ist die Anwendung von Cholestyramin dagegen ohne Erfolg (Abb. 2).

4 Schädigungen der Magen-Darm-Schleimhaut

Eine wesentliche Determinante des Resorptionsvorgangs ist ferner die Beschaffenheit der resorbierenden Oberfläche. Verschiedene Arzneimittel können die Darmschleimhaut derart schädigen, daß die Resorption anderer Pharmaka dadurch beeinträchtigt ist. So wird Digoxin bei gleichzeitiger Behandlung mit Neomycin, DPH, Paraaminosalizylsäure und Sulfasalazin infolge einer Schädigung der Darmschleimhaut nur unzureichend resorbiert. Schwere Schleimhautschäden führen häufig zum Abbruch der zytostatischen Therapie. Über eine durch Zytostatika induzierte Beeinträchtigung der Resorption zusätzlich eingenommener Pharmaka ohne klinisch manifeste gastrointestinale Störungen ist bisher nur wenig bekannt. Wie auf Abbildung 3 ersichtlich, führt die gleichzeitige zytostatische Therapie nach de Vita mit Cyclophosphamid, Oncovin, Procarbazin und Prednison zu einer deutlich verminderten Resorptionsgeschwindigkeit und Resorptionsquote von β-Acetyldigoxin [50, 51]. Unter der zytostatischen Therapie liegt der maximale Digoxin-Plasmaspiegel nach der einmaligen Gabe von 0,8 mg Novodigal mit 2,2 ng/ml gegenüber 3,7 ng/ml vor der Zytostase deutlich niedriger und wird erst zu einem um 40 Minuten späteren Zeitpunkt erreicht. Die Fläche unter der Plasma-Konzentrationszeitkurve von 0–8 Stunden als Maß für eine Resorptionsbeeinträchtigung durch die Zytostatika-

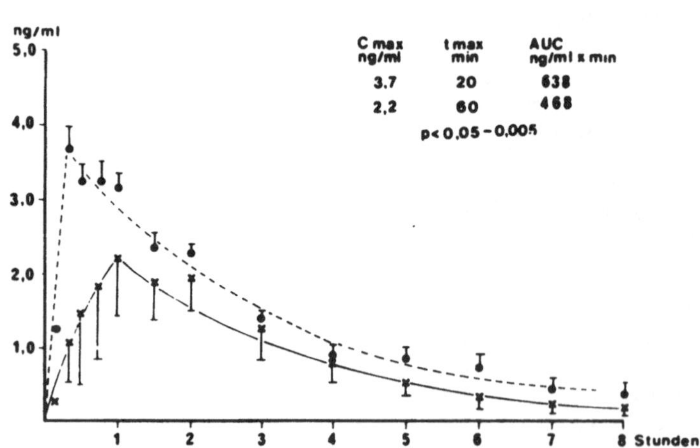

Abb. 3
Mittlere Glykosidplasmakonzentrationen (ng/ml ± SEM) bei 3 Personen mit einem Hodgkin-Lymphom nach der einmaligen Gabe von 0,8 mg β-Acetyldigoxin per os vor der zytostatischen Therapie (●——●) und 24 Std. nach der 1. COPP-Gabe (x——x) [51].

gabe ist ebenfalls unter der Zytostase mit 468 ng/ml × min gegenüber 638 ng/ml × min vor der Therapie deutlich reduziert. Wie aus Tabelle 5 ersichtlich wird, sind auch die mittleren Digoxinplasmaspiegel bei Patienten, die unter einer Dauertherapie mit täglich 0,3 mg β-Acetyldigoxin standen, während der 14-tägigen zytostatischen Therapie mit 0,47 ng/ml um durchschnittlich 50 % niedriger als vor Beginn der Therapie. Die tägliche renale Glykosidausscheidung ist ebenfalls während dieser Zeit auf die Hälfte herabgesetzt. 8 Tage nach der 2. COPP-Gabe haben die Digoxin-Konzentrationen im Plasma und die tägliche Urinausscheidung wieder ihre Ausgangswerte erreicht. Demgegenüber wird die Resorptionsquote von Digitoxin durch die gleichzeitige Zytostatikagabe nicht beeinträchtigt [42, 48]. Wie in Abbildung 4 ersichtlich, führt die zytostatische Therapie zwar zu einer Verzögerung der Resorptionsgeschwindigkeit von Digitoxin, nicht aber zu einer Reduktion der Resorptionsquote, gemessen an der Fläche unter der Plasmakonzentrationszeitkurve von 0–168 Stunden. Die renale Glykosidausscheidung war ebenfalls über diesen Zeitraum nicht reduziert [54]. Entsprechend wurden die „steady state" Plasmaspiegel und die tägliche renale Glykosidausscheidung bei Patienten, die mit Digitoxin behandelt wurden, durch die zusätzliche Zytostatikagabe nicht beeinträchtigt (Tab. 6). Aufgrund dieser Befunde darf es als gesichert angesehen werden, daß Resorptionsgeschwindigkeit und Resorptionsquote von Digoxin durch die zytostatische Therapie deutlich reduziert werden. Als ursächlicher Mechanismus kommt eine rasch einsetzende, reversible Schädigung der Darmschleimhaut durch die Zytostatika in Betracht. Tierexperimentell sind morphologische und funktionelle Veränderungen der Dünndarmschleimhaut, die mit einer Abnahme der resorbierenden Oberfläche im Dünndarm und somit auch der Resorptionskapazität einhergehen, durch verschiedene Zytostatika beobachtet worden [25, 33, 92]. Während Digoxin

Tabelle 5   Mittlerer "steady state" Digoxinplasmaspiegel (ng/ml ± SD) und mittlere renale Digoxinausscheidung (µg/die ± SD) nach tgl. oraler Gabe von 0,3 mg β-Acetyldigoxin (Novodigal[R]; 51) C = Cyclophosphamid, O = Oncovin, P = Prednison, PP = Prednison + Procarbazin

Patient	Vor Zytostase	1. COPP-Schema	2. COPP-Schema	Intervall
Plasma				
J. B.	0,74 ± 0,04	0,38 ± 0,11	0,36 ± 0,026	0,76 ± 0,04
O. N.	0,74 ± 0,11	0,26 ± 0,08	0,52 ± 0,04	0,79 ± 0,08
A. F.	0,90 ± 0,08	0,51 ± 0,10	0,48 ± 0,17	0,73 ± 0,17
J. G.	1,39 ± 0,16	0,73 ± 0,25	0,49 ± 0,12	1,07 ± 0,09
Urin				
O. N.	nicht bestimmt	134 ± 53	114 ± 34	194 ± 26
A. F.	106 ± 23,5	34 ± 14	56 ± 37	nicht bestimmt
J. G.	147 ± 4,1	99 ± 14	94 ± 19	nicht bestimmt

Patient	Vor Zytotstase	1. COP-Schema	Intervall	2. COP-Schema
Plasma				
N. X.	1,61 ± 0,18	0,56 ± 0,04	0,79 ± 0,09	0,43 ± 0,11
W. N.	1,23 ± 0,22	0,68 ± 0,15	1,10 ± 0,20	0,70 ± 0,16
I. B.	1,78 ± 0,15	1,10 ± 0,22	1,78 ± 0,13	1,01 ± 0,26
X. B.	0,99 ± 0,14	0,66 ± 0,16	0,78 ± 0,13	nicht bestimmt
Urin				
N. X.	173 ± 5,3	72,7 ± 19,1	139 ± 20,3	90,4 ± 34,6
W. N.	181 ± 30,5	116,0 ± 21,0	198 ± 41,0	nicht bestimmt
I. B.	156 ± 20,9	75,6 ± 12,2	155 ± 30,0	nicht bestimmt
X. B.	112 ± 20,5	53,4 ± 13,0	nicht bestimmt	nicht bestimmt

Tabelle 6 Mittlere "steady state" Digitoxinplasmaspiegel
(ng/ml ± SD) und mittlere renale Digitoxinaus-
scheidung (μg/die ± SD) nach tgl. oraler Gabe von
0,1 ml Digitoxin (Digimerck[R]; 43), C = Cyclophosphamid, O = Oncovin, P = Prednison,
PP = Prednison + Procarbazin, AP = Arabinosid +
Prednison

Patient	vor Zytostase	1. COPP-Schema	2. COPP-Schema	Intervall
Plasma (ng/ml ± SD)				
B. M.	5,4 ± 1,0	4,3 ± 0,5	5,5 ± 0,8	4,8 ± 0,7
I. L.	13,7 ± 3,8	12,8 ± 3,4	15,1 ± 4,8	nicht bestimmt
J. X.	20,4 ± 0,9	16,7 ± 1,5	19,8 ± 2,3	18,4 ± 2,6
G. I.	12,4 ± 1,4	11,3 ± 0,5	14,0 ± 2,2	nicht bestimmt
K. C.	18,5 ± 3,1	19,9 ± 1,7	16,3 ± 3,1	17,8 ± 2,8
C. I.	15,7 ± 2,2	14,7 ± 1,2	16,0 ± 0,6	nicht bestimmt
Urin (μg/die ± SD)				
B. M.	15,7 ± 2,7	15,0 ± 4,2	15,8 ± 6,3	15,3 ± 3,8
I. L.	25,8 ± 7,7	31,1 ± 9,8	31,7 ± 4,1	nicht bestimmt
J. X.	8,0 ± 2,6	9,0 ± 4,1	10,1 ± 2,1	8,4 ± 3,4
G. I.	19,2 ± 4,3	18,7 ± 6,7	19,2 ± 3,2	nicht bestimmt
K. C.	24,2 ± 4,9	20,3 ± 2,5	19,6 ± 4,7	19,8 ± 3,1
C. I.	16,7 ± 2,8	19,5 ± 5,5	19,4 ± 4,2	nicht bestimmt

Patient	vor Zytostase	1. COP*- bzw. COAP**-Gabe	Intervall	2. COP- bzw. COAP-Gabe
Plasma (ng/ml ± SD)				
K. E.*	6,5 ± 1,9	7,3 ± 1,7	6,1 ± 1,4	6,9 ± 2,4
F. I.*	6,4 ± 1,2	7,7 ± 0,2	7,4 ± 1,0	9,1 ± 0,3
M. T.**	7,3 ± 1,4	8,4 ± 0,8	8,4 ± 1,7	nicht bestimmt
N. J.**	13,7 ± 2,8	9,0 ± 2,0	11,0 ± 2,3	8,6 ± 1,7
Urin (μg/die ± SD)				
K. E.	16,7 ± 6,1	20,2 ± 4,8	19,5 ± 2,7	17,9 ± 6,8
F. I.	15,3 ± 4,6	19,3 ± 5,3	10,8 ± 3,1	28,2 ± 7,4
M. T.	21,6 ± 4,1	25,0 ± 6,1	17,4 ± 4,6	nicht bestimmt
N. J.	20,1 ± 3,6	15,3 ± 2,3	16,6 ± 7,8	14,5 ± 1,9

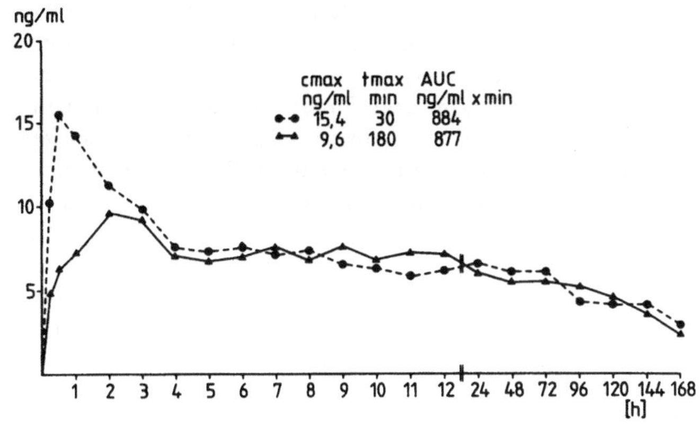

Abb. 4

Mittlere Gylkosidplasma-konzentrationen (ng/ml) bei 3 Personen mit einem Hodgkin-Lymphom nach der einmaligen Gabe von 0,5 mg Digitoxin per os vor der zytostatischen Therapie (●— —●) und 24 Std. nach der 1. COPP bzw. COP-Gabe (▲——▲) [53].

vornehmlich im oberen Duodenum passiv resorbiert wird, kann die Aufnahme des lipophileren Digitoxins auch noch in den distalen Darmabschnitten erfolgen. Eine kompensatorische Mehraufnahme des Digitoxins von noch unversehrten Dünndarmabschnitten könnte die unverminderte Digitoxinaufnahme unter der zytostatischen Therapie erklären. Aufgrund dieser Befunde sollte bei der Digitalisierung von Tumorpatienten, die zytostatisch behandelt werden, dem Digitoxin gegenüber dem Digoxin und seinen Derivaten der Vorzug gegeben werden, um kontinuierlich eine ausreichende Wirkung zu gewährleisten [41]. Nach den bisher vorliegenden Befunden muß man annehmen, daß Wechselwirkungen im Magen-Darm-Trakt zwischen Digoxin und anderen Pharmaka relativ häufig vorkommen, während die Resorption von Digitoxin kaum beeinflußt wird (Tab. 7).

Tabelle 7 Mögliche Wechselwirkungen von Herzglykosiden und anderen Pharmaka im Gastrointestinaltrakt

↓ verminderte Aufnahme

(-) unzureichend oder gar nicht untersucht

- keine Wechselwirkung

Pharmakon	Digoxin	Digitoxin
hochfaserreiche Diät	↓	(−)
Cholestyramin	↓	↓
Cholestipol	↓	↓
Propanthelin	↑	(−)
Metoclopramid	↓	(−)
Al-Hydroxid ⎫	↓	−
Mg-Hydroxid ⎬ als Suspension	↓	−
Mg-Trisilikat ⎭	↓	(−)
Mg/Al-Silikathydrat-Tabl.	−	(−)
Mg/Al-Trisilikat-Tabl.	−	(−)
Mg/Al-Hydroxid-Tabl.	−	−
Aktivkohle	↓	↓
Dimethicon	−	(−)
Kaopectat	↓	↓
Neomycin	↓	(−)
Paraaminosalizylsäure	↓	(−)
Sulfasalazin	↓	(−)
Diphenylhydantoin	↓	(−)
Zytostatika	↓	−

Veränderungen der Verteilung

Ein Arzneimittel kann die Verteilung eines zusätzlich verabreichten Pharmakons verändern und dadurch die Konzentration des ungebundenen aktiven Anteils des Arzneimittels am Wirkort beeinflussen. So ist es denkbar, daß z.B. gefäßerweiternde Substanzen das Verteilungsvolumen der Herzglykoside vergrößern. Auch wäre eine Veränderung der Glykosidverteilung in Abhängigkeit von der Herzfunktion möglich. Als eine Ursache der unterschiedlichen Digitalisempfindlichkeit bei hyperthyreoten und hypothyreoten Patienten wird ebenfalls eine Änderung des Verteilungsvolumens angenommen [19, 23]. Eine wesentliche Determinante der Verteilung von Arzneimitteln im Organismus ist deren Eiweißbindung. Es ist allgemein bekannt, daß nur das nicht an Plasmaproteine gebundene Pharmakon sich im Gewebe verteilt und für die pharmakologische Wirkung verantwortlich ist. Die niedrige Eiweißbindung von Digoxin und Derivaten gegenüber Digitoxin mit einer Albuminbindung von mehr als 90% ist für mögliche

Interaktionen mit anderen Pharmaka ohne klinische Bedeutung. Das gleiche gilt aber weitgehend auch für das durch hydrophobe Wechselwirkungen an Albumin gebundene Digitoxin, das im therapeutischen Dosierungsbereich, z.B. durch saure, anionisch gebundene Pharmaka, wie Phenylbutazon, Warfarin, Tolbutamid, Sulfadimethoxin und Clofibrat nicht verdrängt wird [29]. Erst extrem hohe in vitro Konzentrationen dieser Substanzen sind dazu wahrscheinlich bei Konformationsänderung des Albuminmoleküls in der Lage. Ferner ist die von Digitoxin unter „steady-state"-Bedingungen im Intravasalraum befindliche Menge von ca. 6 % des Körperbestandes zu gering und bei Änderung der Proteinbindung ohne klinische Bedeutung. Es kann nur zu einer vorübergehend meßbaren Zunahme des ungebundenen Anteils im Plasma kommen. Unter diesem Gesichtspunkt ist die Interaktion zwischen Digitoxin und Heparin mit Anstieg der freien Konzentration von 2,5 auf 6,9 % zu sehen. Erste Ergebnisse einer Untersuchung an Patienten, die chronisch dialysiert wurden, haben gezeigt, daß die Heparingabe nur zu einer sehr kurzfristigen Erhöhung des freien Digitoxin-Anteils führt [53].

Veränderungen des Metabolismus

Metabolische Interaktionen sind nur für die Herzglykoside von Bedeutung, die eine deutliche Verstoffwechselung in der Leber erfahren. So sind die als Enzyminduktoren der mischfunktionellen Oxydasen geltenden Substanzen Phenobarbital, Phenylbutazon, Diphenylhydantoin, Spironolacton und Rifampicin in der Lage, den Digitoxinmetabolismus zu stimulieren [34, 79, 90, 91]. Die klinische Relevanz ist aber bisher nur für Rifampicin ausreichend dokumentiert [72, 73, 94]. Bei der gleichzeitigen Gabe von Rifampicin und Digitoxin kann es infolge einer verstärkten Bildung wasserlöslicher, weniger herzaktiver Metaboliten, die rasch ausgeschieden werden, zu einer Reduktion der Digitoxinplasmakonzentration kommen, die dann eine Dosiserhöhung notwendig macht (Abb. 5).
Nach Untersuchungen von Lindenbaum und Mitarb. [57] kann es bei Patienten, die Digoxin erhalten, durch eine zusätzliche Behandlung mit den Antibiotika Erythromycin oder Tetracyclin zu einer Überdosierung des Digoxins

kommen. Diese Gefahr besteht für alle die Patienten, bei denen ein abnormer Metabolismus von Digoxin zu dihydrierten Metaboliten des Digoxins stattfindet. Da die Herzwirksamkeit dieser Dihydroverbindungen sehr viel geringer ist als die der entsprechenden Ausgangssubstanz, benötigen diese Patienten deutlich höhere Digoxinerhaltungsdosen. Durch die gleichzeitige Antibiotikagabe werden unbekannte Anaerobier in den unteren Darmabschnitten, die ursächlich für diesen abnormen Digoxinabbau angesehen werden, abgetötet und somit die Bildung solcher weniger herzwirksamer Metaboliten drastisch reduziert oder ganz verhindert, wodurch es bei Beibehaltung der vorher tolerierten Digoxindosis dann zu Überdosierungserscheinungen kommen kann. Eine besonders sorgfältige klinische Beobachtung erscheint neben der Überprüfung des Digoxinplasmaspiegels bei diesen Patienten dringend angezeigt zu sein.

Interaktionen bei der renalen Elimination

Die renale Ausscheidung von Arzneimitteln kann durch drei Mechanismen erfolgen: glomeruläre Filtration, tubuläre Reabsorption und aktive tubuläre Sekretion. Interaktionen bei der renalen Elimination sind nur für solche Pharmaka von klinischer Relevanz, die selbst oder deren aktive Metaboliten vornehmlich über die Niere eliminiert werden. Digoxin und seine Derivate werden hauptsächlich glomerulär filtriert.

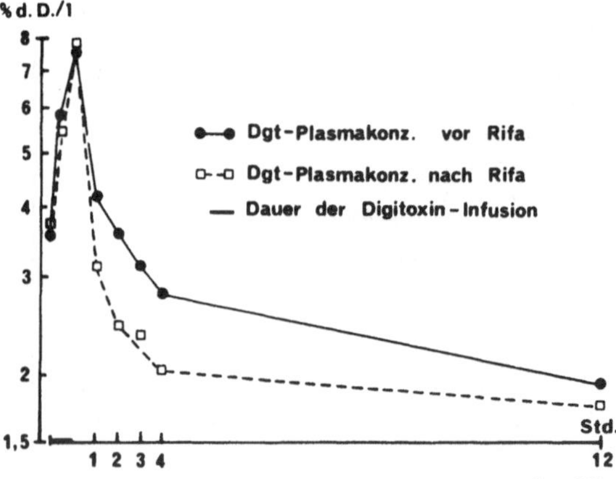

Abb. 5 Gesamtradioaktivität (% d.D./l) im Plasma nach der intravenösen Gabe von 1 mg ^{3}H-Digitoxin vor und nach der tgl. Gabe von 1,2 g Rifampicin über 8 Tage bei einer gesunden Versuchsperson [94].

Es besteht eine enge Korrelation zwischen der Digoxin- und der Kreatinin-Clearance. Zusätzlich scheinen auch tubuläre Mechanismen bei der renalen Digoxinausscheidung eine gewisse Bedeutung zu haben [80]. Untersuchungen mit Diuretika und Herzglykosiden haben unterschiedliche Ergebnisse erbracht. Die chronische orale Gabe von Furosemid führt aber nicht zu klinisch bedeutsamen Veränderungen des steady state Digoxinplasmaspiegels oder der renalen Digoxinausscheidung [8, 77]. Das Diuretikum Azosemid hat ebenfalls keinen Einfluß auf den Methyldigoxin-Blutspiegel und die renale Glykosidausscheidung [7]. Kaliumsparende Diuretika scheinen nach bisherigen Untersuchungen die glomeruläre Filtration von Digoxin nicht zu beeinflussen. Lediglich Waldorff u. Mitarb. [85, 86] beschrieben bei der gleichzeitigen Gabe von Spironolacton infolge einer Hemmung der tubulären Digoxin-Sekretion einen Anstieg des Digoxinplasmaspiegels, während Amilorid zu einer gesteigerten tubulären Digoxinsekretion mit Abfall des Digoxinplasmaspiegels führen soll. Eine klinische Bedeutung kommt diesen Wechselwirkungen aber nach bisherigen Erfahrungen nicht zu.

Eine überraschende Wechselwirkung zwischen Chinidin und Digoxin wurde erstmals 1978 beschrieben [21, 26], obwohl beide Pharmaka schon seit etwa 50 Jahren gemeinsam erfolgreich bei supraventrikulären Rhythmusstörungen eingesetzt werden. Danach können die Digoxinplasmaspiegel bis auf das Doppelte ansteigen, wenn zusätzlich Chinidin verordnet wird. Die Ursache dieser Interaktion ist bis heute nicht endgültig geklärt. Es werden vornehmlich zwei Mechanismen diskutiert:

1. Chinidin führt zu einer langsameren Elimination, beispielsweise durch Hemmung der tubulären Sekretion, und/oder
2. Chinidin führt zu einer Verringerung des Verteilungsvolumens, z.B. durch Verdrängung aus seiner Gewebebindung.

Eine Abnahme der Digoxin-Clearance als alleinige Ursache, wie sie zunächst von mehreren Autoren angenommen wurde, kann aber den akuten Anstieg der Digoxinplasmakonzentration nach der Chinidingabe nicht erklären [16]. Zusätzlich wird daher eine Reduktion des Verteilungsvolumens von Digoxin unter der Chinidingabe angenommen. So fanden Hager und Mitarb. [32] bei sechs Versuchspersonen im Akutversuch eine deutliche Verminderung des Verteilungsvolumens von 10,87

auf 7,35 l/kg. Nach tierexperimentellen Untersuchungen von Doherty und Mitarb. [24] beim Hund kam es unter der Chinidingabe zu einer deutlichen Verringerung der Digoxinkonzentration im Skelettmuskel, so daß auch eine Rückverteilung aus der Muskulatur, dem Hauptdepot für Herzglykoside, als Ursache für diese Interaktion angesehen werden kann. Die Folge dieser Wechselwirkung ist das größere Risiko einer Digoxinintoxikation. Ein Teil der unerwünschten Wirkungen, die bisher dem Chinidin angelastet wurden, gehen demnach auf das Konto des Digoxins. Man sollte daher die orale Digoxinerhaltungsdosis bei einer Chinidindosis von 500 bis 1000 mg pro Tag um ein Drittel bis die Hälfte reduzieren [71]. Bei Patienten mit Niereninsuffizienz ist die Bestimmung des Digoxinplasmaspiegels für eine optimale Dosierung notwendig. Ähnliche Befunde wie für das reine Digoxin wurden auch für seine acetylierten und methylierten Derivate erhoben. Demgegenüber scheint nach bisher vorliegenden Ergebnissen für Digitoxin diese Kumulationsgefahr bei gleichzeitiger Chinidingabe geringer zu sein [22, 71]. Während die Kinetik von Digitoxin im Akutversuch durch Chinidin im Gegensatz zu Digoxin nicht entscheidend beeinflußt wird [68], kommt es nach Untersuchungen von Peters und Mitarb. [75] bei zehn gesunden Versuchspersonen, die eine Erhaltungsdosis von 0,1 mg Digitoxin eingenommen hatten, unter der gleichzeitigen Applikation von 750 mg Chinidinbisulfat über elf Tage zu einem Anstieg der „steady state" Digitoxinkonzentrationen im Serum von 17,0 ± 3,2 ng/ml auf 22,4 ± 4,2 ng/ml. Die Digitoxinplasmakonzentrationen blieben aber immer im therapeutischen Bereich. Da nach pharmakokinetischen Gesetzen zumindest 4–5 Halbwertszeiten nach einer Dosisänderung oder einer pharmakokinetischen Beeinflussung durch ein anderes Arzneimittel abgewartet werden muß, bis sich wieder ein neues Fließgleichgewicht eingestellt hat, ist nicht auszuschließen, daß sich nach längerer Chinidinmedikation die Digitoxinplasmakonzentration ebenso, wie für Digoxin beschrieben, verdoppelt. Peters und Mitarb. [75] konnten bei 3 Patienten, die über mehrere Wochen mit Digoxin und Chinidin gleichzeitig behandelt wurden, ebenfalls nur einen Anstieg des Digoxinplasmaspiegels um ca. 30% feststellen. Demgegenüber kam es nach Untersuchungen von Kreutz und Mitarb. [38] bei drei gesunden Versuchspersonen zu einem deut-

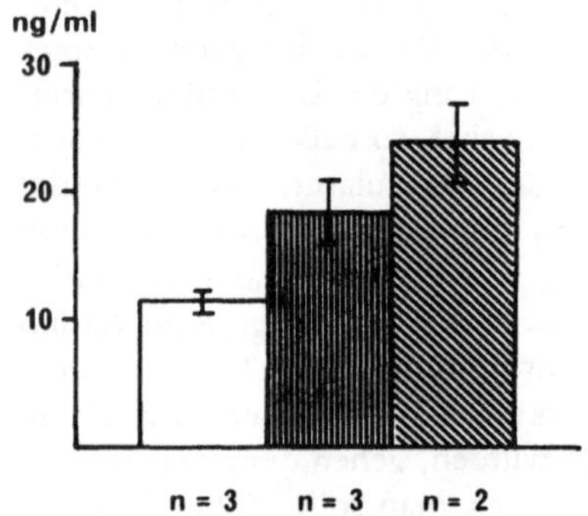

Abb. 6 Mittlere "steady state" Digitoxinplasmakonzentrationen (ng/ml ± SD) bei 3 gesunden Versuchspersonen, die 0,07 mg Digitoxin allein (□) oder zusammen mit 180 (▥) bzw. 360 (▨) mg Chinidin einnahmen (modifiziert nach [38]).

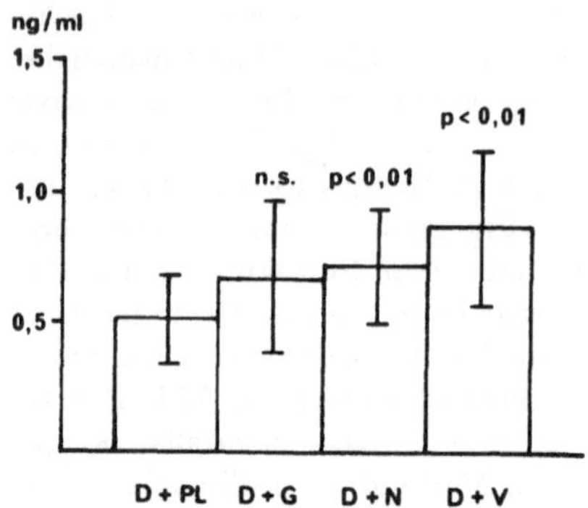

Abb. 7 Mittlere "steady state" Digoxinplasmakonzentrationen (ng/ml ± SD) von 12 Probanden, die unter einer tgl. Erhaltungsdosis von 0,375 Digoxin (D) per os standen, zusammen mit der tgl. Gabe von 240 mg Verapamil (V), 30 mg Nifedipin (N), 150 mg Gallopamil (G), oder Placebo (PL) (modifiziert nach [11]).

licheren Anstieg des steady state Digitoxin-Plasmaspiegels von 11,4 ng/ml auf 18,5 ng/ml, wenn gleichzeitig täglich 180 mg Chinidin über 45 Tage eingenommen wurde (Abb. 6). Eine Verdoppelung der Chinidindosis führte nach 70 Tagen zu einem neuen steady-state Digitoxin-Plasmaspiegel von 24,1 ng/ml. Gemessen an den systolischen Zeitintervallen kam es mit steigendem Digitoxinspiegel zu einer Reduktion der durch Chinidin verlängerten ventrikulären Austreibungszeit (VETI). Weitere Untersuchungen an einer größeren Fallzahl sind erforderlich, um das Ausmaß der Interaktion zwischen Digitoxin und Chinidin im Vergleich zum Digoxin richtig abschätzen zu können.

Demgegenüber scheinen andere Antiarrhythmika mit Ausnahme des Amiodarons zu keiner gefährlichen Kumulation von Digoxin zu führen [22]. Keines der überwiegend ventrikulär wirksamen Antiarrhythmika beeinflußt die Pharmakokinetik von Digoxin ähnlich wie Chinidin [21, 22, 31, 39, 55]. Auch die Antiarrhythmika mit ähnlicher Indikation wie Chinidin (Propafenon, Spartein, Disopyramid) beeinflussen die Kinetik von Digoxin nicht [21, 63, 87]. Demgegenüber können die Calziumantagonisten Verapamil und Nifedipin, die häufig in Kombination mit Herzglykosiden eingesetzt werden, ebenfalls zu einer Erhöhung der Digoxinplasmakonzentrationen führen [10, 11, 36]. Wie auf Abbildung 7 ersichtlich, führt die gleichzeitige Gabe von 240 mg Verapamil

oder 30 mg Nifedipin bei zwölf gesunden Versuchspersonen, die unter einer täglichen Erhaltungsdosis von 0,375 mg Digoxin per os standen, zu einem signifikanten Anstieg der Digoxin-Plasmaspiegel gegenüber den Kontrollwerten, während die gleichzeitige Gabe von 150 mg Gallopamil den Digoxinplasmaspiegel nicht so deutlich erhöhte [10, 11]. Als ursächlicher Mechanismus hierfür muß ebenfalls eine Verminderung der renalen und auch der extrarenalen Digoxinclearance angesehen werden, wie kürzlich von Belz und Mitarb. [11] sowie Pedersen und Mitarb. [70] gezeigt werden konnte. Auch die gleichzeitige Gabe von tgl. 180 mg Diltiazem über 14 Tage führte nach ersten eigenen Untersuchungen zu einem deutlichen Anstieg der Digoxinplasmakonzentration um 50–80% gegenüber den Kontrollwerten vor der Gabe des Calcium-Antagonisten (Abb. 8). Wenn auch die klinische Bedeutung dieser Interaktionen noch nicht eindeutig geklärt ist, sollten Patienten, die über einen längeren Zeitraum Digoxin und Ca-Antagonisten einnehmen, genau beobachtet werden. Ob derartige Wechselwirkungen auch für Digitoxin und Ca-Antagonisten zutreffen, ist bisher nicht geklärt. Nach ersten Untersuchungen an acht Patienten, die unter einer Dauertherapie mit Digitoxin standen, kam es trotz der zusätzlichen Gabe von 60 mg Nifedipin täglich über 4 bis 6 Wochen nicht zu einem deutlichen Anstieg der Digitoxinplasmakonzentrationen ge-

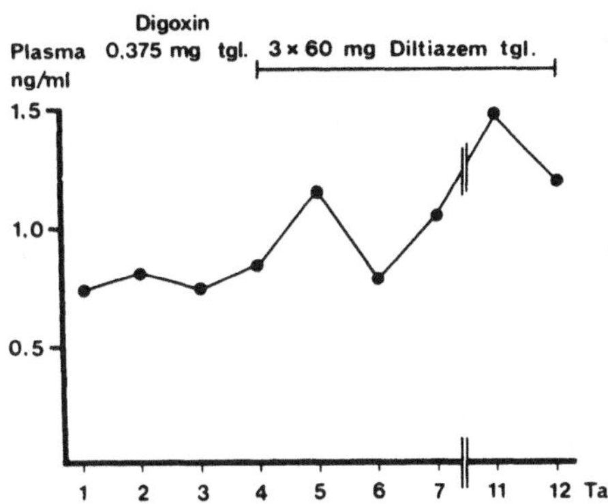

Abb. 8 Glykosid-Plasmakonzentrationen bei einem Patienten, der unter einer tgl. Erhaltungsdosis von 0,375 mg Digoxin stand, vor und während der gleichzeitigen Gabe von tgl. 180 mg Diltiazem.

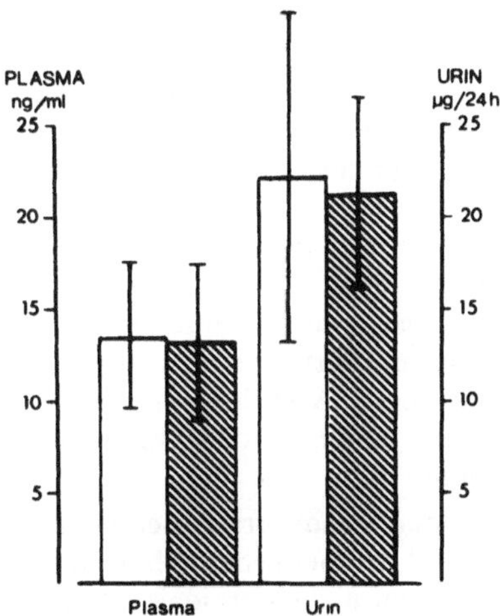

Abb. 9 Mittlere Glykosid-Plasmakonzentrationen (ng/ml ± SD) und mittlere renale Glykosidausscheidung (µg/die ± SD) bei 5 Patienten, die unter einer tgl. Erhaltungsdosis von 0,1 mg Digitoxin standen, vor (☐) und während der gleichzeitigen Gabe von tgl. 60 mg Nifedipin (▨).

genüber den Kontrollwerten vor der Gabe des Ca-Antagonisten (Abb. 9). Die Gabe von 180 mg Diltiazem tgl. beeinflußt die Kinetik von Digitoxin ebenfalls nicht entscheidend wie uns bei Abb. 10 an einem Beispiel deutlich wird. Ähnliche Befunde konnten bei drei weiteren Patienten erhoben werden. Eine Beeinflussung der pharmakodynamischen Digitoxinwirkung konnte aufgrund nichtinvasiv gemessener Parameter (QT-Zeit, T-Wellen-Amplituden V_2-V_6,

Tabelle 8a + 8b Verhalten der nichtinvasiv gemessenen Parameter bei 9 Patienten, die unter einer Erhaltungsdosis von 0,1 ml Digitoxin standen, ohne (Ø-Wert) und mit gleichzeitiger Gabe von tgl. 180 mg Diltiazem (a; n = 4) bzw. 60 mg Nifedipin (b; n = 5)

8a.

	QS_2I	$\dfrac{PEP}{LVET}$	QT-Zeit	$T_{V_2-V_6}$
φ-Wert	501	0,295	0,38	0,20
7 Tage Dilzem	493	0,283	0,39	0,20
28−60 Tage Dilzem	498	0,289	0,37	0,20

8b.

	QS_2I	$\dfrac{PEP}{LVET}$	QT-Zeit	$T_{V_2-V_6}$
φ-Wert	524	0,290	0,36	0,20
7 Tage Adalat	527	0,265	0,36	0,18
28−60 Tage Adalat	522	0,298	0,37	0,20

systolische Zeitintervalle) durch die Calcium-Antagonisten nicht festgestellt werden (Tab. 8a + b; [52b]).

Im Gegensatz dazu scheint die akute, intravenöse Gabe der Vasodilatatoren Nitroprussid und Hydralazin die renale Digoxinausscheidung vornehmlich aufgrund einer gesteigerten tubulären Sekretion kurzfristig zu beschleunigen [17]. Nach ersten Untersuchungen führt die chronische Gabe von Dihydralazin zu einer deutlichen Verminderung des steady state Digoxin-plasmaspiegels bei nur wenig gesteigerter renaler Ausscheidung (Abb. 11). Inwieweit auch nichtsteroidale Antirheumatika die Kinetik von Herzglykosiden beeinflussen können, ist nicht ausreichend untersucht. Nach ersten tierexperimentellen und klinischen Untersuchungen scheinen Aspirin, Indomethacin, Ibuprofen, Tolmetin und Diclophenac zu einem Anstieg der Digoxin-Plasmakonzentration zu führen, während es nach Phenylbutazon zu einem Abfall des Digoxinspiegels kam [76, 89]. Wie aus Tabelle 9 ersichtlich, kommt es demge-

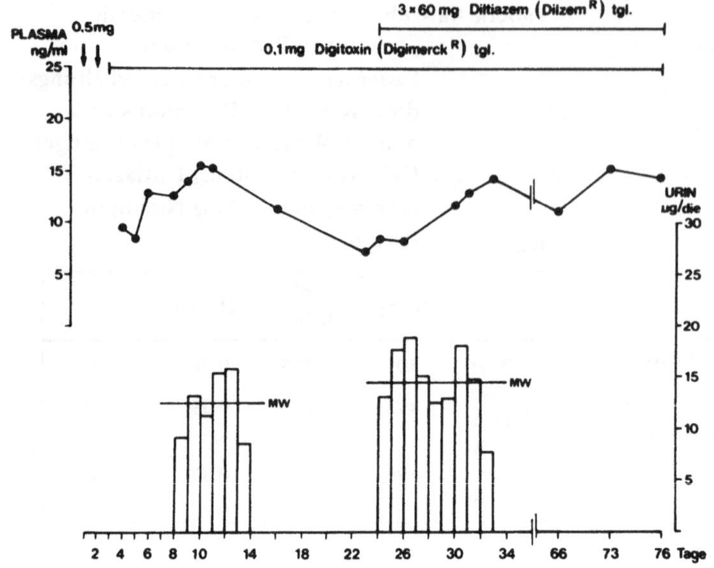

Abb. 10

Glykosid-Plasmakonzentrationen (ng/ml) und die renale Glykosidausscheidung (µg/die) bei einem Patienten, der unter einer tgl. Erhaltungsdosis von 0,1 mg Digitoxin stand, vor und während der gleichzeitigen Gabe von tgl. 180 mg Diltiazem.

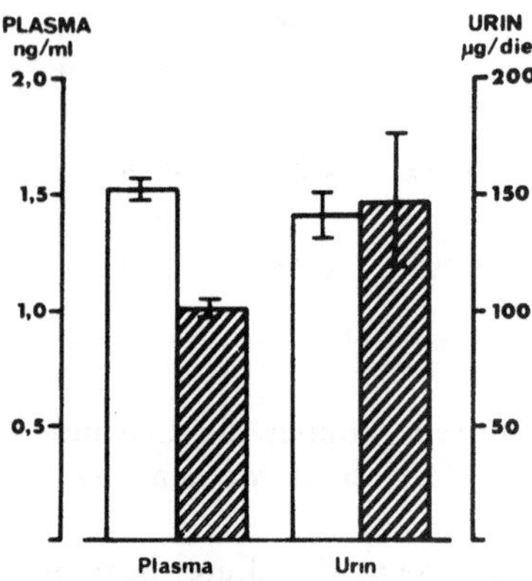

Abb. 11 Mittlere Glykosidplasmaspiegel (ng/ml ± SD) und mittlere tgl. renale Glykosidausscheidung (µg/die ± SD) bei einer Patientin, die unter einer tgl. Erhaltungsdosis von 0,3 mg β-Acetyldigoxin stand, vor (☐) und während der tgl. Gabe von 50 mg Dihydralazin-Sulfat (▨) per os.

gen über nach der einmaligen Gabe von 0,8 mg β-Acetyldigoxin zusammen mit 1000 mg Acetylsalizylsäure zu einer deutlichen Reduktion der Glykosidresorption gemessen an der Fläche unter der Plasmakonzentrationszeitkurve und der renalen Glykosidausscheidung [46]. Demgegenüber ist die Resorptionsbeeinträchtigung durch Indomethacin nicht signifikant, während die gleichzeitige Gabe von Phenylbutazon und Piroxicam die Resorption und die renale Aus

scheidung von Digoxin nicht zu beeinflussen scheinen (Tab. 9). Eine Beeinträchtigung der renalen Eliminationsgeschwindigkeit von Digoxin, wie von Wilkerson u. Mitarb. [89] beim Hund festgestellt, konnte bei der einmaligen Antirheumatikagabe beim Menschen nicht gemessen werden. Die Eliminationshalbwertszeiten im Urin lagen im Mittel bei 33 Stunden, unabhängig davon, ob β-Acetyldigoxin allein oder zusammen mit einem Antirheumatikum eingenommen wurde.

Untersuchungen unter steady state Bedingungen sollten Aufschluß darüber geben, ob bei der gleichzeitigen Gabe von nicht-steroidalen Antirheumatika und Digoxin die Resorptionsverminderung infolge einer antirheumatikainduzierten Magen-Darmschleimhaut-Schädigung oder aber das Risiko einer Digitalisintoxikation infolge Hemmung der renalen Glykosidausscheidung durch die Antirheumatika im Vordergrund stehen.

Wie auf Abbildung 12 am Beispiel eines Patienten, der unter einer Erhaltungstherapie mit 0,3 mg β-Acetyldigoxin stand, ersichtlich, führt die tägliche Gabe von 2 × 10 mg Piroxicam auch unter steady state-Bedingungen zu keiner Veränderung der Plasma-Konzentrationszeitkurve, noch des steady-state-Plasmaspiegels von β-Acetyldigoxin. Die tägliche renale Glykosidausscheidung wird ebenfalls durch die Antirheumatikagabe nicht beeinflußt. Ähnliche Ergebnisse wurden auch bei drei weiteren Pa

Medikation	c_{max} ng/ml	t_{max} min	AUC ng/ml X min	Gesamtaus-scheidung im Urin µg/7 Tage	t 1/2 Stunden
β-Acetyldigoxin (AD) allein	4,2	55,0	761	344	34
AD + 1000 mg Acetylsalicyl-säure**	3,6	51,0	578	292	34
AD + 50 mg Indomethacin**	2,9	42,0	532	304	35
AD + 200 mg Phenylbutazon*	3,9	45,0	696	352	32
AD + 20 mg Piroxicam*	3,2	57,0	643	329	31

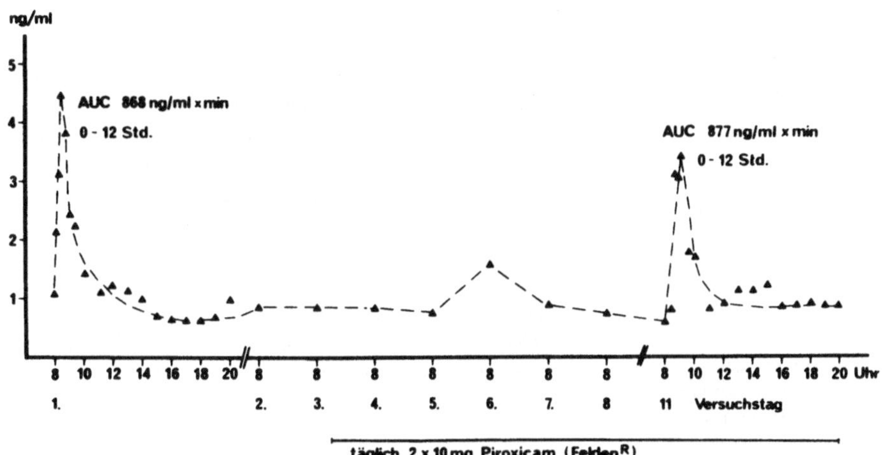

Abb. 12 Einfluß von Piroxicam auf die "steady state" Plasmakonzentration bei einem Patienten, der tgl. 0,3 mg β-Acetyldigoxin per os einnahm.

tienten erzielt. Aufgrund dieser Befunde darf man annehmen, daß bei der gleichzeitigen Gabe von β-Acetyldigoxin und Piroxicam keine Dosisänderung des Herzglykosids notwendig ist [52a].

Auch die tägliche Gabe von 3 X 100 mg Phenylbutazon über 8 Tage scheint nach ersten Untersuchungen an zwei Patienten entsprechend den Ergebnissen aus den Akutversuchen zu keiner Veränderung des steady-state Glykosidplasmaspiegels oder der renalen Glykosidausscheidung zu führen (Abb. 13).

Demgegenüber kommt es unter der zusätzlichen Gabe von täglich 200 mg Indomethacin zu einem deutlichen Anstieg des steady-state Plasmaspiegels von durchschnittlich 1,2 auf 1,56 ng/ml, während die renale Glykosidausscheidung im Mittel um 35 bis 40% vermindert ist. Die anschließende Gabe von Piroxicam führt dann wieder zu einem Abfall des Glykosidplasmaspiegels auf seine Ausgangswerte vor Beginn der Indomethacingabe, während die renale Glykosidausscheidung entsprechend wieder zunimmt (Abb. 14). Bei zwei Patienten, die ebenfalls β-Acetyldigoxin und Indomethacin gleichzeitig erhielten, stellten sich nach 4- bis 7tägiger Antirheumatikagabe Zeichen einer Digitalisüberdosierung ein, so daß die Glykosiddosis reduziert werden mußte. Die Glykosidplasmakonzentrationen lagen zu diesem Zeitpunkt mit Werten von 2,6 und 2,8 ng/ml im subtoxischen bis toxischen Bereich. Auch die gleichzeitige tgl. Gabe von 150 mg Diclophenac führt zu einem deutlichen Anstieg des steady-state Plasmaspiegels von β-Acetyldigoxin.

Weitere Untersuchungen an einem größeren Patientengut müssen zeigen, welchen Stellenwert die Interaktionen zwischen Herzglykosiden und nicht-steroidalen Antirheumatika in der Praxis einnehmen. Bis dahin scheint es notwendig zu sein, digitalisierte Patienten, die gleichzeitig nicht-steroidale Antirheumatika erhalten, genau zu überwachen, um gegebenenfalls durch wiederholte Kontrollen des Glyko-

sidplasmaspiegels eine optimale Therapie zu gewährleisten bzw. Überdosierungen zu vermeiden. In Tabelle 10 sind mögliche pharmakokinetische Wechselwirkungen mit Digoxin und Digitoxin nach ihrer klinischen Bedeutung zusammengestellt.

Pharmakodynamische Wechselwirkungen

Wechselwirkungen von Herzglykosiden mit anderen Pharmaka in der pharmakodynamischen Phase finden am Wirkort der Herzglykoside, d. h. an der Herzmuskelzelle bzw. dem Herzglykosidrezeptor statt. Während pharmakodynamische Wechselwirkungen zwischen verschiedenen Pharmaka im allgemeinen gut vorhersehbar sind, wenn Wirkungsmechanismus und Wirkung der zu verordnenden Arzneimittel bekannt sind, trifft das für die herzwirksamen Glykoside nicht immer zu. Trotz des langen therapeutischen Umgangs mit Herzglykosiden sind nämlich unsere Kenntnisse, wie die verschiedenen Wirkungen auf das Reizleitungssystem und die Kontraktionskraft des Herzens zustande kommen, noch recht mangelhaft. Verschiedene Arzneimittel können die positiv inotrope Wirkung und/oder die elektrophysiologischen Wirkungen des Herzglykosids direkt oder indirekt, z. B. durch Veränderungen des Elektrolytstoffwechsels verändern.

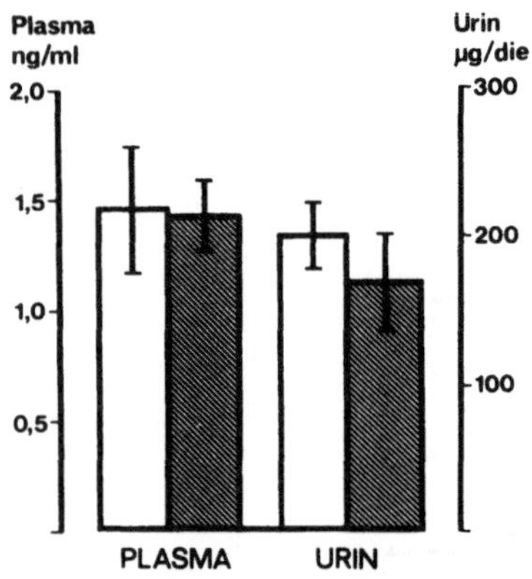

Abb. 13 Mittlere Glykosidplasmaspiegel (ng/ml ± SD) und mittlere renale Glykosidausscheidung (µg/die ± SD) bei zwei Patienten, die unter einer tgl. Erhaltungsdosis von 0,3 mg β-Acetyldigoxin standen, vor (☐) und während der tgl. Gabe von 300 mg Phenylbutazon (▨) per os.

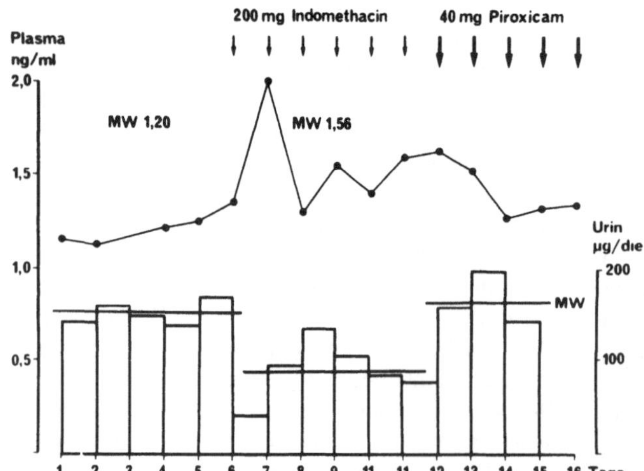

Abb. 14

Einfluß einer tgl. Gabe von 200 mg Indomethacin bzw. 40 mg Piroxicam auf den Glykosidplasmaspiegel und die renale Glykosidausscheidung bei einem Patienten, der unter einer tgl. Erhaltungsdosis von 0,3 mg β-Acetyldigoxin stand.

Tabelle 10 Pharmakokinetische Wechselwirkungen zwischen Herzglykosiden und anderen Pharmaka

↑ ↓ verstärkte bzw. verminderte Digitaliswirkung

( ) unzureichend oder gar nicht untersucht

— keine Wechselwirkungen

Pharmakon	Digoxin	Digitoxin
Schilddrüsenhormone	↓	(−)
Antihyreoidale Substanzen	↑	(−)
Warfarin	−	(↑)
Tolbutamid	−	(↑)
Sulfadimethoxin	−	(↑)
Clofibrat	−	(↑)
Heparin	−	(↑)
Phenobarbital	−	↓
Diphenylhydantoin	−	↓
Rifampicin	−	↓
Spironolacton	(↑)	↓
Amilorid	(↓)	(−)
Phenylbutazon	−	↓
Furosemid	(↑↓)	−
Azosemid	−	(−)
Chinidin	↑	(↑)
Amiodaron	↑	(−)
Verapamil	↑	(−)
Nifedipin	(↑)	−
Gallopamil	−	(−)
Diltiazem	↑	(−)
Lidocain	(−)	(−)
Disopyramid	(−)	(−)
Ajmalin	(−)	(−)
Apiridin	(−)	(−)
Procainamid	(−)	(−)
L-Dopa	(↓)	(−)
Antirheumatika	(↑)	(−)
Nitroprussid	(↓)	(−)
Hydralazin	(↓)	(−)

1 Direkte Interaktionen am Herzglykosidrezeptor

Wechselwirkungen zwischen Herzglykosiden und anderen Pharmaka an der $(Na^+ + K^+)$-aktivierbaren ATPase der Zellmembran, dem sog. Digitalisrezeptor, sind nach unserem bisherigen Wissensstand vornehmlich mit Diphenylhydantoin oder Kalium bedeutsam. Diphenylhydantoin kann ebenfalls, wie Digitalisglykoside, die $(Na^+ + K^+)$-ATPase hemmen, die den aktiven Na^+-K^+-Transport durch die Zellmembran kata-

lysiert. Nach Untersuchungen von Erdmann und Schoner [28] ist aber die Rezeptoraffinität von Diphenylhydantoin mit einer Dissoziationskonstanten von $10^{-4} M$ deutlich geringer als die von Digoxin mit $10^{-8} M$. Somit könnte die günstige Wirkung von Diphenylhydantoin auf digitalis-induzierte Rhythmusstörungen teilweise auf einer Verdrängung der Herzglykoside von ihrem Rezeptor beruhen. Weiterhin wird durch Diphenylhydantoin auch die AV-Überleitung verbessert [12].

Die günstige Wirkung von Kalium auf die Digitalis-bedingten Herzrhythmusstörungen scheint ebenfalls auf einer Verdrängung des Herzglykosids von seinem Rezeptor zu beruhen. Nach Untersuchungen von Akera u. Mitarb. [1] verdrängt Kalium Quabain aus seiner Bindung an die $(Na^+ + K^+)$-ATPase des Rattenhirns. Umgekehrt ist bei Kaliummangel die Herzglykosid-Rezeptorbindung erhöht, was zu einer erhöhten Digitalisempfindlichkeit führen kann.

Auch die direkte synergistische Wirkung zwischen Calzium und Herzglykosiden, die zu toxischen Effekten führen kann, könnte durch eine Erhöhung der Rezeptoraffinität zu den Digitalisglykosiden bedingt sein [27].

2 Indirekte Interaktionen am Herzglykosidrezeptor

Die indirekten bzw. sekundären Wechselwirkungen von Herzglykosiden mit anderen Pharmaka erfolgen vornehmlich durch Zwischenschaltung des Elektrolytstoffwechsels und/oder des Säure-Basen-Haushaltes. Eine klinisch bedeutsame Wechselwirkung ist die Interaktion zwischen Digitalis und kaliuretischen Diuretika, die mit einem Kalium- und evtl. auch einem Magnesium-Mangel einhergehen und damit eine Digitalisintoxikation begünstigen können. Diese gefährliche Wechselwirkung kann durch Kontrolle des Kalium- und Magnesiumspiegels und − wenn notwendig − durch Zusatz dieser Elektrolyte vermieden werden. Andere Pharmaka wie Laxantien, Corticosteroide, ACTH, Glukoseinfusionen, Carbenoxolon, Lakritze, Amphotericin B, Penicillin und Salicylate können ebenfalls zu einem Kalium- oder Magnesiumverlust (Neomycin) führen. Eine klinische Bedeutung bei digitalisierten Patienten scheint aber nur dem Kaliumverlust bei chronischem Laxantienabusus zuzukommen.

3 Elektrophysiologische Veränderungen

Pharmakodynamische Interaktionen zwischen Herzglykosiden und anderen Pharmaka können auch durch direkte oder indirekte Veränderungen der Reizbildung oder der Reizleitung hervorgerufen werden. So steigern z.B. Symphathikomimetika die bathmotrope Wirkung der Herzglykoside und begünstigen somit das Auftreten von Rhythmusstörungen [9, 78]. Daran muß z.B. auch bei digitalisbedürftigen Patienten gedacht werden, die β_1-Symphathikomimetika als Bronchodilatatoren verwenden. Auch Reserpin kann über eine Katecholaminfreisetzung bei digitalisierten Patienten zu häufiger auftretenden Rhythmusstörungen führen [20, 59]. Ebenso kommt es bei der parenteralen Gabe von Succinylcholin bei digitalisierten Patienten zu häufigeren Rhythmusstörungen. Der Mechanismus dieser Interaktion ist noch nicht vollständig geklärt, es wird aber vermutet, daß er auf einer plötzlichen Freisetzung von Katecholaminen oder einem plötzlichen Kaliumausstrom aus der Zelle in den Extrazellulärraum beruht. In diesem Zusammenhang sollte auch das Inhalationsnarkotikum Cyclopropan genannt werden, das den Symphathikus stimuliert und dadurch zu Rhythmusstörungen führen kann [62]. Obwohl die bisher aufgezählten Wechselwirkungen, die auf elektrophysiologischen Veränderungen zu beruhen scheinen, klinisch bedeutsam sein könnten, muß erst in weiteren Studien aufgezeigt werden, welchen Stellenwert sie in der Digitalistherapie einnehmen.

Klinisch bedeutsamer dürfte evtl. die in tierexperimentellen Untersuchungen nachgewiesene antiarrhythmische Wirkung trizyklischer Antidepressiva sein. Als Ursache wird die Hemmung der neuronalen Wiederaufnahme von Noradrenalin sowie eine Chinidin-artige Wirkung dieser Substanzen angenommen [64, 81, 84]. Die Erhöhung der Noradrenalin-Konzentration am Rezeptor sowie die Reizleitungsverzögerung könnten bei gleichzeitiger Digitalisierung das Auftreten von Rhythmusstörungen begünstigen. Die endgültige klinische Bedeutung ist aber auch für diese Interaktion noch nicht geklärt, zumal Untersuchungen mit Desipramin keine eindeutigen Ergebnisse in dieser Richtung erbracht haben [4, 6].

Schließlich muß auch an Interaktionen zwischen Digitalis und solchen Antiarrhythmika gedacht werden, die vornehmlich die Sinusknotenfunk-

tion und die AV-Überleitung synergistisch beeinflussen. Dies könnte mal bei der gleichzeitigen Gabe von Digitalis und Calzium-Antagonisten oder β-Rezeptorenblockern vorkommen. Andererseits können β-Blocker aber Glykosid-induzierte tachykarde Rhythmusstörungen günstig beeinflussen [60]. Bei der Behandlung der Angina pectoris mit β-Blockern wurde gezeigt, daß deren negativ inotrope Wirkung durch Herzglykoside aufgehoben werden kann [18]. Daraus abzuleiten, β-Blocker immer, auch bei suffizienten Herzen, mit Digitalis zu kombinieren, ist aber nicht vertretbar. Eine Zusammenstellung der möglichen Wechselwirkungen zwischen Herzglykosiden und anderen Pharmaka in der pharmakodynamischen Phase findet sich in Tabelle 11.

Tabelle 11 Pharmakodynamische Wechselwirkungen zwischen Herzglykosiden und anderen Pharmaka

( ) wahrscheinlich von geringer klinischer Relevanz

Pharmakon	Digoxin	Digitoxin
direkt:		
Diphenylhydantoin	↓	↓
Kalium	↓	↓
Magnesium	↓	↓
Calcium	↑	↑
indirekt:		
Kaliuretische Diuretika	↑	↑
Laxantien	↑	↑
ACTH	(↑)	(↑)
Corticosteroide	(↑)	(↑)
Glucose-Infusionen	(↑)	(↑)
Amphotericin B	(↑)	(↑)
Carbenoxolon	(↑)	(↑)
Lakritze	(↑)	(↑)
Penicillin G	(↑)	(↑)
Salicylate	(↑)	(↑)
elektrophysiologisch:		
Sympathomimetika	↑	↑
Reserpin	↑	↑
Succinylcholin	↑	↑
Cyclopropan	↑	↑
Tricycl. Antidepressiva	↑	↑
Calcium-Antagonisten	↑	↑
β-Rezeptorenblocker	↑	↑

Zusammenfassung

Angesichts der gleichzeitigen Anwendungen mehrerer Pharmaka in der modernen Arzneitherapie sind Wechselwirkungen relativ häufig und oft wenig überschaubar. Besonders bei der Verordnung von Arzneimitteln mit einer so geringen therapeutischen Breite wie den Herzglykosiden können sie zu erheblichen Therapierisiken führen. Welche praktische Konsequenzen ergeben sich daraus? Zunächst einmal muß die Langzeittherapie mit Digitalisglykosiden streng indiziert sein. Bei Durchsicht der Literatur der letzten Jahre kann man feststellen, daß die Indikationen für den Einsatz von Herzglykosiden deutlich weniger geworden sind (Tabelle 12; [45]). Unumstritten ist ihr Einsatz bei Vorhofflimmern/Vorhofflattern und bei der rezidivierenden supraventrikulären Tachykardie. Ebenso benötigen Patienten mit schwerer Herzinsuffizienz im Stadium III und IV Digitalis. Demgegenüber wird die Notwendigkeit von Herzglykosiden bei der leichteren Herzinsuffizienz Stadium I und II heute mehr und mehr angezweifelt. Hier kann ein Auslaßversuch oftmals erfolgreich sein, wie sich in verschiedenen Untersuchungen gezeigt hat [45]. Auch der Wert einer prophylaktischen Digitalisierung alter Leute zur Verhinderung einer latenten oder manifesten Herzinsuffizienz sowie die präoperative Prophylaxe sind heute keinesfalls gesichert, und ihre Anwendung kann daher nicht mehr befürwortet werden. Desweiteren ist zu klären, inwieweit die zusätzliche Gabe weiterer Arzneimittel wirklich notwendig ist. Die Tatsache allein, daß Wechselwirkungen zwischen verschiedenen Wirkstoffen auftreten können, sollte ein zwingendes Argument gegen jede unnötige Polypragmasie sein. Wenn sich der Arzt der pharmakologischen Grundprinzipien von Arzneimittelwechselwirkungen bewußt wird, sowie Pharmakokinetik und Wirkungsmechanismus der von ihm verschriebenen Arzneimittel beachtet, so könnte die Häufigkeit der infolge von unbeachteten Arzneimittelinteraktionen auftretenden Therapierisiken und Therapiemißerfolge entscheidend vermindert werden. Nicht die Arzneimittelinteraktionen an sich sind es, die den Patienten gefährden, sondern häufig die Unkenntnis und die Nichtbeachtung solcher gefährlicher Interaktionen durch den Arzt.

Tabelle 12 Indikationen für den Einsatz von Herzglykosiden (45)

1. Vorhofflimmern/Vorhofflattern
2. Rezidiv. supraventrikuläre Tachycardie
3. Herzinsuffizienz Stadium III u. IV
4. Herzinsuffizienz Stadium I u. II (nur wenn Diuretikum allein nicht ausreicht)

Literatur

[1] Akera, T., Brody, T. M., So, R. H.-M., Tobin, T., Baskin, S. J.: Ann. N. Y. Acad. Sci. **242**, 617 (1974)

[2] Albert, K. S., Elliott, W. J., Abbott, R. D., Gilbertson, T. J., Data, J. L.: J. Clin, Pharmacol. **21**, 449 (1981)

[3] Allen, M. D., Greenblatt, D. J., Harmatz, J. S., Smith, Th. W.: J. Clin, Pharmacol. **21**, 26 (1981)

[4] Allonen, H., Jisalo, E., Nuortio, L.: Acta Pharmacol. Toxicol. **37**, 8 (1975).

[5] Anschütz, F., Demers, H. G., Pabst, J.: In: Digitalistherapie bei Herzinsuffiziens (eds.) K. Kochsiek, N. Rietbrock, p. 159, Urban u. Schwarzenberg, München — Wien — Baltimore (1981)

[6] Attree, T., Sawyer, P., Turnbull, M. J.: Eur. J. Pharmacol. **19**, 294 (1972)

[7] Baczynski, R., Kokot, F.: Dtsch. med. Wschr. **106**, 1065 (1981)

[8] Bazzano, G., Bazzano, G. S.: J. Amer. med. Ass. **220**, 828 (1972)

[9] Becker, D. J., Nonkin, P. M., Bennet, L. D., Kimball, S. G., Sternberg, M. S., Wassermann, F.: Am. J. Cardiol. **10**, 242 (1962)

[10] Belz, G. G., Aust, P. E., Munkes, R.: Lancet 844 (1981)

[11] Belz, G. G., Doering, W., Munkes, R., Aust, P. E., Belz, G.: Circ. **64**, Suppl. IV, 24; 1981

[12] Bigger, J. Th., Strauss, Jr., H. C.: Drug Treatment **2**, 147 (1972)

[13] Binnion, P. F.: In: Digitalis, p. 216 (ed.) Storstein O., Gyldendahl Norsk Forlag, Oslo (1973)

[14] Brown, D D., Juhl, R. P.: N. Engl. J. Med. **295**, 1034 (1976)

[15] Brown, D. D., Juhl, R. P., Warner, S. L.: Circ. **58**, 164 (1978)

[16] Chen, T. S., Friedmann, H. S.: J. Am. med. Ass. **244**, 669 (1980)

[17] Cogan, J J., Humphreys, M. H., Carlson, C. J., Benowitz, N. L., Rapaport, E.: Circ. **64**, 973 (1981)

[18] Crawford, M. H., LeWinter, M. M., O'Rourke, R. A., Karliner, J. S., Ross, J.: Ann. Intern. Med. **83**, 449 (1975)

[19] Croxson, M. S., Ibbertson, H. K.: Br. Med. J. **3**, 566 (1975)

[20] Dick, H. L. H., McCawley, E. L., Fisher, W. A.: Arch. Int. Med. **109**, 503 (1962)

[21] Doering, W.: N. Engl. J. Med. **301**, 400 (1979)

[22] Doering, W., König, E.: Med. Klin. **76**, 395 (1981)

[23] Doherty, J. E., Perkins, W. H.: Ann. Intern. Med. **64**, 489 (1966)

[24] Doherty, J. E., Straub, D., Bissett, J., Murphy, M.: Am. J. Cardio. **45**, 453 (1980)

[25] Eisenhuth, J., Geyer, G.: Acta Histochem. **25**, 71 (1966)

[26] Ejvinsson, G.: Br. Med. J. **1**, 279 (1978)

[27] Erdmann, E.: Internist **20**, 229 (1979)

[28] Erdmann, E., Schoner, W.: Naunyn-Schmiedeberg's Arch. exp. Path. Pharmakol. **283**, 335 (1974)

[29] Fehske, K. J., Müller, W. E., Wollert, U.: Biochem. Pharmacol. **30**, 687 (1981)

[30] Gault, M. H., Charles, J. D., Sugden, D. L., Kepkay, D. C.: J. Pharm. Pharmacol. **29**, 27 (1977)

[31] Haasis, R., Mikulla, A., Roth, W.: Med. Welt **31**, 1560 (1980)

[32] Hager, W. D., Fenster, P., Mayersohn, M., Perrier, D., Graves, P., Marcus, F. J., Goldmann, St.: N. Engl. J. Med. **300**, 1238 (1979)

[33] Hartwich, G.: Habilitationsschr. Erlangen — Nürnberg (1974)

[34] Jelliffe, R. W., Blankenhorn, D. H.: Clin. Res. **14**, 160 (1966)

[35] Kaufmann, G.: In: Bodem, G., H. J. Dengler (eds.) Cardiac Glycosides, p. 480, Springer-Verlag, Berlin — Heidelberg — New York (1978)

[36] Klein, H. O., Lang, R., Weiss, E., DiSegni, E., Libhaber, C., Guerrero, J., Kaplinsky, E.: Circulation **65**, 998 (1982)

[37] Kolibash, A. J., Kramer, W. G., Reunig, R. H., Caldwell, J. H.: Am. Heart J. **94**, 806 (1977)

[38] Kreutz, G., Keller, F., Gast, D., Prokein, E.: Naunyn-Schmiedeberg's Arch. Pharmacol. Suppl. to Vol. 319, 325 (1982)

[39] Kuhlmann, J.: Med. Mo. Pharm. **3**, 133 (1980)

[40] Kuhlmann, J.: Med. Klin. **75**, 802 (1980)

[41] Kuhlmann, J.: Dtsch. med. Wschr. **106**, 468 (1981)

[42] Kuhlmann, J.: In: Digitalistherapie bei Herzinsuffizien (Hrsg.) K. Kochsiek, N. Rietbrock, S. 149, Urban u. Schwarzenberg, München — Wien — Baltimore (1981)

[43] Kuhlmann, J.: In: Digitalistherapie bei Nieren- und Leberinsuffizienz (Hrsg.) N. Rietbrock, H. Kleinfelder, S. 32, Vieweg Verlag Braunschweig/Wiesbaden (1982)

[44] Kuhlmann, J.: Med. Mo. Pharm. **5**, 65 (1982)

[45] Kuhlmann, J.: Med. Klin. **77**, 72 (1982)

[46] Kuhlmann, J.: akt. rheumatologie **7**, 38 (1982)

[47] Kuhlmann, J.: Dtsch. med. Wschr. **107**, 831 (1982)

[48] Kuhlmann, J.: Arzneim.-Forsch. (Drug res.) **32**, 698 (1982)

[49] Kuhlmann, J., Abshagen, U., Rietbrock, N.: Naunyn-Schmiedeberg's Arch. Pharmacol. **276**, 149 (1973)

[50] Kuhlmann, J., Zilly, W., Wilke, J., Borgmeier, B.: Verh. Dtsch. Ges. Inn. Med. **86**, 1272 (1980)

[51] Kuhlmann, J., Zilly, W., Wilke, J.: Clin. Pharm. Therap. **30**, 518 (1981)

[52a] Kuhlmann, J., Auer, I. O.: Naunyn-Schmiedeberg's Arch. Pharmacol. Suppl. to Vol. 319, 326 (1982)

[52b] Kuhlmann, J., Marcin, S.: 14. Gemeinsame Jahrestagung der Deutschen Gesellschaft für internistische Intensivmedizin und der österreichischen Gesellschaft für allgemeine und internistische Intensivmedizin, Kurzreferate S. 89, 116 (1982)

[53] Kuhlmann, J., Papst, J.: Dtsch. med. Wschr. **107**, 1551 (1982)

[54] Kuhlmann, J., Wilke, J., Rietbrock, N.: Clin. Pharmacol. Ther. **32**, 646 (1982)

[55] Leahey, E. B., Reiffel, J. A., Jr., Giardina, E.-G. V., Bigger, J. Th.: Ann. Intern. Med. **92**, 605 (1980)

[56] Lembcke, B., Häsler, K., Kramer, P., Caspary, W. F., Creuzfeldt, W.: Z. Gastroenterologie **20**, 164 (1982)

[57] Lindenbaum, J., Deborah, G. R., Butler, V. P., Tse-Eng, D., Saha, J. R.: N. Engl. J. Med. **305**, 789 (1981)

[58] Loo, J. C. K., McGilveray, J. J., Jordan, N.: Res. Comm. in Chem. Path. Pharm. **17**, 497 (1977)

[59] Lown, B., Ehrlich, L., Lipschultz, B., Blake, J.: Circ. **24**, 1185 (1961)

[60] Lydtin, H.: In: Digitalistherapie (ed.) H. Jahrmärker, p. 96, Springer, Berlin — Heidelberg — New York (1975)

[61] Manninen, V., Apajalahti, A., Melin, J., Karesoja, M.: Lancet I. 398 (1973a)

[62] Manninen, V., Nyberg, L.: Handb. Exp. Pharm., Springer-Verlag, Heidelberg (1982, im Druck)

[63] Manolas, E. G., Hunt, D., Sloman, G.: Aust. N. Z. J. Med. **10**, 426 (1980)

[64] Matsuo, S.: Jap. J. Pharmacol. **17**, 279 (1967)

[65] McElnay, J. C., Harron, D. W. G., D'Arcy, P. F., Eagle, M. R. G.: Experientia **35**, 94 (1979)

[66] Moysey, J. O., Jaggarao, N. S. V., Grundy, E. N., Chamberlain, D. A.: Br. Med. J. **282**, 272 (1981)

[67] Neuvonen, P. J., Elfring, S. M., Elonen, E.: Europ. J. clin. Pharmacol. **13**, 213 (1978)

[68] Ochs, H. R., Pabst, J.: In: Digitalistherapie bei Herzinsuffizienz. (eds.) K. Kochsiek, N. Rietbrock, p. 132, Urban u. Schwarzenberg, München — Wien — Baltimore (1981)

[69] Ochs, H. R., Pabst, J., Greenblatt, D., Dengler, H. J.: N. Engl. J. Med. **303**, 672 (1980)

[70] Pedersen, K. E., Dorph-Pedersen, A., Hridt, St., Klitgaard, N. A., Nielsen-Kudsk, F.: Clin. Pharmacol. Ther. **30**, 311 (1981)

[71] Peters, U., Risler, T.: Dtsch. med. Wschr. **106**, 306 (1981)

[72] Peters, U., Hengels, K. J., Hausamen, T. U., Grosse-Brockhoff, F.: Verh. dtsch. Ges. inn. Med. **81**, 1675 (1975)

[73] Peters, U., Hausamen, T. U., Grosse-Brockhoff, F.: In: Cardiac Glycosides, (eds.) G. Bodem, H. J. Dengler, p. 401. Springer-Verlag, Berlin — Heidelberg — New York (1978)

[74] Peters, U., Funke, C., Hausamen, T.-U., Staib, W.: Arzneim.-Forsch. **28**, 750 (1979)

[75] Peters, U., Risler, T., Grabensee, B., Falkenstein, U., Kroukou, J.: Dtsch. med. Wschr. **105**, 438 (1980)

[76] Rau, R., Georgiopoulos, G., Neumann, P., Gross, G.: akt. rheumatol. **5**, 349 (1980)

[77] Semple, P., Tilstone, W. J., Lawson, D. H.: N. Engl. J. Med. **292**, 612 (1975)

[78] Sherrod, T. R.: Hosp. Practice **2**, 56 (1967)

[79] Solomon, H. M., Abrams, W. B.: Amer. Heart J. **83**, 277 (1972)

[80] Steiness, E.: Circulation **50**, 103 (1974)

[81] Titus, E. O., Matussek, N., Spiegel, H. E., Brodie, B. B.: J. Pharmacol. Exp. Ther. **152**, 469 (1966)

[82] Verspohl, E. J.: Med. Mo. Pharm. **3**, 228 (1980)

[83] Vöhringer, H. F., Kuhlmann, J., Rietbrock, N.: Dtsch. med. Wschr. **101**, 106 (1976)

[84] Vohra, J., Burrows, G. D.: Drugs **8**, 432 (1974)

[85] Waldorff, S., Andersen, J. D., Herboll-Nielsen, N., Nielsen, O. G., Moltke, E., Sorensen, U., Steiness, E.: Clin. Pharmacol. Ther. **24**, 162 (1978)

[86] Waldorff, S., Hansen, P. B., Kjaergard, H., Buch, J., Egeblad, E., Steiness, E.: Clin. Pharmacol. Ther. **30**, 172 (1981)

[87] Wellens, H. J. J., Gorgels, A. P., Braat, S. J., Bär, F. W., Vanagt, E. J., Phaf, B.: Am. H. J. **100**, 934 (1980)

[88] White, R. J., Chamberlain, D. A., Howard, M., Smith, T. W.: Brit. med. J. **1**, 380 (1971)

[89] Wilkerson, R D., Mockridge, P. B., Massing, G. K.: Am. J. Cardiol. **45**, 1201 (1980)

[90] Wirth, K. E.: Med. Welt **32**, 234 (1981)

[91] Wirth, K. E., Fröhlich, J. C., Hollifield, J. W., Falkner, F. C., Sweetman, B. S., Oates, J. A.: Europ. J. Clin. Pharmacol. **9**, 345 (1976)

[92] Wolff, G.: Ber. Dtsch. Ges. Inn. Med. **5**, 159 (1967)

[93] Woods, M. N., Ingelfinger, J. A.: Clin. Pharmacol. Ther. **26**, 21 (1979)

[94] Zilly, W., Breimer, D. D., Richter, E.: Clin. Pharmacokin. **2**, 61 (1977)

[95] Zilly, W., Kuhlmann, J., Kasper, H., Richter, E.: Med. Klin. **77**, 563 (1982)

IV. Nicht erwünschte Wirkungen und Intoxikationen

Die Wirkung von Herzglykosiden auf den Elektrolyt- und Wassertransport im menschlichen Dünn- und Dickdarm

K. Ewe

Schatzmann beschrieb 1953, daß Herzglykoside den aktiven Na-K-Transport in der Erythrozytenmembran hemmten [18]. Wenig später wiesen Cooperstein und Brockmann die hemmende Wirkung der Glykoside auch für den Darm nach und zeigten, daß Strophanthidin im Hundecolon den Transport von Na gegen einen Konzentrationsgradienten hemmte und die elektrische Potentialdifferenz senkte [2]. In der Folgezeit wurden diese Ergebnisse vielfach bestätigt und die Hemmwirkung auch für andere Stoffe nachgewiesen (Übersicht bei [13]).

Es wird allgemein angenommen, daß der primäre Angriffspunkt der Herzglykoside die Na-K-„Pumpe" in der baso-lateralen Wand der Enterozyten ist und, daß die Aktivität der „Pumpe" durch Hemmung der Na-K-ATPase reduziert oder völlig blockiert wird [3]. Parallel und sekundär zum eingeschränkten Na-Transport wird die Resorption einer Vielzahl anderer Substanzen beeinflußt wie zum Beispiel Hexosen, Aminosäuren, Kalzium u. a. [13].

Beim Menschen sind diese Phänomene wenig beachtet worden, es wurden gelegentlich Durchfälle als Begleiterscheinung einer Therapie mit Herzglykosiden beschrieben [14]. In der folgenden Arbeit wird der Einfluß verschiedener Herzglykoside auf den intenstinalen Elektrolyt- und Wassertransport im Dünn- und Dickdarm und auf die tansmucöse rektale Potentialdifferenz untersucht.

Methode

1 Versuchspersonen

Die Untersuchungen wurden an gesunden Freiwilligen, größtenteils Studenten, durchgeführt, die über die Untersuchung aufgeklärt waren und ihre Einwilligung gegeben hatten.

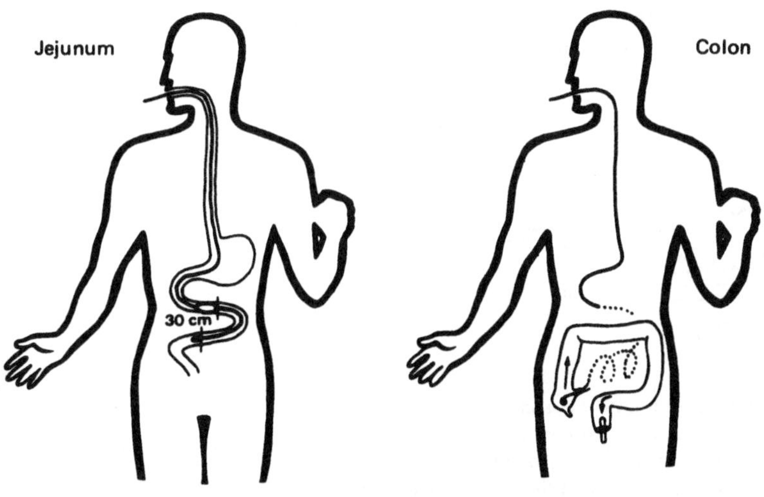

Abb. 1 Darmperfusion
Bei der Dünndarmperfusion (links) wird der nach oben verschließende Ballon röntgenologisch in Höhe des Treitz'schen Ligamentes plaziert. Distal davon werden 30 cm Dünndarm perfundiert. Bei der Colonperfusion (rechts) wird die Sonde transintestinal ins Coecum plaziert und der gesamte Dickdarm perfundiert.

Mit Unterstützung der Deutschen Forschungsgemeinschaft (Az: Ew 4/15-3).

187

2 Perfusionsuntersuchungen

2.1 Jejunum: Die Perfusion des oberen Dünndarms wurde mit einer selbst gefertigten 5lumigen Sonde durchgeführt (Abb. 1) [9]. Die Perfusion erfolgte über ein 30 cm langes Darmsegment. Die Sonde wird mit dem nach oben verschließenden Ballon, der Kontamination von Magen-, Galle- und Pankreassekret verhindert, am Treitz'schen Ligament plaziert. Aus dem Unterschied in der oben perfundierten und 30 cm distal aufgefangenen Untersuchungslösung wird auf die Netto-Resorption bzw. -sekretion geschlossen. Als nichtresorbierbare Leitsubstanz, mit der die Wasserverschiebung erfaßt werden kann, diente ^{14}C-Polyethylenglycol 4000 (PEG). Die Perfusionsrate betrug 5 ml/min.

2.2 Colon: Das gesamte Colon wurde vom Coecum aus mit einer Rate von 10 ml/min perfundiert. Das Colon wurde gegenüber dem Ileum durch einen Ballon verschlossen. Das Perfusat wurde nach seiner Passage durch das Colon durch einen Analkatheter (Ch 30) wieder aufgefangen.

3 Elektrische Potentialdifferenz (PD)

Als Elektroden dienten flüssigkeitsgefüllte Polyvinylsonden, die mit isotonischer Kochsalzlösung 1 ml/min perfundiert wurden. Die differente Elektrode wurde in den rekto-sigmoidalen Übergang plaziert, die indifferente Elektrode stand durch eine Braunüle in der Ellenbeugenvene mit dem Blutstrom in Verbindung (Abb. 2). Die Sonden wurden mit Ag-AgCl-Elektroden eines digtalen Voltmessers (Orion Research Model 701) mit einer Meßgenauigkeit von 0,1 mV verbunden. Die in das Rektum perfundierte Lösung hatte Abfluß über ein Darmrohr (Ch 30).

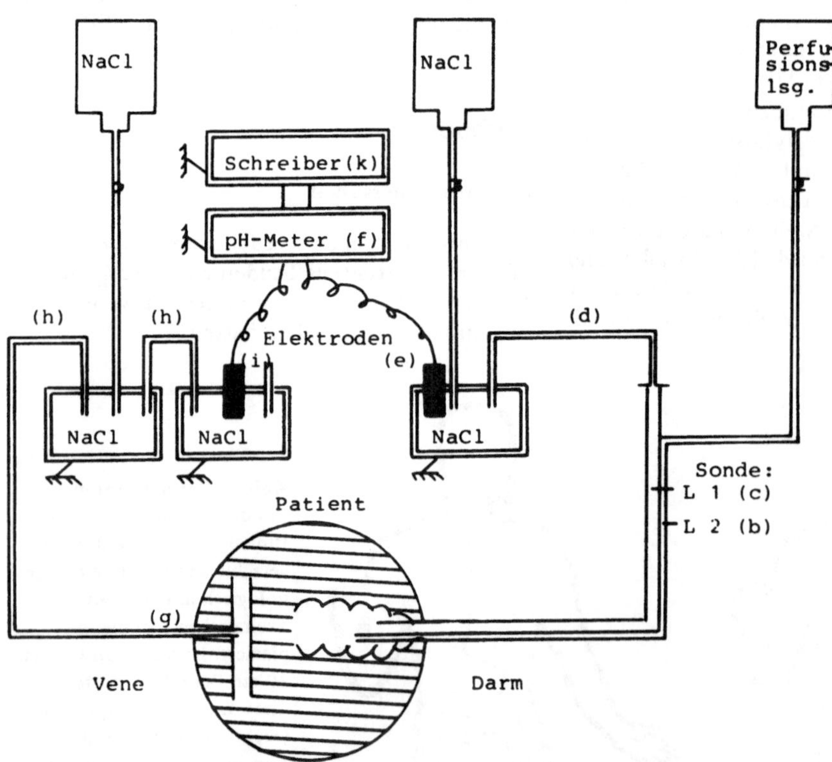

Abb. 2 Experimentelle Anordnung der Rektum-PD-Messung.
Die Sonden L 1 und 2 führen ins Rektum, L 2 ist mit dem Perfusat verbunden, L 1 dient als direkte Flüssigkeitselektrode und ist über d und eine kochsalzgefüllte Flasche mit einer Kalomel-Elektrode (e) verbunden. Die indifferente Flüssigkeitselektrode (g) ist auf ähnliche Weise über die Anticubitalvene mit der anderen Elektrode (i) verbunden.

4 Perfusionslösung

4.1 Standardlösung: Die Perfusionslösungen enthielten NaCl 120 mmol/l bei den Meproscillarinversuchen und 148 mmol/l bei den Digoxinversuchen, KCl 5 mmol/l, Bikarbonat 24 mmol/l ferner bei den Dünndarmperfusionen zusätzlich Glukose (11,2 mmol). Für die Löslichkeit der Herzglykoside wurde 10 g/l Äthanol zugesetzt und als nicht resorbierbarer Marker PEG 5 g/l sowie 5 μCi ^{14}C-PEG.

Die Perfusionslösung für die PD hatte die gleiche Zusammensetzung wie die Lösung für die Digoxinversuche.

4.2 Herzglykoside: Die Gesamtmenge der perfundierten Glykoside mußte unter der toxischen Dosis bleiben, die auf etwa das Doppelte der Vollwirkdosis geschätzt wird, deshalb 2 mg Digoxin oder Meproscillarin nicht überschreiten durfte. Den Untersuchungen waren Pilotstudien vorausgegangen, mit denen die wirksame Glykosidkonzentration ausgetestet wurde. Die Glykosidkonzentration betrug für Digitalis 0,4 mg% und für Meproscillarin 1 mg%, die Gesamtmenge der perfundierten Glykoside war gleich, da Digoxin über einen längeren Zeitraum perfundiert wurde als Meproscillarin.

Bei der PD-Messung wurde Digitoxin 2,5 mg%, Digoxin 2,0 mg% und Meproscillarin 0,5 mg% der Standardlösung beigegeben.

5 Messungen

Na und K wurden im Eppendorf-Flammenphotometer bestimmt, ^{14}C-PEG im Packard-Liquid-Szintilationszähler mit Packard-Instagel als Szintilationsflüssigkeit.

6 Berechnungen

Nettotransport von Wasser in ml/min:

$$\text{Wasser ml/min} = \frac{\text{Vol ein}}{\text{min}} \cdot \left(1 - \frac{\text{PEG ein}}{\text{PEG aus}}\right)$$

Nettotransport einer gelösten Substanz:

$$\text{Subst mmol/min} = \frac{\text{Subst(mmol)ein}}{\text{min}} \cdot$$

$$\left(1 - \frac{\text{Subst aus}}{\text{Subst ein}} \cdot \frac{\text{PEG ein}}{\text{PEG aus}}\right)$$

ein — Konzentration
in der Standardlösung.
aus — Konzentration
im aufgefangenen Perfusat.

Die statistische Signifikanz des Glykosideffektes bei den PD-Messungen wurde aus dem letzten Wert der Standardperiode und dem letzten Wert der Testperiode mit Hilfe des gepaarten t-Testes ermittelt.

Ergebnisse

Die Herzglykoside kehrten sowohl im Dünndarm wie auch im Dickdarm die Resorption von Wasser und Elektrolyten in eine Sekretion um und hemmten die Glukoseresorption. Im Rektum bewirkte Digitoxin und Meproscillarin einen starken Abfall der Potentialdifferenz, Digoxin hatte keinen Einfluß.

1 Perfusion

1.1 Dünndarm: Der Effekt der Glykoside setzte erst nach einer gewissen Latenz am Ende der Perfusionsperiode ein, in der glykosidhaltige Lösung perfundiert wurde (Abb. 3). Die Resorption war meist bereits deutlich herabgesetzt, die maximale Wirkung setzte aber erst in der darauffolgenden Stunde ein. Zwei Stunden nach Umsetzen der Glykosid- auf Kontrollösung war die Sekretion in der Regel bereits wieder in eine Resorption umgeschlagen, die zum Teil allerdings noch unter der der Ausgangslösung lag. Die Bewegung von Natrium und Wasser und Chlorid (hier nicht dargestellt) verliefen gleichsinnig. K wurde im Dünndarm resorbiert, unter Glykosideinfluß sezerniert. Auch hier war der Effekt wieder reversibel.

1.2 Colon: Im Colon war im Prinzip das gleiche Verhalten, für Na und Wasser zu beobachten wie im Dünndarm. Die Rückkehr zum Ausgangswert erfolgte, möglicherweise bedingt durch die längere Passagezeit im Colon zum Teil noch zögernder als im Dünndarm.

Während im Dünndarm physiologischerweise K in entsprechender Konzentration resorbiert wird, erfolgt im Colon entsprechend dem elektrischen Gradienten eine Nettosekretion. Diese wurde durch die Glykoside verstärkt.

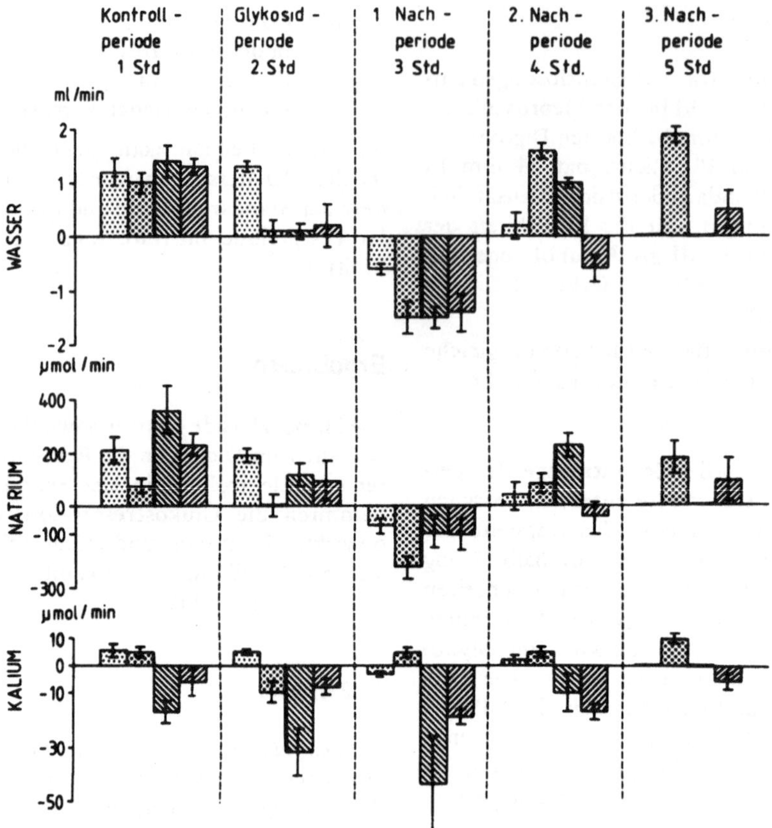

Abb. 3 Die Versuchsperioden dauerten 1 Std. Nach Perfusion d. Standardlösung in der 1. Std., wurde in der 2. Std. die Glykosidlösung zugesetzt, danach 2 Std. (bei den Meproscillarinversuchen 3 Std.) Kontrollösung perfundiert. Die Werte der letzten Viertelstunde jeder Periode sind hier dargestellt ($\overline{x} \pm$ SEM)

Jejunum: Digoxin;   Meproscillarin

Colon: Digoxin;   Meproscillarin

Die Ergebnisse für beide Glykoside: Digoxin und Meproscillarin verliefen zwar gleichsinnig, sie sind quantitativ jedoch nicht direkt vergleichbar, da die perfundierte Glykosidkonzentration und die Zusammensetzung der Kontrollösung hinsichtlich dem NaCl-Gehalt und damit die Versuchsbedingungen sich nicht voll entsprachen.

Elektrische rektale Potentialdifferenz

Digitoxin und Meproscillarin senkten die PD etwa gleich stark, nämlich auf 49 bzw. 53 % des Ausgangswertes (Abb. 4). Dieser Effekt war teilweise wieder reversibel. Im Gegensatz dazu hatte Digoxin, welches weniger lipophil ist als die anderen beiden Glykoside, keinen Effekt auf die rektale PD.

Diskussion

1 Sekretagoger Effekt von Herzglykosiden

Die untersuchten Herzglykoside hatten sowohl im Dünndarm wie Dickdarm einen vergleichbaren sekretagogen Effekt, wie wir ihn unter den gleichen Versuchsbedingungen für die Laxantien Bisacodyl (Dulcolax®) und das Senna-Aglukon Rhein gefunden haben. Dies gilt sowohl für die Perfusion wie für die PD-Messungen [5, 7, 8, 10].

Während manche Laxantien durch die Erhöhung der intrazellulären cAMP-Konzentration [17] oder die Lockerung der „tight junctions" [16] sekretagog wirken, wird dieser Effekt bei den

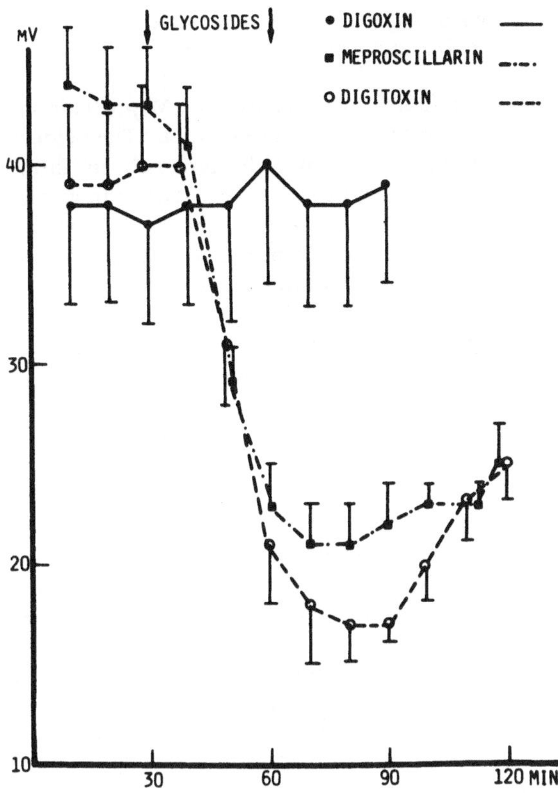

Abb. 4 Einfluß verschiedener Herzglykoside auf die rektale PD (n = 20)

Herzglykosiden durch die Hemmung der Na-K-ATPase verursacht (Abb. 5) [6]. Manche Laxantien hemmen ebenfalls die Na-K-ATPase [1, 21]. Wie kann eine Hemmung des aktiven Na-Transportes, der vom Lumen zur Serosaseite gerichtet ist, zu einer Nettosekretion führen?

Die Elektrolyt- und Wasserbewegungen im Darm laufen auch physiologischerweise als unidirektionale Fluxe in beiden Richtungen (Abb. 6). Überwiegt die Resorptionskomponente die Sekretion, resultiert eine Nettoresorption und umgekehrt; sind beide Komponenten gleich groß, findet kein Nettotransport statt. Wird der unidirektionale Lumen-Serosa-Flux gehemmt, wird die Sekretion demaskiert, und es erfolgt ein Nettoeinstrom von Elektrolyten und Wasser in das Darmlumen.

Bei der PD-Messung müßte die Hemmung des aktiven Na-Transportes zu einem Absinken der PD führen. Beide Phänomene — die Resorptionsumkehr und die Erniedrigung der PD — ließen sich in den Untersuchungen nachweisen.

2 Einfluß des Metabolismus der Hezrglykoside auf den sekretagogen Effekt

Wenn Herzglykoside einen den Laxantien vergleichbaren sekretagogen Effekt haben, stellt sich die Frage, warum nicht jede orale Glykosidgabe zur Diarrhoe führt.

Von ausschlaggebender Bedeutung ist in diesem Zusammenhang die sekretagoge Wirkung einer Substanz im Colon, da ein vermehrter Flüssigkeitseinstrom in den Dünndarm bei einer Resorptionskapazität von ca. 5 Liter durch das Colon [4] in der Regel kompensiert wird. Während aber die Laxantien in ausreichender Konzentration ins Colon gelangen [6], werden die Herzglykoside vorher zum größten Teil resorbiert und intakt oder als Metabolite im Urin ausgeschieden wie z. B. Digoxin und Strophanthin. Lipidlösliche Glykoside dagegen wie Meproscil-

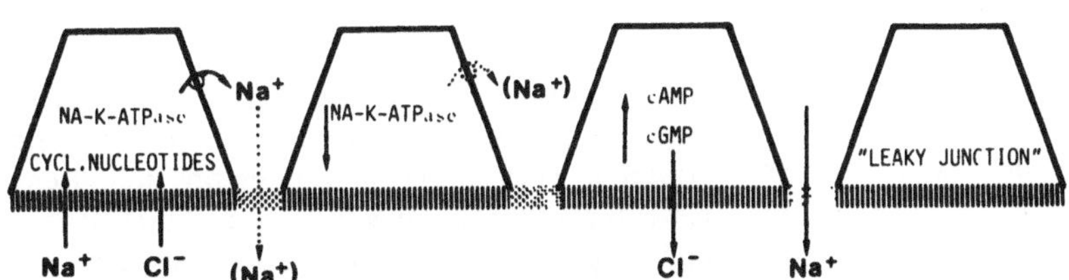

Abb. 5 Möglichkeiten der Beeinflussung verschiedener Mechanismen des Elektrolyt- und Wassertransportes durch die Mucosazelle

1. Passiver Eintritt von NaCl in die Zelle. Aktiver durch Na-K-ATP'ase vermittelter Na^+- Transport durch die basolaterale Zellmembran in Richtung der Kapillare. Geringer Rückstrom durch die „tight junctions".
2. Hemmung des Na-K-ATP'ase vermittelten Na^+-Transportes. Mechanismus der durch Herzglykoside induzierten Flüssigkeitsnettosekretion.
3. Cl^--Sekretion durch cyclische Nukleotide (cAMP, cGMP) verursacht.
4. Vermehrter Na^+-Rückstrom durch durchlässige „tight junctions".

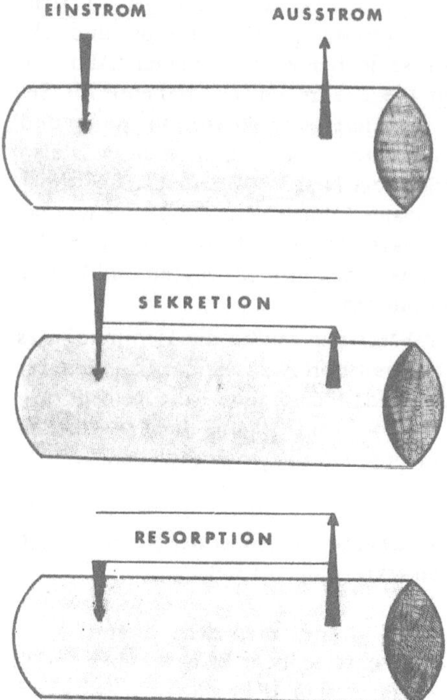

Abb. 6 Intestinale Wasser- und Elektrolytbewegungen
Sind die gerichteten unidirektionalen Fluxe gleich groß (oben), findet keine Nettobewegung statt. Überwiegt die Sekretion die Resorption, resultiert eine Nettosekretion, umgekehrt eine Nettoresorption.

larin oder Digitoxin werden zu wesentlichen Teilen in der Galle ausgeschieden und können so eher in höheren Konzentrationen in das Colon gelangen [19, 20]. Da Digitoxin niedriger dosiert wird als Meproscillarin (Clift®) ist die Möglichkeit geringer, daß letzteres in Konzentrationen in das Colon gelangt, die zur Diarrhoe führen können, wie es gelegentlich unter der Clift®-Behandlung beschrieben wurde [14]. Ferner hemmte Proscillaridin im Meerschweinchenjejunum bereits in einer Konzentration von 10^{-5} mmol/l den Na-Transport und die Wasserresorption, während Digitoxin in der gleichen Konzentration keinen diesbezüglichen Effekt hatte [12].

3 Bedeutung von Lipoidlöslichkeit der Herzglykoside für die rektale PD

Digoxin führte im Gegensatz zu Meproscillarin und Digitoxin zu keinem PD-Abfall. Die beiden Glykosidgruppen unterscheiden sich in ihrer Lipoidlöslichkeit [11]. Im Gegensatz zum wenig lipoidlöslichen Digoxin erreichten das lipoidlösliche Digitoxin und Meproscillarin offenbar das Na-K-ATPase-System des Enterozyten [11, 15]. Digitoxin und Proscillarin hemmten den Na-Transport deutlich stärker, wenn sie im Rattendünndarm von der Mucosaseite her angeboten wurden, während Quabain, dessen Lipoidlöslichkeit noch unter der des Digoxin liegt, besonders von der Serosaseite her den Na-Transport beeinflußte [12]. Digitoxin reicherte sich im Rattenjejunum besonders dann in der Schleimhaut an, wenn es von der Mucosaseite aus appliziert wurde, Quabain dagegen von der Serosaseite aus. Im Rektum wurde in unseren Versuchen die Digoxinkonzentration, die zu einer Beeinflussung des Na-Transportes führen würde, offenbar nicht erreicht, während im Dünndarm, welcher ungleich durchlässiger ist als das Rektum, bei den Perfusionsversuchen einen Effekt hatte.

Zusammenfassung

Es wurde die Wirkung von Herzglykosiden (Digoxin, Meproscillarin) auf die Elektrolyt- und Wasserbewegung im menschlichen Dünn- und Dickdarm mit der Perfusionsmethode untersucht und der Effekt von Digoxin, Digitoxin und Meproscillarin auf die transmucöse elektrische Potentialdifferenz (PD) im menschlichen Rektum gemessen.
Die Glykoside kehrten sowohl im Dünndarm als auch im Dickdarm die Resorption von Na und Wasser in eine Sekretion um, die physiologische K-Sekretion im Colon wurde verstärkt. Digitoxin und Meproscillarin senkten die PD auf etwa die Hälfte des Ausgangswertes, Digoxin hatte keinen Effekt, was auf die unterschiedliche Lipoidlöslichkeit der Glykoside zurückgeführt wird.

Diese Versuche zeigen, daß Herzglykoside einen deutlichen sekretagogen Effekt auf den Na-Transport haben, sie geben einen interessanten Einblick in die Physiologie des intestinalen Elektrolyt- und Wassertransportes. Ihre Bedeutung für die Praxis ist jedoch gering, da nur in Ausnahmefällen Glykosidkonzentrationen im Colon erreicht werden, die über die sekretagoge Wirkung zu einer Diarrhoe führen.

Literatur

[1] Chignell, D. F.: The effect of phenolphtalein and other purgative drugs on rat intestinal (Na[+], K[+]) adenosine triphosphatase. Biochem. Pharmacol. 17, 1207–1212 (1968).

[2] Cooperstein, I. L., Brockmann, St. K.: The electric potential difference generated by the large intestine: its relation to electrolyte and water transfer. J. Clin. Invest. 38, 435–442 (1959).

[3] Crane, R. K., Miller, D., Bihler, I.: The restrictions on possible mechanisms of intestinal active transport of sugar. pp. 439–449. In: Membrane Transport and Metabolism Kleinzeller, A., Kotyp, A. Eds. Academic Press New York 1961.

[4] Debognie, J. C., Phillips, S. F.: Capacity of human colon to absorb fluid. Gastroenterology 74, 698–703 (1978).

[5] Ewe, K.: Influence of diphenolic laxatives on water and electrolyte permeation in man. In: Intestinal Permeation Excerpta Medica Congress Series Nr. 391 p 420–425, Amsterdam 1975.

[6] Ewe, K.: The physiological basis of laxative action. Pharmacology 20 (Suppl. 1), 2–20 (1980).

[7] Ewe, K.: Effect of rhein on transport of electrolytes, water, and carbohydrates in the human jejunum and colon. Pharmacology 20 (Suppl. 1), 27–35 (1980).

[8] Ewe, K., Hölker, B.: Einfluß eines diphenolischen Laxans (Bisacodyl) auf den Wasser- und Elektrolyttransport im menschlichen Colon. Klin. Wschr. 52, 827–833 (1974).

[9] Ewe, K., Summerskill, W. H. J.: Transfer of ammonia in the human jejunum. J. Lab. clin. Med. 65, 839–847 (1965).

[10] Ewe, K., Wanitschke, R.: The effect of cathartic agents on transmucosal electrical potential difference in the human rectum. Klin. Wschr. 58, 299–306 (1980).

[11] Forth, W., Furukawa, E., Rummel, W.: Intestinale Resorption von Herzglykosiden in vitro und in vivo. Naunyn Schmiedeberg's Arch. Pharmacol. 262, 53–72 (1969).

[12] Forth, W., Rummel, W.: Wirkung von Herzglykosiden auf Calcium-, Natrium-, Wasser- und Glukosetransport am isolierten Dünndarm. Helv. Physiol. Pharmac. Acta 25, 8–23 (1967).

[13] Forth, W., Rummel, W.: Activation and inhibition of intestinal absorption by drugs pp 131–244. In: Pharmacology of Intestinal absorption: Gastrointestinal absorption of drugs. Section 39 B. Vol. 1 Pergamon Press Oxford 1975.

[14] Krämer, K. D., Hochrein, A.: Enterale Verfügbarkeit und therapeutische Wirksamkeit von Proscillaridin – 4 – Methyläther. Arzneimittelforsch. 26, 579–583 (1976).

[15] Leopold, G., Furukawa, E., Forth, W., Rummel, W.: Binding of cardiac glycosides to isolates of jejunal brush horders from rat and guinea pig and their influence on membrane phosphatase systems. Biochem. Pharmacol. 20, 1109–1117 (1971).

[16] Nell, G., Forth, W., Rummel, W., Wanitschke, R.: Pathway of sodium moving from blood to intestinal lumen under the influence of oxyphenisatine and deoxycholate. Naunyn Schmiedeberg's Arch. Pharmacol. 293, 31–37 (1976).

[17] Rachmilewitz, D., Karmeli, F.: Effect of bisacodyl (Bis) and dioctyl sodium sulfosuccinate (DSS) on rat intestinal prostaglandin E_2 (PGE_2), Na-K-ATP'ase and adenylatcyclase activities. Gastroenterology 75, 1221–(abstr.) (1979).

[18] Schatzmann, J. H.: Herzglykoside als Hemmstoffe für den aktiven Kalium- und Natriumtransport durch die Erythrozytenmembran. Helv. Physiol. Acta 11, 346–354 (1953).

[19] Staud, J. C., Rietbrock, N., Fassbender, H. P.: Excretion of methyl proscillaridin in patients with a biliary fistula. Europ. J. clin. Pharmac. 9, 99–103 (1975).

[20] Vöhringer, H. F., Rietbrock, N.: Metabolism and excretion of digitoxin in man. Clin. Pharmac. Ther. 16, 796–806 (1974).

[21] Wanitschke, R.: Influence of rhein on the electrolyte and water transport in the isolated rat colon. Pharmacology 20 (Suppl. 1), 21–26 (1980).

Alte und neue Befunde zu Farbsehstörungen durch verschiedene Glykoside

R. G. Alken

Herzglykoside haben ein großes Spektrum kardialer und extrakardialer Nebenwirkungen [14]. Ihre geringe therapeutische Breite trägt bei der großen interindividuellen Varianz der Kinetik zur hohen Nebenwirkungsrate bei, die auch heute noch in der Therapie beobachtet wird. Bei allen Ähnlichkeiten in dem Wirkungsspektrum finden sich jedoch immer wieder Publikationen, die unterschiedliche Schwerpunkte einzelner Nebenwirkungen beobachtet haben wollen [15, 16, 17]. Storz vermutete für β-Methyldigoxin eine höhere Wahrscheinlichkeit von zentralnervösen Nebenwirkungen [18], die bei entsprechend höherer Lipophilie des β-Methyldigoxins über eine stärkere Anreicherung im Zentralnervensystem ausgelöst werden könnte [19]. Die relativ stärkere Anreicherung des β-Methyldigoxin im ZNS ist anhand des Quotienten zwischen Hirn- und Herzkonzentration für die Glykoside Digoxin, β-Methyldigoxin und Digitoxin in Tabelle 1 dargestellt.

Diese Arbeiten aus dem Zeitraum bis 1979, die für β-Methyldigoxin bei drei Spezies diese höhere Anreicherung nachwiesen, bildeten den Ausgangspunkt für die Fragestellung, inwieweit am Menschen zentralnervöse Digitaliseffekte quantitativ erfaßbar sein könnten. Die Bedeutung zentralnervöser Wirkungen auf das Entstehen auch von kardialen Nebenwirkungen wurde unter anderem in einer Übersichtsarbeit von Gillis und Quest, 1980 [19] dargestellt.

Für die Untersuchung zentralnervöser Funktionen stehen als nicht-invasive Techniken psychologische, psychophysikalische und elektrophysiologische Methoden zur Verfügung (Tab. 2). Als möglicher Modellfunktion kommt dem Sehen für Digitalis eine besondere Bedeutung zu. Nach den ersten drei Fallbeschreibungen einer Digitalisintoxikation mit visuellen Symptomen durch Withering [7], und einer eindrucksvollen Dokumentation entoptischer Erscheinungen durch den Selbstversuch von

Tabelle 1: Hirn-/Herz-Gewebekonzentrationsquotienten für Digoxin, β-Methyldigoxin und Digitonxin

Digoxin	β-Methyl-digoxin	Digitoxin	Spezies	Dosis	Messung	Autoren
24×10^{-3}	84×10^{-3}	52×10^{-3}	Katze	Einzel-200 nm/kg i.v.	1 h Post Appl.	Schaumann, Koch (1974)
10×10^{-3}	71×10^{-3}	40×10^{-3}	Katze	Einzel-	5 h Post Appl.	Benthe (1975)
61×10^{-3}	623×10^{-3}	431×10^{-3}	Katze	5-fach-	5 h Post Appl.	Flasch, Heinz (1976)
74×10^{-3}	270×10^{-3}		Beagle	Einzel-	24 h Post Appl.	Kuhlmann et al. (1979)
329×10^{-3}	1317×10^{-3}		Beagle	an 10 Tagen	24 h Post Appl.	Kuhlmann et al. (1979)
380×10^{-3}			Mensch	wiederholte		Weinmann et al. (1979)
76×10^{-3}			Mensch			Aderjan et al. (1979)

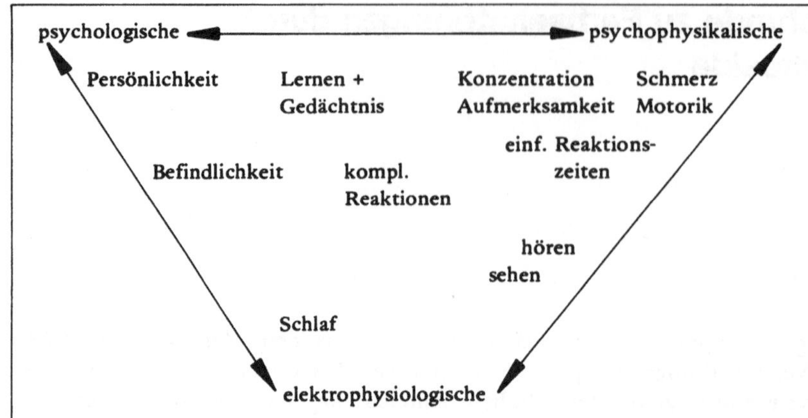

Tabelle 2: Ziel- und Testfunktionen psychoaktiver Pharmaka

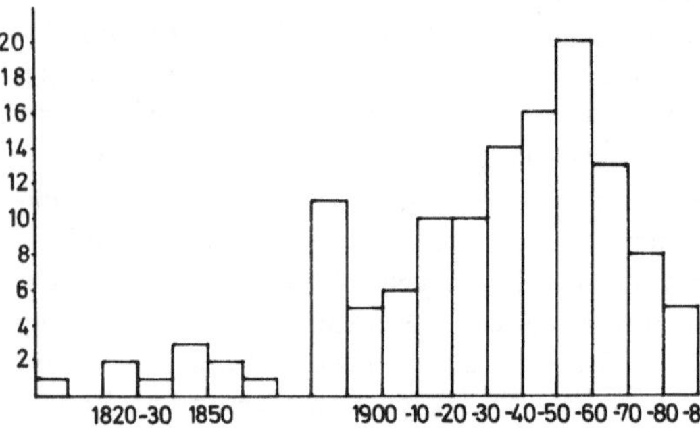

Abb. 1 Zahl der Originalarbeiten zum Thema „Digitalis und Farbensehen".

Purkinje, 1825, [8] nahm die Zahl von Publikationen über visuelle Intoxikationserscheinungen bei Digitalistherapie ständig zu. Die Zahl der Publikationen bis 1980 ist in ihrem Verlauf in Abbildung 1 wiedergegeben. Ihr Verlauf reflektiert die Geschichte der Digitalis mit ihrer Renaiscance nach den Arbeiten von Schmiedeberg und Nativelle zu Ende des vorigen Jahrhunderts.

Aus den insgesamt 56 Originalarbeiten des Zeitraums von 1785 bis 1980 lassen sich visuelle Intoxikationssymptome im gesamten Bereich des Sehens zusammenstellen (Tab. 3). Neben den seltenen und in ihrer Kausalität fraglichen Symptome im Bereich der Conjunctiva, der Iris und des Ciliarkörpers, sowie der einmal beschriebenen Augenmuskelparese finden sich Reduzierungen des Augeninnendrucks, die besonders von Bonting und Mitarbeitern [20] auch an der Na-K-ATPase bestätigt werden konnten. Sie tritt jedoch erst bei höheren Konzentrationen auf und ist als ZNS-Symptom nur bedingt verwertbar. Häufiger sind dagegen Gesichtsfeldausfälle bis zur Erblindung, Störungen des Farbempfindens und der Form- und Farbwahrnehmung tatsächlich vorhandener und imaginärer Objekte. Ein prominentes Opfer einer Digitalisintoxikation wurde von Thomas Courtney Lee in die Diskussion eingeführt: Vincent van Gogh [9]. Abbildung 2 gibt wohl eindrucksvoll die Empfindung eines „Gelbfilterphänomens" und Abbildung 3 die subjektiven Symptome einer Blauüberempfindlichkeit mit den auch von anderen Autoren beschriebenen Lichthöfen wieder, auch wenn der sichere Beweis einer Digitalisintoxikation bei dem Maler nie erbracht werden kann. Eine authentische Darstellung eines nur im deutschen Schrifttum vorkommenden Symptoms, dem „Kornblumenphänomen" wurde von Belz und Schmidt-Voigt [10] publiziert. Im angloamerikanischen Schrifttum wurden dagegen nur einmal „konförderierte Soldaten" beschrieben [21].

Als einziger Symptomenkomplex, der eventuell auch bei therapeutischen Konzentrationen erfaßbar ist, blieben die Störungen des Farbempfindens, da Gesichtsfeldausfälle nur kasuistisch und entoptische Erscheinungen kaum quantitativ erfaßt werden können. Als einfacher Test für das Farbunterscheidungsvermögen wurde von uns der Farnsworth's Munsell 100 hue Test eingesetzt [13], der auch schon bei therapeutischen Digoxinkonzentrationen Störungen des Farbunterscheidungsvermögens bei Patienten nachweist [22]. Dies wurde auch von anderen Arbeitsgruppen, wie Aronson-Grahame-Smith [23] und Haustein [24] bestätigt.

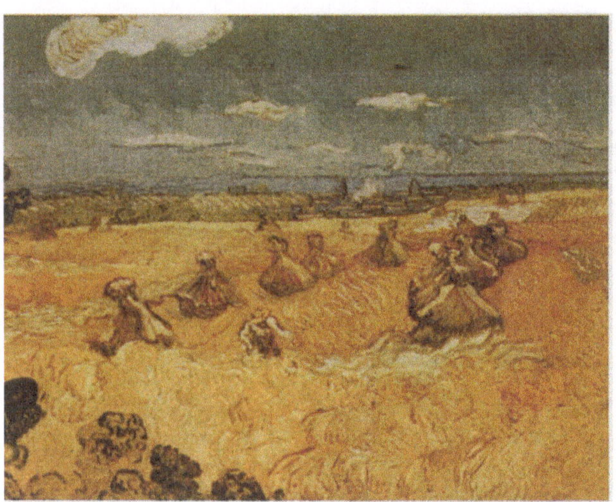

Abb. 2
Vincent van Gogh. Die Weizenfelder,
1888. Mit Erlaubnis des Toledo Kunst-
museums, Toledo, Ohio. Geschenk von
Edward Drummond Libbey.

Tabelle 3:

Visuelle Nebenwirkungen bei
Digitalisintoxikationen

Substrat (anat./phys.)	Störung	Zahl der Ref. 1875—1980	Bemerkungen
Conjunctiva	Conjunctivitis	1	fraglich kausal
Cornea	Veränderungen bei topischer Anw.	2	
Iris, Ciliarkörper	Mydriasis	5	fraglich kausal nicht dokumentiert
	Miosis	2	
	Glaukom	1	
	Augeninnendruck-verringerg.	6	exp. belegt
Augenmuskeln	Diplopie -parese (m. sup. obl. bulb.)	1	fraglich kausal
	Nystagmus	1	fraglich
Gesichtsfeld	Skotome	20	
	-Zentrale	8	
	-Perizentrale	9	
	Farb-	8	
	Blindheit	4	
Farbempfinden	Chromatopsie	24	
	Xanthopsie	18	
	Blaustörung	5	
	Rot-Grünstrg.	7	
Form- und Farbwahrneh-mung	entoptische Phäno-mene	27	
	Kornblumen-phänomen	6	
	visuelle Halluzi-nationen	2	
	delirante Zustände	4	

197

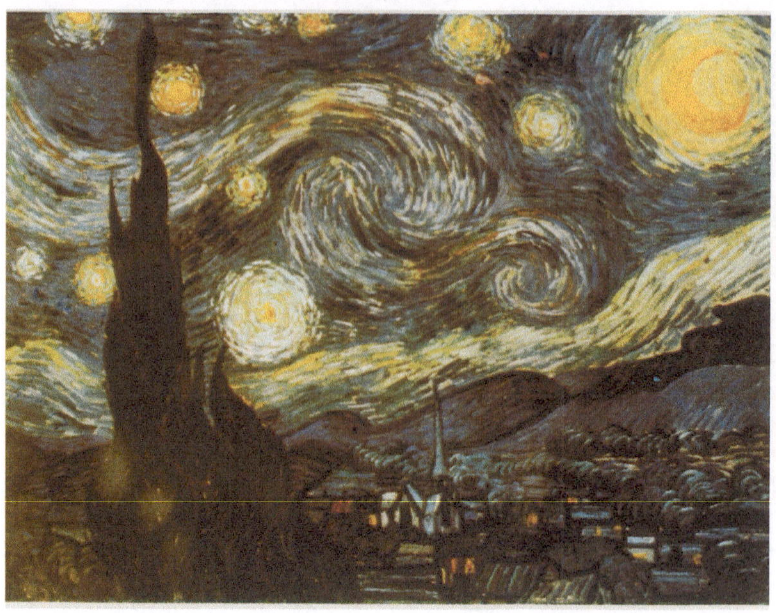

Abb. 3 Vincent van Gogh. Die Sturmnacht, 1859. Mit Erlaubnis des Museums of Modern Art. New York.

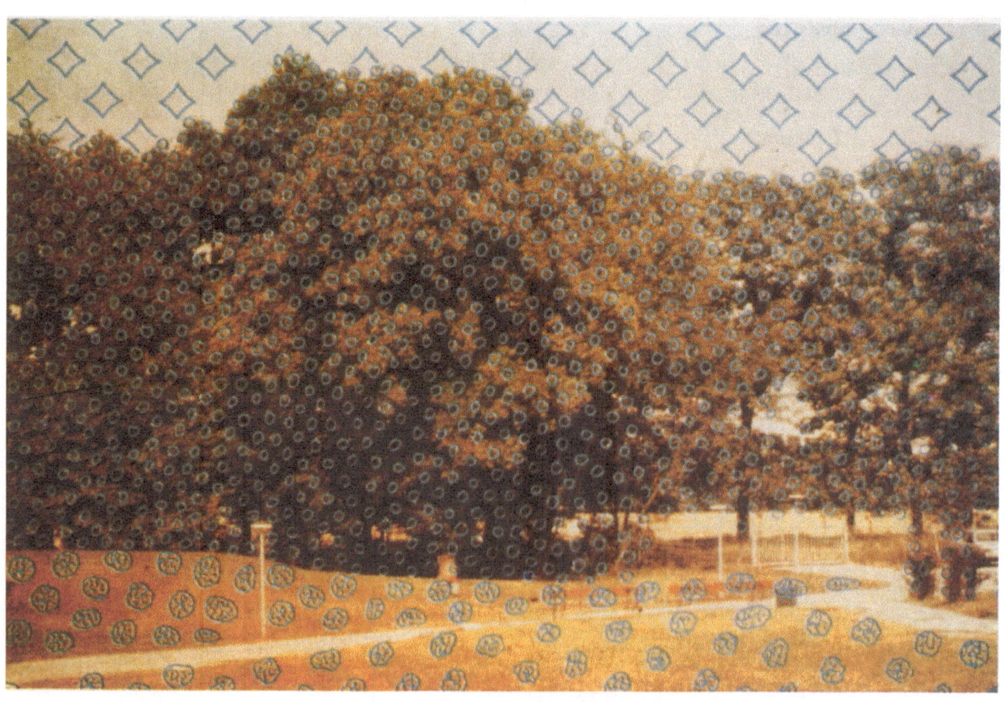

Abb. 4 Authentische Darstellung eines „Kornblumenphänomens" bei Digitalisintoxikation nach Belz und Schmidt-Voigt, 1971.

Tabelle 4: Methodische Möglichkeiten zur Erfassung von Störungen des Farbensehens.

Methoden	Möglichkeiten	Vorteile	Nachteile
A) Psychophysikalische Methoden			
1. Farbtafeln z.B. Ishihara, HRR, Velhagen	Störungen des Farbunterscheidungsvermögens	schnelle, einfache Durchführung	geringe Spezifität geringe Sensitivität
2. einfache Pseudoisochromatische Tests z. B. CITY-UNIV-Test	Störungen des Farbunterscheidungsvermögens, Anomalien	schnelle, einfache Durchführung	mäßige Spezifität mäßige Sensitivität
3. kleine „PANEL"-Tests	Störungen des Farbunterscheidungsvermögens, Anomalien		
A) Farnsworth D 15		mäßiger Zeitaufwand befriedigende Spezifität	mäßige Sensitivität
B) D-15 „DESATURÉE" (LANTHONY)		mäßiger Zeitaufwand befriedigende Spezifität	mäßige Sensitivität
4. Farnsworth's Munsell HUE 100 Test		hohe Sensitivität befriedigende Spezifität	ca. 10 min/Test
5. Anomaloskope			
A) Nagel	Deuter-, Protanomaliediag. Farbasthenopie (rot—grün)	hohe Sensitivität gute Spezifität	Zeitaufwand Beschränkung auf rot—grün
B) Pickford	Deuter-, Rot-, Tritanomaliediag.	befriedigende Spez. und Sensitivität	Zeitaufwand mäßige Variabilität
C) Richter	universelle Anomalien	hohe Variabilität gute Spezifität gute Sensitivität	noch nicht klinisch eingeführt
6. spektrale Empfindlichkeitskurven (Flicker-, Farbreize)	Charakterisierung rezeptornaher Funktionen	hohe Spezifität befriedigende Sensitivität hohe Variabilität	Zeitaufwand
7. spektrale Flicker-Fusionskurven			
B) Elektrophysiologische Methoden			
1. Elektrookulogramm (EOG)	Erfassung von unspezifischen elektrischen Effekten am Auge	z. B. Aktivität der „Müller"-Zellen	geringe Spezifität mäßige Sensitivität app. Aufwand
2. Elektroretinogramm (ERG)	Erfassung der retinalen Reizantwort	Kombination mit speziellen Testreizprogrammen, Ausschluß „zentraler" Komponenten	mäßige Spezifität mäßige Sensitivität app. Aufwand
3. visuell evozierte Corticale Potentiale (VECP)	Erfassung zentraler Reizantworten	Kombination mit spez. Testreizprogrammen	

Bestehen Unterschiede in der Häufigkeit von Störungen des Farbunterscheidungsvermögens zwischen den einzelnen Glykosiden? Die Zahl der Publikationen scheint auf ein mehr bei nativen Digitaliszubereitungen und Digitoxin gegenüber Digoxin hinzuweisen (Abb. 5). Dies ist jedoch sicher historisch bedingt.

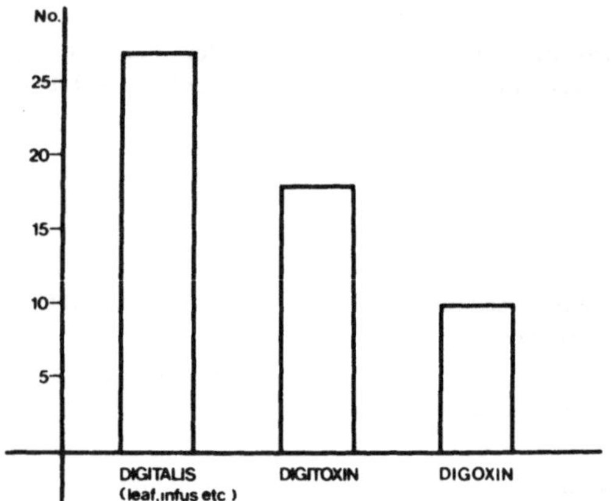

Abb. 5 Zahl der Originalarbeiten über Farbsehstörungen durch Digitalispräparationen, Digitoxin und Digoxin von 1785 bis 1980.

In Frankfurt wurden unter den Bedingungen einer retrospektiven Querschnittsstudie insgesamt 443 Patienten untersucht, hiervon waren 56 ohne Digitalistherapie, 177 wurden mit Digoxin, 101 mit β-Methyldigoxin und 109 mit Digitoxin im Gleichgewicht behandelt (Tab. 5). Neben den demographischen Daten wurden, Diagnosen, Digitaliskonzentrationen und EKG aufgenommen sowie das Farbunterscheidungsvermögen mit dem FM 100 getestet. Exemplarisch soll hier für die mit Digoxin-/β-Acetyldigoxin-behandelten Patienten die Korrelation zwischen dem total error score als dem Maß für den Schweregrad der Störung des Farbunterscheidungsvermögens und der Plasmadigoxinkonzentration dargestellt werden (Abb. 6). Die Korrelation für β-Methyldigoxin verlief ähnlich, die für Digitoxin flacher [11]. Gegenüber den Altersnormwerten des total error score wie sie von G. Verriest [25] publiziert wurden und von uns an Patienten ohne angeborene Farbsehstörungen und Digitalistherapie bestätigt werden konnten (Abb. 7), nahm die Häufigkeit von Störungen des Farbunterscheidungsvermögens mit der Höhe des Digitalisplasmakonzentrationsbereich für alle drei Glykoside

Tabelle 5: Alter und Serum-Kalium der Patienten.

	Anzahl (n =)	Alter (y)	Kalium (nM)
Digoxin-Derivate			
Kontrollgruppe	30	61,4 ± 8,4	4,2 ± 0,5
Digoxin/β-Acetyldigoxin			
therapeut.	160	60,2 ± 12,6	4,2 ± 0,7
toxisch	17	59,8 ± 13,6	4,5 ± 0,7
β-ME-Digoxin			
therapeut.	95	62,3 ± 9,6	4,7 ± 0,9
toxisch	6	58,0 ± 11,2	3,8 ± 0,5
Digitoxin total			
Kontrollgruppe	26	52,3 ± 10,7	5,5 ± 0,8
therapeut.	94	57,7 ± 13,1	5,2 ± 1,0
toxisch	15	51,9 ± 11,5	5,3 ± 0,6

zu (Abb. 8). Im Bereich therapeutischer Konzentrationen ist sie für β-Methyldigoxin etwas höher bei niedrigerer mittlerer Digoxinplasmakonzentration, zwar statistisch signifikant ($p < 0.01$), jedoch im Ausmaß wohl ohne praktische Bedeutung. Der Unterschied steht in keiner Relation zu den Konzentrationsunterschieden, die im ZNS gefunden wurden. Für Digitoxin läßt sich (sogar) eine deutlich geringere Häufigkeit von Störungen des Farbunterscheidungsvermögens bei den Patienten mit therapeutischen und den mit toxischen Konzentrationen erkennen. Drei Argumente sprechen jedoch gegen den Schluß, daß damit tatsächlich eine geringere Häufigkeit von visuellen Nebenwirkungen für das Digitoxin erwiesen sein könnten:

1. Die Patienten waren im Durchschnitt um 10 Jahre jünger: Auch bei Bezug auf einen Altersnormwert kann eine unterschiedliche Empfindlichkeit der verschiedenen Altersgruppen nicht ausgeschlossen werden.
2. Die Patienten litten vorwiegend an endgradiger Niereninsuffizienz, ihr Plasmakalium war im Mittel um 1mM höher als das der mit Digoxin- und β-Methyldigoxin-behandelten Patienten.
3. Ein direkter Nachweis, daß die verglichenen Konzentrationsbereiche im Sinne der positiv inotropen Wirkung der Glykoside äquieffektiv sind, fehlt.

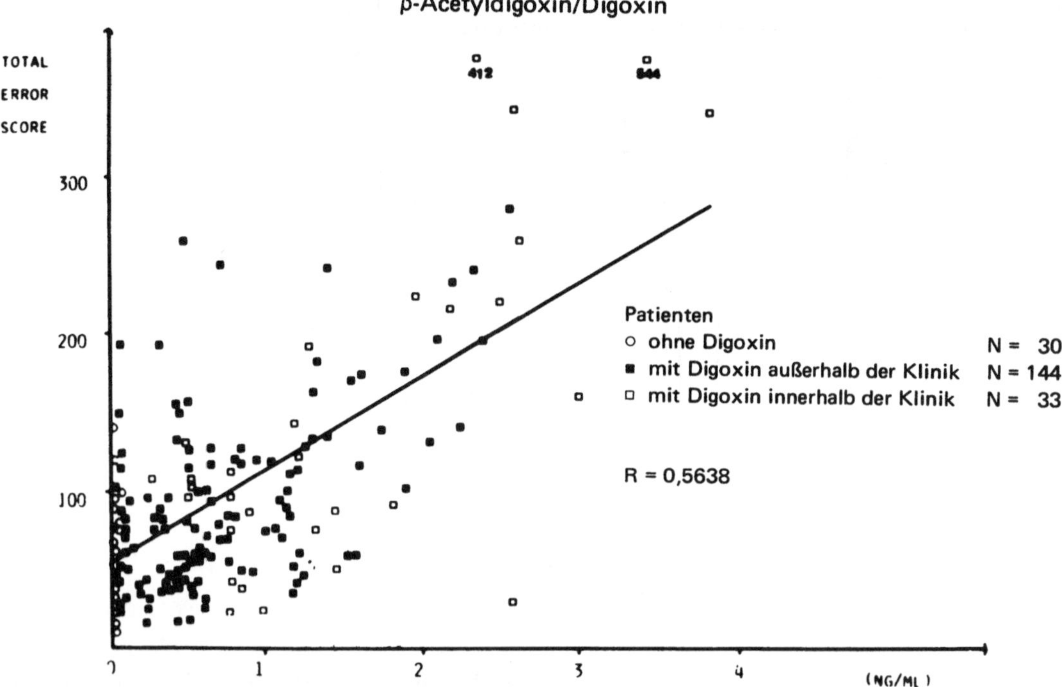

Abb. 6 Korrelation zwischen Ausmaß der Störungen des Farbunterscheidungsvermögens im FM-100 hue Test und der Digoxinplasmakonzentration bei Patienten unter Dauertherapie mit β-Acetyldigoxin und Digoxin.

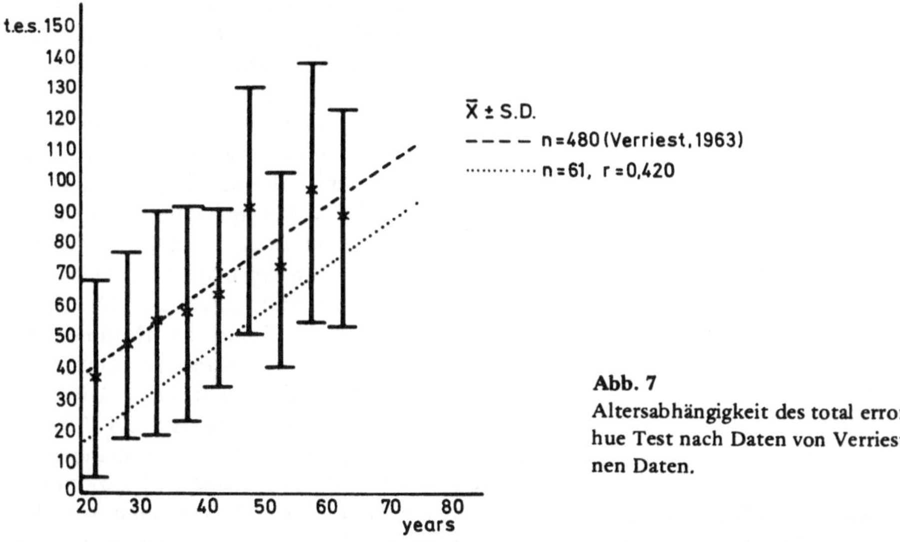

Abb. 7
Altersabhängigkeit des total error score im FM-100 hue Test nach Daten von Verriest, 1963 und eigenen Daten.

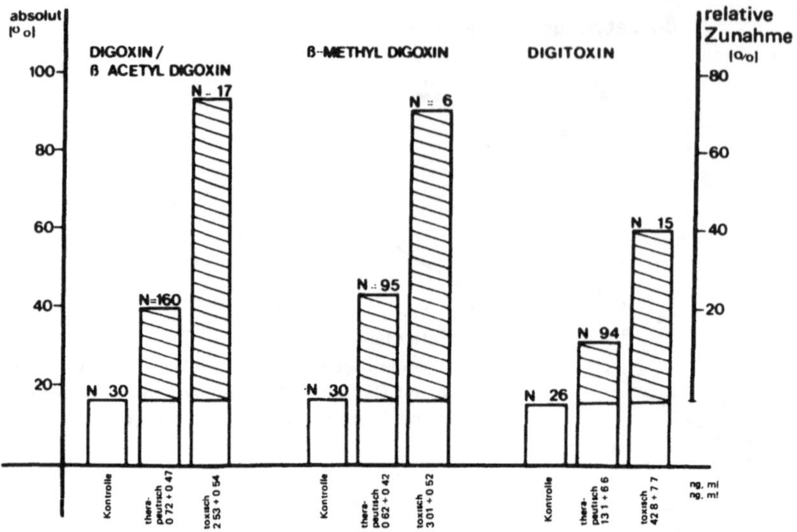

Abb. 8 Häufigkeit von Störungen des Farbunterscheidungsvermögens (FM-100 hue Test) bei Patienten unter Digitalisdauertherapie.

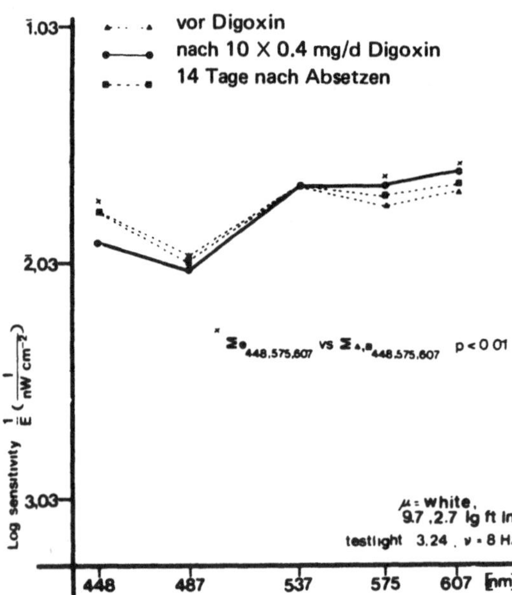

Abb. 9 Farberkennensschwelle bei 9 gesunden Versuchspersonen, vor, am 10. Tag einer Digoxinbehandlung und 14 Tage nach Absetzen.

Diese Argumente gelten ebenfalls für andere, jüngere Publikationen, die einen Vergleich zwischen den Herzglykosiden anstellen [26]. Einer persönlichen Mitteilung zufolge konnte Herr Kolenda, Kiel, unter anderen Bedingungen einen Unterschied zwischen Digitoxin und Digoxin nicht finden, was in Übereinstimmung mit diesen Überlegungen stehen würde. Eine Beantwortung dieser Frage bliebe einem direkten Vergleich unter gleichzeitiger Messung von Pharmakokinetik und Hämodynamik vorbehalten.

Ein ganz anderer Aspekt soll aber hier kurz andiskutiert werden. Elektrophysiologische Untersuchungen Digoxin-Intoxikierter mit visuellen Nebenwirkungen zeigten Hinweise, daß es sich um retinale Effekte handelt, die die Farbempfindungsstörungen auslösen [27]. Unsere eigenen Befunde an gesunden, freiwilligen Versuchspersonen zeigten am 10. Tag nach Therapie mit 0,4 mg Digoxin i.v./die eine Zunahme der Lichtempfindlichkeitsschwelle für Gelb-Grün und Orange-Rot (575 und 607 nm auf weißem Hintergrund) und eine Abnahme der Lichtempfindlichkeit für Blau (448 nm), so daß im Sinne der Komplementärfarbentheorie eine Zunahme der Gelbempfindung schon bei therapeutischen Digoxinkonzentrationen nachweisbar ist, ein Effekt, der z. B. das Symptom des Gelbfilterphänomens erklären würde [28]. Die retinalen Digoxinkonzentrationen sind dabei ebenso hoch wie die myokardialen [29, 30, 31], wie am Menschen und Tier nachgewiesen werden konnte. Sie sind bedeutend höher als die im intracraniellen Teil des N.opticus und ebenfalls höher als in den

Hirnarealen, die man hinter der Blut-Hirnschranke vermuten muß. Ein mit den unterschiedlichen Hirnkonzentrationen korrelierender Unterschied in der Beeinflussung der Farbsehfunktion ist daher eventuell auch nicht zu erwarten. Da aber auch die kardialen Nebenwirkungen nicht direkt mit der Hirnkonzentration korrelieren, sondern eher über vegetative Afferenzen ausgelöst werden [19], erscheint die weitere Verfolgung einer Korrelation zwischen dem Auftreten kardialer Intoxikationszeichen bei mäßiger Intoxikation und den Effekten auf die Reizverarbeitung in der Retina von Interesse zu sein.

Zusammenfassung

Subjektive Farbempfindungsstörungen bei Digitalis-intoxikierten Patienten sind seit langem bekannt. Störungen des Farbunterscheidungsvermögens können mit Farnsworth's Munsell 100 hue Test schon bei therapeutischen Plasmakonzentrationen bei Patienten erfaßt werden. Bei einer Querschnittsuntersuchung an 448 Patienten, die mit Digoxin/β-Acetyldigoxin, Methyldigoxin, Digitoxin, oder keinem Glykosid behandelt worden, konnten keine Unterschiede in der Häufigkeit des Auftretens von Störungen des Farbunterscheidungsvermögens zwischen der Digoxin/β-Acetyldigoxin- und der β-Methyldigoxin-Gruppe beobachtet werden. Das Auftreten kardialer Nebenwirkungen zeigte eine parallele Häufigkeitszunahme. Die Digitoxin-Gruppe wies weniger Störungen des Farbunterscheidungsvermögens und weniger kardiale Nebenwirkungen im therapeutischen und toxischen Plasmakonzentrationsbereich auf. Dies wird auf das um 10 Jahre jüngere Durchschnittsalter und die höhere Plasmakaliumkonzentration der vorwiegend nereninsuffizienten Patienten der Digitoxingruppe zurückgeführt.

Mit Hilfe des Nagel'schen Anomaloskops, des Farnsworth's Munsell 100 hue Test und der Aufnahme spektraler Empfindlichkeitskurven könnten entsprechende Befunde an gesunden Versuchspersonen nach Digoxingabe erhoben werden, die als Korrelat für die beschriebenen Intoxikations-bedingten Symptome „Gelbfilter sehen und Kornblumen-Phänomen" angesehen werden.

Literatur

[1] Schaumann, W., Koch, K.: β-Methyldigoxin. VII. Tissue distribution, positive inotropic and central actions in cats in comparison with other digitalis glycosides. Naunyn-Schmiedeberg's Arch. Pharmacol., 286: 195–210, 1974

[2] Kuhlmann, J., Rietbrock, N., Schnieders, B.: Tissue distribution and elimination of digoxin and β-Methyldigoxin after single and multiple doses in dogs. Cardiovasc. Pharmacol. 1: 219–234, 1979

[3] Flasch, H., Heinz, N.: Konzentration von Herzglykosidenim Myokard und im Gehirn. Arzneimittelforsch. 26: 1213–1216, 1976

[4] Benthe, H. F.: Organverteilung verschiedener Herzglykoside, in: Jahrmärker, H. (Ed.): Digitalistherapie, Beiträge zur Pharmakologie und Klinik, s. 19–34, Springer Verlag, Berlin, 1975

[5] Weinmann, J., Hasford, J., Kuhlmann, J., Bippus, P. H., Lichey, J., Rietbrock, N.: Digoxinplasmakonzentration in Plasma und Gewebe, Med. Klin. 74: 613–619, 1979

[6] Aderjan, R., Buhr, H., Schmidt, Gg.: Investigation of cardiac glycoside levels in human post mortem tissues determined by a special radioimmunoassay procedure. Arch. Toxicol., 42: 107–114, 1979

[7] Withering, W.: An account of the foxglove and some of its medical uses. Mac Swinney, Birmingham, 1785

[8] Purkinje, J. E.: Beobachtungen und Versuche zur Physiologie der Sinne, Zweites Bändchen. Neue Beiträge zur Kenntnis des Sehens in Subjectiver Hinsicht, G. Reimer, Berlin 1825

[9] Lee, T. C.: van Goghs Sehvermögen: Digitalis-Intoxikation? JAMA-D 1: 217–220, 1982

[10] Belz, G. G., Schmidt-Voigt, J.: Entoptische Farberscheinungen unter Digitalistherapie Fort. schr. Med. 89: 93–96, 1971

[11] Alken, R. G., Hipp, H., Alter, H.: Differences in volor vision deficiencies induced by various cardiac glycosides, in: Doc. Opth. Proc. Series 33, ed. by G. Verriest, Dr. W. Junk, Amsterdam, 1982

[12] Alken, R. G.: Digitalis and Vision – A Review on clinical data and experimental results, in Vorbereitung

[13] Farnsworth, D.: The FM-100 hue test. J. Opt. Soc. Am. 33: 568–582, 1943

[14] Schüren, K. P., Rietbrock, N.: Klinische Aspekte der Digitalisintoxikation. Anaesth. Intensivmed. Praxis, 15: 95–115, 1978

[15] Belz, G. G., Czermak, E., Belz, G.: Die zeitliche Wirkung von Digitoxin und β-Acetyldigoxin nach oraler Applikation beim Menschen, Z. Kardol. 68: 77–81, 1979

[16] Belz, G. G., Aust, P. E., Schneider, B.: Time Course of the effects of single intravenous doses of digitoxin and digoxin in normal volunteers. J. Cardiovasc. Pharmacol. 3: 1116–1125, 1981

[17] Edens, E.: Die Digitalisbehandlung, 2. umgearbeitete Auflage, Urban und Schwarzenberg, Berlin – Wien, 1934

[18] Storz, H.: Zur Erhaltungsdosis von β-Methyl-digoxin, Herz-Kreislauf 4: 396—399, 1972

[19] Gillis, R. A., Quest, J. A.: The role of the Nervous System in the Cardiovascular Effects of Digitalis, Pharmacol. Rev. 31: 1213—1216 (1976)

[20] Bonting, S. L., Simon, K. A., Hawkins, M. N.: Studies on NaKATPase: A quantitative distribution in several tissues of the cat. Arch. Biochem. 95: 416—423, 1964

[21] Volpe, B. T., Soave, R.: Formed visual hallucinations as digitalis toxicity. Ann. Intern Med.: 91: 865—866, 1979

[22] Alken, R. G., Rietbrock, N.: Colour Vision deficiencies under long term treatment with digitalis as detected by an automated FM100-test, in: Methods in Clinical Pharmacology, eds. N. Rietbrock, B. G. Woodcock, G. Neuhaus, Vieweg Verlag, Braunschweig, 1980, S. 37—43

[23] Aronson, J.: Techniques for studying the pharmacodynamic effects of cardiac glycosides on patients' own tissues during glycoside therapy, ebenda, S. 17—25

[24] Haustein, K. O., Oltmanns, G., Rietbrock, N., Alken, R. G.: Differences in Color Vision Impairment Caused by Digoxin, Digitoxin, or Pengitoxin, J. Cardiovascul Pharmacol: 4: 536—541, 1982

[25] Verriest, G.: Further studies on acquired deficiency of color discrimination, J. Opt. Soc. Am., 53: 185—196, 1963

[26] Haustein, K. O.: Color Vision Deficiencies at treatment by Pengitoxin, in press

[27] Weleber, R. G., Shults, W. T.: Digoxin retinal toxicity, Arch. Opthalmol 99: 1568—1572, 1981

[28] Alken, R. G.: Drug-Induced Color Vision Deficiencies: From side effects to clinical pharmacology, Docum. Opthal. Proc. Series 33: ed. G. Verriest, Dr. W. Junk, Amsterdam, 1982, S. 467—476

[29] Lissner, W., Greenlee, J. E., Cameron, J. D., Goren, S. B.: Localization of ^{3}H-digoxin in the cat eye, Amer. J. Opthalmol. 72: 608—614, 1971

[30] Lufkin, M. W., Harrison, C. E., Henderson, J. W., Ogle, K. N.: Ocular distribution of ^{3}H-digoxin in the cat, Amer. J. Opthalmol 64: 1134—1140, 1967

[31] Binnion, P. F., Frazer, G.: ^{3}H-Digoxin in the optic tract in digoxin intoxication, J. Cardiovasc Pharmacol. 2: 699—706, 1980

Die Behandlung von Digitoxin-Intoxikationen mit Cholestyramin

H. G. Demers, J. Pabst, G. Leopold

Die lange Wirkdauer von Digitoxin beruht zu einem großen Teil darauf, daß neben seinen Metaboliten auch unverändertes Digitoxin mit der Galle in den Darm gelangt und erneut resorbiert wird. Besonders eindrucksvoll konnte dieses Storstein [17] bei Patienten mit T-Saug-Drainage nach Cholecystektomie zeigen (Abb. 1): Die Digitoxin-Halbwertzeit verkürzte sich gegenüber 8,1 Tagen bei der Kontrollgruppe auf 4,3 Tage bei den Patienten mit der Gallenableitung.

Medikamentös kann der enterohepatische Kreislauf durch Anionenaustauscher wie Cholestyramin und Colestipol, aber auch Kohle unterbrochen werden. In einer in vitro Versuchsanordnung wies Sattler [16] die Gleichwertigkeit dieser Adsorbentien bezüglich ihrer Adsorptionsfähigkeit für Digitoxin nach: Für eine fast vollständige Adsorption des in der Galle vorhandenen Digitoxins war für alle Adsorbentien gleichermaßen eine Konzentration von 50g/l Galle notwendig (Abb. 2).

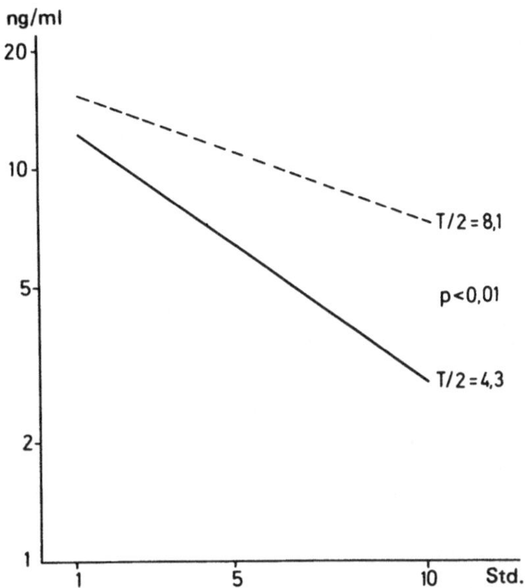

Abb. 1 Mittlere Digitoxin-Halbwertzeit bei je fünf Patienten mit und ohne Gallen-Saug-Drainage nach Cholecystektomie (Storstein 1973)

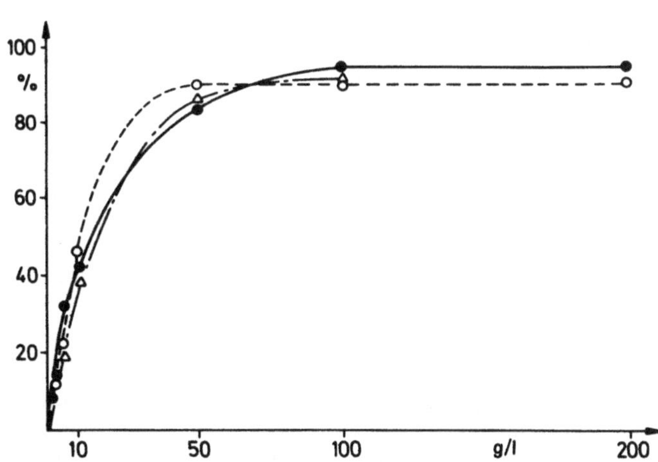

Abb. 2

Adsorption der in Mischgalle (nach Injektion von ³H-Digitoxin) enthaltenen Radioaktivität an verschiedenen Adsorbentien. ●——● Kohle, ○——○ Colestipol, △——△ Cholestyramin. Ordinate: Prozentuale Adsorption, Abszisse: g Adsorbens/l Galle (Sattler)

Kasuistik

Wir behandelten vier Patienten mit einer Digitoxin-Intoxikation 7–12 Tage lang mit 6-stündlich 8g Cholestyramin. Zweimal handelte es sich um Intoxikationen nach Einzelgabe, in den beiden anderen Fällen war es durch Fehleinnahme bei Dauerdigitalisierung zur Intoxikation gekommen [5].

Fall 1: Eine 33-jährige Frau hatte einen Suicidversuch mit 10mg Digitoxin unternommen. 2 Stunden nach der Einnahme Magenspülung und Beginn der Cholestyramingaben mit 6-stündlich 8g. Der Digitoxin-Spiegel betrug 7 Stunden nach der Einnahme 249ng/ml. Von der 7.–72. Stunde bestand ein Wechsel von AV-Block II (Wenckebach) und AV-Block I. In dieser Zeit fiel der Digitoxin-Spiegel auf 55ng/ml ab. Bei einem Digitoxin-Spiegel von 40ng/ml fiel die PQ-Zeit unter 0,20s.

Fall 2: Eine 18-jährige Ausländerin hatte in Verwechslung mit einem Magenmittel einen Schluck Ditaven® zu sich genommen. Dabei handelt es sich um ein Venenmittel mit einer Digitoxin-Konzentration von 0,3mg/ml. Eine halbe Stunde später erfolgte die Magenspülung, zu derem Schluß noch 28g Cholestyramin durch den Schlauch gegeben wurde. Anschließend 6-stündlich 8g Cholestyramin. Digitoxin-Spiegel 6 Stunden nach der Aufnahme 40ng/ml, Halbierung desselben innerhalb von 2 Tagen. Im EKG lediglich muldenförmige ST-Streckensenkungen.

Fall 3: Eine 50-jährige Patientin (Zustand nach cerebralem Insult, Kreatinin 2,7mg%) hatte nach der Entlassung aus dem Krankenhaus zu Hause 2 Wochen lang alle Tabletten in einer Dosierung von 3 × 1 genommen, darunter auch Digitoxin (0,1mg). In den letzten Tagen Durchfälle, Erbrechen und kurzzeitige Bewußtseinsverluste. Im Aufnahme-EKG lag ein intermittierender AV-Block III vor, ein passagerer Schrittmacher wurde gelegt. An den ersten 3 Tagen bekam die Patientin versehentlich nur die Hälfte der vorgesehenen Cholestyramindosis, also nur 16g, dann wie bei anderen Patienten 32g/die. Der Digitoxin-Spiegel betrug bei der Aufnahme 123ng/ml und fiel innerhalb der ersten 3 Tage auf 67ng/ml ab. Während dieser Zeit bestand zumeist ein AV-Block I, gelegentlich AV-Block II. Die PQ-Zeit unter-

schritt 0,20sec ab einem DGT-Spiegel von 30ng/ml.

Fall 4: Eine 66-jährige Patientin stand unter einer Dauerbehandlung mit 0,1mg Digitoxin. In suicidaler Absicht nahm sie 8 Stunden vor der Aufnahme zusätzlich 15 Tabletten (1,5mg) Digitoxin. Im Aufnahme-EKG lag eine Sinusbradycardie unterbrochen von intermittierendem AV-Block II vor. Prophylaktisch wurde eine Schrittmachersonde gelegt, Cholestyramin bekam die Patientin in einer Dosierung von 8g alle 6 Stunden. Der Digitoxin-Spiegel betrug bei der Aufnahme 77ng/ml und fiel nach 2 Tagen auf 48ng/ml ab, dabei bestand dann regelmäßiger Sinusrhythmus.

Ergebnisse und Diskussion

Die Digitoxin-Plasmaspiegel fallen bei allen Patienten in den ersten 3 bis 4 Tagen deutlich schneller ab als im weiteren Verlauf (Abb. 3). Quantifiziert man das Ausmaß des Abfalls der Plasmakonzentration als tägliche Abklingquote, so wird dies besonders deutlich (Abb. 4): Am 1. Tag ergab sich eine Abklingquote von 33 ± 13%, am 2. Tag 28 ± 11% und am 3. Tag 24 ± 7%. Im weiteren Verlauf gingen die Abklingquoten trotz Fortführung der Cholestyramingaben weiter zurück und lagen am 8. Tag bei 10%. Wahrscheinlich ist bei erhöhtem Digitoxin-Körperbestand der enterohepatische Kreislauf wesentlich intensiver, oder es findet eine verstärkte aktive Sezernierung von Digitoxin in den Darm statt [20], als dies bei therapeutischen Konzentrationen der Fall ist.

So lag bei einem weiteren Patienten (Digitoxin-Spiegel 15ng/ml) während einer 1-wöchigen Anionenaustauschergabe die Digitoxin-Abklingquote konstant bei 8% (Fall 5, Abb. 4). Dies entspricht auch den Befunden von Sattler [16] und Bazzano [2], die ebenfalls bei niedrigem bzw. therapeutischem Digitoxin-Körperbestand keinen Einfluß von Adsorbentien auf die Digitoxin-Halbwertzeit finden konnten.

Der besonders initial schnelle Abfall der Digitoxin-Plasmakonzentration wirft folgende Fragen auf:

1. Wie sind die Resorptionsverhältnisse bei Einnahme großer Mengen von Digitoxin zu beurteilen?

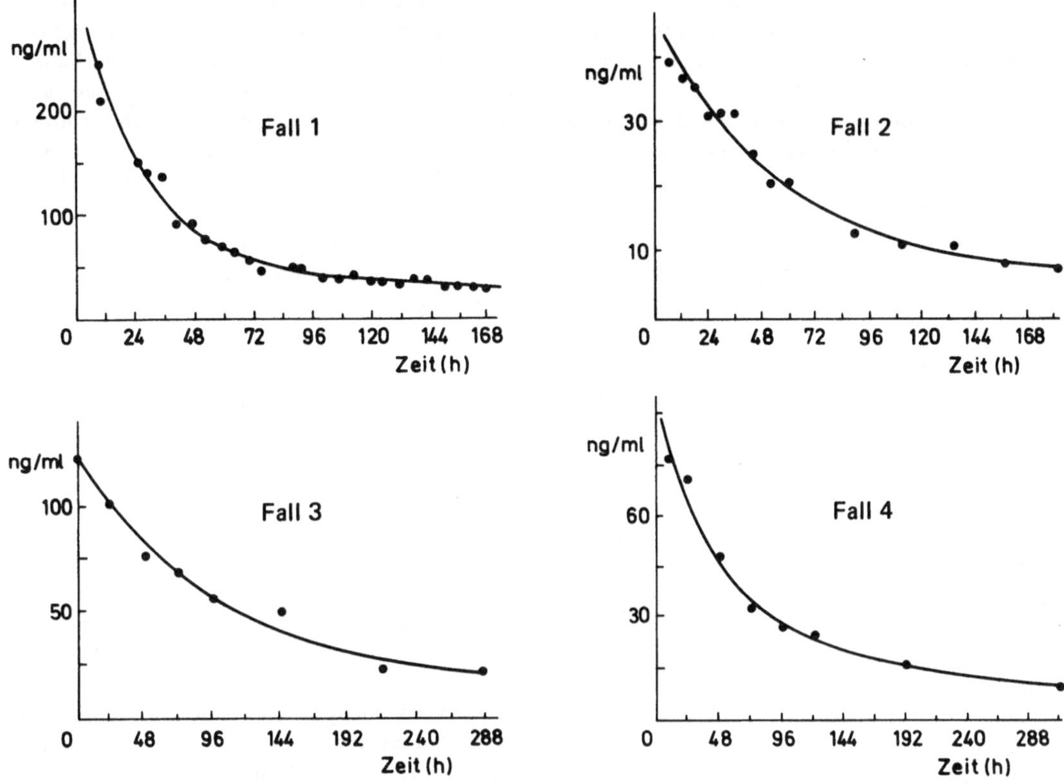

Abb. 3 Digitoxin-Plasmakonzentrationen bei vier Intoxikationen während der Gabe von Cholestyramin.
Kurve = berechneter Kurvenverlauf

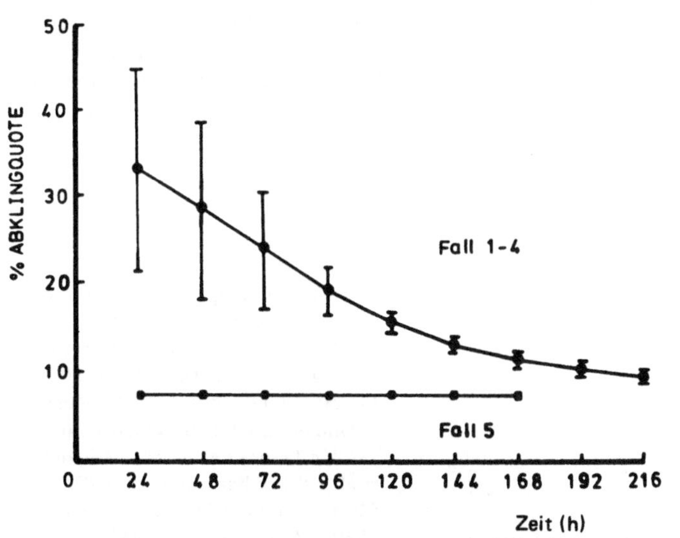

Abb. 4

Tägliche Digitoxin-Abklingquote
während der Cholestyramingabe ($\bar{x}$, s),
Fall 1–4 bei erhöhtem, Fall 5 bei nicht
erhöhtem Digitoxin-Körperbestand

2. Wie lange dauert es, bis sich ein Gleichgewicht zwischen Serumkonzentration und Gewebe nach Einnahme großer Mengen Digitoxin eingestellt hat?

Zu 1.: Einzeldosen Digitoxin von 0,1–1,5 mg werden beim Menschen rasch und vollständig resorbiert [6, 7, 11, 19]. Lauterbach [10] konnte an Ratten zeigen, daß selbst sehr hohe Digitoxin-Dosen bis 6 mg/kg (!) Körpergewicht praktisch vollständig resorbiert werden. Im 1. Vergiftungsfall waren 10 mg – dies entspricht „nur" 0,18 mg/kg Körpergewicht – eingenommen worden. Eine inkomplette oder auch verzögerte Resorption ist daher eher unwahrscheinlich.

Zu 2.: Der rasche Abfall der Plasmakonzentrationen zu Beginn der Cholestyramin-Behandlung könnte zunächst dazu verleiten, eine noch nicht abgeschlossene Verteilung von Digitoxin auf periphere Kompatimente anzunehmen.

Beim Erwachsenen fand Storstein [18] für therapeutische Digitoxin-Dosen (0,6 mg i. v.) eine Serum-Verteilungshalbwertzeit von nur 37 Minuten. Im Vergiftungsfall mit 10 mg Digitoxin betrug die Plasmakonzentration 7 Stunden nach der Einnahme 249 ng/ml. Bei einem Plasmavolumen von etwa 2 Liter (Körpergewicht 57 kg) entspricht dies einer Digitoxin-Menge von rund 0,5 mg, die sich zu diesem Zeitpunkt noch in der systemischen Zirkulation befand. Da aus zuvor genannten Gründen die Resorptionsphase bereits abgeschlossen war, muß sich der größte Anteil des aufgenommenen Digitoxins 7 Stunden nach der Einnahme bereits im Gewebe befunden haben. Verteilungsphänomene können daher als Ursache für den während der ersten Tage besonders raschen Abfall der Plasmakonzentration aus quantitativen Gründen keine Rolle mehr gespielt haben. Bei zwei Intoxikationen handelte es sich zudem um Intoxikationen mit falsch zu hoher Dauerdosis bzw. zusätzlicher Einnahme von 1,5 mg Digitoxin bei therapeutischem Glykosid-Körperbestand.

Für die Behandlung der Digitoxin-Intoxikation mit Adsorbentien stellen sich zwei praktische Fragen:

1. Welches Adsorbens (Cholestyramin (Quantalan®), Colestipol (Colestid®) oder Aktivkohle) sollte verwandt werden?

2. Welche tägliche Adsorbermenge ist zu empfehlen?

Ad 1.: Nach den in-vitro-Versuchen von Sattler könnte man annehmen, daß es gleichgültig ist, welches Adsorbens verwandt wird. Kasuistiken über den Einsatz von Aktivkohle sind nur spärlich zu finden. In zwei Fallberichten (Moulin, Pond) wird zwar die ebenfalls gute Wirksamkeit auf die Verkürzung der Digitoxin-Halbwertzeit nachgewiesen, aber es fällt in beiden Fällen auf, daß der besonders initial gewünschte schnelle Abfall der Digitoxin-Plasmakonzentration erst nach 1- bis 2tägiger Behandlung einsetzt.

Unter Cholestyramin bzw. Colestipol setzt die Wirkung hingegen prompt ein.

Ad 2.: Setzt man die aus der Literatur entnommene durchschnittlich erreichte Verkürzung der Digitoxin-Halbwertzeiten zur täglich verabreichten Adsorberdosis in Beziehung (Abb. 5), so zeigt sich, daß die Zuverlässigkeit der Wirkung

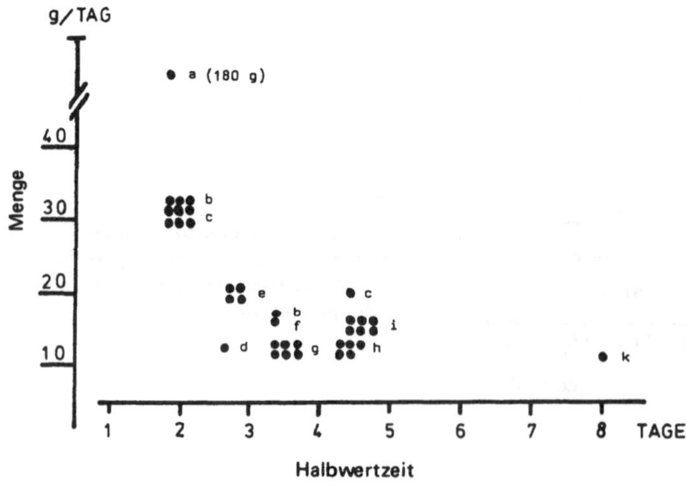

Abb. 5

Gegenüberstellung von täglich verabreichter Adsorbermenge und durchschnittlich erzielter Verkürzung der Digitoxin-Halbwertzeit aus 10 Literaturstellen. ● Anzahl der Fälle. a Pond et al. 1981; b Demers et al. 1982; c Lesne et al. 1975; d Gilfrich et al. 1981; e Bazzano et al. 1972; f Pieroni et al. 1981; g Carruthers et al. 1980; h Hansteen et al. 1981; i Caldwell et al. 1971; k Haasis 1981.

mit steigender Adsorbertagesmenge zunimmt. Bei Tagesdosen von über 30g wurden die bisher besten Ergebnisse erzielt: Im Mittel kam es zu einer Verkürzung der Digitoxin-Halbwertzeit auf 2 Tage. Auch aus dieser Übersicht ergibt sich kein Unterschied in der Wirksamkeit von Cholestyramin und Colestipol. Um initial möglichst schnell eine hohe Austauscherkonzentration im Darm zu erreichen, sollten die ersten Gaben mit doppelter Menge oder mit verkürztem Zeitintervall erfolgen.

Die Frage, ob bei einer Intoxikation mit Digitoxin durch 12-β-Hydroxilierung klinisch relevante Mengen von Digoxin als zusätzliches cardioaktives Glykosid entstehen, ist umstritten [13, 15]. Wir führten daher bei unseren Patienten während des Abfalls der Digitoxin-Plasmakonzentrationen zusätzlich Digoxin-Bestimmungen durch. Die Glykosid-Konzentrationsbestimmungen erfolgten mit den RIA's von Diagnostic Products Corp., Los Angeles, Calif., USA. Der verwendete Anti-Digoxin-Antikörper gilt als hoch spezifisch.

Um das Ausmaß der Kreuzreaktivität des Anti-Digoxin-Antikörpers zu Digitoxin abschätzen zu können, wurden Standardseren durch Zusatz von Digitoxin auf verschiedene Digitoxin-Konzentrationen eingestellt. Die anschließend durchgeführten Digoxin-Bestimmungen ergaben durch Kreuzreaktivität des Antikörpers zu Digitoxin bedingte „Pseudo-Digoxin-Werte". In Abbildung 6 wird die obere Grenze dieses konzentrationsabhängigen Kreuzreaktivitätsbereiches durch eine Kurve dargestellt.

Die Digoxin-Bestimmungen bei den Plasmaproben unserer Digitoxin-Intoxikationen ergaben im einzelnen sehr niedrige Digoxin-Werte, die praktisch alle im Kreuzreaktivitätsbereich des Anti-Digoxin-Antikörpers gegenüber Digitoxin lagen (Abb. 6). Klinisch bedeutet dies, daß auch bei einer Digitoxin-Intoxikation eine klinisch faßbare 12-β-Hydroxilierung von Digitoxin zu Digoxin nicht vorkommt.

Zusammenfassung

1. Bei einer Digitoxin-Intoxikation führt die aus Compliancegründen zu kontrollierende Gabe von Cholestyramin oder Colestipol (6-stündlich 2 Beutel) zu einer erheblichen Beschleunigung der Glykosid-Elimination. Nach durchschnittlich 2 Tagen kann so mit einer Halbierung des Digitoxin-Körperbestandes gerechnet werden.

2. Digoxin-Konzentrationen, die bei Digitoxinhaltigen Plasmaproben gemessen werden, sind nicht reell und beruhen auf der Unspezifität des Anti-Digoxin-Antikörpers gegenüber Digitoxin.

Literatur

[1] Bazzano, G., Bazzano, G. S.: Digitalis intoxication on treatment with a new steroid binding resin. J. Amer. med. Ass. **220**, 82 (1972a)

[2] Bazzano, G., Bazzano, G. S.: Effects of digitalis binding resins of cardiac glycoside plasma levels, Clin. Res. **20**, 24 (1972b)

[3] Caldwell, J. H., Bush, C. H., Greenberger, N. J.: Interruption of the enterohepatic circulation of digitoxin by cholestyramine. II. Effect on metabolic disposition of tritium labeled digitoxin and cardiac systolic intervals in man. J. Clin. Invest. **50**, 2638 (1971)

[4] Carruthers, S. G., Dujovne, C. A.: Cholestyramine and spironolactone and their combination in digitoxin elimination. Clin. Pharmacol. Ther. **27**, 184 (1980)

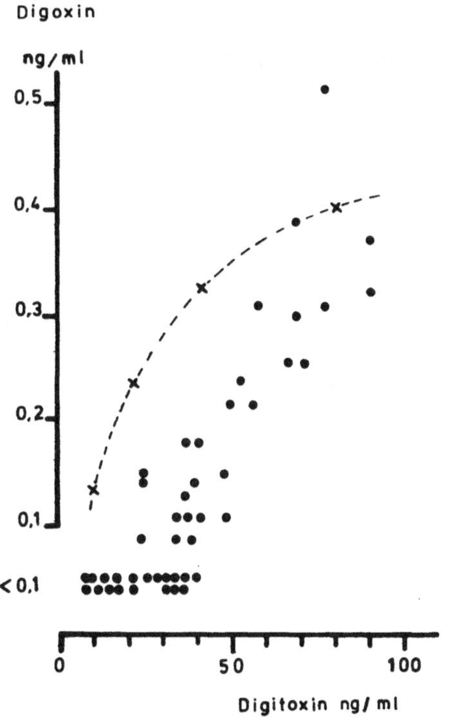

Abb. 6 Durch Kreuzreaktivität des Antidigoxin-Antikörpers zu Digitoxin gemessene „Pseudodigoxin-Konzentrationen" digitoxinhaltiger Plasmaproben. +————+ Grenzbereich der konzentrationsabhängigen Kreuzreaktivität

[5] Demers, H. G., Pabst, J., Piper, Ch.: Digitoxin: pharmakokinetische Befunde bei der Intoxikationsbehandlung mit Colestyramin, Dtsch. Med. Wschr. **107**, 1476 (1982)

[6] Gold, H., Cattell, M., Modell, W., Kwitt, N. T., Kramer, M. L., Zahm, W.: Clinical studies on Digitoxin. J. Pharmacol. exp. Ther. **82**, 187 (1944)

[7] Greef, K., Hafner, D., Strohbach, H., Wirth, K. E.: Vergleich der biologischen Verfügbarkeit und renalen Elimination von Digitoxin und Digoxin. Herz/Kreisl. **11** Nr. 5, 221 (1979)

[8] Haasis, H.: Verlauf einer Digitoxinintoxikation, Ärztl. Forsch. **28**, 27 (1981)

[9] Hansteen, V., Jacobsen, D., Knudsen, K., Reikvam, A. and Skuterud, B.: Acute, massive poisoning with digitoxin: report of seven cases and discussion of treatment, Clin. Toxicol., **18**, 679 (1981)

[10] Lauterbach, F.: Enterale Resorption, biliäre Ausscheidung und entero-hepatischer Kreislauf von Herzglykosiden bei der Ratte, Naunyn-Schmiedebergs Arch. exp. Path. Pharmak. **247**, 391 (1964)

[11] Leopold, G., Pabst, J., Ungethüm, W., Schad, W. und Meub, R.: Bioverfügbarkeit von Digitoxin. In: Greef, K., N. Rietbrock, (Hrsg.): Digitoxin als Alternative in der Therapie der Herzinsuffizienz, (Schattauer Verlag, Stuttgart — New York 1979), 35

[12] Lesne, M. and Col, I.: The monitoring of cardiac glykosides in acute intoxiaction, W. A. Ritschel, ed.: Clinical pharmacocinetics, 66 (1977)

[13] Muolin, M. A., Potier, J. C., Grollier, G., Camsonne, R.: Intoxcation à la digitoxine, elimination accélérée par administration du charbon actif, La Nouvelle Presse Medicale, **14**, 1079 (1982)

[14] Pieroni, R. E., Fisher, J. G.: Use of cholestyramine resin in digitoxin toxity, JAMA, Vol. **245**, 1939 (1981)

[15] Pond, S., Jakobs, M., Marks, J., Garner, J., Goldschlager, N., Hansen, D.: Treatment of digitoxin overdose with oral activated charcoal. Lancet, 1177 (1981)

[16] Sattler, R. W., Schmiedeberg, W., Seiler, K. U.: Über die Beeinflußbarkeit des enterohepatischen Kreislaufs von Digitoxin beim Menschen. Arzneim. Forsch. **27**, 1615 (1977)

[17] Storstein, L., Mjolnerod, O.: Excretion of digitoxin in cholecystectomized patient with T-tube drainage. In Storstein (ed.): Symposium on digitalis, (Gyldendal Norsk Forlag, Oslo 1973), 238

[18] Storstein, L.: Studies an digitalis. V. The influence of impaired renal function, hemodialysis, and drug interaction on serum protein binding of digitoxin and digoxin. Clin. Pharmacol. Ther. **20**, 6 (1976)

[19] Vöhringer, H. F., Wogenstein, H. M., Rietbrock, N.: Die biologische Verfügbarkeit von Digitoxin. Fortschr. Med. **95**, 2323 (1977)

[20] Vöhringer, H. F., Rietbrock, N.: Renale und extrarenale Elimination von Digitoxin. In: Greef, K. und N. Rietbrock (Hrsg.): Digitoxin als Alternative in der Therapie der Herzinsuffizienz, (Schattauer Verlag, Stuttgart — New York, 1979), 114

Die tödliche Digitalisintoxikation

K. P. Schüren

Die Digitalisintoxikation stellt eine klinische Diagnose dar, die sich zu etwa 90% in Form unterschiedlicher Herzrhythmusstörungen auswirkt. In Tabelle 1 ist die prozentuale Häufigkeit der wichtigsten digitalisbedingten Herzrhythmusstörungen nach ihren unterschiedlichen Ursprungsorten aufgeführt [43].

Tabelle 1: Sammelstatistik aus der Bundesrepublik Deutschland und den USA über die prozentuale Häufigkeit unterschiedlicher Herzrhythmusstörungen bei einer Digitalisintoxikation [43]

Ursprung der Rhythmusstörung	Bundesrepublik Deutschland n = 381 %	USA n = 432 %
Vorhof		
SA-Block, Sinusstillstand	2— 3	0— 6
Bradykardes Vorhofflimmern	7—12	6—12
Paroxysmale Vorhoftachykardie mit AV-Block	5— 7	3—10
AV-Knoten		
AV-Frequenzdissoziation		3—36
Knotenrhythmus (unter 80/Min.)	4—14	
AV-Tachykardie (über 80/Min.)		6—30
AV-Block 1. Grades	20—34	14—33
AV-Block 2. Grades	9—13	7—20
AV-Block 3. Grades	3— 6	4—14
Ventrikel		
Ventrikuläre Extrasystolen, unifokal multifokal	20—34	16—65
Bigeminus, Trigeminus	7—27	12—34
Kammertachykardie	1— 2	2—12
Kammerflimmern	0— 4	0— 2,5

Die grundlegende Problematik in der Erkennung einer Herzrhythmusstörung als Folge einer Digitalisvergiftung liegt darin, daß keine der in Tabelle 1 angegebenen Arrhythmieformen für eine Glykosidintoxikation spezifisch und somit unverwechselbar ist. Zwar sind multifokale ventrikuläre Extrasystolen, ventrikulärer Bigeminus, AV-Frequenzdissoziation, AV-Knotenrhythmus oder AV-Tachykardie und paroxysmale Vorhoftachykardie mit AV-Block in besonderem Maße verdächtig auf eine Überdigitalisierung; dennoch können sämtliche dieser Rhythmusstörungen unabhängig von Glykosideinflüssen bei ätiologisch unterschiedlichen Formen einer schweren Herzerkrankung auftreten. Somit ist die diagnostische Sicherung einer Digitalisintoxikation grundsätzlich erst gegeben, wenn die Arrhythmie nach Absetzen des Glykosids verschwindet.

Verbindliche Angaben über die Letalitätshäufigkeit in unmittelbarem Zusammenhang mit kardialen Auswirkungen einer Digitalisvergiftung liegen bislang nicht vor. Nach einzelnen, älteren Studien sterben 3—11% der stationären Patienten mit einer Glykosidintoxikation an den Folgen der digitalis-induzierten Arrhythmien [10, 15, 32, 40]. Diese Angaben unterliegen jedoch mehreren methodischen Vorbehalten: a) Die Untersuchungen wurden retrospektiv erhoben; b) eine kontinuierliche klinische und elektrokardiographische Überwachung der betroffenen Patienten fand nicht statt; c) Möglichkeiten einer diagnostischen Sicherung der Digitalisintoxikation durch Plasmakonzentrationsbestimmungen waren noch nicht gegeben.

Auch spätere prospektive Untersuchungen über die Häufigkeit tödlicher Digitalisintoxikationen vermittelten keine quantitativ schlüssigen Ergebnisse. Beller et al. [5] fanden in einer entsprechenden Erhebung an 931 stationär aufgenommenen Patienten bei 31 von 135 digitalisierten Kranken sichere Kriterien einer Digitalisvergiftung. Damit korrelierte eine Erhöhung

"

der Serum-Digoxinkonzentration auf 2,3 ± 1,6 ng/ml bzw. der Digitoxinkonzentration auf 34 ± 18 ng/ml. 14 der intoxikierten Patienten verstarben im Verlauf der stationären Behandlung; in sechs Fällen ließen sich zur Todeszeit elektrokardiographische Zeichen der Glykosidintoxikation nachweisen. Eine Darstellung des klinischen Verlaufs, der digitalisbedingten EKG-Veränderungen und der präfinalen Serum-Glykosidkonzentrationen fehlt bei diesen sechs Patienten ebenso wie die Wertung ursächlicher Beziehungen zwischen Todeseintritt und kardialen Auswirkungen der Digitalisvergiftung.

Zu verbindlicheren Aussagen über die Häufigkeit tödlich verlaufender Glykosidintoxikationen kommt dagegen eine umfassende Prospektivstudie, die nach den Richtlinien des Boston Collaborative Drug Surveillance Program 26 462 stationär behandelte Patienten einer sorgfältigen Überwachung aller Arzneimittelnebenwirkungen unterzog [37]. Danach ließ sich nur bei 5 von insgesamt 6 612 digitalisierten Patienten eine möglicherweise glykosidbedingte tödliche Arrhythmie nachweisen. Bei allen Patienten bestand jedoch eine manifeste Herzinsuffizienz, die per se gleichermaßen Ursache der zum Tode führenden Rhythmusstörung sein konnte.

Bleiben akute Digitalisvergiftungen aus akzidenteller oder suizidaler Ursache unberücksichtigt, so stellt die tödliche Glykosidintoxikation zweifellos ein seltenes Ereignis dar. Als sicher kann aber gelten, daß bei einer nicht erkannten schweren Digitalisvergiftung mit entsprechenden kardialen Auswirkungen eine Fortsetzung der Glykosidbehandlung zu einer erheblichen Zunahme tödlich verlaufender Intoxikationen führt [18].

Klinisches Bild der tödlichen Digitalisintoxikation

1 Kardiale Todesursachen

Untersuchungen an Patienten nach akuter oraler Einnahme massiver Glykosidmengen in suizidaler Absicht zeigen, daß die Todesursache überwiegend in der Ausbildung tachykarder ventrikulärer Rhythmusstörungen liegt, die zumeist in einem therapierefraktären Kammerflimmern enden. Ein diesbezüglich typischer klinischer Verlauf ist in Abbildung 1 angegeben. Über ähnliche Verläufe wurde auch von anderen Autoren berichtet [2, 7, 12, 16, 18, 29, 34, 38, 39, 44]. Werden gesondert jene Mitteilungen analysiert, die über größere Fallzahlen suizidal bedingter schwerster Digitalisintoxikationen berichten, so zeigt sich ebenfalls, daß die zum Tode führende Rhythmusstörung überwiegend in einem therapierefraktären Kammerflimmern besteht (Tabelle 2). Lediglich Bismuth et al. [7] berichten über andere Todesursachen bei 5 von 16 Patienten mit letal endender Glykosidvergiftung. Sie stellten bei zwei Patienten eine irreversible Asystolie, in zwei weiteren Fällen einen kardiogenen Schock und einmal eine Septikämie als Todesursache fest. Der genaue klinische Verlauf dieser 5 Patienten ist jedoch nicht dargestellt.

Durch mehrere Untersuchungen ist belegt, daß tachykarde supraventrikuläre und komplexe ventrikuläre Extrasystolen einschließlich Kammertachykardie und Kammerflimmern im Gefolge einer massiven Digitalisvergiftung vornehmlich bei Patienten mit vorgeschädigtem Herzen auftreten. Herzgesunde reagieren dage-

A.L., 57 J., ♀

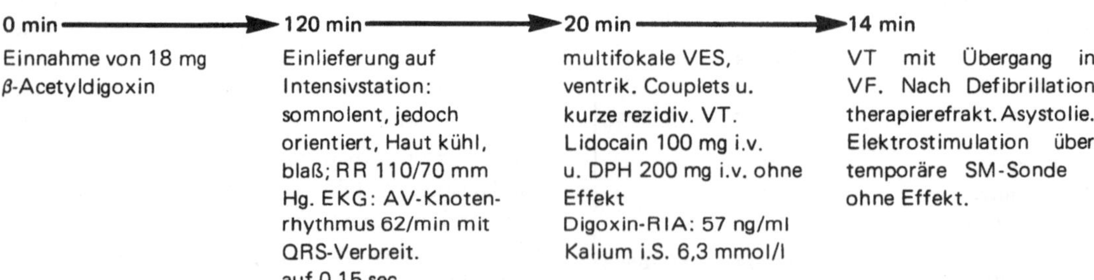

Abb. 1 Typischer klinischer Verlauf einer tödlichen Digoxinintoxikation bei einer 57-jährigen Patientin nach akuter oraler Einnahme von 18 mg β-Acetyldigoxin in suizidaler Absicht. VES = ventrikuläre Extrasystolen, VT = ventrikuläre Tachykardie, VF = Kammerflimmern, DPH = Diphenylhydantoin

Tabelle 2: Suicidal bedingte Digitalisintoxikationen

Autor	Anzahl der Patienten mit schwerer Digitalisintoxikation	Glykosid	Glykosid-Dosis (mg)	verstorben	davon verstorben an therapierefraktärem Kammerflimmern
Fisch u. Knoebel, 1970 [18]	—	Digoxin	—	15	15
Bismuth et al. 1977 [7]	68	Digitoxin	3—45	16	11
Hansteen et al. 1981 [25]	7	Digitoxin	2—20	1	1

gen überwiegend mit höhergradigen AV-Blokkierungen [19, 23, 25, 44]. So beobachteten Smith et al. [44] bei drei herzgesunden jungen Patienten im Alter zwischen 2 1/2 und 20 Jahren nach akzidenteller oder suizidaler Einnahme von 5,8 bis 23 mg Digoxin lediglich höhergradige AV-Überleitungsstörungen, nicht aber heterotope ventrikuläre Rhythmusstörungen. Zwei der drei Patienten überlebten; eine 17-jährige Patientin verstarb wenige Stunden nach Einnahme von 23 mg Digoxin an den unmittelbaren Folgen einer nicht beeinflußbaren Hyperkaliämie, die sich in einer zunehmenden QRS-Verbreiterung bis 0,40 Sekunden ausdrückte und schließlich zum therapierefraktären Herzstillstand führte. Zwei weitere Patienten mit vorbestehender koronarer Herzkrankheit reagierten auf die suizidale Einnahme von 5 mg bzw. 7,5 mg Digoxin dagegen mit multifokalen ventrikulären Extrasystolen und rezidivierenden Kammertachykardien, die in einem Falle in wiederholte Episoden eines Kammerflimmerns übergingen. In Übereinstimmung damit fanden Hansteen et al. [25] bei drei von sieben Patienten mit akuter schwerer Digitalisvergiftung und vorbestehender Herzerkrankung neben einem totalen AV-Block AV-Knotentachykardien; ein Patient bot darüber hinaus akzelerierte ventrikuläre Rhythmen, ein anderer ein irreversibles Kammerflimmern. Von vier Patienten ohne nachweisbare Herzerkrankung wurden neben ausgeprägten Sinusbradykardien oder AV-Blockierungen I. Grades nur einmal zusätzliche AV-Knotentachykardien registriert. Auch einzelne klinische Verlaufsbeobachtungen bei herzgesunden Kindern mit schwerer akzidenteller Digitalisvergiftung bestätigen, daß ventrikuläre Ektopien kaum vorkommen. Fowler et al. [19] ermittelten bei

31 stationär behandelten Kindern in 32 % eine Sinusbradykardie (Sinusfrequenz < 60/min), in 42 % eine verstärkte Sinusarrhythmie und in 23 % einen AV-Block II. oder III. Grades, außerdem in 50 % markante Repolarisationsstörungen. Ventrikuläre Arrhythmien wurden in keinem Falle beobachtet.

Befunde von Massumi et al. [33] zeigen, daß die elektrokardiographischen Auswirkungen einer schweren Glykosidintoxikation bei Patienten mit fortgeschrittener Herzerkrankung unabhängig von deren Ätiologie in dem gleichzeitigen oder rasch aufeinanderfolgenden Auftreten von mindestens drei unterschiedlichen Arrhythmien bestehen. Dabei werden neben höhergradigen AV-Blockierungen nahezu alle Formen tachykarder supraventrikulärer und ventrikulärer Rhythmusstörungen gefunden. Da dieses Zusammentreffen komplexer Arrhythmien ohne den Einfluß toxischer Glykosidkonzentrationen kaum anzutreffen ist, kommt diesem Befund eine wichtige diagnostische Bedeutung zu.

Nicht in allen Fällen ist jedoch die Annahme zutreffend, daß Herzgesunde vom plötzlichen Auftreten eines Kammerflimmerns verschont bleiben. So beobachteten Bismuth et al. [7] bei fünf herz-kreislaufgesunden Patienten mit exzessiver Glykosidintoxikation das akute Auftreten eines nicht mehr beherrschbaren Kammerflimmerns. Auch Jouannot et al. [30] berichten über mehrere herzgesunde Patienten mit schwerer Digitalisvergiftung, die an einem akut einsetzenden Kammerflimmern verstarben.

In der frühen Vergiftungsphase läßt sich regelhaft eine mehr oder weniger ausgeprägte Hyperkaliämie nachweisen [2, 4, 6, 13, 16, 17, 22, 25, 38, 41, 44]. So wurden Kaliumkonzentrationen i.S. bis 9,0 mval/l gemessen [38]. Einzelne Patienten verstarben sogar an den Folgen einer therapierefraktären Hyperkaliämie [44].

Ursache der Hyperkaliämie ist eine Hemmung der Natrium-Kalium-aktivierten ATP-ase der Zellmembranen in Herzmuskulatur, Skelettmuskulatur und Erythrozyten. Dadurch wird der aktive Transport von Natrium aus dem Intra- in den Extrazellulärraum herabgesetzt. Die Folge ist eine intrazelluläre Natrium-Anreicherung und konsekutiv ein intrazellulärer Kaliumverlust. In Abhängigkeit vom Grad der digitalisbedingten Hemmung der Membran-ATP-ase kann der Kaliumabstrom in den Extrazellulärraum so ausgeprägt sein, daß eine Hyperkaliämie resultiert. Nicht immer müssen sich aber schwerwiegende Veränderungen der Serumelektrolyte nachweisen lassen, wenn eine Digitalisintoxikation maligne Herzrhythmusstörungen hervorruft. Dyckner et al. [16] untersuchten unmittelbar im Anschluß an eine tödlich verlaufende Digoxinvergiftung den intra- und extrazellulären Elektrolytgehalt von Herz- und Skelettmuskelproben. Obwohl sich in der extrazellulären Flüssigkeit noch keine und in der Skelettmuskulatur nur geringfügige Veränderungen der Elektrolytkonzentrationen fanden, ergab die Untersuchung der Herzmuskulatur Kriterien eines ausgeprägten intrazellulären Natriumeinstroms und Kaliumabstroms.

Allgemein korreliert die Hyperkaliämie in der frühen Phase der akuten, schweren Glykosidintoxikation mit dem Ausmaß der Natrium-Kalium-aktivierten ATP-ase-Hemmung der Zellmembran und kann infolgedessen Hinweise auf den Schweregrad einer akuten Digitalisvergiftung geben. Tatsächlich konnten Bismuth et al. [7] sowie Dally et al. [13] an einer großen Patientenzahl mit akuter lebensbedrohlicher Digitoxinintoxikation die prognostische Signifikanz einer Hyperkaliämie bestätigen (Tabelle 3).

Neben der Hyperkaliämie wird die Prognose der massiven Digitalisvergiftung durch die eingenommene Glykosiddosis, die Glykosidkonzentration im Serum, vorbestehende Herzerkrankungen, das Lebensalter und den Nachweis einer AV-Leitungsverzögerung bestimmt. Mit Hilfe dieser rasch verfügbaren klinischen Parameter läßt sich die Überlebenschance eines Patienten relativ zuverlässig vorhersagen. So errechneten Dally et al. [13] mittels Multivarianzanalyse für Patienten mit einem Lebens-

Tabelle 3: Prognostische Faktoren bei akuter Digitalisvergiftung (nach [13]) n = 179 (akute orale Digitoxin-Einnahme > 2 mg) verstorben: 31 (17%)

	über-lebend	verstor-ben
Alter (Jahre)	45	61
Digitoxin-Dosis (mg)	7	13
Digitoxinkonzentration i. Serum (ng/ml)	196	376
Serum-Kalium bei Aufnahme (mmol/l)	4,4	5,7
12 Stunden später (mmol/l)	4,3	5,3
vorbestehende Herzerkrankung (%)	22	37
AV-Block I.–III. Grades bei Aufnahme (%)	39	77

alter unter 55 Jahren, fehlender Hyperkaliämie und normalem AV-Intervall eine Letalitätswahrscheinlichkeit von 2–6%, für Patienten über 55 Jahre mit Hyperkaliämie und AV-Leitungsverzögerung eine solche von 49% (Frauen) bzw. 74% (Männer).

2 Extrakardiale Todesursachen

Eine Digitalisvergiftung kann zu schweren zentralnervösen Auswirkungen führen [11, 19, 32]. Fowler et al. [19] berichten über ein 1 1/2-jähriges Kind, das 15 Stunden nach akzidenteller oraler Einnahme von 10 mg Digoxin rezidivierende Konvulsionen entwickelte, die über insgesamt 6 Stunden anhielten und mit i.v.-Gaben von Paraldehyd behandelt wurden. 23 Stunden nach der Glykosideinnahme kam es zum Atemstillstand. Das Kind wurde endotracheal intubiert und mit einem Bird-Respirator beatmet. In den folgenden 2 Stunden sank die Körpertemperatur bis auf 31,7 °C ab. Zu keiner Zeit bestanden bedeutsame Herzrhythmusstörungen. Im weiteren Verlauf wurden die Pupillen weit und lichtstarr. Ein EEG 40 Stunden nach der Digoxineinnahme ließ keine elektrische Aktivität mehr erkennen.

Von mehreren Autoren wurde über haemorrhagische Nekrosen des Gastrointestinaltraktes nach schweren Digitalisintoxikationen berichtet [20, 27, 31, 35]. Patart et al. [35] beobachteten bei einem 60-jährigen Mann 12 Stunden nach suizidaler Einnahme von 15 mg Digitoxin eine schwere intestinale Blutung mit nachfolgender Entwicklung eines Ileus. Die daraufhin durchgeführte Laparotomie ergab eine haemorrhagische Nekrose des gesamten Darms, der überdies an drei Stellen perforiert war. Der Patient verstarb an einer Peritonitis. Eine Herzinsuffizienz, schwerwiegende Rhythmusstörungen, ein kardiogener, hypovolämischer oder septischer Schock, ein embolisches Ereignis im Mesenterialkreislauf, eine Verbrauchskoagulopathie oder die Anwendung sympathomimetischer Pharmaka konnten als Ursache der haemorrhagischen Darmnekrose ausgeschlossen werden. Hess und Stucki [27] verfolgten zwei Patienten mit einer Digitalisintoxikation, die an einem morphologisch gesicherten, nicht okklusiven Mesenterialinfarkt verstarben. Neben der Glykosidintoxikation ließen sich andere ursächliche Krankheitseinflüsse klinisch und autoptisch ausschließen.

Therapie der akuten massiven Digitalisintoxikation

1 Giftelimination

Die erste therapeutische Maßnahme muß auf eine Verminderung der enteralen Resorption gerichtet sein (Tabelle 4). Jeder Patient, der nach akuter oraler Einnahme einer extremen Glykosiddosis stationär aufgenommen wird, muß — nach vorangehender Atropingabe — einer ausgedehnten Magenspülung unterzogen werden. Die

Spezifität des eingenommenen Herzglykosids ist dabei belanglos. Da nach oraler Ingestion exzessiver Digitalisdosen die maximalen Serumkonzentrationen oft erst nach Stunden erreicht werden, ist eine beträchtliche Verzögerung der enteralen Resorption anzunehmen [22, 29]. Daher sind Magenspülungen auch dann noch effektiv, wenn die Digitaliseinnahme bereits mehr als 12 Stunden zurückliegt. Der Versuch einer möglichst vollständigen enteralen Giftelimination sollte durch die Einleitung einer forcierten Diarrhoe ergänzt werden.

Für Digitoxin, das im Gegensatz zu Digoxin einem enterohepatischen Kreislauf unterliegt, läßt sich durch die Gabe steroidbindender Anionenaustauscher eine beschleunigte enterale Elimination nachweisen, indem biliär sezerniertes Digitxoin gebunden und damit der intestinalen Reabsorption entzogen wird [9, 14, 22].

So bewirkte Cholestyramin nach Untersuchungen von Caldwell et al. [9] eine Verkürzung der Eliminationshalbwertzeit von Digitoxin um 33 %. Gilfrich et al. [22] verabfolgten einer Patientin mit schwerer Digitoxinintoxikation im Anschluß an zwei jeweils 8-stündige Haemoperfusionsperioden 3 × 4 g Cholestyramin über 5 Tage und ermittelten auf der Grundlage von zweimal täglich durchgeführten Digitoxin-Blutspiegelbestimmungen eine Eliminationshalbwertzeit von 62 Stunden. 3 Wochen später erhielt dieselbe Patientin in einer Kontrolluntersuchung 0,75 mg Digitoxin i.v. Aus dem Verlauf der Digitoxin-Plasmakonzentration in den folgenden 17 Tagen ließ sich eine Halbwertzeit

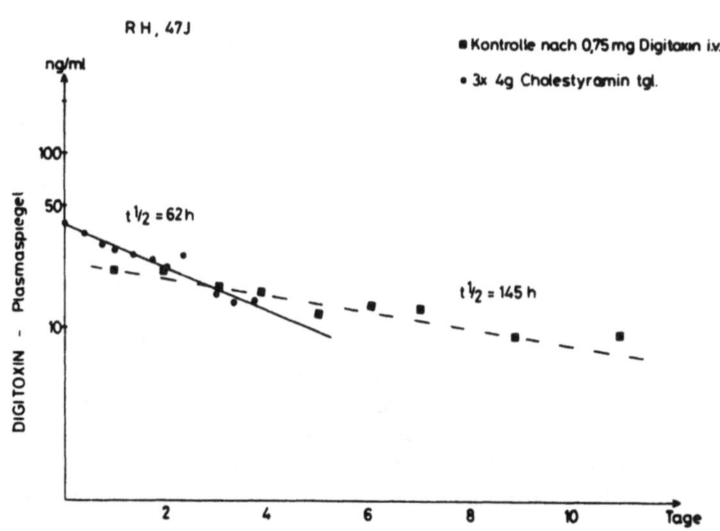

Abb. 2
Verlauf der Digitoxin-Plasmakonzentration unter dem Einfluß von 3 × 4 g Cholestyramin und im Vergleich dazu Änderung der Digitoxin-Plasmakonzentration ohne Cholestyramin bei derselben Patientin. (Aus: Gilfrich et al. [22])

von 145 Stunden errechnen (Abb. 2). Demers et al. [14] verabfolgten vier Patienten mit einer Digitoxinintoxikation in 6-stündigem Abstand jeweils 8g Cholestyramin über insgesamt 7—13 Tage und stellten besonders in den ersten 3—4 Tagen eine deutlich beschleunigte Glykosidelimination fest. Schon nach durchschnittlich zwei Tagen hatte sich der Digitoxin-Körperbestand nahezu halbiert. Die Wirksamkeit von Cholestyramin verminderte sich mit dem Absinken der Digitoxin-Plasmakonzentration. Im therapeutischen Dosierungsbereich wird die Eliminationshalbwertzeit von Digitoxin durch Anionenaustauscher praktisch nicht beeinflußt [3, 42].

Neben Austauscherharzen ist auch Aktivkohle infolge seiner hohen absorptiven Kapazität in der Lage, noch im Darm befindliches oder biliär sezerniertes Digitoxin zu binden und dadurch die fäkale Elimination zu erhöhen [36]. Orale Einzeldosen von 30—60g Kohle sollten in 2- bis 4-stündigen Abständen über 24—48 Stunden appliziert werden [25].

Ist die Resorption nach Einnahme einer extrem hohen Digitalisdosis bereits weitgehend abgeschlossen, so erhebt sich die Frage, auf welche Weise die Glykosidelimination aus intravasalem Kompartiment und Geweben beschleunigt werden kann. Forcierte Diurese, Peritonealdialyse und Haemodialyse haben sich unabhängig von der Art des eingenommenen Digitalispräparates als unwirksam erwiesen [1, 22]. Dagegen vermag die Haemoperfusion mit beschichteter Aktivkohle toxikologisch relevante Glykosidmengen zu eliminieren [21]. Dies gilt jedoch nur für Digitoxin, dagegen nicht für Digoxin. Von Digoxin befindet sich nach abgeschlossener Verteilungsphase nur 1% des gesamten Körperbestandes im Intravasalraum. Daher läßt sich durch ein auf dieses Kompartiment gerichtetes Eliminationsverfahren keine entscheidende Abnahme der Gewebskonzentrationen erzielen. Theoretisch muß die Digoxinelimination jedoch effektiver sein, wenn die Haemoperfusion bereits vor Abschluß der Verteilungsphase erfolgt, da in dieser Zeit der Digoxinanteil im Blut noch erhöht ist. Untersuchungen von Gilfrich et al. [21] zeigten aber, daß bei Simulation dieser frühen Verteilungsphase durch Infusion von Digoxin während laufender Haemoperfusion der eliminierte Glykosidanteil nur 5% der im Körper befindlichen Gesamtmenge betrug.

Für Digitoxin hat sich dagegen eine signifikante Elimination aus dem Blut durch eine 4- bis 6-stündige Haemoperfusion nachweisen lassen. Sie liegt bei durchschnittlich 24% der verabreichten Digitoxindosis [21]. Wichtigster Grund für die recht gute Eliminationsfähigkeit von Digitoxin ist sein im Vergleich zu Digoxin (ca. 700l) wesentlich kleineres Verteilungsvolumen (ca. 60l). Somit entfällt für Digitoxin ein vergleichsweise wesentlich höherer Anteil des gesamten Körperbestandes auf den der Giftelimination zugänglichen intravasalen Raum. In der Tat konnten Gilfrich et al. [22] die klinische Bedeutung einer durch Haemoperfusion beschleunigten Digitoxinelimination durch einen eindrucksvollen Fallbericht bestätigen.

Eine 47-jährige Patientin hatte in suizidaler Absicht 10mg Digitoxin eingenommen. Neben starker Übelkeit und mehrfachem Erbrechen entwickelten sich nach vier Stunden höhergradige AV-Blockierungen; nach 12 Stunden kam es zum plötzlichen Kammerflimmern, das durch Defibrillation und anschließende Lidocain-Gabe beseitigt werden konnte. 22 Stunden nach der Einnahme wurde mit einer ersten 8-stündigen Haemoperfusionsperiode begonnen. Sie bewirkte einen Abfall der Digitoxinkonzentration von 120ng/ml auf 80ng/ml, außerdem eine Beseitigung der zuvor quälenden Übelkeit. Nach einer 4-stündigen Pause schloß sich eine zweite, wiederum 8-stündige Haemoperfusion an. Sie führte zu einer weiteren Abnahme des Digitoxin-Blutspiegels auf 56ng/ml. Die aus den Plasmakonzentrationen approximativ errechnete Eliminationshalbwertzeit lag bei 20 Stunden. Durch die erste Haemoperfusion wurden 1,24mg, durch die zweite 0,87mg Digitoxin eliminiert. Sämtliche subjektiven und objektiven Zeichen der Digitalisintoxikation waren am Ende der Behandlung verschwunden.

Infolge seines relativ kleinen Verteilungsraumes und seiner hohen Eiweißbindung kann eine effektive Digitoxinelimination auch durch Plasmaseparation erwartet werden. Grabensee et al. [24] untersuchten den Einfluß einer Plasmaseparation auf die Digitoxinkinetik bei zwei Patienten mit einer neurologischen Autoimmunerkrankung. Nach einmaliger i.v.-Injektion von Digitoxin wurden durch eine 80-minütige Behandlungsperiode 5,6 bzw. 8,8% des Digitoxin-Körperbestandes entfernt. Wiederholte Behandlungen würden demnach eine der Haemoperfusion vergleichbare Digitoxinelimination ergeben. Entsprechende Erfahrungen an einem größeren Krankengut liegen bislang aber noch nicht vor.

Bereits vor 15 Jahren wurde von Butler und Chen [8] der experimentelle Nachweis geführt, daß heterologe Digoxin-spezifische Antikörper in der Lage sind, schwere Digoxinvergiftungen zu verhindern oder rasch zu beseitigen. In der Folgezeit wurden aus diesen Antikörpern durch enzymatische Spaltung Fab-Fragmente mit einem Molekulargewicht von 50 000 gewonnen, die im Hinblick auf einen Einsatz bei Patienten mit schwerster Digoxinintoxikation über folgende Vorteile verfügen: a) aufgrund des niedrigen Molekulargewichtes rasche Verteilung und Besetzung der extravasalen Glykosid-Bindungsstellen sowie glomeruläre Filtration des Digoxin-Fab-Komplexes, b) vermindertes Risiko von anaphylaktischen Reaktionen. — 1976 wurde erstmals über den therapeutischen Einsatz von Fab-Fragmenten bei einem Patienten mit schwerer Digoxinintoxikation, totalem AV-Block und therapierefraktärer Hyperkaliämie berichtet [45]. In enger Korrelation zu einer schnellen, vollständigen Rückbildung der Vergiftungssymptome fand sich ein steiler Abfall der Serumdigoxinkonzentration auf nahezu 0 und gleichzeitig ein etwa 10-facher Konzentrationsanstieg der Digoxin-Fab-Komplexe im Blut. In Form dieses Komplexes erfolgte anschließend eine rasche renale Elimination des Digoxins (Abb. 3).

Das überzeugende therapeutische Resultat war Anlaß zu einer multizentrischen klinischen Studie über die Wirkung Digoxin-spezifischer Fab-Antikörperfragmente bei Patienten mit lebensbedrohlicher Digitalisvergiftung [46]. Bisher wurden 26 Patienten behandelt. Die Intoxikation war bei 23 Patienten durch Digoxin, bei drei Patienten durch Digitoxin verursacht. In Abbildung 4 ist der klinische Verlauf in einer schematischen Übersicht dargestellt. 21 der

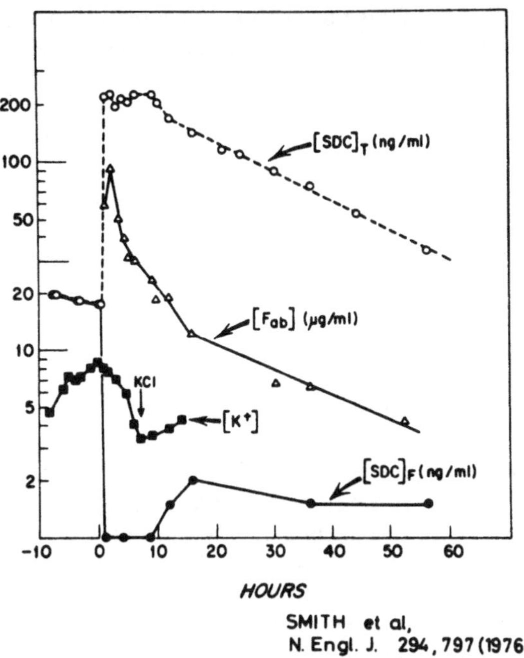

Abb. 3 Zeitabhängige Plasmakonzentrationsänderungen von freiem Digoxin (SDC)$_F$, totalem Digoxin (SDC)$_T$ und Fab-Fragmenten bei einer akuten oralen Digoxinvergiftung nach Gabe spezifischer Fab-Antikörperfragmente. (Aus: Smith et al., 1976 [45])

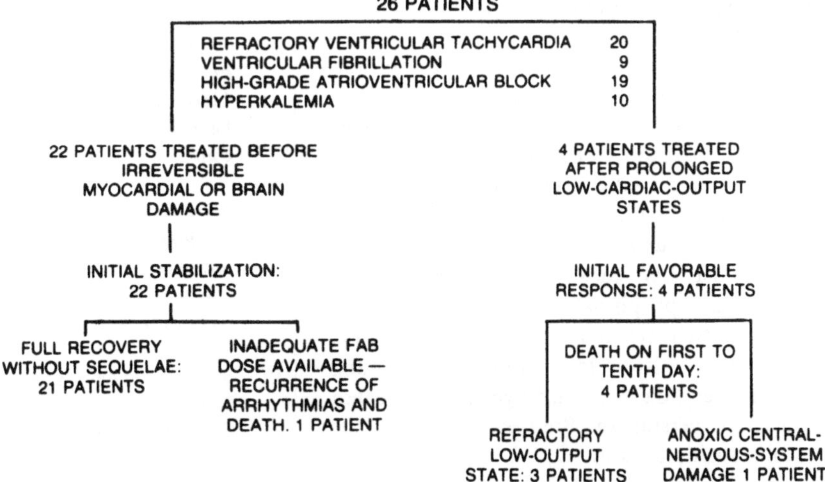

Abb. 4 Klinischer Verlauf bei 26 Patienten mit schwerer Digitalisintoxikation nach Gabe von gereinigten Digoxin-spezifischen Fab-Antikörperfragmenten. (Aus: Smith et al., 1982 [46])

26 Patienten überlebten, 5 verstarben, wobei die Fab-Fragmente in drei Fällen erst nach bereits anhaltenden Reanimationsmaßnahmen appliziert wurden. Bei einem Patienten mit suizidaler Ingestion von 20–25 mg Digoxin bewirkte die Behandlung mit Fab-Fragmenten vorübergehend eine eindrucksvolle Besserung seiner komplexen ventrikulären Rhythmusstörungen. Durch unzureichende Dosierung des Antikörpers traten im weiteren Verlauf jedoch erneut schwerwiegende ventrikuläre Arrhythmien auf, die schließlich zum Tode führten. Nebenwirkungen der Fab-Antikörperfragmente in Form immunogener oder anaphylaktischer Reaktionen wurden bisher nicht beobachtet.

Auch von anderen Autoren liegen inzwischen Mitteilungen über einzelne erfolgreiche Behandlungsversuche der schweren Digitalisvergiftung mit Fab-Fragmenten vor [28].

Diese Ergebnisse sind als überzeugender Beweis für die zuverlässige therapeutische Wirkung Digoxin-spezifischer Fab-Antikörperfragmente bei lebensbedrohlichen Digitalisintoxikationen anzusehen. Ihr Einsatz ist jedoch bislang dadurch limitiert, daß die Herstellung methodisch aufwendig und kostenintensiv ist und daher vermutlich auch in näherer Zukunft nur speziellen Laboratorien vorbehalten bleibt.

2 Symptomatische Behandlung

Die symptomatische Therapie der schweren Digitalisvergiftung orientiert sich am Typ der vorherrschenden Arrhythmie. Stehen bradykarde Rhythmusstörungen in Form höhergradiger AV- oder SA-Blockierungen im Vordergrund, so sollte zunächst ein Behandlungsversuch mit Atropin (rezidivierende Gaben von 0,5 mg i.v. bis zu einer Gesamtdosis von 2 mg) erfolgen. Eine vollständige Beseitigung der Überleitungsstörungen gelingt allerdings nur selten. Selbst bei günstigem therapeutischen Effekt ist die prophylaktische Insertion einer temporären Schrittmachersonde notwendig [7, 13, 25, 44]. Sie ist stets vor der Magenspülung durchzuführen, da diese infolge einer vagalen Stimulation verstärkte Bradykardien bis zur Asystolie auslösen kann.

Zur Behandlung ventrikulärer Arrhythmien sind Lidocain und Diphenylhydantoin bevorzugt einzusetzen [22, 25, 41, 46]. Lidocain wird zunächst als Bolus von 100 mg intravenös injiziert. Es schließt sich eine Infusion mit einer Lidocaindosierung von 3 bis 5 mg/min. an. Diphenylhydantoin, das die Erregungsleitung im AV-Knoten nicht verzögert, wird in einer initialen Sättigungsdosis von 10 mg/kg Körper-

Tabelle 4: Therapie der schweren Digitalisvergiftung

		Digoxin	Digitoxin
I.	*Verminderung der Resorption*		
	Magenspülung	+	+
	(provoziertes		
	Erbrechen)	+	+
	forcierte Diarrhoe	+	+
II.	*Hemmung des enterohepatischen Kreislaufs*		
	Kohle	–	+
	Cholestyramin	–	+
III.	*Elimination aus der systemischen Zirkulation*		
	Hämoperfusion		
	(mit beschichteter	–	+
	Aktivkohle)		
	(Plasmaseparation)	–	+
	Fab-Antikörperfragmente	+	+
IV.	*Behandlung ventrikulärer Arrhythmien*		
	Lidocain		
	Diphenylhydantoin		
V.	*Behandlung von Leitungsstörungen*		
	temporärer Schrittmacher		
	(Atropin)		
VI.	*Behandlung der Hyperkaliämie*		
	Glucose – Insulin – Infusion		
	Hämodialyse		
	Resonium		

gewicht, aufgeteilt in drei Einzeldosen, intravenös verabfolgt. Die anschließende tägliche Erhaltungsdosis liegt bei 2 × 100 bis 2 × 200 mg i.v. [25].

Bei schwerer Hyperkaliämie empfiehlt sich ein Therapieversuch mit Glukose-Insulin-Infusionen und oraler Gabe von Resonium. Wirksamste Behandlungsmethode ist die Haemodialyse. Sie bleibt jedoch nur schwersten Formen einer therapierefraktären Hyperkaliämie vorbehalten. In Tabelle 4 sind abschließend die einzelnen Behandlungsverfahren der lebensbedrohlichen Digitalisvergiftung zusammengestellt.

Zusammenfassung

Tödliche Digitalisintoxikationen sind selten. Zumeist sind sie auf die in suizidaler Absicht erfolgte einmalige orale Einnahme einer exzessiven Glykosiddosis zurückzuführen. Unmittelbare Todesursache ist fast immer ein irreversibles Kammerflimmern. In der frühen Vergiftungsphase läßt sich regelhaft eine Hyperkaliämie nachweisen. So wurden Kaliumkonzentrationen im Serum bis 9,0 mval/l gemessen. Ursache der Hyperkaliämie ist eine Hemmung der Natrium-Kalium-aktivierten ATP-ase der Zellmembranen in Herzmuskulatur, Skelettmuskulatur und Erythrozyten mit konsekutivem Kaliumverlust. Die Prognose der massiven Digitalisvergiftung wird neben der Hyperkaliämie durch die eingenommene Glykosiddosis, die Glykosidkonzentration im Serum, vorbestehende Herzerkrankungen, das Lebensalter und den Nachweis einer bereits eingetretenen AV-Leitungsverzögerung bestimmt. Mit Hilfe dieser rasch verfügbaren Parameter läßt sich die Überlebenschance eines Patienten relativ zuverlässig vorhersagen.

Die erste therapeutische Maßnahme ist auf eine Verminderung der enteralen Resorption durch ausgedehnte Magenspülung in Verbindung mit einer forcierten Diarrhoe gerichtet. Da nach oraler Ingestion exzessiver Digitalisdosen die enterale Resorption offenbar mit beträchtlicher Verzögerung erfolgt, sind Magenspülungen auch dann noch wirksam, wenn die Digitaliseinnahme bereits mehr als 12 Stunden zurückliegt. Für Digitoxin läßt sich zudem durch die Gabe steroidbindender Anionenaustauscher eine beschleunigte enterale Elimination nachweisen, indem biliär sezerniertes Digitoxin gebunden und damit der intestinalen Reabsorption entzogen wird. Ist die enterale Resorption nach Einnahme einer extremen Digitalisdosis bereits weitgehend abgeschlossen, so lassen sich toxikologisch relevante Mengen von Digitoxin, nicht aber von Digoxin, durch Haemoperfusion mit beschichteter Aktivkohle eliminieren. Infolge seines relativ kleinen Verteilungsvolumens und seiner hohen Eiweißbindung ist eine effektive Elimination von Digitoxin auch durch wiederholte Plasmaseparation zu erwarten. Größere Erfahrungen mit dieser Methode liegen bislang aber noch nicht vor. Das wirksamste Eliminationsverfahren für Digoxin bei lebensbedrohlicher Glykosidintoxikation besteht in der Gabe von Digoxin-spezifischen Fab-Antikörperfragmenten. Ihr Einsatz ist allerdings dadurch limitiert, daß die Herstellung methodisch aufwendig und kostenintensiv ist und daher vermutlich auch in näherer Zukunft speziellen Laboratorien vorbehalten bleibt.

Literatur

[1] Ackermann, G. L., Doherty, J. E., Flanigan, J. W.: Peritoneal dialysis and hemodialysis of tritiated digoxin. Ann. Intern. Med. 67, 718 (1967)

[2] Ahlmark, G.: Extreme digitalis intoxication. Acta med. Scand. 200, 423 (1976)

[3] Bazzano, G., Bazzano, G. S.: Effects of digitalis binding resins on cardiac glycosid plasma levels. Clin. Res. 20, 24 (1972)

[4] Beck, O. A., Krämer, K. D., Hochrein, H.: Verlauf einer suizidalen Digoxin-Intoxikation mit Hyperkaliämie. Dtsch. med. Wschr. 99, 756 (1974)

[5] Beller, G. A., Smith, T. W., Abelman, W. H., Haber, E., Hood, W. B., Jr.: Digitalis intoxication. A prospective clinical study with serum level correlations. New Engl. J. Med. 284, 989 (1971)

[6] Bismuth, C., Gaultier, M., Conso, F., Efthymiou, M. L.: Hyperkalemia in acute digitalis poisoning: prognostic significance and therapeutic implications. Clin. Toxicol. 6, 153 (1973)

[7] Bismuth, C., Motte, G., Conso, F., Chauvin, M., Gaultier, M.: Acute digitoxin intoxication treated by intracardiac pacemaker: experience in sixty-eight patients. Clin. Toxicol. 10, 443 (1977)

[8] Butler, V. P., Chen, J. P.: Digoxin-specific antibodies. Proc. Natl. Acad. Sci. USA, 57, 71 (1967)

[9] Caldwell, J. H., Bush, C. A., Greenberger, N. J.: Interruption of the enterohepatic circulation of digitoxin by cholestyramine. J. Clin. Invest. 50, 2626 (1971)

[10] Capeller, D., von Copeland, G. D., Stern, T. N.: Digitalis intoxication: A clinical report of 148 cases. Ann. Int. Med. 50, 869 (1959)

[11] Church, G., Mariott, H. J. L.: Digitalis delirium. A report on three cases. Circulation 20, 549 (1959)

[12] Citrin, D. L., Malley, K. O., Hillis, W. S.: Cardiac standstill due to digoxin poisoning successfully treated with atrial pacing. Brit. med. J. 1973/II, 526

[13] Dally, S., Bismuth, C., Alperovitch, A., Lagier, G., Scherrmann, J. M., Elkhouly, M.: Facteurs pronostiques de l'intoxication digitalique aiguë. Schweiz. med. Wschr. 112, 1113 (1982)

[14] Demers, H. G., Pabst, J., Piper, Ch.: Digitoxin: pharmakokinetische Befunde bei der Intoxikationsbehandlung mit Colestyramin. Dtsch. med. Wschr. 107, 1476 (1982)

[15] Dubnow, M. H., Burchell, H. B.: A comparison of digitalis intoxiation in two separate periods. Ann. Int. Med. 62, 956 (1965)

[16] Dyckner, T., de Faire, U., Wester, P. O.: Intracellular electrolytes in cardiac and skeletal muscle in fatal digitalis intoxication. Brit. Heart J. 39, 1029 (1977)

[17] Ekins, B. R., Watanabe, S.: Acute digoxin poisonings: review of therapy. Amer. J. Hosp. Pharm. 35, 268 (1978)

[18] Fisch, C., Knoebel, S. B.: Recognition and therapy of digitalis toxicity. Progr. Cardiovasc. Dis. 13, 71 (1970)

[19] Fowler, R. S., Rathi, L., Keith, J. D.: Accidental digitalis intoxication in children. J. Pediatr. 64, 188 (1964)

[20] Gascs, P. C., Holmes, C. R., Mosley, V., Pratt-Thomas, H. R.: Acute hemorrhage and necrosis of the intestines associated with digitalization. Circulation 23, 358 (1961)

[21] Gilfrich, H. J., Okonek, S., Manns, M., Schuster, C. J.: Digoxin and digitoxin elimination in man by charcoal haemoperfusion. Klin. Wschr. 56, 1179 (1978)

[22] Gilfrich, H. J., Okonek, S., Schölmerich, P.: Ursachen, Erkennung und Behandlung der Glykosidintoxikation. Aus: K. Hierholzer und N. Rietbrock (Hrsg.): 2. Berliner Seminar, Vieweg 1978

[23] Gössinger, H., Hruby, K., Lenz, K., Druml, W.: Suizidale Digitalisintoxikationen. Herz/Kreisl. 14, 485 (1982)

[24] Grabensee, B., Peters, U., Risler, T.: Digitoxin-Elimination durch Plasmaseparation. Aus: Kochsiek, K. und N. Rietbrock: Digitalistherapie bei Herzinsuffizienz. Urban und Schwarzenberg 1981

[25] Hansteen, V., Jacobsen, D., Knudsen, K., Reikvam, A., Skuterud, B.: Acute, massive poisoning with digitoxin: report of seven cases and discussion of treatment. Clin. Toxicol. 18, 679 (1981)

[26] Heesen, H., Lahrtz, H.: Verlauf und Behandlung von schweren Digitalisintoxikationen in suizidaler Absicht. Med. Klin. 70, 812 (1975)

[27] Hess, T., Stucki, P.: Mesenteric infarction in digitalis intoxication. Schweiz. med. Wschr. 105, 1237 (1975)

[28] Hess, T., Stucki, P., Barandun, S., Scholtysik, G., Riesen, W.: Zur Antikörpertherapie der Digitalisintoxikation. Z. Kardiol. 69, 329 (1980)

[29] Hobson, J. D., Zettner, A.: Digoxin serum half-life following suicidal digoxin poisoning. J. Am. med. Assoc. 223, 147 (1973)

[30] Jouannot, P., Dentan-Lamotte, M., Gaultier, M.: Etude des décès par intocication digitalique aiguë (14 cas sur 70 intoxiqués). Europ. J. Toxicol. 2, 1 (1969)

[31] Kyrieleis, C., Kraft, M.: Magen-Darmblutungen bei Digitalisintoxikation. Med. Klin. 65, 1527 (1970)

[32] Lely, A. H., van Enter, C. H. J.: Non-cardiac symptoms of digitalis intoxication. Amer. Heart J. 83, 149 (1972)

[33] Massumi, R. A., Fabregas, R., Vera, Z., Ertem, G., Zelis, R., Mason, D. T.: Multiple concurrent arrhythmias in severe digitalis intoxication. Clin. Res. 21, 238 (1973)

[34] Nicholls, D. P.: Fatal digoxin overdose. Postgrad. med. J. 53, 280 (1977)

[35] Patart, O., Desnos, M., Leroy, G.: Necrose hemorragique de tube digestif au cours d'une intocication digitalique massive. Nouv. Presse med. 10/18, 1489 (1981)

[36] Pond, S., Jakobs, M., Marks, J., Garner, J., Goldschlager, N., Hansen, D.: Treatment of digitoxin overdose with oral activated charcoal. Lancet 1981/II, 1177

[37] Porter, J.: Drug-related deaths among medical inpatients. J. Amer. med. Ass. 237, 879 (1977)

[38] Reza, M. J., Kovick, R. B., Shine, K. I., Pearce, M. L.: Massive intravenous digoxin overdosage. New Engl. J. Med. 291, 777 (1974)

[39] Rietbrock, N., Wojahn, H., Weinmann, J., Hasfors, J., Kuhlmann, J.: Tödlich verlaufene β-Methyldigoxin-Intoxikation in suizidaler Absicht. Dtsch. med. Wschr. 103, 1841 (1978)

[40] Rodensky, P. L., Wasserman, F.: Observations on digitalis intoxication. Arch. Int. Med. 108, 61 (1961)

[41] Rumack, B. H., Wolfe, R. R., Gilfrich, H. J.: Diphenylhydantoin treatment of massive digoxin overdose. Brit. Heart J. 36, 405 (1974)

[42] Sattler, R. W., Schmiedeberg, W., Seiler, K. U.: Über die Beeinflußbarkeit des enterohepatischen Kreislaufs von Digitoxin beim Menschen. Arzneimittel-Forschg. 27, 1615 (1977)

[43] Schüren, K. P., Rietbrock, N.: Klinische Aspekte der Digitalisintoxikation. Internist. Prax. 17, 581 (1977)

[44] Smith, R. W., Willerson, J. T.: Suicidal and accidental digoxin ingestion: report of five cases with serum digoxin level correlation. Circulation 44, 29 (1971)

[45] Smith, T. W., Haber, E., Yeatman, L., Butler, V. P.: Reversal of advanced digoxin intoxication with Fab fragments of digoxin-specific antibodies. New Engl. J. Med. 294, 797 (1976)

[46] Smith, T. W., Butler, V. P., Haber, E., Fozzard, H., Marcus, F. I., Bremner, W. F., Schulman, I. C., Phillips, A.: Treatment of life-threatening digitalis intoxication with digoxin-specific Fab antibody fragments: experience in 26 cases. New Engl. J. Med. 307, 1357 (1982)

Stellenwert von Konzentrationsmessungen zur postmortalen Klärung von Herzglykosid-Intoxikationen

R. Aderjan, N. Rietbrock

Einleitung

Der Stellenwert von radioimmunologischen Glykosid-Konzentrationsmessungen in Geweben ist eng mit der zu beantwortenden Fragestellung verbunden. Will man das Ausmaß und die Beziehung der Kontraktionskraftzunahme und der Herzrhythmusstörungen mit der Anzahl besetzter Glykosidrezeptoren erklären, so helfen die myokardialen Glykosidkonzentrationen nicht wesentlich weiter, weil der Anteil der unspezifischen gegenüber der spezifischen Bindung (letztere zwischen 10 und 20 %) nicht konstant ist, und nachgewiesenermaßen von einer Reihe von Faktoren abhängt (Coltart u. Mitarb. 1974, Malcom u. Coltart 1977).

Die hier zu diskutierende Frage lautet: Ist es möglich, mittels Konzentrationsmessungen von Herzglykosiden in Blut und Geweben eine Intoxikation zu diagnostizieren und wenn ja, unter welchen Voraussetzungen.

Die Glykosid-Konzentration des Herzmuskels nach therapeutischer Dosierung ist bislang in ca. 25 Studien vornehmlich für Digoxin untersucht worden (Tab. 1 und 2). Dabei sind keine wesentlichen Unterschiede zwischen bioptischer oder postmortal entnommener Herzmuskulatur zu erkennen. Auffällig sind jedoch die stark differierenden Meßergebnisse der einzelnen Arbeitsgruppen. Brisse u. Mitarb. (1973) sowie Larbig u. Mitarb. (1978) stellten fest, daß die Digoxin-Konzentrationen in den Ventrikeln durchweg höher liegen als in den Vorhöfen und daß die Konzentration des linken die des rechten Ventrikels durchweg um 28–33 % übertrifft.

Anlaß dieser Untersuchungen war meist der Versuch, konstante Beziehungen zwischen der Konzentration im Plasma und im Herzmuskel nachzuweisen.

Nur zwei Arbeiten beschäftigen sich bisher mit der Gegenüberstellung von Herzmuskelkonzentrationen bei klinisch objektivierten Digoxin-Intoxikationen und bei Ausschluß einer Intoxikation (Tab. 3). Unter Anwendung jeweils der gleichen Untersuchungsmethodik war in Fällen einer Intoxikation die mittlere Konzentration des Papillarmuskels um 62 % (Haasis u. Mitarb. 1977) und die linksventrikuläre Konzentration im Mittel um 67 % gesteigert (Biddle u. Mitarb. 1978).

Abbildung 1 zeigt die Ergebnisse der wenigen Studien, die sich bislang mit der Verteilung der Digoxin-Konzentration über die Gewebe beschäftigen. Die ermittelten Konzentrationswerte sind nur relativ und nicht direkt miteinander vergleichbar, wie zwei unserer eigenen Verteilungsstudien zeigen, die mit verschiedenen Methoden unabhängig voneinander durchgeführt wurden (Aderjan 1981, Weinmann u. Mitarb. 1978).

Noch weniger Daten dieser Art sind für Digitoxin erhoben worden. Bekannt ist die Studie von Okita u. Mitarb. (1955), bei der ein ^{14}C-markiertes Glykosid unbekannter Reinheit zur Anwendung gelangte sowie die vier Patienten umfassende Verteilungsuntersuchung von Lukas u. Mitarb. (1971), die mittels Doppelisotopen-Verdünnungsmethode durchgeführt wurde. Mit Herzmuskelkonzentrationen hat sich Storstein (1973 und 1977) befaßt. Eine Metabolitenanreicherung in der Herzmuskulatur kann jedoch als widerlegt betrachtet werden (Kuhlmann, 1978; Aderjan, 1982); Tabelle 4 und 5.

Zur Bewältigung der erkennbaren Schwierigkeiten bei der Einschätzung eines Konzentrationsmeßwertes im Hinblick auf eine Intoxikation kann ein geeigneter Weg nur darin bestehen, unter den Kriterien einer genügenden Anzahl geeigneter Patienten und unter der Anwendung der gleichen Untersuchungsmethodik die Blut- und Gewebekonzentration nach therapeutischer Dosierung und nach tödlichem Ver-

Tabelle 1: Konzentrationen in operativ-bioptisch entnommener Herzmuskulatur, Literaturübersicht

Autoren	Untersuchtes Material	Zahl der Fälle	Digoxin-Konzentration ng/g	Methode
Beall et al. 1963	Herzmuskel	10	140	Rb-Test
Coltart et al. 1977	Papillarmuskel li. (4 Kammern)	8	77.7 ± 43.3	RIA
Haasis et al. 1977	Papillarmuskel li.	26	69.0 ± 25	RIA
Härtel et al. 1976	Papillarmuskel	12	88.6 ± 43	RIA
Güllner et al. 1974	re. Vorhof	12	34.3 ± 3.7	RIA
Carruthers et al. 1975	re. Vorhof Papillarmuskel	32	50.9 94.8	RIA
Redfors et al. 1973	li. Ventrikel re. Vorhof	5 16	91 ± 83	Rb-Test
Caroll et al. 1973	re. Vorhof	27	76.5 ± 35	RIA
Coltart et al. 1975	re. Vorhof li. Vorhof re. Ventrikel li. Ventrikel	7	45 − 96 45 − 71 45 − 144 19 − 140	RIA
Binnion et al. 1969	li. Vorhof	10	219 ± 42	Rb-Test
Krasula et al. 1974	Vorhöfe (Kinder 1−12 Jahre)		62 ± 64	RIA
Jogestrand 1980	re. Vorhof b. Sinusrhythmus	20	270 ± 112 102 − 483	RIA
Jogestrand 1980	re. Vorhof bei Vorhofflimmern	12	521 ± 148 187 − 712	RIA

222

Tabelle 2: Postmortale Studien zur Digoxinkonzentration im Herzmuskel, Literaturübersicht

Autoren	Untersuchtes Material	Zahl der Fälle	Digoxin-Konzentration (ng/g)	Methode
Doherty 1967	Herzmuskulatur	10	60 − 120	3 H Digoxin-Konz.
Jelliffe u. Stevenson 1969	Herzmuskulatur	7	70 − 262	präp. Dünn.-Chrom./Fluori metrie
Karjalainen 1974	li. Ventrikel re. Ventrikel li. Papillarm. Septum li. Vorhof	13	112 ± 66 97 ± 59 112 ± 67 132 ± 65 43 ± 26	RIA
Jusko u. Weintraub 1974	li. Ventrikel	15	18 − 262	RIA
Anderson et al. 1975	Ventrikelmusk. Vorhof Ventrikel Vorhof	17 Erw. 12 Kinder	133 ± 16 65 ± 19 245 ± 33 165 ± 25	RIA
Kim et al. 1975	re. Ventrikel li. Ventrikel re. Ventrikel li. Ventrikel re. Ventrikel li. Ventrikel	7 Fr.-Geb. 5 Nor.-Geb. 4 ält. Kinder	187 ± 67 191 ± 71 180 ± 84 191 ± 36 60 ± 14 74 ± 37	RIA
Gorodischer et al. 1976	li. Ventrikel	19 Neug.	386 ± 320 77 − 375	RIA
Haasis et al. 1977	li. Ventrikel re. Ventrikel	7	105 ± 27 74 ± 14	
Brisse 1977	li. Herz re. Herz	23	100 ± 63 152 ± 68 46 ± 43 118 ± 58	RIA
Weinmann et al. 1978	re. Ventrikel li. Ventrikel re. Vorhof li. Vorhof	7	36.7 ± 33.1 61.4 ± 45.1 34.9 ± 21.6 25.5 ± 14.5	RIA
Biddle et al. 1978	li. Ventrikel	18	70 ± 10– 122 ± 42	RIA

Autoren	Untersuchtes Material	Zahl der Fälle	ng Digoxin/g Gewebe u. ggf. % Unterschied zur therapeutischen Konzentration im Mittel	Methode
Larbig, Haasis u. Kochsiek (1977) (bioptisch)	Papillarmuskel li. Ventrikel nach Glykosid tox. Rhythmusstörungen	11	97 ± 25,2 (+ 62 %)	RIA
	Papillarmuskel li. Ventrikel ohne tox. Rhythmusstörungen	24	60 ± 18,2	RIA
Biddle u. Mitarb. (1978)	li. Ventrikel definitive Digit.-Intoxik.	5	122 ± 42,3 (+ 67 %)	RIA
	li. Ventrikel Digit.-Toxi. m. komplikativer Erkrankung	5	100,4 ± 16,9 (+ 43 %)	RIA
	li. Ventrikel therapeutisch ohne Intoxik.	5	70,4 ± 10	RIA

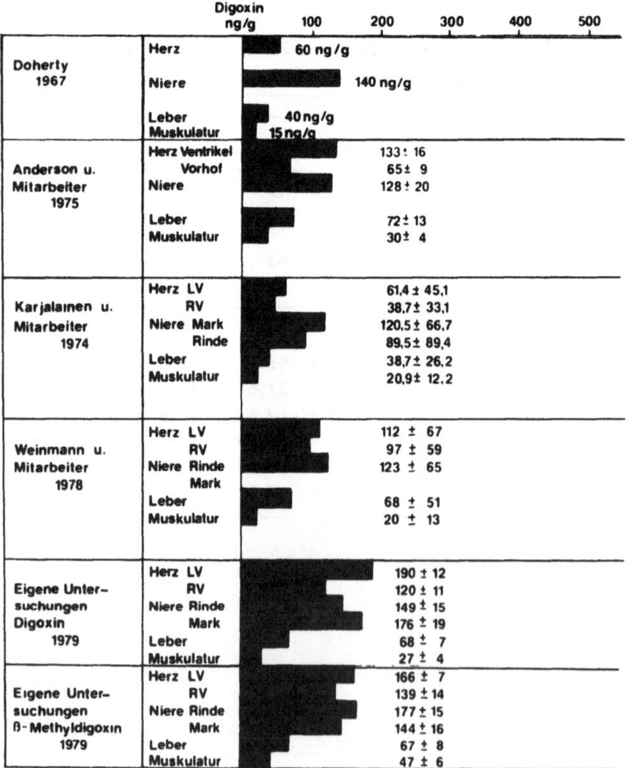

Abb. 1

Vergleich literaturbekannter therapeutischer Gewebekonzentrationen von Digoxin beim Menschen mit eigenen Befunden

Tabelle 4: Konzentration von Digitoxin in Geweben von vier Patienten in Dauertherapie (0,1 mg/Tag; 0,15 mg/Tag) nach D. S. Lukas, Metabolism and basic action of digitoxin in man. In: Symposium on Digitalis, O. Storstein, L. Storstein eds. Gyldendahl-Norsk Forlag, Oslo 1973, S. 101

Digitoxin-Konzentration in ng/g Feuchtgewebe				
Patient	Niere	Herzventrikel	Leber	Muskel
L	215	99	45	30
R	210	142	96	71
M	117	138	124	34
T	219	205	214	116

Tabelle 5: Digitoxingehalt in menschlichen Biopsieproben des Vorhofs, entnommen während kardiopulmonaren By-pass-Operationen (Storstein 1973/77) und postmortem (Storstein (1977)

(B = Biopsie, p = postmortem)

ng/g Gewebe	Bereich	Probenzahl	Jahr
80.33 ± 60.27		n = 41	1973 B
90.1 ± 52.5	20–200	n = 23	1977 B
91.0 ± 54.5	10–215	n = 42	1977 p

giftungsablauf einander gegenüberzustellen. Es gilt, Vergleichskollektive zu bilden, denen zu beurteilende Verdachtsfälle von Digitalis-Vergiftungen zuzuordnen sind und zu prüfen, wie deutlich diese Kollektive voneinander abgrenzbar sind.

Konzentrationen in Blut und Serum

Die Ergebnisse von Serumspiegelbestimmungen machen uns klar, daß mit einer einzelnen Meßgröße eine eindeutige Zuordnung nicht möglich ist, ohne daß klinische Zeichen für eine Intoxikation vorliegen. Abbildung 2 zeigt als Zusammenfassung nach Rietbrock (1978), daß die bei therapeutischen und toxischen Wirkungen festzustellenden Digoxin-Konzentrationsbereiche sich weitgehend überschneiden. Eine 50%ige Überschreitung des Wertes von 2 ng/ml Digoxin im Serum führt zu einer Intoxikationshäufigkeit von 93 %. Bereits bei 2 ng/ml werden in 16 % der Fälle der Intoxikationen beobachtet.

Eine neuere Studie mit 118 Patienten von Bernabei u. Mitarb. (1981) läßt es bei differenzierter Zuordnung von Vergiftungssymptomen möglich erscheinen, der Serumdigoxin-Konzentration eine Spezifität von 98 % und eine prädiktive Genauigkeit von 88 % zuzuweisen (Abb. 3). Von 38 intoxikierten Patienten, von denen 23 % in der Folge verstarben, wiesen 24 verdächtige extrakardiale Symptome auf, allerdings auch 19 nicht Intoxikierte. Deren Mortalität lag mit 13 % deutlich tiefer als die der intoxikierten Patienten (23 %). Nur 2,6 % der nicht Intoxikierten wiesen eine Serum-Digoxin-Konzentration von über 2 mg/ml auf, aber bei 38 % der Patienten lag unterhalb 2 ng/ml eine Intoxikation vor.

Abbildung 2 zeigt die Zusammenhänge für die Digitoxin-Serum-Konzentration von 649 unter therapeutischen Dosen befindlichen Patienten nach Storstein (1977). 35–40 ng/ml wird zwar von einer geringen Anzahl der Patienten erreicht; die relative Häufigkeit der Intoxikation beträgt in diesem Intervall 60 %. Für die forensische Beurteilung im Nachhinein ist der Schluß nicht zwingend, daß bei dieser relativen Häufigkeit auch tatsächlich eine Intoxikation vorliegt. Solche Bewertungen können nur in Verbindung mit dem klinischen Bild des Patienten vorgenommen werden.

Zur postmortalen Beurteilung von Konzentrationen im Blut bzw. serösen hämolysierten Flüssigkeiten treten weitere Komplikationen hinzu, denn bereits präfinal besteht die Möglichkeit, daß gewebsgebundene Glykosid-Anteile bei zunehmend zentralisiertem Kreislauf unter hypoxischen Bedingungen zu einem Anstieg der Serum-Konzentrationen führen (Aderjan u. Mattern 1980). Bei 10 digitalisierten Patienten waren 30 Minuten präfinal 3,36 ± 1,75 ng/ml Digoxin im Serum feststellbar, wobei 6 von 10 Patienten eine Serum-Konzentration deutlich über dem therapeutischen Bereich aufwiesen. Nach dem Eintritt des Todes steigen die Glykosid-Konzentrationen im Blut rasch an. Offensichtlich ab-

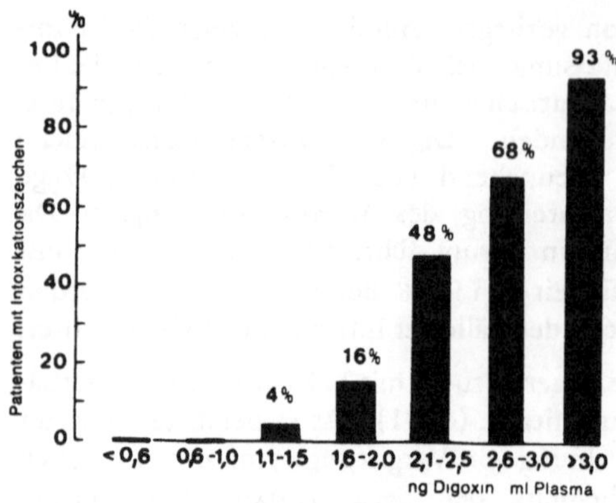

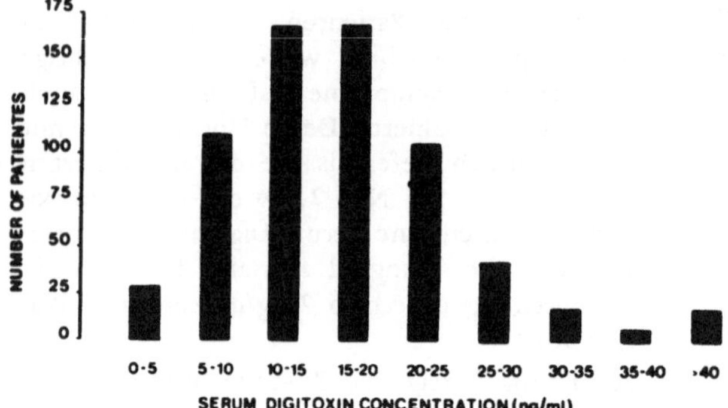

Abb. 2

Häufigkeit der Digitalis-Intoxikation in bezug auf die Serum-Konzentration; *obere Darstellung:* Digoxin (n. Rietbrock 1978)

mittlere u. untere Darstellung: Digitoxin-Serumkonzentration von 649 unter therapeutischen Dosen befindlicher Patienten und Häufigkeit toxischer Glykosidwirkungen in den verschiedenen Konzentrationsbereichen (nach Storstein und Mitarb. 1977)

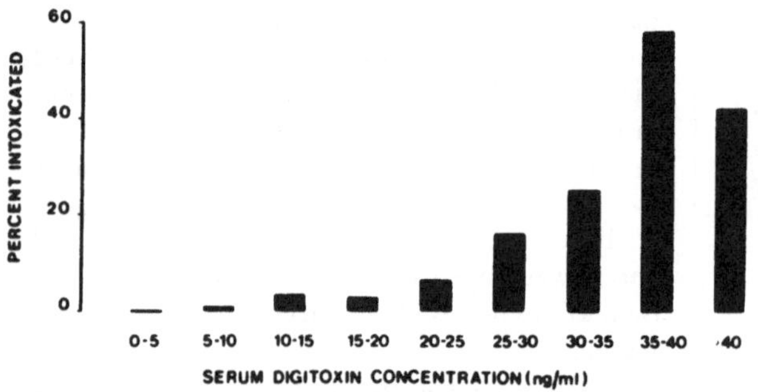

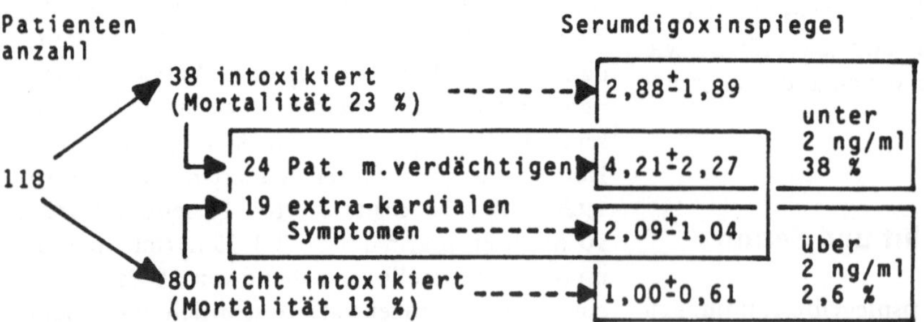

Abb. 3 Mortalität digitalisierter Patienten mit und ohne Intoxikationszeichen nach Bernabei u. Mitarb. 1981. Der Serumdigoxinkonzentration kommt eine Spezifität von 89 % und eine prädikative Genauigkeit von 88 % zu

Tabelle 6: Fall einer suizidalen Vergiftung mit 25 Tabletten Lanicor. Digoxinkonzentrationen in verschiedenen Blutgefäßen. Geschlecht: männlich, Alter 59 Jahre, Körpergewicht 60 kg. Digoxindosis: 6,25 mg. Überlebenszeit ca. 5 Stunden

Blutprobe entnommen aus:	Entnahmedatum	Digoxinkonzentration in ng/ml Blut	Anstieg postmortal in ng/ml	in %
Herz li. Ventrikel	20.08.79 15^{00} (Sektion)	80	52	186 %
Herz re. Ventrikel	(Sektion)	55	27	96 %
Pfortader	(Sektion)	65	37	132 %
Vena cava inferior	(Sektion)	55	27	96 %
Vena subclavia	(Sektion)	45	17	61 %
Vena femoralis	(Sektion)	45	17	61 %
Aorta	(Sektion)	45	17	61 %
Serum präfinal	17.08.79 20^{00}	25	–	–
Blut präfinal	17.08.79 20^{00}	28	–	–

hängig von der Glykosid-Konzentration der umliegenden Gewebe bedingt durch Membranzerfall und Flüssigkeitsverschiebungen war im Schenkelvenenblut ein postmortaler Konzentrationsanstieg von 60 % zu finden, eine Größenordnung, die auch von Weinmann u. Mitarb. (1978) ermittelt wurde.

Im Fall einer suizidalen Vergiftung mit 25 Tabletten Lanicor konnten wir die Digoxin-Konzentrationen präfinal und postmortal in verschiedenen Blutgefäßen untersuchen bei einem Patienten, der bei einem Körpergewicht von 60 kg im Alter von 59 Jahren eine Digoxin-Dosis von 6,25 mg ca. 5 Stunden überlebte (Tab. 6). Diese Tabelle zeigt die postmortal erhöhten Blutkonzentrationen in verschiedenen Gefäßen (Aderjan 1981).

Die bei therapeutisch digitalisierten Patienten gefundenen Durchschnittskonzentrationen im Schenkelvenenblut betrugen 4,42 ± 2,45 ng/ml und im Herzblut 6,41 ± 4,45 ng/ml. Der postmortale Anstieg steht nicht in einem erkennbaren Zusammenhang mit der Zeit zwischen Todeseintritt und Sektion. Aus unseren Befunden ist zu schließen, daß klinische Serum-Spiegeldaten und postmortal erhaltene Befunde nicht miteinander vergleichbar sind und daß erst ab einer Konzentration von 15 ng/ml Blut anzunehmen ist, daß eine Herzglykosid-Intoxikation vorliegt. In jedem Fall ist die Herkunft der Blutprobe zu dokumentieren und zu berücksichtigen.

Gewebskonzentrationsmessungen von Herzglykosiden

Aus den Unsicherheiten, die sich aus der Beurteilung der Blutkonzentration ergeben, ist zwingend abzuleiten, daß zur postmortalen Klärung einer Intoxikation Gewebskonzentrationen untersucht werden müssen. Eine aufgenommene, zu hohe Dosis muß auch bei starken inter-individuellen Schwankungen der Gewebsspiegel zu abnorm hohen Konzentrationen bestimmter Gewebe führen.

Abbildung 4 zeigt Mittelwerte, Standardabweichung und Bereichsgrenzen, die nach therapeutischer Dosierung von β-Methyldigoxin und Digoxin erreicht werden (Aderjan 1981). In Herz und Nieren sind die beiden Glykoside am stärksten angereichert, wobei der rechte Ventrikel durchschnittlich nur 67 % der linksventrikulären Konzentration aufweist.

Digoxin   190 ± 59 ng/g im li. Ventrikel
                 120 ± 55 ng/g im re. Ventrikel
β-Methyldigoxin 163 ± 33 ng/g im li. Ventrikel
                 139 ± 61 ng/g im re. Ventrikel

Die Konzentration in Nierenrinde und -mark finden wir für β-Methyldigoxin bei 177 ± 67 ng/g und 143 ± 72 ng/g, für Digoxin bei 149 ± 74 ng/g bzw. 176 ± 76 ng/g. In der Leber weisen beide Glykoside zwischen 60 und 70 (69 ± 34 ng/g bzw. 66 ± 31 ng/g Gewebe) auf. In der Muskulatur, bei 43 % des Körpergewichtes der Hauptverteilungsraum der Glykoside, ergeben sich Werte von 22 ± 11 ng Digoxin pro g Gewebe bzw. 42 ± 26 ng β-Methyldigoxin pro g Gewebe.

Abbildung 5 zeigt die Verteilung von Digitoxin bei 10 aufgesättigten Patienten, die mit täglichen Dosen zwischen 0,79 und 3,09 μg Digitoxin pro kg und Tag über mindestens 8 Tage behandelt wurden (Aderjan 1982).

In der Herzmuskulatur findet sich linsventrikulär mit 181 ± 82,8 ng/g eine durchweg doppelt so hohe Konzentration wie rechtsventrikulär. Die rechtsventrikuläre Konzentration beträgt im Mittel 87,8 ± 35,4 ng/g bei einer durchschnitt-

lichen Höhe von 48 ± 12 ng/g der linksventrikulären. Der mittlere Unterschied zwischen links und rechts beträgt 94 ± 55 ng/g. Zur postmortalen Konzentration im Blut besteht für Schenkelvenenblut ein Quotient von 10,2 ± 8,8 : 1 für den linken Ventrikel und 4,8 ± 3,5 : 1 für den rechten. Die Konzentration in Schenkelvenenblut und Herzblut liegt mit 23,7 ± 13,8 bzw. 23,9 ± 11,8 ng/ml praktisch gleich. Die linksventrikulären Konzentrationen von Digoxin und Digitoxin sind somit direkt vergleichbar, während im rechten Ventrikel Digitoxin relativ weniger angereichert ist als Digoxin. Die bei allen Konzentrationsuntersuchungen beobach-

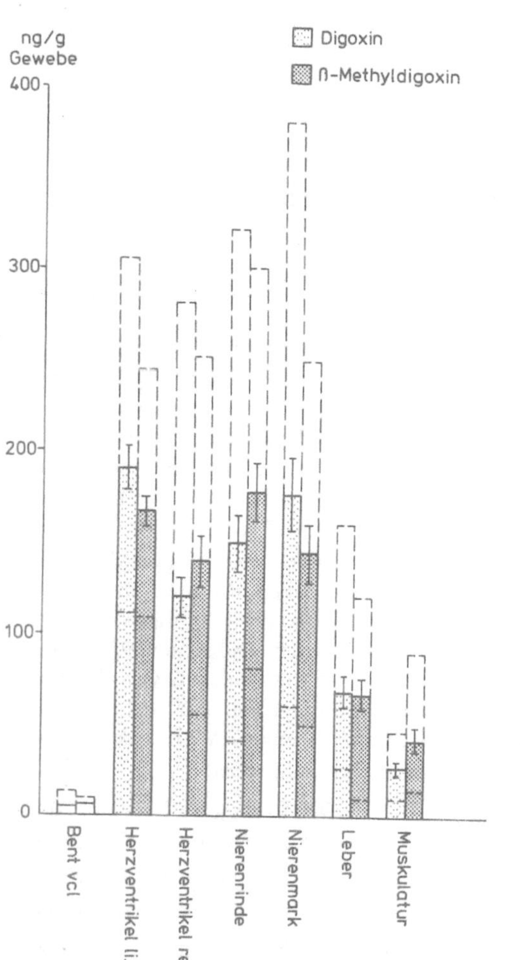

Abb. 4 Säulendarstellung der durchschnittlichen Digoxingewebekonzentrationen bei 45 digitalisierten Patienten mit Standardabweichung und Bereichsgrenzen (gestrichelte Linien)

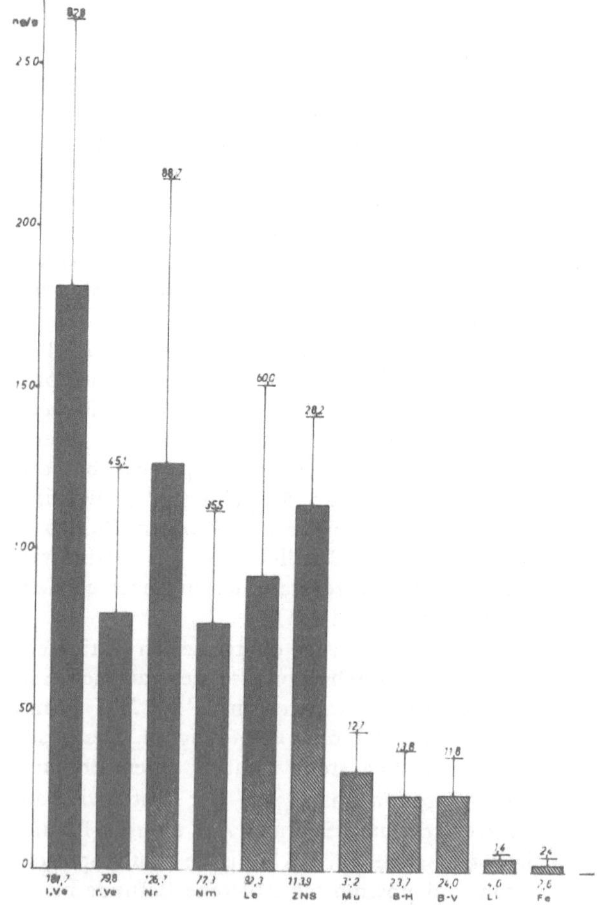

Abb. 5 Säulendarstellung d. mittleren Digitoxin-Gewebe-Konzentration bei 10 therapeutisch digitalisierten Patienten, Mittelwerte an der Abszisse und Standardabweichung. Zeichenerklärung s. Methodik

teten Streuungen waren zu erwarten und dürften auf diffuse lokale pathologische Veränderungen, fibröse, lipomatöse oder individuelle Unterschiede im Verhältnis von Bindegewebs- und Muskelfaseranteil zurückzuführen sein. Die Unterschiede zwischen linkem und rechtem Ventrikel dürften auf die dichtere Packung der Muskelfasern des linken Ventrikels zurückzuführen sein, so daß, bezogen auf die Konzentration, in der einzelnen Muskelfaser zwischen links und rechts nur ein scheinbarer Unterschied besteht. Allerdings vermag diese Deutung die unterschiedlichen Bindungsverhältnisse von Digitoxin und Digoxin nicht völlig zu erklären.

Im Nierengewebe wird Digitoxin in weniger hohen Konzentrationen gefunden im Vergleich zu Digoxin (Abb. 4 und 5). Im Mark beträgt die mittlere Konzentration 77,3 ± 35 ng/g, in der Rinde 126,7 ± 88,7 ng/g. Da bei der Ausscheidung die Glykoside im Urin gegenüber dem Blut angereichert werden, ist unklar, ob die im Rahmen dieser Studie untersuchten niereninsuffizienten Patienten, die deshalb auf Digitoxin umgestellt wurden, nicht relativ zu niedrige Digitoxin-Konzentrationen aufweisen und ob nierengesunde Digitoxin-Patienten nicht höhere mit Digoxin vergleichbare Konzentrationen entwickeln.

Die Leberkonzentration liegt im Mittel mit 92,3 ± 60 ng/g höher als die von Digoxin.

Das Gehirn weist recht hohe Digitoxin-Konzentrationen auf, wenn sie mit den Befunden für β-Methyldigoxin verglichen werden (113,8 ± 28,0 ng/g gegenüber 26,2 ± 12,0 ng/g). Aus rechtsmedizinischer Sicht ist weniger zu beurteilen, welche Bedeutung diese Befunde für die Ausbildung von extrakardialen Nebenwirkungen und Herzrhythmusstörungen besitzen, denn der Mechanismus, wie es zu Herzrhythmusstörungen kommen könnte, ist umstritten. Entweder durch direkte kardiale Wirkung oder durch Stimulierung des sympathischen Nervensystems (McLain 1969; Gillis u. Mitarb. 1969, 1972a + b). Die direkte Gegenüberstellung der im Gehirn erreichten Konzentrationen von beiden Glykosiden kann die Frage neuro-toxischer Nebenwirkungen jedenfalls nicht lösen, wenn man die hohe Differenz berücksichtigt. Zudem wird β-Methyldigoxin in der Leber zu Digoxin biotransformiert, und eine Dosis kann nur entsprechend weniger ins Gehirn übergehen.

In der Skelettmuskulatur findet sich im Mittel 31,5 ± 12,6 ng/g Digitoxin im Gewebe, was etwa

der Digoxin- bzw. β-Methyldigoxin-Konzentration gleichkommt.

Es zeigt sich, daß trotz des lipophilen Charakters des Digitoxin-Moleküls die Bindung in den Geweben kaum verändert ist und daß der Wert des Verteilungsvolumens im Steady-State weitgehend von der Höhe der Plasma/Blut-Konzentration abhängt, die eine Folge der hohen Plasmaeiweißbindung ist. Offensichtlich verhindert die Konkurrenz zwischen Plasmaeiweißbindung und Gewebebindung eine Anreicherung von Digoxin in den Geweben, so daß es zu keiner stärkeren Kumulation kommen kann.

Gewebekonzentrationen bei Vergiftungsfällen

Nimmt man die therapeutisch digitalisierten Patienten als Vergleichskollektiv, so war aus der direkten Gegenüberstellung von zunächst sechs suizidalen Vergiftungen mit Digoxin und -derivaten zu prüfen, ob die Konzentrationsdaten der beiden Fallgruppen voneinander abgrenzbar sind. Dies führte zu der Annahme, daß für das Herzgewebe ab 400 ng/g, für die Nieren ab 500 ng/g und für die Leber ab 250 ng/g die Grenze vom therapeutischen zum toxischen Konzentrationsbereich mit einer äußerst hohen Wahrscheinlichkeit überschritten sein dürfte. (Aderjan 1981; Abb. 6).

Während Digitoxin-Intoxikationen bei uns bislang nicht zur Untersuchung gelangten, zeigt die genauere Analyse der Verteilungskurven von 13 tödlichen, teils fremdbeigebrachten Vergiftungen mit Digoxin, daß die Wahrscheinlichkeit, mit der Grenzwerte zum toxischen Konzentrationsbereich nach therapeutischer Dosierung vorkommen, tatsächlich oberhalb des 99%-Niveaus liegt (Tab. 7).

Wie klar im Grenzbereich der beiden Kollektive eine Zuordnung eines Organmeßwertes zu treffen ist, hängt davon ab, wie sehr sich die Konzentrationsbereiche überschneiden. Dies sieht man an der Höhe der prozentualen Wahrscheinlichkeit, die sich an der Abgrenzungsschranke ergibt, an der es gleich wahrscheinlich ist, daß ein Meßwert dem therapeutischen oder dem toxischen Konzentrationsbereich zuzuordnen ist.

In Abbildung 7 ist die zweigipflige Form der gemeinsamen Verteilung der Digoxin-Konzentrationen des therapeutischen und des toxischen

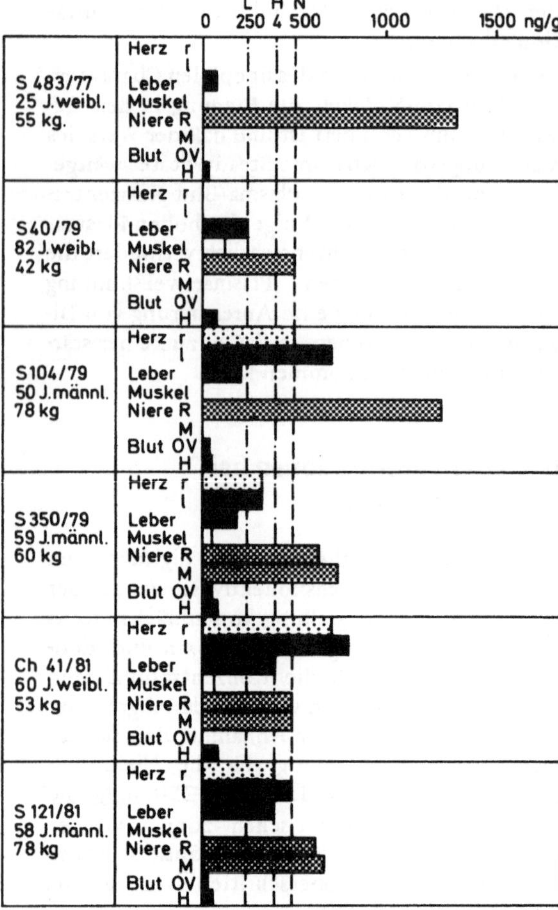

Abb. 6 Gewebekonzentrationen bei 6 suicidalen Vergiftungen. Der schraffierte Bereich gibt die Toxizitätsgrenze für die jeweilige Organ-Konzentration an

Kollektivs in Herz, Leber und Niere zu erkennen. Die Werte sind in logarithmischem Maßstab aufgetragen und die Vergiftungsfälle sind durch das Symbol „2" gekennzeichnet.

Stellt man für die Herzmuskulatur die Konzentrationsverteilungen entsprechend dem Mittelwert und der Standardabweichung normiert dar, so ergibt sich, daß bei 275 ng/g im rechten Ventrikel sowie bei 289 ng/g im linken Ventrikel, es mit 4,5 % bzw. 2,56 % gleich wahrscheinlich ist, daß ein beobachteter Meßwert einem der beiden Kollektive „toxisch" oder „therapeutisch" zuzuordnen ist. Bei der aufgrund von Suizidfällen abgeleiteten Grenzkonzentration für den Beginn des toxischen Konzentrationsbereiches von 400 ng/g Gewebe ist die Wahrscheinlichkeit, daß im Herzmuskel nach thera-

peutischer Dosierung ein noch höherer Wert beobachtet wird, nur noch 0,55 bzw. 0,09 % (Abb. 8).

Bisher sind nur die Konzentrationen einzelner Organe miteinander verglichen worden. Wendet man das statistische Zuordnungsverfahren der Diskriminanzanalyse an (Press 1974; Härdle u. Aderjan 1983), so werden die beiden Kollektive mittels mehrerer Organparameter, mindestens 2, miteinander verglichen. Nimmt man z. B. Blut und Nierengewebe oder Blut und Lebergewebe, so entstehen durch zwei Parameter gebildete Gruppen (Abb. 9), die sich als „elliptische Gebilde" in der Fläche darstellen lassen. Deutlich erkennbar ist die verbesserte Unterscheidbarkeit der beiden Wertekollektive, die sich durch eine in diesen Fällen hyperbelähnliche Kurve voneinander abgrenzen lassen. Die Zuordnungswahrscheinlichkeit des Einzelfalles ergibt sich aus dem Abstand zu dieser nicht eingezeichneten Grenzlinie. Bereits diese zweidimensionale Parameterkombination Leber und Schenkelvenenblut bringt eine richtige Einordnung jedes einzelnen der beobachteten Vergiftungsfälle, für sich als neugenommen, in die Gruppe der Vergifteten. Auch die literaturbekannten Konzentrationsdaten von drei vollständig untersuchten Digitalis-Vergiftungsfällen werden richtig zugeordnet, obwohl die unterschiedliche Untersuchungsmethodik einen direkten Vergleich der Meßwerte eigentlich nicht erlaubt (die Konzentrationsdaten literaturbekannter Vergiftungsfälle wurden zunächst ohne Berücksichtigung von Unterschieden der Analysenmethodik zusammengestellt (Aderjan 1981; Arnold u. Püschel 1979; Iisalo u. Nuutila 1973; Jelliffe 1967; Reissell u. Mitarb. 1975; Rietbrock u. Mitarb. 1978, Selesky u. Mitarb. 1976, Steentoft u. Mitarb. 1973).

Erhöht man die Anzahl der verglichenen Konzentrationsparameter auf 4, z. B. linker Herzventrikel, Leber, Niere und Schenkelvenenblut, so ist das Diskriminationsverfahren nicht mehr graphisch darstellbar. Die Unterscheidungskraft wird jedoch so hoch, daß auch der Fall einer nur um knapp 1 Stunde überlebten Vergiftung mit β-Methyldigoxin nach Rietbrock (1978) richtig zugeordnet wird, obwohl lediglich die extrem hohe Blutkonzentration von 75 ng/g eindeutig anzeigt, daß eine letale Vergiftung vorgelegen hat. Ohne die Berücksichtigung der Blutkonzentration würde dieser Fall fehlklassifiziert. Die Organkonzentrationen

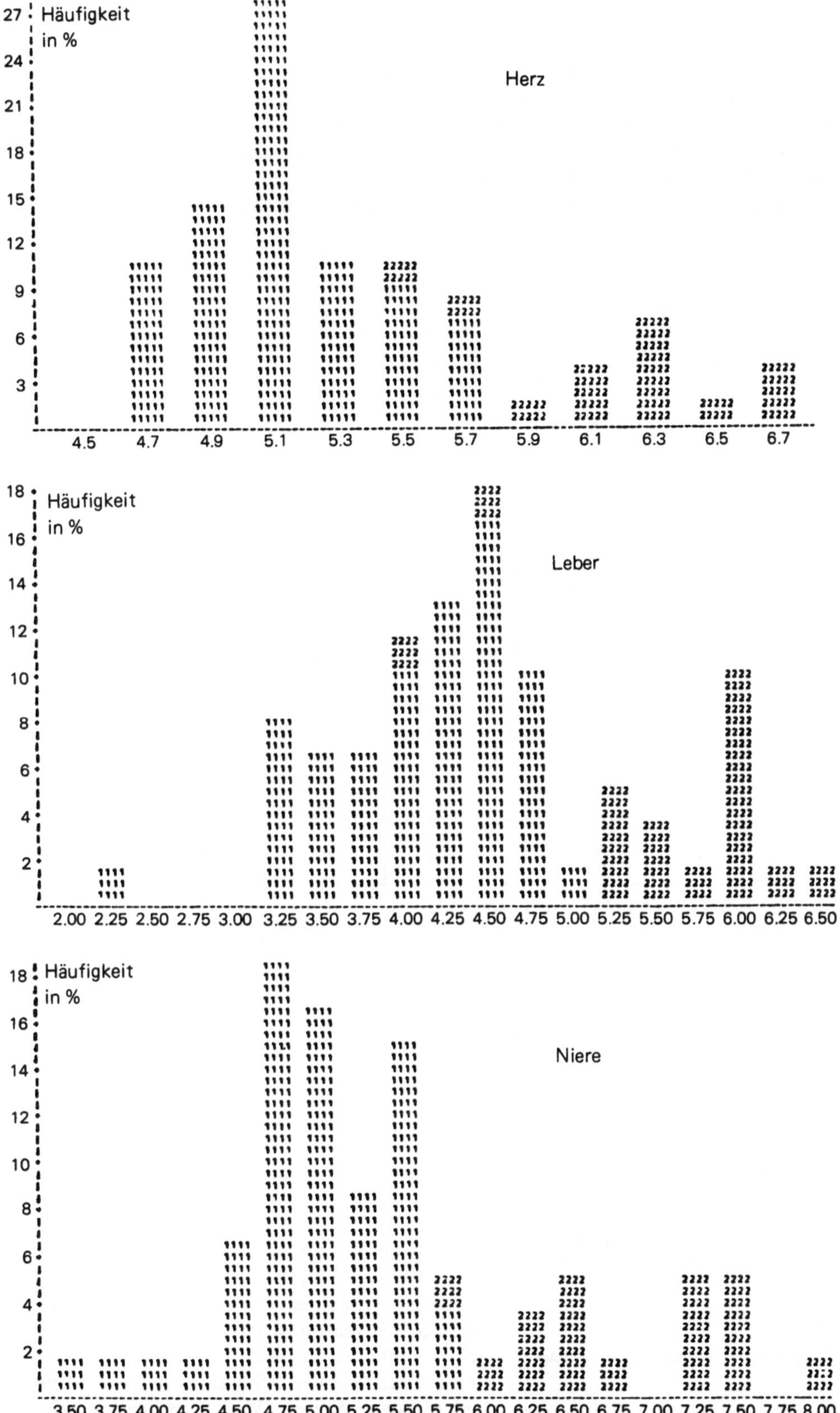

Abb. 7 Darstellung der 2-gipfligen gemeinsamen Verteilungskurven nach logarithmischer Transformation der Konzentrationswerte von linksventrikulärer Herzmuskulatur (LHV), Lebergewebe (LEG) und Nierenrinde (NRR). 1 = Normalkollektiv, 2 = Vergiftungsfälle

Tabelle 7: Mittelwerte und Standardabweichungen der Digoxin-Konzentration in Körperflüssigkeiten und Geweben bei Patienten unter therapeutischen Dosen von β-Methyldigoxin
und Digoxin (n = 45) sowie bei letalen Digoxinvergiftungen.
Die nach logarithmischer Transformation der Einzelwerte abzuleitenden Verteilungen
(s. Beispiel Herzmuskulatur Abb. 8) führen zu:

a) einer Abgrenzungsschranke dafür, daß es gleich wahrscheinlich ist, daß nach therapeutischer oder (letal-)toxischer Dosierung ein Meßwert zu beobachten ist.
Die Wahrscheinlichkeit dafür, daß bei therapeutischer Dosierung ein Meßwert über dieser Schranke und dafür, daß nach toxischer Dosis ein Meßwert unter dieser Schranke
zu beobachten ist, nimmt jeweils ab.

b) der Wahrscheinlichkeit, mit der am Beginn des toxischen Konzentrationsbereiches
(aufgrund der beobachteten Vergiftungsfälle und unter Berücksichtigung einer Sicher-
heitszone von 100 ng/g ab dem höchsten therapeutischen Meßwert) ein Meßwert als
Folge einer therapeutischen Dosierung zu beobachten ist.

	Mittelwert ± Standardabweichung der Digoxin-Konzentration in ng/g		Abrenzungsschranke gleicher Wahrscheinlichkeit (a)		Wahrscheinlichkeit mit der die Grenze z. toxischen Konzentrationsbereich noch nach therap. Dosierung beobachtet wird (b).	
	nach therap. Dosierung n = 45	nach toxischer Dosis n = 6—13	ng/g	% Wahrscheinlich- keit	Grenzkonz. ng/g	% Wahrscheinlich- keit
Vollblut	5,9 ± 2,5	40,7 ± 32,5	11	3,92	20	0,06
Herzmuskel li. Ventrikel	178 ± 50,6	541 ± 155	289	2,56	400	0,09
Herzmuskel re. Ventrikel	128 ± 58	485 ± 167	257	4,05	400	0,55
Leber	67,7 ± 32,8	333 ± 191	115	11,3	250	0,48
Nierenrinde	161 ± 72,1	1200 ± 764,9	318	5,7	500	0,64
Nierenmark	162 ± 86,6	601 ± 199	329	6,7	500	1,26
Skelettmuskel	30,8 ± 21,8	70,1 ± 31,6	43,4	18,7	— entfällt wegen zu starker	
Gehirn	26,8 ± 12,1	39,1 ± 29,1	26,4	57,9	— Überschneidung der Wertebereiche	

waren aufgrund der geringen Zeit, die zur Verteilung des Wirkstoffs im Körper zur Verfügung
stand, noch nicht erkennbar toxisch, obwohl
die Anflutung am Herzen zum tödlichen Ausgang der Intoxikation geführt hat.

Was ist aus diesen Befunden abzuleiten?

Mit den hier entwickelten Bewertungskriterien
dürfte es keine Schwierigkeit bereiten, den letalen Ausgang einer klinisch objektivierten Digitalis-Vergiftung zu erklären. Schwierig wird es
bleiben, wenn von der Höhe der gemessenen
Organ- und Blutkonzentrationen auf den letalen
Ausgang einer an sich unbekannten und ana-
mnestisch oder klinisch nicht objektivierten Intoxikation geschlossen werden muß. Aus den
pathologisch-anatomischen Befunden lassen
sich bei akuten Digitalis-Vergiftungen in der
Regel keine kausalen Schlußfolgerungen auf die
Todesursache ziehen. Weder makroskopische
noch mikroskopisch-morphologische Befunde
zeigen im Detail charakteristische, auf die toxi-

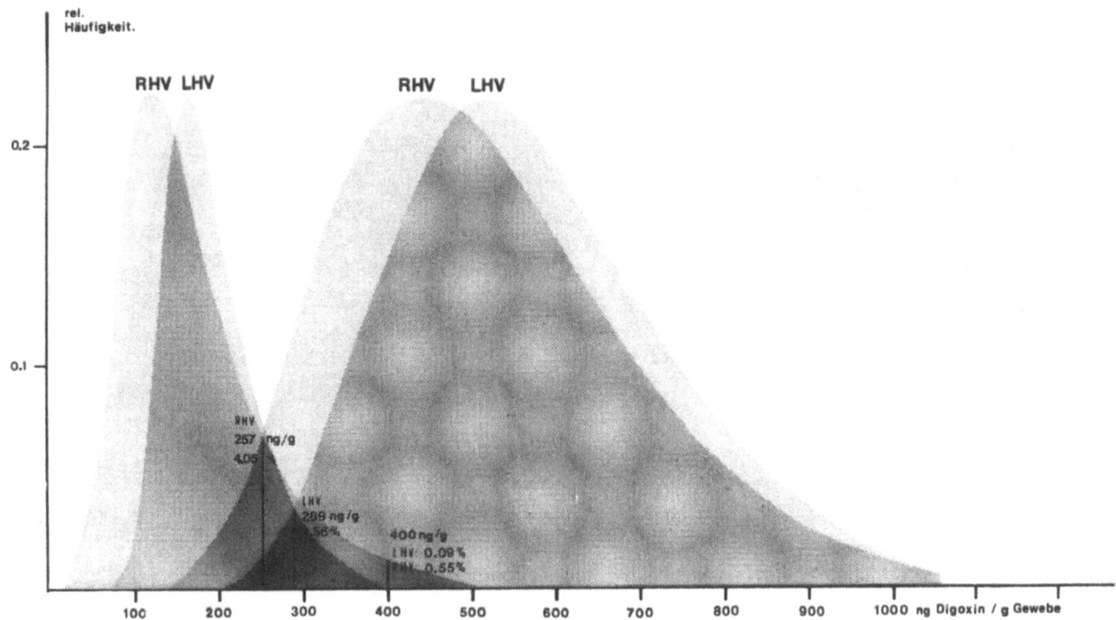

Abb. 8 Darstellung der standardisierten Verteilung der Digoxin-Konzentration in linksventrikulärer (LHV)-rechtsventrikulärer (RHV) Herzmuskulatur nach therapeutischer Dosierung und nach toxischen Dosen berechnet aus Mittelwert und Standardabweichung nach logarithmischer Transformation. Die Schnittpunkte der Verteilungskurve zeigen die Konzentration an, die mit gleicher Wahrscheinlichkeit einem der beiden Kollektive zugeordnet werden kann. Die höhere Standardabweichung, die der toxischen Verteilungskurve zugrunde liegt, kann auch auf die stark unterschiedlichen toxischen, z. T. unbekannten Dosen zurückzuführen sein

sche Digitalis-Wirkung hinweisende Veränderungen. In der Literatur finden sich zwar diesbezüglich vereinzelt Berichte, jedoch zeigt deren Analyse, daß sich aufgrund pathologisch-anatomischer Veränderungen, wie sie nach Digitalis-Applikation auftreten können, eine Diagnose einer tödlich verlaufenden Intoxikation nicht ableiten läßt (Aderjan 1981). Im rechtsmedizinischen Untersuchungsgut überwiegen jedoch die Fälle, bei denen höchstens fremdanamnestische Hinweise oder Asservate aus der direkten Umgebung der Leiche auf eine letale Digitalis-Intoxikation schließen lassen. Häufig liegen gar keine Hinweise vor, und die Diagnose einer Digitalis-Vergiftung dürfte durch den Arzt bei der Leichenschau nicht zu stellen sein.

Für die sichere Diagnose einer letalen Digitalis-Intoxikation bedarf es des Zusammenwirkens klinischer Beobachtungen und klinisch-pharmakologischer sowie chemisch-toxikologischer Befunde. Obwohl mit steigenden Konzentrationswerten in den verschiedenen Organen die Diagnose einer Digitalis-Intoxikation mit zunehmender Sicherheit zu stellen ist, kann in kritischen Fällen nicht darauf verzichtet werden, daß die klinischen Beobachtungen auch tatsächlich einen Intoxikationsverlauf ausweisen. Zumindest eine umfassende Analyse der Verteilung des Herzglykosids in Organen und Körperflüssigkeiten ist als Beurteilungsgrundlage eine unabdingliche Forderung.

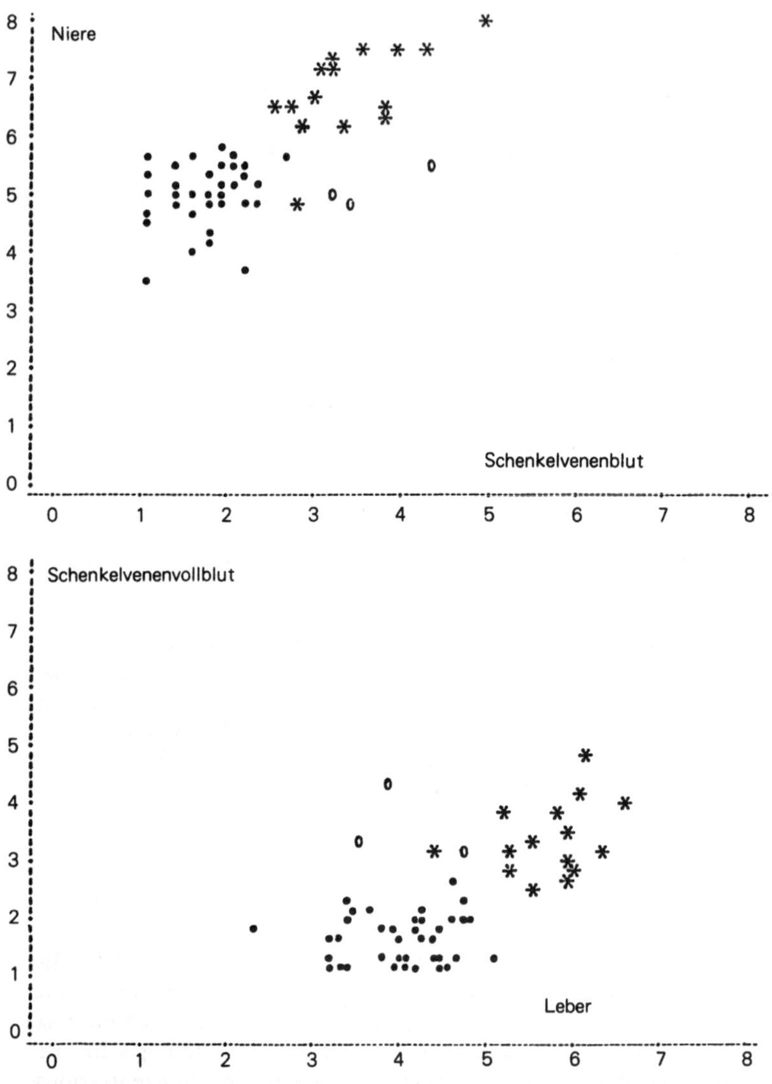

Abb. 9 Darstellung des Normalkollektivs und der Digoxinvergiftungen in dem von den Parametern Lebergewebe und Schenkelvenenvollblut sowie Nierengewebe und Schenkelvenenvollblut auf gespannten Raum.

* = Vergiftungen

● = Normalkollektiv

0 = Testfälle nach Literaturangaben (Vergiftungen)

Zusammenfassung

Für die postmortale Diagnose einer Herzglykosid-Intoxikation bedarf es, je nach den Fallumständen, der Übereinstimmung klinischer Befunde, anamnestischer Beobachtungen und chemisch-toxikologischer Befunde, die in Einklang mit den klinisch-pharmakologischen Erkenntnissen stehen müssen. Über die bekannten Schwierig-keiten der Interpretation von Serumkonzentrationen bei der Therapiekontrolle von Herzglykosiden hinaus muß eine zu hohe aufgenommene Dosis zu einer Anreicherung im Körper bzw. bestimmten Geweben führen, die mit Konzentrationsmessungen zu ermitteln ist.

Eine Abgrenzung zwischen therapeutischer Dosierung und der Aufnahme von toxischen Dosen ergibt sich aus der Gegenüberstellung von Konzentrationsmessungen bei 45 therapeutisch mit Digoxin bzw. β-Methyldigoxin behandelten sowie 10 mit Digitoxin aufgesättigten verstorbenen Patienten, und von Konzentrationsdaten bei 13 tödlich verlaufenen Vergiftungen.

Die Analysen erstrecken sich auf Blutproben, die bei Digoxin vermutlich durch postmortale Rückverteilung aus den höher angereicherten Geweben ortsabhängig erhöht gefunden werden, sowie auf die Konzentrationen von Herzmuskulatur (linker und rechter Ventrikel), Nieren (-mark, -rinde), Leber, Skelettmuskulatur, Gehirn, evtl. auch Liquor, Augenflüssigkeit und Urin.

Der Vergleich einzelner Digoxin- oder Digitoxin-Meßwerte oder Organkonzentrationen ist mit ähnlichen Unsicherheiten behaftet wie das drug monitoring im Serum. Die Anwendung einer statistischen Diskriminanzanalyse führt durch die gleichzeitige Gegenüberstellung mehrerer Parameter (mind. 2) zu einer zunehmenden Sicherheit bei der postmortalen Diagnose. Es werden dabei zwei Vergleichskollektive gebildet („therapeutisch und toxisch"), denen jeder neu beobachtete Fall jeweils zugeordnet wird. Durch die zunehmende Anzahl verglichener Parameter erhöht sich die Sicherheit der Zuordnung. Eine umfassende chemisch-toxikologische Untersuchung, bei der das Herzglykosid identifiziert und quantitativ analysiert wird, ist notwendige Voraussetzung.

Literatur

Aderjan, R., Schmidt, G.: Investigation of cardiac glycoside levels in human postmortem blood and tissues, determined by a special radioimmunoassay procedure. Arch. Toxicol. 42: 107 (1977).

Aderjan, R., Mattern, R.: Zur Wertigkeit postmortaler Digoxin-Konzentrationen im Blut. Z. Rechtsmed. 86: 12 (1980).

Aderjan, R.: Tödliche Vergiftungen mit Herzglykosiden. Habilitationsschrift Universität Heidelberg (1981).

Aderjan, R.: Digitoxin-Konzentrationen in postmortal entnommenen Blut- und Gewebeproben des Menschen nach therapeutischer Dosierung. Vortrag auf dem Symposium „Digitalistherapie bei Herzinsuffizienz II", Funchal/Madeira (1982).

Andersson, K. D., Bertler, A., Wettrell, G.: Postmortem distribution and tissue concentrations of digoxin in infants and adults. Acta Paediat. Scand. 64: 497 (1975).

Arnold, W., Püschel, K.: Toxikologische und morphologische Befunde bei Digoxinvergiftung in forensischer Sicht. Z. Rechtsmed. 83: 265 (1979).

Beall, A. C., Johnson, D. C., Driscoll, T., Alexander, J. K., Dennis, E. W., McNamara, D. G., Cooley, D. A., De Beakey, M. E.: Effect of total cardiopulmonary bypass on myocardial and blood digoxin concentratin in man. Am. J. Cardiol. 11: 194 (1963).

Bernabei, R., Perna, G. P., Carosella, L., Di Nardo, P., Cocclu, A., Weise, A. M., Carbonin, P. U.: J. Cardiovasc. Pharmacol. 2: 319 (1980).
aus Akt. Gerontol. 11: 68 (1981) Bestimmung der Digoxinserum-Konzentration bei Patienten und suspekten digitalisinduzierten Arrhythmien. Referat v. D. Michels.

Biddle, T. L., Weintraub, M., Casanga, L.: Relationship of serum and myocardial digoxin concentration to electro-cardiographic estimation of digoxin intoxication. J. Clin. Pharmacol. 18: 10 (1978).

Binnion, P. F., Morgan, L. M., Stevenson, H. M., Fletcher, E.: Plasma and myocardial digoxin concentrations in patients on the oral therapy. Brit. Heart J. 31: 636 (1969).

Brisse, B., Müller, K. M., Bender, F., Harder, K.: Digoxinspiegel in verschiedenen Abschnitten des menschlichen Myocards. Verh. Dtsch. Ges. Inn. Med. 83: 1673 (1977).

Caroll, P. R., Gelbart, A., O'Rourke, M. F., Shortus, J.: Digoxin concentrations in the serum and myocardium of digitalised patients. Aus N. Z. J. Med. 3: 400 (1973).

Carruthers, S. G., Cleland, J., Kelley, J. G., Lyous, S. M., McDevitt, D. G.: Plasma and tissue digoxin concentrations in patients undergoing cardiopulmonary bypass. Brit. Heart J. 37: 313.

Coltart, D. J.: Significance of plasma concentration of digoxin in relation to the myocardial concentration of the drug. In: Bodem, G., Denger, H. J. (ed.), Cardiac glycosides Springer Verlag Berlin, Heidelberg, New York (1978).

Coltart, D. J., Billingham, M., Stinson, B. E., Güllner, H. G., Goldman, R. H., Kalman, S. M., Harrison, D. C.: Distribution of digoxin in the human heart. Postgrad. Med. J. 51: 330 (1975).

Coltart, D. J., Güllner, H. G., Billingham, M., Goldman, R. H., Stinson, E. B., Kalman, S. M., Harrison, D. C.: Physiological distribution of digoxin in human heart. Brit. Med. J. 4: 733 (1974).

Coltart, D. J., Howard, M., Chamberlain, D.: Myocardial and skeletal muscle concentrations of digoxin in patients on long-term therapy. Brit. med. J. 2: 318 (1972).

Doherty, J. E., Perkins, W. H., Flanigan, W. J.: The distribution and concentration of tritiated digoxin in human tissues. Ann. Int. Med. 66: 116 (1967).

Gillis, R. A.: Cardiac sympathetic nerve activity. Changes induced by ouabain and propranolol. Sciences 166: 508 (1969).

Gillis, R. A., Raines, A., Sohn, Y. J., Levitt, B., Standaert, F. G., Neuroexcitatory effects of digitalis and their role in the development of cardiac arryhythmias. J. Pharmacol. Exp. Ther. 183: 154 (1972a).

Gillis, R. A., Quest, J. A., Standaert, F. G.: Depression by reflexes of the pressor and cardiotic responses to ouabain. J. Pharmacol. Exp. Ther. 138: 306 (1972b).

Gorodischer, R., Jusko, W. J., Sumner, J. Y.: Tissue and erythrocyte distribution of digoxin in infants. Clin. Pharmacol. Ther. **19**: 256 (1976).

Güllner, H. G., Stinson, E. B., Harrison, D. C., Kalman, S. M.: Correlation of serum concentration with heart concentrations of digoxin in human subjects. Circulation **50**: 653 (1974).

Haasis, R., Larbig, D., Stunkat, R., Bader, H., Seboldt, H.: Radioimmunologische Bestimmung der Glykosidkonzentration im menschlichen Gewebe. Klin. Wschr. **55**: 23 (1977).

Härdle, W., Aderjan, R.: Klassifikation von Blut- und Gewebekonzentrationen von Digoxin mittels Diskriminanzanalyse. Z. Rechtsmed. in Druck (1982).

Härtel, G., Kyllönen, K., Merikallio, E., Ojala, K., Manninen, V., Reissell, P.: Human serum and myocardium digoxin. Clin. Pharmacol. Ther. **19**: 153 (1976).

Jelliffe, R. W.: Autopsy verification of suicide by digitalis. Report of a case with successful chemical identification of digitalis glycosides in gastric contents. Am. J. Clin. Path. **47**: 180 (1967).

Jogestrand, T.: Digoxin concentration in right atrial myocardium, skeletal muscle and serum in man: Influence of atrial rhythm. Eur. J. Clin. Pharmacol. **17**: 243 (1980).

Jusko, W. J., Weintraub, M.: Myocardial distribution of digoxin and renal function. Clin. Pharmacol. Ther. **16**: 449 (1974).

Iisalo, E., Nuutila, M.: Myocardial digoxin concentrations in fatal intoxications. Lancet 3 Febr.: p. 257 (1973).

Karjalainen, J., Ojala, K., Reissell, P.: Tissue concentrations of digoxin in an autopsy material. Acta Pharmacol. Toxicol. (Kbh.) **34**: 385 (1974).

Kim, P. W., Krasula, R. W., Soyka, L. F., Hastreiter, A. R.: Postmortem tissue digoxin concentrations in infants and children. Circulation **52**: 1128 (1975).

Krasula, R. W., Hastreiter, A. R., Levitsky, S., Yanagi, R., Soyka, L. F.: Serum, atrial and urinary digoxin levels during cardiopulmonary bypass in children. Circulation **49**: 2047 (1974).

Kuhlmann, J.: Habilitationsschrift Freie Universität Berlin (1978).

Larbig, D., Haasis, R., Kochsiek, K.: Die Glykosidkonzentration und ihre klinische Bedeutung. Forum cardiologium **15**: Boehringer Mannheim (1978).

Lukas, D. S.: Some aspects of the distribution and disposition of digitoxin in man. Ann. N. Y. Acad. Sci. **179**: 338 (1971).

McLain, P. L.: Effects of cardiac glycosides on spontaneous efferent activity in vagus and symphathetic nerves of cats. Int. J. Neuropharmacol. **8**: 379 (1967).

Malcolm, A., Coltart, J.: Relation between concentrations of digoxin in the myocardium and in the plasma. Brit. Heart J. **3**: 935 (1977).

Okita, G. T., Talso, P. J., Curry, J. H., Smith, F. D., Geiling, E. M. K.: Metabolic fate of radioactive digitoxin in human subjects. J. Pharmacol. Exp. Ther. **115**: 371 (1955).

Redfors, A., Bertler, A., Schüller, H.: The ratio between myocardial and plasma levels of digoxin in man. In: Storstein, O. (ed.): Symposium on Digitalis Gyldendahl, Norsk Forlag, Oslo, Norway: p. 265 (1973).

Reissell, P., Alha, A., Karjalainen, J., Nieminen, R., Ojala, K.: Digoxinintoxication determined postmortem. Abstr. of the VIth Int. Congr. on Pharmacol. Helsinki: 386 (1975).

Rietbrock, N., Oeff, F., Martin, K., Kuhlmann, J.: Glykosid-Konzentrationen in Plasma und Intoxikationshäufigkeit nach β-Methyldigoxin und β-Acetyldigoxin unter standardisierten Bedingungen. Herz/Kreisl. **10**: 267 (1978).

Rietbrock, N., Wojahn, H., Weinmann, J., Hasford, J., Kuhlmann, J.: Tödlich verlaufene β-Methyldigoxin-Intoxikation in suizidaler Absicht. Dtsch. Med. Wschr. **103**: 1841 (1978).

Selesky, M., Spiehler, V., Cravey, R. H., Elliot, H. W.: Digoxin concentrations in fatal cases. J. Forens. Sci. **22**: 409 (1976).

Steentoft, A.: Fatal digitalis poisoning. Acta Pharmacol. et Toxicol. **32**: 353 (1973).

Storsein, L.: The influence of renal function on the pharmacokinetics of digitoxin. In: Symposium on digitalis, Storsein, O. (ed.) Gyldendahl Norsk Forlag, Oslo: p. 158 (1973).

Storstein, L.: Studies on digitalis X: Digitoxin metabolites in human myocardium and relationship between myocardial and serum concentration of digitoxin in patients on maintenance treatment. Clin. Pharmacol. Ther. **21**: 395 (1977).

Storstein, O., Hansteen, V., Hatle, L., Hillestad, L., Storstein, L.: Studies on digitalis XIII: A prospective Study of 649 patients on maintenance treatment with digitoxin. Am. Heart J. **93**: 434 (1977).

Weinmann, J., Hasford, H., Kuhlmann, J., Bippus, P. H., Lichey, J., Rietbrock, N.: Digoxinkonzentrationen in Plasma und Gewebe. Med. Klin. **74**: 613 (1979).

Wir danken der Fa. Merck, Darmstadt, für die finanzielle Unterstützung unserer Arbeit.

V. Herzwirksame Glykoside in der Praxis

Echokardiographische Untersuchungen zur Wirksamkeit von Digitoxin bei Herzinsuffizienz

J. Staiger, J. Keul

Einleitung

Patienten mit Herzinsuffizienz werden heute nicht mehr nur mit Diuretika und Digitalis behandelt, sondern auch mit Medikamenten, welche die Vorlast bzw. Nachlast wirksam vermindern können (Vasodilatatoren). Wegen der relativ geringen therapeutischen Breite von Digitalis entstand das Konzept, diese Substanz in niedriger Dosierung einzusetzen, um toxische Reaktionen möglichst zu vermeiden. Die vorliegende Untersuchung geht der Frage nach, ob bei niedriger Dosierung von Digitoxin mit einer Dosis von 0,07 mg* Änderungen der Herzfunktion im Sinne einer positiv inotropen Wirkung nachweisbar sind.

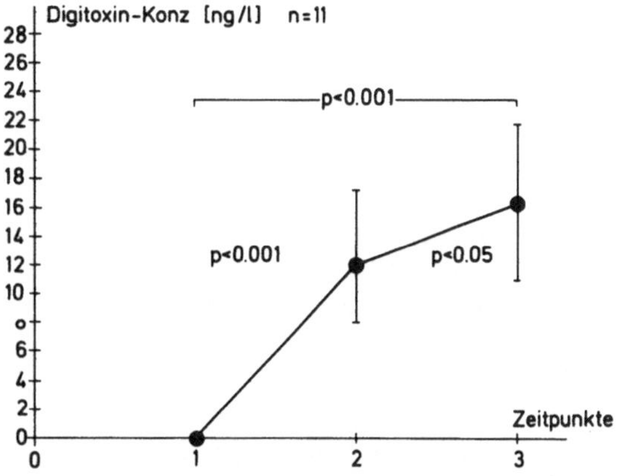

Material und Methodik

Als Methode zur Beurteilung der Myokardfunktion und der Kontraktilität des linken Ventrikels wurde die nicht-invasive ein- und zweidimensionale Echokardiographie gewählt. Untersucht wurden elf Patienten mit einer chronischen Herzinsuffizienz im klinischen Stadium II/III der New York Heart Association. Vier Patienten hatten eine coronare Herzerkrankung, sieben Patienten eine dilatative Kardiomyopathie. Sämtliche Patienten waren mit einer Ausnahme (Digoxin 15 Tage vor Untersuchungsbeginn abgesetzt) nicht vordigitalisiert. Bei Untersuchungsbeginn hatte kein Patient einen wirksamen Digoxin- bzw. Digitoxinspiegel im Serum (Abb. 1). Mit einer Ausnahme wiesen alle Patienten eine normale Nierenfunktion mit Serum-Creatinin-Werten unter 1,4 mg/dl auf. Die Untersuchungen erfolgten einschließlich der Blutab-

*Digimerck minor

Abb. 1 Mittlerer Digitoxin-Serum-Spiegel bei Patienten mit chronischer Herzinsuffizienz (Stadium II/III) nach rascher Aufsättigung (tägl. 5 × 1 Tbl. 0,07 mg Digitoxin über 2 Tage, Zeitpunkt 2) sowie unter Erhaltungstherapie mit 1 × 1 Tbl. 0,07 mg Digitoxin/Tag (Zeitpunkt 3)

nahmen mit Bestimmung des Serum-Digoxin- und Serum-Digitoxinspiegels an drei Untersuchungstagen.

1. Tag: Nach der Untersuchung Einnahme von 5 Tabletten Digitoxin 0,07 mg.
2. Tag: 5 Tabletten Digitoxin 0,07 mg.
3. Tag: Untersuchung mit Echokardiographie, Röntgendiagnostik, Ergometrie sowie Blutabnahmen. Anschließend wurde die Dauermedikation mit täglich 1 x 1 Tablette niedrig dosierten Digitoxin 0,07 mg bis zum 15. Tag begonnen.
15. Tag: Abschlußuntersuchung mit Blutabnahme, Ergometrie, Echokardiographie sowie Röntgendiagnostik.

Die Blutuntersuchungen erfaßten Nierenwerte, Leberwerte, Herzenzyme, Elektrolyte sowie die Bestimmung von Digoxin und Digitoxin (RIA) zu den drei Untersuchungszeitpunkten. Die statistische Auswertung erfolgte mittels der multifaktoriellen Varianzanalyse, wobei die Änderung der einzelnen Parameter untereinander zusätzlich mit dem Student-t-Test bestimmt wurden.

Die echokardiographischen Untersuchungen wurden simultan in ein- und zweidimensionaler Technik mit einem Gerät der Firma Kontron durchgeführt (RT 400).

Ergebnisse

Der erreichte Digitoxin-Spiegel lag bereits nach rascher Aufsättigung am 3. Tag und zum Kontrollzeitpunkt am 15. Tag im gewünschten therapeutischen Bereich (Abb. 1).

Röntgenologisch kam es unter Digitoxin 0,07 mg zu einer leichten, jedoch nicht signifikanten Größenabnahme des röntgenologischen Herzvolumens von 14,3 ml/kg auf 13,6 ml/kg (rasche Aufsättigung) bzw. 13,9 ml/kg unter der Erhaltungsdosis von 0,07 mg Digitoxin am 15. Tag nach Beginn der Therapie.

Die mittels echokardiographischer Methode bestimmten Größen der Ventrikelgeometrie zeigt ein leichtes Absinken des enddiastolischen Volumens von 245,6 ml^3 auf 233,6 ml^3 bzw. 225,2 ml^3. Diese Veränderungen waren im Gegensatz zu dem endsystolischen Volumen nicht signifikant. Das endsystolische Volumen wird signifikant verkleinert ($p < 0,05$). Dabei führt Digitoxin 0,07 mg zu einer Verkleinerung des endsystolischen Volumens von 134,7 ml^3 auf 114 ml^3 bzw. 99 ml^3.

Dies bedeutet, daß das Herz in endsystolischer Stellung seine Restblutmenge unter Digitoxin deutlich vermindert. Entsprechend kommt es zu einer Zunahme des Schlagvolumens, wobei wegen der unter Digitoxin eintretenden Frequenzminderung das Herzminutenvolumen statistisch nicht signifikant verändert wird.

Die echokardiographischen Größen von Muskelmasse, Wanddicke des Septums und der Hinterwand werden nicht verändert. Dagegen kommt es zu signifikanten Änderungen der Größen der linksventrikulären Kontraktilität.

Die Abbildung 2 zeigt das Verhalten der echokardiographischen Verkürzungsfraktion unter rascher Aufsättigung (Zeitpunkt 2) bzw. unter Erhaltungsdosis von 0,07 mg Digitoxin am 15. Tag nach Therapiebeginn (Zeitpunkt 3).

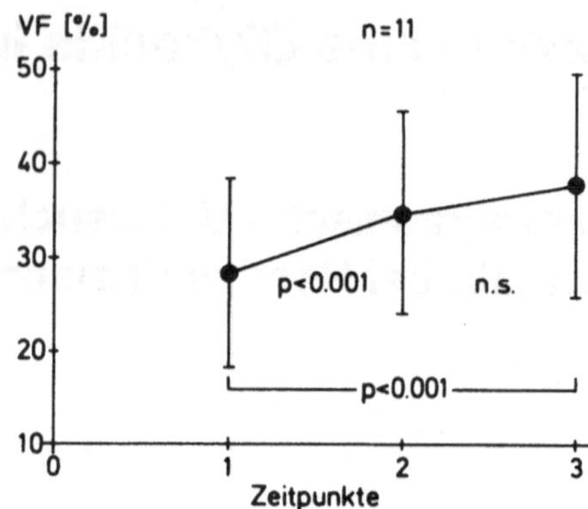

Abb. 2 Echokardiographische Verkürzungsfraktion des linken Ventrikel nach rascher Aufsättigung (Zeitpunkt 2) bzw. unter Erhaltungstherapie (Zeitpunkt 3)

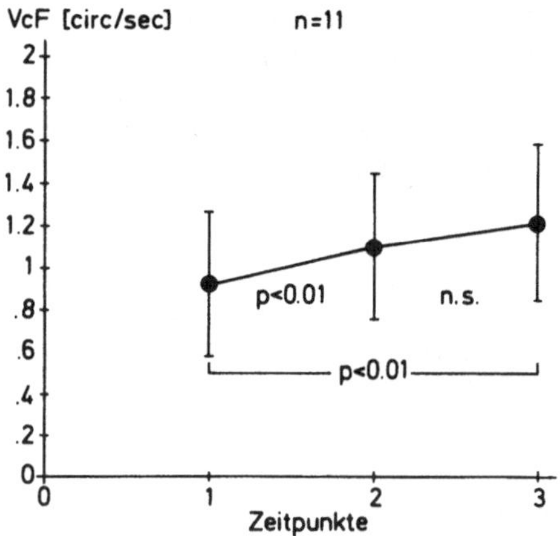

Abb. 3 Verhalten der mittleren zirkumferentiellen Faserverkürzungsgeschwindigkeit (Vcf) unter Digitoxin 0,07 mg. Erklärungen s. Abb. 2

Man erkennt, daß die Verkürzungsfraktion von 28 % ± 10 % (Zeitpunkt 1) nach rascher Aufsättigung bereits auf 34,8 % ± 11 % (Zeitpunkt 2) hochsignifikant gesteigert wird ($p < 0,001$). Im weiteren Verlauf der Therapie unter Erhaltungsdosis steigt die Verkürzungsfraktion zwar noch leicht an, jedoch ist dieser Anstieg nicht signifikant (Abb. 2).

Auch die mittlere zirkumferentielle Faserverkürzungsgeschwindigkeit (Vcf) wird von 0,9 circ/s auf 1,1 circ/s nach rascher Aufsättigung bzw. auf 1,2 circ/s unter der Erhaltungstherapie ($p < 0,01$) gesteigert (Abb. 3). Auch hier ist der wesentliche Effekt bereits nach rascher Aufsättigung erreicht. In gleicher Weise verhält sich die Auswurffraktion des linken Ventrikels, welche von 49,2 % auf 55,6 % bzw. 59,1 % am 15. Tag gesteigert werden kann (p < 0,01).

Die Septumamplitude wird leicht verbessert (von 6,2 mm vor Therapiebeginn auf 6,8 mm bzw. 7,9 mm, n. s.). Die Hinterwandamplitude steigt deutlicher an (vor Therapiebeginn 9,5 mm, nach rascher Aufsättigung 11,0 mm, zum Zeitpunkt 3 11,5 mm, p < 0,05).

Zusammenfassung

Niedrig dosiertes Digitoxin (0,07 mg) führt bei Patienten mit Herzinsuffizienz im Stadium II/III (N. Y. H. A.) zu einer signifikanten Steigerung der Kontraktilitätsparameter des linken Ventrikels (Verkürzungsfraktion, Auswurffraktion, mittlere zirkumferentielle Faserverkürzungsgeschwindigkeit). Die Effekte sind in beiden Gruppen im wesentlichen bereits am 3. Tage nach rascher Aufsättigung erreicht und nehmen unter der Erhaltungstherapie im Verlauf weiter leicht zu. Die Veränderungen sind bedingt durch eine signifikante Abnahme der Restblutmenge (endsystolisches Volumen), wobei insbesondere die Bewegungsamplitude der Hinterwand deutlich gesteigert wird. Wesentliche Nebenwirkungen wurden unter der niedrig dosierten Digitoxingabe (0,07 mg) nicht beobachtet.

Vor- und Nachteile von Multicenterstudien im ambulanten Bereich, dargestellt am Beispiel einer Prüfung von Gitoformat

H. Batz, E. Busanny-Caspari, P. Viehmann

Die Vorteile einer Multicenterstudie beim niedergelassenen Arzt liegen im wesentlichen darin, daß auf diese Weise ein Arzneimittel bei einer großen Zahl von Patienten in allen Teilen des Landes zur Anwendung kommt und damit Erfahrungen insbesondere im Hinblick auf die Verträglichkeit gewonnen werden, was in einer einzigen Klinik nicht möglich ist. Dazu kommt noch, daß die Patienten in ihrer gewohnten Umgebung leben und Belastungen ausgesetzt sind, die im stationären Bereich fortfallen. Es ist daher verständlich, daß die letzte Entscheidung über den Stellenwert eines neuen Präparates nur aufgrund der breiten Anwendung gefällt werden kann. Voraussetzung für den Wert einer solchen Studie ist: eine ordnungsgemäße Prüfung mit Prüfplan, Ziel der Prüfung, eine angemessene Zahl von Prüfstellen und eine exakte Durchführung.

Multicenterstudien sind natürlich auch mit Nachteilen behaftet: Manche eingeleitete Prüfung kann nicht zu Ende geführt werden, weil Struktur und Einrichtung der Praxis des betreffenden Prüfarztes weitere Belastungen, die ein derartiges Prüfvorhaben mit sich bringt, nicht zulassen. — Ein ganz wichtiger Punkt ist die Mitarbeit der Patienten. Gerade hier können erhebliche Störungen auftreten, weil die Patienten viel stärker äußeren Einflüssen ausgesetzt sind als im Krankenhaus.

Nachfolgend wird über die Ergebnisse einer Multicenterstudie vorwiegend beim niedergelassenen Arzt am Beispiel des Gitoformat mit dem Handelsnamen DYNOCARD* berichtet. Die Fragestellung war in erster Linie die Verträglichkeit insbesondere beim niereninsuffizienten, älteren Patienten. Gerade in letzterer Hinsicht war das Präparat in der Klinik sehr gut beurteilt worden.

* Hersteller: Dr. Madaus & Co., Köln

Das halbsynthetische, fünffach formulierte Gitoxin — das Gitoformat — hat

eine Bioverfügbarkeit von ~ 90%,
eine Resorptionsquote von ~ 90%;
die Bindung an Plasmaproteine beträgt 85,4—87,2% und ist etwa vergleichbar mit Digitoxin.
Die renale Ausscheidung beträgt nach Rietbrock et al. 12% [4] der applizierten Dosis; nach Carlier [2] ist bei eingeschränkter Nierenfunktion die Halbwertzeit von Gitoformat im Vergleich mit Nierengesunden nicht verändert.
Mittlere Vollwirkdosis 1,4 mg,
mittlere Erhaltungsdosis 0,12 mg/die.

Eine Tablette DYNOCARD enthält 0,06 mg Gitoformat. Das Glykosid ist angezeigt bei allen Formen und Schweregraden kardialer Insuffizienz.

Material und Methode

An dem Prüfvorhaben beteiligten sich 290 Ärzte; ausgewertet wurden nach Abschluß der Untersuchungen insgesamt 1821 Fälle im Alter von 17 bis 95 Jahren. Der 4seitige Prüfbogen war so konzipiert, daß eine Auswertung mittels EDV durchgeführt werden konnte.

Neben der Diagnosestellung sollte der Prüfarzt nach Möglichkeit auch die Ursachen der Herzinsuffizienz angeben. Bei der Erhebung des EKG-Befundes war für die Auswertung im Zusammenhang mit Gitoformat von Interesse, ob Reizleitungs- und/oder Reizbildungsstörungen vor der Therapie vorlagen.

Wichtig war die Frage nach „Neueinstellung" bzw. „Umstellung". Bei Umstellung wurde der Prüfer um Angabe des Präparates gebeten, von dem die Umstellung auf Gitoformat erfolgte.

Bei der Dosierung war eine Sättigungsdosis von 0,36 mg pro die für drei Tage und eine Erhaltungsdosis von 0,12 mg pro die vorgesehen, wobei natürlich die Möglichkeit bestand, die Dosis den jeweiligen Bedürfnissen anzupassen.

Die therapeutische Wirksamkeit wurde beurteilt anhand der üblichen klinischen Parameter wie Ödemausschwemmung, Rückbildung der Dyspnoe, Zyanose usw.

Die Fragen nach „Verträglichkeit" waren für die endgültige Beurteilung von großer Bedeutung. Im Falle einer Unverträglichkeit sollte in der Rubrik „Nebenwirkungen" angegeben werden, um welche es sich handelte.

In die Auswertung wurden nur solche Prüfbögen einbezogen, auf denen alle für die Beurteilung von Gitoformat erforderlichen Fragen beantwortet waren. Alle übrigen blieben unberücksichtigt. Eine noch verläßlichere Aussage über das Präparat lieferten außerdem die Ergebnisse derjenigen Patienten aus dem Gesamtkollektiv, die ausschließlich Gitoformat erhielten, also mit keinem weiteren Medikament behandelt wurden. Sie fanden bei der Auswertung besondere Berücksichtigung, desgleichen auch die Fälle mit eingeschränkter Nierenfunktion.

Eine Neueinstellung auf Gitoformat erfolgte in 64,8 %, eine Umstellung von einem anderen Herzglykosid wurde in 35,2 % aller Fälle vorgenommen.

Von den N = 460 Fällen in den Umstellungen entfielen auf

Lanatoside	1,5 %	= N =	7 Fälle
Strophanthin	1,7 %	= N =	8 Fälle
Meproscillarin	3,7 %	= N =	17 Fälle
Proscillaridin	5,9 %	= N =	27 Fälle
Digitoxin	10,2 %	= N =	47 Fälle
Digoxin	18,5 %	= N =	85 Fälle
Methyldigoxin	27,2 %	= N =	125 Fälle
Acetyldigoxin	31,3 %	= N =	144 Fälle

Bis auf 290 Patienten, die nur Gitoformat erhielten, kamen bei den anderen Patienten zusätzlich Antiarrhythmika, Antihypertensiva, Coronartherapeutika und Diuretika zur Anwendung.

Zur Feststellung der Fallzahlen mit eingeschränkter Nierenfunktion wurden die Serum-Kreatinin-Werte sowohl des Gesamtkollektivs (N = 1308) als auch des sog. „Gitoformat-

Ergebnisse

Die Gesamtzahl der mit Gitoformat behandelten Fälle betrug 1821. Wegen fehlender Angaben mußten 498 und wegen Abbruch der Therapie aufgrund externer Vorkommnisse 15 Patienten ausgeschlossen werden. Für die Auswertung verblieb somit ein Gesamtkollektiv von 1308 Patienten, 572 Männer und 736 Frauen. Die Altersverteilung geht aus der Abbildung 1 hervor.

Die Auswertung der eine Herzinsuffizienz auslösenden Ursachen erbrachte folgende Ergebnisse: Eine Herzinsuffizienz ohne weitere Spezifikation wurde in 0,6 % aller Fälle angegeben, eine Myokarditis wurde in 0,8 %, angeborene Vitien in 0,8 %, erworbene Vitien in 3,3 %, Cor pulmonale in 5,5 %, Kardiomyopathien in 1,1 %, koronare Herzkrankheit in 52,6 %, durchgemachter Herzinfarkt in 8 % und Hypertonie in 27,3 % vermerkt.

Die durchschnittliche ambulante Behandlung mit Gitoformat betrug 55,3 Tage, die durchschnittliche stationäre Therapie einer kleinen Patientengruppe 32,6 Tage.

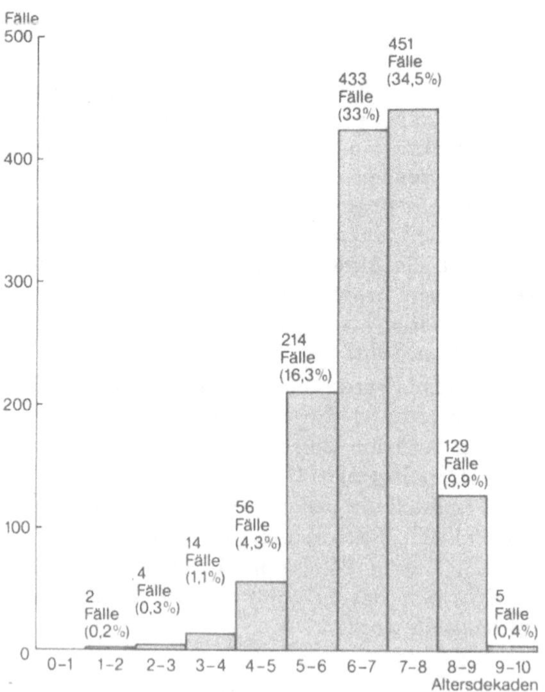

Abb. 1 Altersverteilung bei 1308 mit Gitoformat behandelten Patienten

Kollektivs" ausgewertet. Beim Gesamtkollektiv lagen in

N = 190 Fällen keine Angaben über Serum-Kreatinin vor,

N = 672 Fälle entfielen auf den Normbereich (Serum-Kreatinin bis 1,2 mg %),

N = 446 Fälle lagen über dem Normbereich.

Bei der Analyse der erhöhten Serumkreatininwerte konnten nicht alle berücksichtigt werden, weil bei einigen möglicherweise Meßfehler vorlagen. Die verbleibenden N = 418 Fälle verteilen sich auf die folgenden Bereiche:

1. Im Bereich 1,2 mg % bis 1,5 mg % N = 283 Fälle
2. Im Bereich 1,6 mg % bis 2,0 mg % N = 105 Fälle
3. Im Bereich 2,1 mg % bis 2,5 mg % N = 23 Fälle
4. Im Bereich 2,6 mg % bis 3,0 mg % N = 7 Fälle

In der Gitoformat-Gruppe war in N = 49 Fällen das Serum-Kreatinin nicht bestimmt worden. In dem verbleibenden Kollektiv verteilten sich die 241 Fälle wie folgt:

N = 158 Fälle lagen im Normbereich

N = 83 Fälle befanden sich über dem Normbereich

Von den insgesamt 1308 Patienten waren vor Beginn der Therapie mit Gitoformat 46,9% der Fälle kompensiert und 53,1% dekompensiert.

Dosierung

In den meisten Fällen betrug die *Sättigungsdosis*

N = 645 0,36 mg pro die (6 Tabletten)

Die übrigen Dosisangaben verteilen sich wie folgt:

N = 233 0,24 mg pro die (4 Tabletten)	N = 178 0,18 mg pro die (3 Tabletten)	N = 217 0,12 mg pro die (2 Tabletten)

Bei den restlichen Patienten kam das Präparat in unterschiedlichen täglichen Dosen von 1 bis $4\frac{1}{2}$ Tabletten zur Anwendung.

Die Erhaltungsdosis betrug bei

N = 968   0,12 mg pro die (2   Tabletten)
N = 145   0,06 mg pro die (1   Tablette)
N = 125   0,09 mg pro die (1,5 Tabletten)

Der Rest (70 Fälle) verteilte sich auf unterschiedliche Dosierungen von 0,5 bis 4 Tabletten pro Tag.

Die Beeinflussung der klinisch relevanten Parameter durch Gitoformat ist aus den Graphiken „Klinische Befunde" der Abbildungen 2 und 3 ersichtlich. Beide Abbildungen ermöglichen den Vergleich der klinisch erhobenen Befunde des Gesamtkollektivs (N = 1308) mit den Patienten (N = 290), die außer Gitoformat kein weiteres Medikament erhielten.

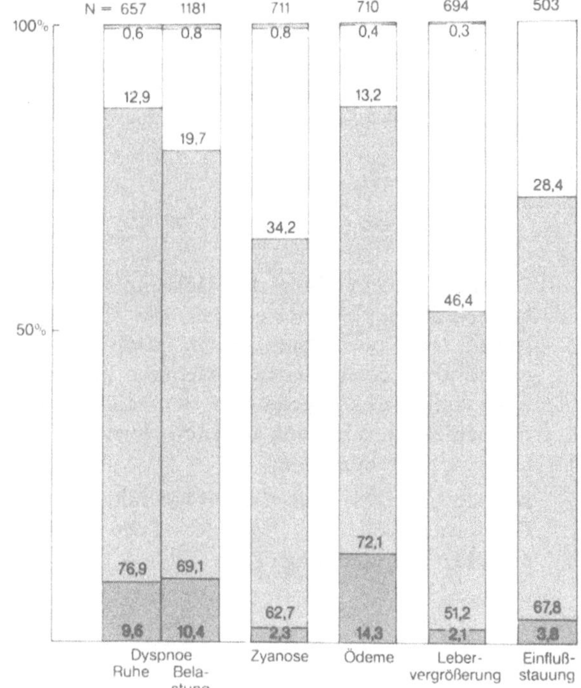

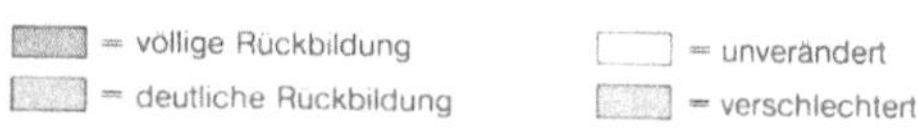

Abb. 2 Klinische Befunde (Gesamtkollektiv N = 1308) in % nach Abschluß der Gitoformat-Behandlung

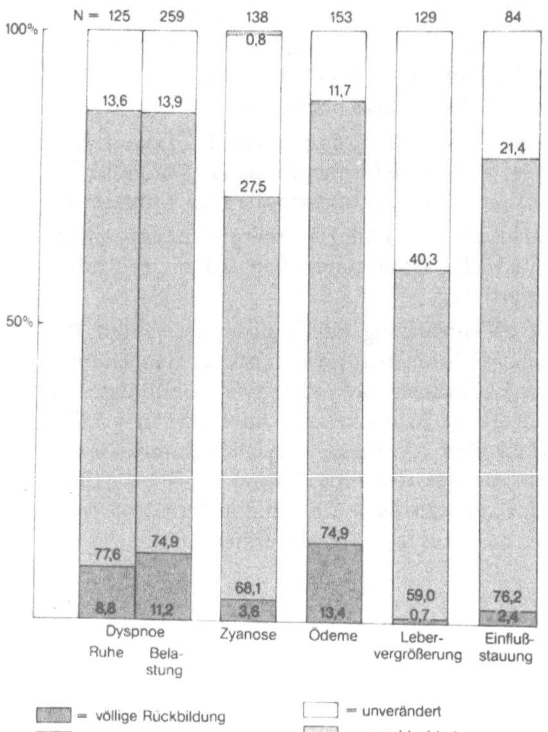

Abb. 3 Klinische Befunde in % nach Abschluß der Gito-format-Behandlung ohne Begleitmedikation (N = 290)

Deutliche Rückbildung der Dekompensations-erscheinungen bedeutete, daß die Patienten soweit beschwerdefrei waren, daß sie ihr gewohntes Leben wieder aufnehmen konnten. Eine völlige Rekompensation ist bei der chronischen Herzinsuffizienz des alten Menschen oft nicht mehr zu erreichen.

Bei der Analyse der Gewichtsreduktion des Gitoformat-Kollektivs lag der Schwerpunkt zwischen 2 kg und 5 kg (Tab. 1).

Tabelle 1: Gewichtsreduktion nach Gitoformat

In				
N =	12 Fällen:	Reduktion des Gewichtes bis zu	1 kg —	4,4 %
N =	60 Fällen:	Reduktion des Gewichtes bis zu	2 kg —	21,8 %
N =	71 Fällen:	Reduktion des Gewichtes bis zu	3 kg —	25,8 %
N =	25 Fällen:	Reduktion des Gewichtes bis zu	4 kg —	9,1 %
N =	26 Fällen:	Reduktion des Gewichtes bis zu	5 kg —	9,5 %
N =	12 Fällen:	Reduktion des Gewichtes bis zu	6 kg —	4,4 %
N =	6 Fällen:	Reduktion des Gewichtes bis zu	7 kg —	2,2 %
N =	1 Fall :	Reduktion des Gewichtes bis zu	8 kg —	0,4 %
N =	2 Fällen:	Reduktion des Gewichtes bis zu	9 kg —	0,7 %
N =	1 Fall :	Reduktion des Gewichtes bis zu	11 kg —	0,4 %
N =	1 Fall :	Zunahme des Gewichtes bis zu	1 kg —	0,4 %
N =	7 Fälle :	Zunahme des Gewichtes bis zu	2 kg —	2,5 %
N =	1 Fall :	Zunahme des Gewichtes bis zu	4 kg —	0,4 %
N =	1 Fall :	Zunahme des Gewichtes bis zu	7 kg —	0,4 %

Gewichtsreduktion des Gitoformatkollektivs

Die Frage nach der Verträglichkeit wurde von den Prüfern wie folgt beantwortet (Abb. 4):

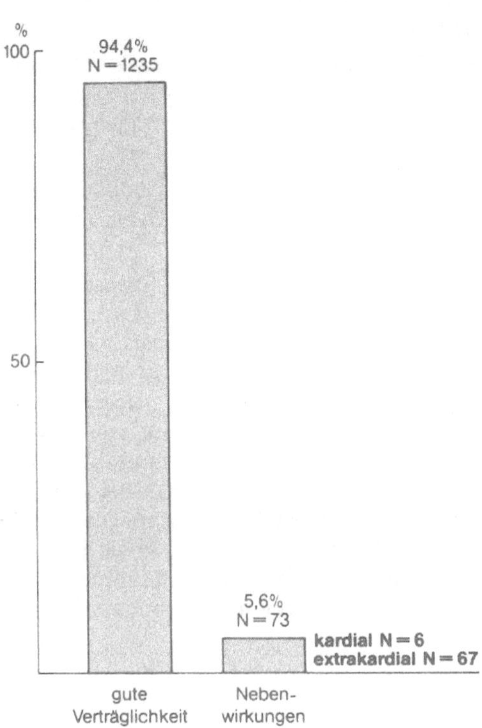

Abb. 4 Verträglichkeit von Gitoformat bei 1308 Patienten

Die nachfolgende Zusammenstellung vermittelt eine Übersicht der gemeldeten Nebenwirkungen, aufgeschlüsselt nach

a) Gesamtkollektiv
b) Gitoformat-Gruppe
c) niereninsuffiziente Fälle des Gesamtkollektivs und
d) niereninsuffiziente Fälle des Gitoformat-Kollektivs (Tab. 2).

Tabelle 2: Nebenwirkungen (NW) nach Gitoformat

1. Gesamtkollektiv 1308 Patienten (NW: N = 73)	
Kardiale Nebenwirkungen	6 Fälle
Extrakardiale Nebenwirkungen	67 Fälle
davon Übelkeit	62 Fälle
Brechreiz	1 Fall
Diarrhö	1 Fall
Flimmern vor den Augen	1 Fall
Sehstörungen	1 Fall
Juckreiz	1 Fall
2. Gitoformat-Kollektiv 290 Patienten (NW: N = 13)	
Kardiale Nebenwirkungen	0
Extrakardiale Nebenwirkungen	13 Fälle
davon Übelkeit	12 Fälle
Brechreiz	1 Fall
3. Niereninsuffiziente Patienten des Gesamtkollektivs 446 Patienten (NW: N = 30)	
Kardiale Nebenwirkungen	3 Fälle
Extrakardiale Nebenwirkungen	27 Fälle
davon Übelkeit	26 Fälle
4. Niereninsuffiziente Patienten des Gitoformat-Kollektivs 83 Patienten (NW: N = 3)	
Kardiale Nebenwirkungen	0
Extrakardiale Nebenwirkungen	
(Übelkeit)	3 Fälle

Nebenwirkungen (NW)

Diskussion

Die vorliegenden Ergebnisse einer Multicenterstudie vorwiegend im niedergelassenen Bereich mit Gitoformat zeigen, daß mit einem derartigen Prüfvorhaben vorher in der Klinik gewonnene Daten über ein Medikament auf breiter Basis bestätigt und gesichert werden können. Voraussetzung ist, wie bereits eingangs ausgeführt wurde, ein Prüfplan mit den entsprechenden Prüfunterlagen, eine exakte Durchführung der Prüfung und schließlich eine ebenso exakte Auswertung der Ergebnisse. Auch diese Studie liefert hierfür den Beweis: Von den ursprünglich 1821 Patienten konnten die Prüfergebnisse von nur 1308 in die Endauswertung einbezogen werden. 513 Erhebungsbögen waren unvollständig ausgefüllt, d.h., wichtige Daten für die Beurteilung von Gitoformat fehlten. Diese Bögen mußten daher für die abschließende Auswertung unberücksichtigt bleiben.

Die nunmehr vorliegenden Ergebnisse von 1308 vorwiegend alten Patienten lassen den Schluß zu, daß das Glykosid zur Langzeitbehandlung der Herzinsuffizienz in dieser Altersgruppe gut geeignet ist. Dabei verdient die Tatsache, daß bei 446 Herzkranken mit eingeschränkter Nierenfunktion eine Änderung der Dosierung nicht vorgenommen werden mußte, Beachtung, insbesondere, da der noch nicht faßbaren Niereninsuffizienz des älteren Menschen — also dem sog. kreatininblinden Bereich — eine größere Bedeutung zukommt als man früher gemeinhin angenommen hat. Mit einer Erhaltungsdosis von 2 Tabletten/die gelang es in der überwiegenden Mehrzahl der Fälle, die Rekompensation der Patienten zu erhalten.

Die gute Verträglichkeit des Präparates wird durch die wenigen Meldungen über aufgetretene Nebenwirkungen belegt.

Bei den insgesamt 1308 Patienten wurden in 73 Fällen unerwünschte Begleiterscheinungen festgestellt. Dabei handelte es sich 6mal um kardiale und 67mal um extrakardiale Nebenwirkungen.

Bei den gemeldeten kardialen Nebenwirkungen muß in 5 Fällen offenbleiben, ob diese dem Glykosid zuzuschreiben sind. So handelte es sich einmal um eine Patientin, die nicht dekompensiert war und trotzdem aufgesättigt wurde. Gleichzeitig erhielt sie einen Betablokker ihres Hochdrucks wegen. Es trat ein AV-Block III. Grades auf. — Bei dem zweiten Fall bestand vor der Behandlung ein AV-Block I. bis II. Grades. Gitoformat wurde wegen zunehmender Bradykardie abgesetzt. — Bei Fall 3 trat nach einer Überdosierung (8 Tage Sättigungszeit) eine salvenförmige Extrasystolie auf. — In einem weiteren Fall handelte es sich um eine Patientin mit Koronarsklerose, die über nicht näher definierte Herzbeschwerden und Übelkeit klagte; da die Patientin gleichzeitig ein Dihydroergotamin-Präparat bekam, das bei Koronarsklerose kontraindiziert

ist, kann auch diese Nebenwirkung nicht unbedingt Gitoformat angelastet werden. — Bei einem Patienten bestanden bereits vor der Behandlung eine Reizleitungs- und Reizbildungsstörung.

Bei den 67 Patienten mit extrakardialen Nebenwirkungen handelte es sich in 42 Fällen um anfängliche Übelkeit in der Aufsättigungsphase und in 20 Fällen um ständige Übelkeit.

Die anfängliche Übelkeit war bei 7 Patienten durch Überdosierung bedingt (Aufsättigung 14 Tage und mehr).

Bei den 20 Fällen mit ständiger Übelkeit waren sechs Überdosierungen nachweisbar, so daß man eigentlich echte Übelkeiten als extrakardiale Nebenwirkungen nur in 14 Fällen beobachten konnte. Stellt man das in Rechnung, würde sich die Nebenwirkungsrate von 5,6% auf knapp 2% erniedrigen. Therapieabbrüche gab es insgesamt 16 mal; einmal bei den 6 Patienten mit kardialen Nebenwirkungen, weiterhin bei 5 Fällen mit Übelkeit sowie jeweils einmal wegen Brechreiz, Diarrhö, Flimmern vor den Augen, Sehstörungen und Juckreiz.

Zusammenfassung

Es wird über die Vor- und Nachteile von Multicenterstudien berichtet und anhand einer Prüfung von Gitoformat an 1308 Patienten gezeigt, daß bei richtiger Planung und Durchführung sehr verläßliche Aussagen über ein Präparat gemacht werden können und die bereits in der Klinik erhobenen Befunde sich auf breiter Basis bestätigen. Auch im Hinblick auf mögliche Nebenwirkungen kann solchen Prüfungen mit ihren hohen Patientenzahlen große Bedeutung zukommen.

Literatur

[1] Benda, L., Zenz, W.: Med. Klin. 73, 1081 (1978)
[2] Carlier, J., Lesne, M.: Drugs Exptl. Clin. Res. 6, 203 (1980)
[3] Dei Cas, L., Barilli, A. L., Rossi, E., Astorri, E., Visioli, O.: Drugs Exptl. Clin. Res. 6, 215 (1980)
[4] Rietbrock, N., Alken, R. G., Ulbrich, M.: Radioimmunologische Messung der Plasma-Konzentrationen und der renalen Glykosid-Ausscheidung nach Gabe einer Einzeldosis Gitoformat (DYNOCARD) bei gesunden Versuchspersonen. Publikation in Vorbereitung.
[5] Wallnöfer, H., Schiller, L., Täuber, K.: Der praktische Arzt 32, 1146 (1978)

Varianz der Digoxin-Plasmakonzentrationen

H. Flasch

Konzentrationsmessungen von Digitalisglykosiden im Plasma gehören heute zum Standardrepertoire der meisten Kliniken. Die wichtigsten Indikationen für diese Messungen sind:

— unklare Vordigitalisierung
— Verdacht auf Unterdigitalisierung
— Verdacht auf Überdigitalisierung
— Abklärung von Resorptionsstörungen
— Abklärung von Interferenzen.

Mit diesen Indikationen ist der differentialdiagnostische Wert der Digitalis-Bestimmungen unumstritten, ebenso die Tatsache, daß mit den Radio- und Enzym-Immunoassays die Glykosid-Therapie wesentlich erleichtert werden konnte und heute sicherer geworden ist.

Umstritten ist allerdings der prognostische Wert der Digitalis-Plasmakonzentration oder, anders ausgedrückt, die Vorhersagbarkeit eines individuellen Plasmaspiegels anhand der Digitalisdosis und anderer Patientendaten. Hauptproblem ist die große Varianz der gemessenen Konzentrationswerte.

In Abbildung 1 ist das Histogramm von steady state-Plasmaspiegeln — gemessen während einer klinischen Prüfung mit einem Digoxinpräparat hoher Bioverfügbarkeit* [4] — dargestellt. Die Studie wurde multizentrisch an stationären Patienten durchgeführt, die Dosierung lag im Ermessen der Prüfärzte zwischen 0,1 und 0,4 mg/die. Nach 10tägiger Behandlung mit konstanter Erhaltungsdosis wurde die Digoxinkonzentration im Plasma radioimmunologisch gemessen. Bei einem Mittelwert von 1,34 ng/ml errechnet sich die Varianz zu $0,399\,\text{ng}^2/\text{ml}^2$.

Es ist nun zu prüfen, inwieweit sich die Streuungen dieses Kollektivs durch Digoxindosis, Patientenalter, Gewicht, Körpergröße, Geschlecht, Serumkreatinin und Serumkalium „erklären" lassen, d.h. zu welchem Anteil die Varianz der Plasma-Digoxinkonzentrationen durch die individuellen Patientendaten determiniert werden.

* DIGACIN, Beiersdorf AG, Hamburg

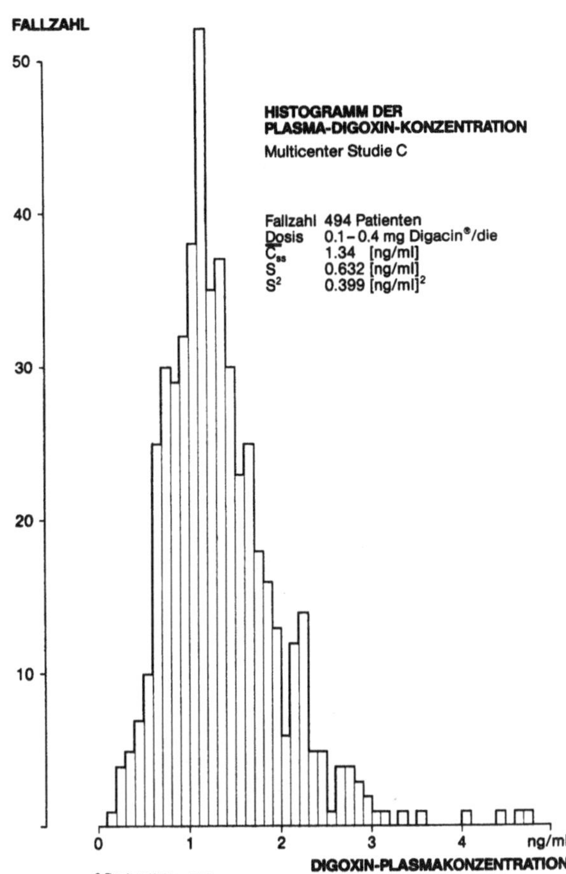

Abb. 1 Verteilung der steady state-Plasma-Digoxinkonzentrationen bei stationären Patienten, die mindestens 10 Tage mit konstanten Digoxindosen behandelt wurden

Als erster Schritt einer Analyse sind in Abbildung 2 die Plasmaspiegel aller Patienten in Relation zur Erhaltungsdosis dargestellt. Unter Berücksichtigung der recht großen Streubreite sind die Konzentrationsbereiche zu beachten:

$< 0,7$ ng/ml subtherapeutisch,
0,7–2,0 ng/ml therapeutisch,
$> 2,0$ ng/ml subtoxisch.

247

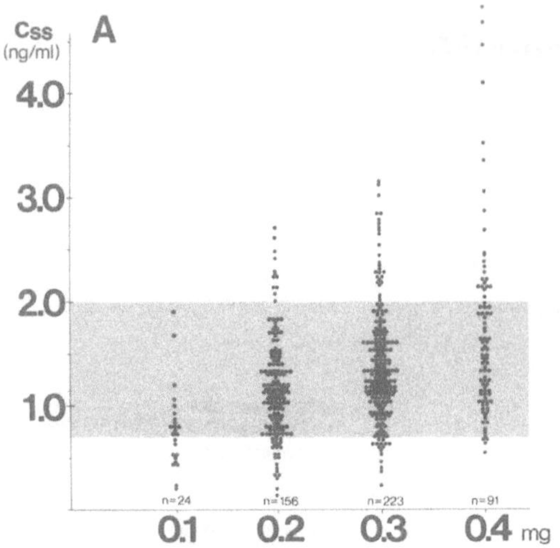

Abb. 2 Steady state-Digoxin-Plasmakonzentrationen C_{ss} bei stat. Patienten unter verschiedenen Erhaltungsdosen [nach (4)]

Tabelle 1: Anteil der Patienten im subtherapeutischen, therapeutischen und subtoxischen Plasma-Digoxinspiegelbereich. Prozentuale Angaben in Abhängigkeit von der Erhaltungsdosis (Studie C, h = 494)

n	24	156	223	91
ng/ml \\ mg/day	0.1	0.2	0.3	0.4
<0.7 (%)	37.5	11	6	2
0.7–2.0 (%)	62.5	82	82	74
>2.0 (%)	0	7	12	24

Tabelle 2: Unterteilung des Kollektivs in Patienten mit normaler h = 257 und eingeschränkter Nierenfunktion h = 137. Prozentualer Anteil der Patienten in therapeutisch relevanten Bereichen wie in Tabelle 1 (Studie C)

Kreatinin-Clearance $>$ 50 ml/min

n	15	104	164	74
ng/ml \\ mg/day	0.1	0.2	0.3	0.4
<0.7 (%)	53	14	7	3
0.7–2.0 (%)	47	82	86	78
>2.0 (%)	0	4	7	19

Kreatinin-Clearance $<$ 50 ml/min

n	9	52	59	17
<0.7 (%)	11	4	2	0
0.7–2.0 (%)	89	83	73	53
>2.0 (%)	0	13	25	47

Damit läßt sich die Anzahl der Patienten in den genannten Bereichen angeben und zugleich die wichtigste Fragestellung dieser Studie beantworten: Welche Tagesdosis ist für dieses neu entwickelte Digoxin-Präparat hoher Bioverfügbarkeit ideal? Aus Tabelle 1 ist ersichtlich, daß unter einer Erhaltungsdosis von 0,2 bzw. 0,3 mg etwa vier Fünftel aller Patienten „pharmakokinetisch" gut digitalisiert sind.

Nach Aufteilung des Gesamtkollektivs in zwei Unterkollektive mit Kreatinin-Clearances (ber. nach Cockcroft u. Gault [2]) über bzw. unter 50 ml/min werden die Verhältnisse noch deutlicher (Tab. 2): Mit einer Tagesdosis von 0,25 mg Digoxin lägen bei Patienten ohne Nierenfunktionsstörungen rund 85 % aller Plasmakonzentrationen im therapeutischen Bereich 5 % höher und 10 % darunter. Bei Patienten mit Kreatinin-Clearances unter 50 ml/min sind bekanntlich niedrigere Dosen indiziert.

Für beide Unterkollektive ist die Beziehung zwischen der Erhaltungsdosis und dem steady state-Plasmaspiegel mit Korrelationskoeffizienten von r = 0,468 bzw. r = 0,395 zwar signifikant, aber nicht sehr straff (Abb. 3). Die angegebenen Bestimmtheitsmaße $100\, r^2$ besagen, daß lediglich 21,9 % bzw. 15,6 % der Plasmaspiegel-Varianzen durch die Dosis allein erklärt werden können.

Läßt sich die Korrelation verbessern, wenn andere Patientendaten hinzugezogen werden? Rechenverfahren zur Erfassung eines mehrdimensionalen Koordinatensystems ist die multiple lineare Regression, für die Computerprogramme der Universität Californien, Los Angeles, zur Verfügung standen [1]. In Abbildung

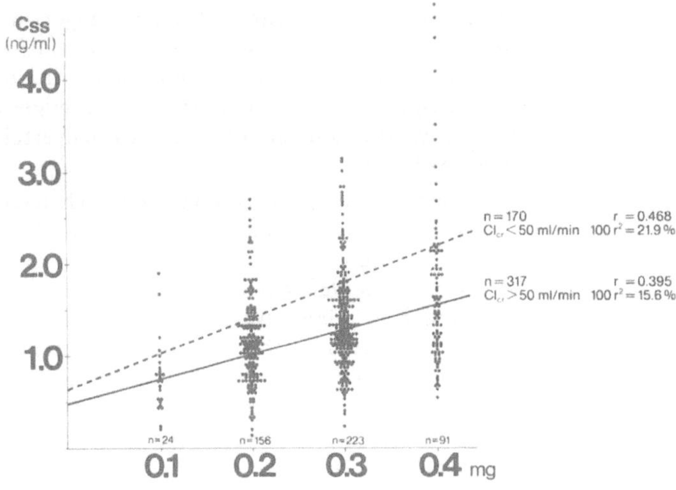

Abb. 3 Einfache lin. Regression zwischen Plasma-Digoxin-Konzentration (C_{SS}) und Erhaltungsdosis (mg) (Studie C)

Abb. 4 Multiple lineare Regression. Prospektiv Studie C (h = 494).
$100 \times r^2 = 33\%$

y	= steady state-Plasma-Digoxinkonzentration
$C_{SS,i}$	= gemessene Plasma-Digoxinkonzentration von Patient i
y_i	= berechnete steady state-Plasmadigoxinkonzentration von Patient i
$a_1 - a_7$	= Konstanten
$x_1 - x_7$	= unabhängige Variable
KG	= Körpergewicht
Dosis	= Digoxin-Erhaltungsdosis
Kreat.	= Serumkreatinin
K^+	= Serumkalium

Die mit einem * gekennzeichneten Daten waren bei vorliegendem Kollektiv log-normalverteilt und gingen dementsprechend als Logarithmen in die Rechnung ein

4 ist y die Zielgröße steady state-Plasma-Digoxinkonzentration (C_{SS}), x_1 bis x_7 sind die unabhängigen Variablen Geschlecht, Alter, Größe, Körpergewicht, Digoxindosis, Serum-Kreatinin und -Kalium.

Als Ergebnis der multiplen linearen Regressionsrechnung mit allen 494 Patienten erhielten wir als multiplen Korrelationskoeffizienten r = 0,577 und als Bestimmtheitsmaß $100\ r^2 = 33\%$. Ein statistisches Ausschlußverfahren für non compliance-Patienten in diesem Gesamt-Kollektiv ist die „Residualanalyse". Sie beruht auf der Kenntnis aller Konstanten in der Regressionsgleichung (Abb. 4), mit deren Hilfe für jeden Patienten die Plasma-Digoxinkonzentration y berechnet werden kann. Die Differenzen oder Residuen zwischen berechneten und tatsächlich gefundenen C_{SS}-Werten sollte im Idealfall Null sein.

Im Histogramm der Residuen (Abb. 5) fallen am linken Ende der Verteilung stark negative Residuen auf, d.h. die zugrundeliegenden gemessenen Digoxinkonzentrationen sind um mehr als 2,7 Standardabweichungen niedriger als sie anhand der nominellen Dosis erwartet wurden. Diese Patienten haben mit hoher Wahrscheinlichkeit ihre verordnete Digoxin-

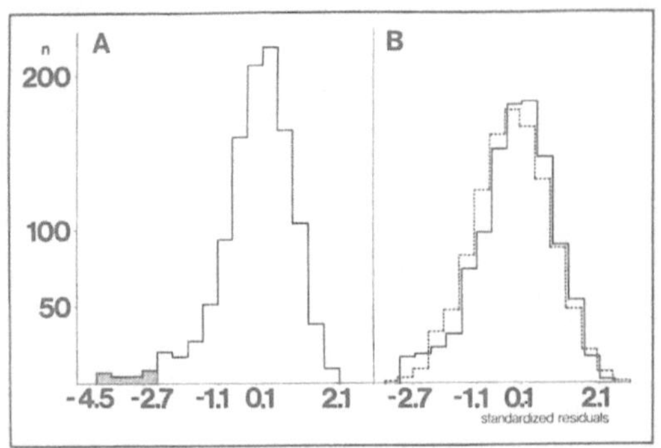

Abb. 5 Verteilung der Residuen der Plasma-Digoxinkonzentrationen. Die Residuen wurden bzgl. ihrer Standardfehler normiert.

A = Gesamtkollektiv, 494 Patienten
B = Restkollektiv (n = 489) nach Ausschluß von A Pat.
mit Residuen $< -2,7$

Tabelle 3: Ergebnisse der multiplen linearen Regression mit Patientendaten der prospektiven Multicenterstudie C vor (I) sowie nach erster (II) und zweiter Residualanalyse (III)

study/type		steps of residual analysis*	n	antilog $\bar{c}_{ss}$	skewness	kurtosis	$100\,r^2$ (%)
C	℗	I	494	1.2	-0.58	1.74	33
		II	489	1.2	-0.29	0.85	38
		III	487	1.2	-0.18	0.59	38

*all cases with the standardized residual less or equal −2.8 are deleted

Dosis nicht oder nicht vollständig eingenommen. Nach Eliminierung dieser per Residualanalyse demaskierten non complicance-Patienten entspricht die Verteilung des bereinigten Kollektivs fast annähernd einer Normalverteilung (Abb. 5B).

Die Güte der Regression verbessert sich nach der Residualanalyse nicht unerheblich (Tab. 3). Das Bestimmtheitsmaß ist unter Ausschluß von fünf Patienten auf 38% gestiegen, es verändert sich bei einem weiteren Durchlauf nicht mehr. Wie aus der Abnahme der Verteilungskriterien Schiefe und Wölbung ersichtlich, wird nach allen Stufen eine deutliche Annäherung der Residuenverteilung an eine Normalverteilung erreicht. Die mittlere Plasmakonzentration ändert sich dabei in der angegebenen Näherung nicht. Das Ausschlußverfahren durch Residualanalyse ist besonders bei retrospektiven Studien zu empfehlen, wo die Unsicherheit zwischen nomineller und tatsächlich eingenommener Dosis bekanntlich eine besonders große Schwäche darstellt.

In Abbildung 6 sind Ergebnisse von insgesamt drei Studien angegeben, die nach dem beschriebenen Regressionsverfahren ausgewertet wurden. A und B sind retrospektiv erfaßte Datenblätter von Patienten, die mit β-Acetyldigoxin behandelt wurden. C ist die bereits geschilderte Prospektiv-Studie mit einem multiplen Bestimmtheitsmaß von 38%. Erwartungsgemäß sind die Bestimmtheitsmaße der retrospektiven Auswertungen deutlich niedriger, wobei — für alle Studien gleichartig — der größte Anteil auf die Dosis und das Serumkreatinin entfällt.

In Tabelle 4 sind Ergebnisse von multiplen linearen Regressionsrechnungen für Digoxin und Digitoxin aus der Literatur zusammengestellt [3, 4, 5, 6, 8, 9, 10]. Aus den partiellen Bestimmtheitsmaßen ist der Einfluß der Individualdaten zu entnehmen. In allen Untersu-

Abb. 6

Ergebnisse von multizentrischen linearen Regressionsrechnungen mit verschiedenen Patientenkollektiven.
A und B: Retrospektive Auswertung der Datenblätter von mit β-Acetyldigoxin behandelten Patienten, C: Prospektive-Studie.
$100\,r^2$ = multizentrisches Bestimmtheitsmaß

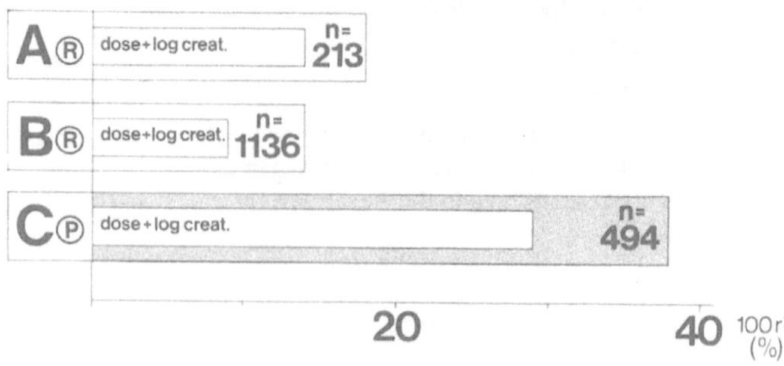

Tabelle 4: Literaturdaten über multiple und partielle Bestimmtheitsmaße 100 r^2 in %. Ergebnisse von multizentrischen linearen Regressionen zwischen Plasma-Digitaliskonzentrationen und individuellen Patientendaten

BESTIMMTHEITSMASSE VON PLASMA-GLYKOSIDKONZENTRATIONEN
Ergebnisse von multiplen lin. Regressionen (100 r^2)

	n	Mutiples Bestimmtheitsmaß %	Partielle Bestimmtheitsmaße (%)				
			Dosis	Kreatinin	Alter	Gewicht	Kalium
DIGOXIN/ß-ACETYLDIGOXIN							
L. B. Sheiner et al. 1974*	41	56	32				
J. G. Wagner et al. 1974	48	34	14	11	0.7	3.1	
C. Flasch u. N. Heinz 1979	160	44	15	29	4.3	3.9	0.0
C. Flasch u. N. Heinz 1979	487	38	17	11	3.2	2.8	0.1
N. Heinz u. N. Rietbrock 1979	213	21	9	9	2.3	1.7	0.6
DIGITOXIN							
H. F. Vöhringer u. N. Rietbrock 1978	88	19	12**	0.2	0.0	0.5	7.2
H. F. Vöhringer u. N. Rietbrock 1978	136	29	21**	3.2	1.6	3.8	6.7
N. Heinz u. B. Woodcock 1981	186	13	12	0.3	0.6	0.1	0.0

*) Mehrfachbestimmungen von C_{ss}
**) μg/kg

chungen erscheint die Digoxin-Erhaltungsdosis mit 9–32% als stärkste Determinante für die steady state-Plasmakonzentration. Interessant ist der Anteil des Serum-Kreatinins, der bei den Lanataglykosiden mit 9 bis 29% am multiplen Bestimmtheitsmaß beteiligt ist. Damit ist dieser Nierenfunktionsparameter zweitstärkste Einflußgröße für die Digoxin-Konzentration. Dem Patientenalter und Körpergewicht kam in allen Studien eine nur untergeordnete Bedeutung zu. Insbesondere für das Körpergewicht ist das überraschend. Als mögliche Erklärung soll bereits an dieser Stelle darauf hingewiesen werden, daß weniger das Körpergewicht als die Muskelmasse der bessere Parameter sein dürfte.

Für die Lanataglykoside liegen die multiplen Bestimmtheitsmaße zwischen 21 und 56%. Für den höchsten Wert dieser Zusammenstellung muß sicher angemerkt werden, daß dort die Digoxinkonzentration für jeden Patienten mehrfach gemessen wurde und damit analytische Streuungen weitgehend vermieden werden konnten.

Für Digitoxin (Tab. 4, unten) scheinen die Zusammenhänge mit Bestimmtheitsmaßen zwischen 13 und 29% noch schwächer zu sein. Zu erwarten wäre für dieses Glykosid eher eine bessere Korrelation als bei den Lanataglyko-siden, da die Nierenfunktion ohne Einfluß auf die Digitoxin-Kinetik ist. Die Dosis bleibt somit die einzige erkennbare Determinante, alle anderen Variablen liefern nur geringe Beiträge.

Bei kritischer Wertung aller multiplen Bestimmtheitsmaße ist festzustellen, daß der Anteil der „unerklärbaren" Varianzen der Digitalis-Plasmakonzentrationen sehr hoch ist. Die Vorhersagbarkeit von Glykosidkonzentrationen aus den genannten Patientendaten ist insbesondere auf der Basis von retrospektiven Auswertungen enttäuschend ungenau.

In Abbildung 7 wurde näherungsweise versucht, die Restvarianz der prospektiven Multicenterstudie C durch Unsicherheiten der Analytik zu erklären. Nach eigenen Erfahrungen und nach Literaturdaten kann für den Digoxin-Radioimmunoassay eine Varianz von $s^2 = 0,04\,ng^2/ml^2$ angesetzt werden. Die intraindividuelle Instabilität von C_{ss} wird von Peck et al. [7] zu $0,09\,ng^2/ml^2$ berechnet. Auf die so kalkulierte „non-random-Varianz" entfällt zwar 33% der Gesamtvarianz, sie kann aber zur Vorhersage von individuellen Plasmakonzentrationen natürlich nicht genutzt werden.

Die Frage, durch welche Faktoren die immer noch hohe Restvarianz bedingt ist, läßt sich z. T. nur spekulativ beantworten:

1. In erster Näherung kann die mittlere steady state-Konzentration im Plasma (C_{ss}) mit einem 1-Kompartiment-Modell beschrieben werden:

$$\overline{C}_{ss} = \frac{BV \cdot D}{K_e \cdot V \cdot \tau}$$

BV = Bioverfügbarkeit
D = Erhaltungsdosis
K_e = Eliminationskonstante
V = Verteilungsvolumen
τ = Dosierungsintervall

Insbesondere die Eliminationskonstante und das Verteilungsvolumen konnten durch die benutzten Patientendaten Serum-Kreatinin bzw. Körpergewicht nur ungenau definiert werden.

2. Beeinflussung der pharmakokinetischen Parameter durch Grunderkrankungen:
   — Schweregrad der Herzinsuffizienz,
   — chronische Lungenerkrankungen,
   — hormonelle Einflüsse.

3. Interaktionen mit anderen Medikamenten.

Unter der Berücksichtigung, daß alle genannten Faktoren den C_{ss} beeinflussen können, erscheinen die in Abbildung 8 dargestellten pharmakokinetischen Verhältnisse besonders eindrucksvoll. Der Gesamtkörperbestand des beschriebenen Patienten beträgt etwa 0,7 mg Digoxin. Davon entfällt der überwiegende Anteil auf das periphere Kompartiment, das vorwiegend die Muskelmasse einschließt. Die tatsächlich im Plasma vorhandene Digoxinmenge berechnet sich nur zu 0,3 % des gesamten Körperbestandes. Damit wird deutlich, wie gering der durch den Plasmaspiegel repräsentierte Anteil ist und welche Schwankungen in diesem Kompartiment durch kleine Änderungen im Gewebsbestand möglich ist.

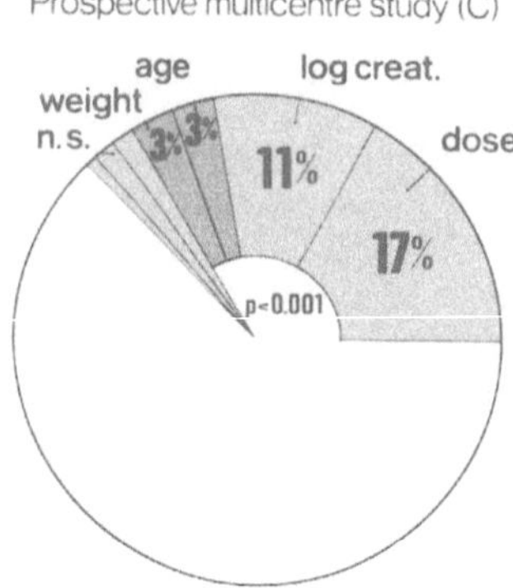

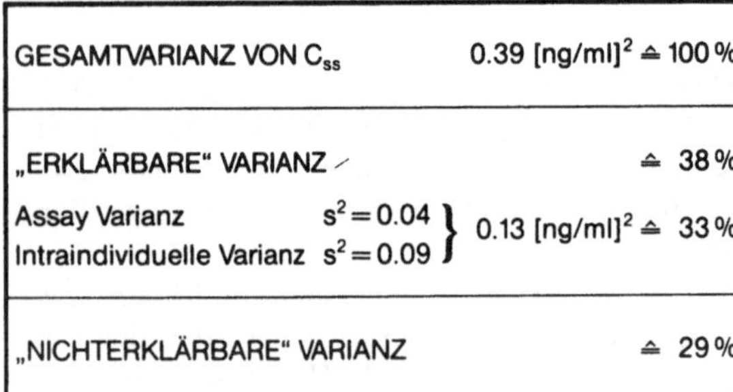

Abb. 7 Erklärbarkeit der intraindividuellen Schwankungen der Plasma-Digoxinkonzentration C_{ss} durch Labor- und Individualdaten sowie durch mögliche Analysenfehler

DIGOXIN i. v. (70 kg) 2-Kompartiment-Modell
①= ZENTRAL   ②= PERIPHER   ③= PLASMA

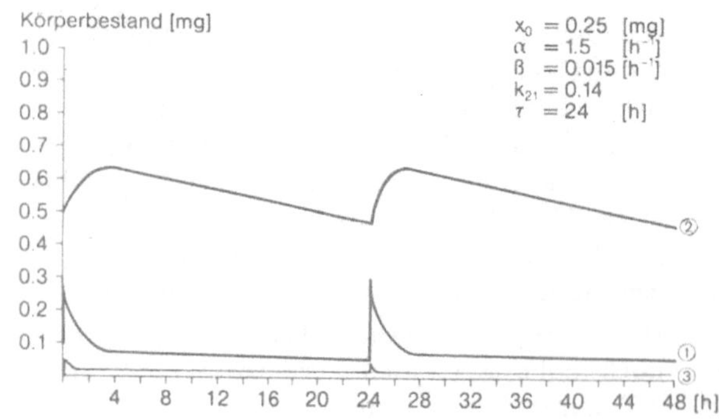

Abb. 8

Computer-Simulation der Digoxin-Körperbestände für einen 70 kg schweren Patienten nach Erreichen des steady state.
Offenes 2-Kompartiment-Modell mit den pharmakokinetischen Parametern

x_0 = intravenöse Erhaltungsdosis
alpha = Invasionskonstante
β = Eliminationskonstante
k_{21} = Verteilungskoeffizient
τ = Dosierungsintervall

Zusammenfassung

1. Bei einer mittleren Erhaltungsdosis von 0,25 mg Digoxin eines Präparates mit sehr hoher Bioverfügbarkeit liegen 84% aller Patienten ohne Nierenfunktionsstörungen im therapeutischen Konzentrationsbereich.
2. Durch multiple lineare Regression zwischen dem steady state-Plasmaspiegel und leicht zugänglichen Patientendaten können 20—50% der Gesamtvarianz der gemessenen Plasmaspiegel „erklärt" werden. Ein Teil der Restvarianzen von 50—80% kann durch Assay-Schwankungen erklärt werden, ein größerer Teil dürfte durch die nur schwach definierten pharmakokinetischen Parameter bedingt sein, die bisher nur in Form der individuellen Patientendaten zur Verfügung stehen.
3. Anhand der Individualdaten ist die exakte Vorhersagbarkeit von Plasma-Glykosidkonzentrationen für einen bestimmten Patienten recht ungenau.

Literatur

[1] Biomedical Computer Program P. Series, University of California, Mass., Berkely, Los Angeles, London 1977
[2] Cockcroft, D. W., Gault, M. H.: Prediction of creatinine clearance from serum creatinine. Nephron 16, 31 (1976)
[3] Flasch, C. I., Heinz, N.: Klinische Untersuchung mit Digoxin-Tabletten hoher Bio-Verfügbarkeit. Arzneim.-Forsch./Drug Res. 29 (I), 6, 961—964 (1979)
[4] Flasch, C. I., Heinz, N.: Multizentrische Studie zur Therapie mit Digoxin-Tabletten hoher biologischer Verfügbarkeit. Arzneim.-Forsch./Drug Res. 29 (II), 11, 1737—1742 (1979)
[5] Heinz, N., Rietbrock, N.: Relationship between dose and plasma level of digoxin and patient characteristics. Europ. J. clin. Pharmacol. 15, 109—114 (1979)
[6] Heinz, N., Woodcock, B.: Digitoxin-Plasmakonzentrationen während oraler Behandlung. Arzneim.-Forsch./Drug Res. 31 (II), 9, 1471—1473 (1981)
[7] Peck, C. P., Sheiner, L. B., Martin, C. M., Combs, D. T., Melmon, K. L.: Computer-assisted digoxin therapy. N. Engl. J. Med. 289, 441—446 (1973)
[8] Sheiner, L. B., Melmon, K. L., Rosenberg, B.: Instructional goals for physicians in the use of blood level data — and the contribution of computers. Clin. Pharmacol. and Ther. 16, 260—270 (1974)
[9] Vöhringer, H. F., Rietbrock, N.: Varianz der Digitoxinkonzentrationen im Plasma — Eine Analyse der bestimmenden Faktoren. In „Digitoxin als Alternative in der Therapie der Herzinsuffizienz". K. Greeff u. N. Rietbrock, Hrsg., F. K. Schattauer Verlag Stuttgart — New York 1978, S. 61—67
[10] Wagner, J. G., Yates, J. D., Willis III, P. W., Sakmar, E., Stoll, R. G.: Correlation of plasma levels of digoxin in cardiac patients with dose and measures of renal function. Clin. Pharmacol. and Ther. 15, 291—301 (1974)

„Prophylaktische" praeoperative Digitalisierung

L. Seipel, R. Haasis, G. Breithardt, M. Borggrefe

Die Frage der prophylaktischen praeoperativen Digitalisierung, insbesondere älterer Patienten auch ohne Herzinsuffizienz oder atriale Arrhythmien, ist seit der bekannten Arbeit von Levine 1920 [29] immer wieder diskutiert worden. Diese zum Teil recht heftig geführte Diskussion „pro und contra" wird einmal mit theoretischen Überlegungen und experimentellen Daten als Argumentationsgrundlage geführt; zum anderen mit klinischen Erfahrungsberichten. Diese klinischen Erfahrungen basieren allerdings meist auf methodisch mehr oder weniger angreifbaren Untersuchungen. Daher läßt sich die obige Frage auch heute noch nicht abschließend beantworten. Im folgenden sollen die bisher vorliegenden Befunde zu dieser Thematik noch einmal zusammengetragen werden.

Eines der Argumente „pro" ist die gesicherte positiv-inotrope Wirkung der Digitalispräparate. Aus experimentellen Untersuchungen ist bekannt, daß praktisch alle Narkotika negativ-inotrop wirken, besonders ausgeprägt Halothan. Dieser ungünstige Effekt läßt sich mehr oder weniger am isolierten Präparat als auch am Ganztier mit Digitalis antagonisieren, allerdings nicht völlig aufheben. Dies gilt sowohl für Inhalationsnarkotika wie Halothan, Chloroform und Aether [6, 19, 39] als auch für Barbiturate [7, 19, 21, 49] und Morphine [51].

Diese experimentellen Befunde werden möglicherweise durch zusätzliche Aspekte relativiert: Unter den Inhalationsanaesthetika weist Halothan eine besonders starke negativ-inotrope Wirkung auf. Halothan wird aber in der modernen Anaesthesie zunehmend durch neuere Substanzen (Ethrane, Enfluane) verdrängt, die deutlich weniger kardiodepressiv wirken [18, 43]. Zusätzlich werden in zunehmendem Maße Morphin, Fentanyl etc. intravenös eingesetzt, die nur eine sehr geringe negativ-inotrope Wirkung aufweisen [44]. Außerdem findet die Regionalanaesthesie zunehmend Verbreitung, die natürlich keine direkten negativ-inotropen Effekte hat. Darüber hinaus kann eine negativ-inotrope Substanz durchaus auch erwünschte Wirkungen aufweisen, da hiermit gleichzeitig der Sauerstoffbedarf des Herzmuskels vermindert wird. Dies ist bei Patienten mit koronarer Herzerkrankung von Bedeutung und besonders in der Koronarchirurgie ein wichtiges therapeutisches Prinzip zur Senkung des O_2-Verbrauchs. Weiterhin muß berücksichtigt werden, daß alle diese Befunde aus einer Zeit stammen, da Digitalis praktisch die einzige klinisch anwendbare positiv-inotrope Substanz war. Heute hat sich der Wert der Digitalisierung durch neue Substanzen (z.B. neue Sympathikomimetika) und neue Therapieprinzipien (z.B. Nachlast- und Vorlastsenker) weitgehend relativiert. Gerade in der Therapie der akuten Herzinsuffizienz spielen die Digitalispräparate kaum noch eine entscheidende Rolle.

Wie weit Digitalis neben einer experimentell gesicherten Erhöhung des Sauerstoffverbrauchs [14] auch die Koronardurchblutung durch Zunahme des Gefäßtonus mindert [48] ist immer wieder diskutiert worden. Untersuchungen bei Patienten mit koronarer Herzerkrankung ohne manifeste Herzinsuffizienz haben allerdings keinen gesicherten Effekt von Digitalis auf Sauerstoffverbrauch, Koronardurchblutung oder Anginaschwelle erbracht [27, 30]. Daher scheint dieses theoretische Problem in der Praxis keine Rolle zu spielen.

Der zweite Diskussionspunkt — die perioperativen Herzrhythmusstörungen — ist nicht weniger komplex. Es besteht kein Zweifel daran, daß Digitalis bei atrialen Arrhythmien antiarrhythmisch wirkt. Dies beruht einmal auf einem direkten Effekt an der Vorhofmuskulatur im Sinne einer Beseitigung der Arrhythmie, zum anderen auf einer indirekten Wirkung über die atrioventrikuläre Überleitung. Da Digitalis die Leitungs- und Refraktärzeit im A-V Knoten verlängert, wird die Überleitung verlangsamt und damit die Kammerfrequenz gesenkt, selbst wenn es nicht gelingt, die atrialen Arrhythmien, beispielsweise Vorhofflimmern, selbst zu beseitigen.

Problematisch ist eine Digitalisierung allerdings im Hinblick auf ventrikuläre Arrhythmien. Digitalis wird hier häufig gefürchtet, da es in toxischen (!) Konzentrationen lebensgefährliche ventrikuläre Rhythmusstörungen induzieren kann. Die Frage, wie weit Digitalis auch im Bereich therapeutischer Spiegel ventrikuläre Rhythmusstörungen auslösen oder verstärken kann, ist Gegenstand der Diskussion. Hierzu gibt es nur wenige Befunde.

Klinische Untersuchungen über eine Digitalisierung bei Patienten mit ventrikulären Extrasystolen haben im Einzelfall sehr unterschiedliche, nicht voraussehbare Effekte erbracht [1, 31]. Diese unterschiedliche Wirkung kann zum Teil indirekt auf einer individuell verschiedenen Beeinflussung der Herzfrequenz beruhen [36]. Abbildung 1 zeigt das Ergebnis einer eigenen Untersuchung, die eher eine Abnahme als eine Zunahme der ventrikulären Extrasystolen unter Digitalis gegenüber der Kontrollsituation erbrachte. Unter experimentellen Bedingungen scheint Digitalis in normaler Dosis bei intakter vegetativer Innervation des Herzens die Flimmerschwelle eher günstig zu beeinflussen [9]. Die Situation während der

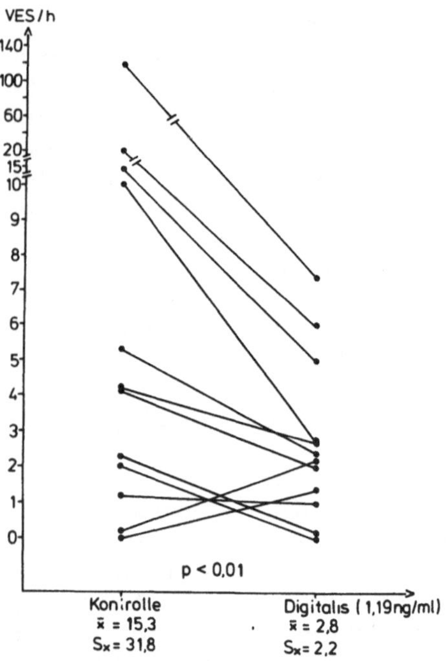

Abb. 1 Häufigkeit der ventrikulären Extrasystolen (VES) pro Stunde bei Patienten mit koronarer Herzerkrankung ohne Herzinsuffizienz während einer Kontrollphase und nach oraler Digitalisierung. Die Ermittlung der mittleren VES-Häufigkeit erfolgte jeweils aus einem 24 h Langzeit-EKG. Insgesamt ist eine Abnahme der Häufigkeit der ventrikulären Extrasystolen unter Digitalis zu verzeichnen

Narkose wird dadurch noch kompliziert, daß Anaesthetika die elektrophysiologischen Effekte von Digitalis direkt oder (ähnlich wie Digitalis) zusätzlich über das vegetative Nervensystem mit beeinflussen. So erhöht Halothan die Digitalistoleranz, während Cyclopropan sie vermindert. Barbiturate scheinen keinen Einfluß zu haben [34]. Die für die Neurolept-Analgesie verwendeten Butyrophenone wirken ebenfalls der arrhythmogenen Wirkung von Digitalis entgegen [8]. Succinylcholin dagegen kann bei digitalisierten Patienten ventrikuläre Arrhythmien induzieren [16]. Der Nettoeffekt all dieser Faktoren ist im Einzelfall kaum voraussehbar. Außerdem muß noch berücksichtigt werden, daß zusätzliche arrhythmogene Faktoren wie Hypoxie und Elektrolytstörungen eine Rolle spielen können. Darüber hinaus besteht die Möglichkeit einer postoperativen Digitalisintoxikation etwa durch passagere Änderung der Nierenfunktion bei Verwendung von Digoxin. Ein weiterer Faktor, der intra- und postoperativ eine Rolle spielen kann, ist die Interaktion zwischen Digoxin und anderen Medikamenten. Hier seien insbesondere die Antiarrhythmika wie Verapamil [25], Chinidin [15, 37] und Disopyramid [38] erwähnt.

Letztlich kann die Frage, ob eine praeoperative Digitalisierung die intra- und postoperativen Arrhytmien verhindert oder verstärkt, nur durch die praktische Erfahrung beantwortet werden. Leider existieren bisher keine methodisch einwandfreien klinischen Studien, die eine definitive Beantwortung zulassen. Die bisherigen Untersuchungen wurden meist retrospektiv an einem relativ kleinen, nicht randomisierten Krankengut durchgeführt. Hierbei wurden sehr unterschiedliche Ergebnisse erzielt. Zwei Arbeiten seien beispielhaft angeführt (Tab. 1, 2). Christiansen und Brockner [12] fanden bei praeoperativ digitalisierten älteren Patienten seltener Arrhythmien und eine geringere Mortalität gegenüber unbehandelten Fällen, während Juler et al. [24] zu genau entgegengesetzten Ergebnissen kamen. Andere Autoren konnten ähnlich günstige [10, 11, 41, 50] oder ungünstige Befunde [3, 26] erheben. Die einzige prospektive, randomisierte Untersuchung [2] ist ebenfalls nur bedingt verwertbar. Hier wurden weder bei den digitalisierten Patienten noch in der Placebogruppe irgendwelche Arrhythmien beobachtet. Da es praktisch ausgeschlossen ist, daß

Patienten mit einem mittleren Lebensalter von 74 Jahren keine Arrhythmien aufweisen, kann dies nur an der Art der Dokumentation liegen, über die keine Angaben gemacht wird. Allerdings darf aus den Ergebnissen geschlossen werden, daß zumindestens keine klinisch bedeutsamen, gefährlichen Arrhythmien in beiden Kollektiven aufgetreten sind. Zudem zeigte auch die Gesamtmortalität keine Unterschiede.

Bei Operationen am offenen Herzen liegen noch besondere Bedingungen vor. Dies betrifft sowohl die früher häufigeren Operationen in Unterkühlung als auch die mittels Herz-Lungen-Maschine durchgeführten Eingriffe. Bei Unterkühlung ist das Herz gegenüber Digitalis ungewöhnlich unempfindlich [46]. Nach Eingriffen mit der Herz-Lungen-Maschine scheint eher das Gegenteil der Fall zu sein [22, 33, 39, 40, 45]. Während der Operation mit der Herz-Lungen-Maschine sinkt der Digitalis-Plasmaspiegel aufgrund des vergrößerten Plasmavolumens im Oxygenator ab, um anschließend wieder zum Teil über den Ausgangswert anzusteigen [4, 5, 13, 33, 45] (Abb. 2). Die myokardialen Gewebskonzentrationen von Digitalis wurden hierbei meist unverändert gefunden [5, 17, 28, 32]. In einer experimentellen Studie waren sie allerdings vermindert [4]. Andere Faktoren können bei Herz-Operationen möglicherweise bedeutsamer sein: In Abhängigkeit von der praeoperativen kardialen und renalen Ausgangssituation und dem postoperativen Verlauf kann die renale Clearance besser oder schlechter werden und bei gleichbleibender Medikation zu entsprechenden Schwankungen der Digoxinkonzentration führen [13, 28, 45]. Abbildung 3 zeigt, daß es nach komplikationslosen intra- und postoperativem Verlauf eher zu einer Verbesserung der Nierenfunktion kommt. Ein weiteres Problem ist die Gefahr intra- und postoperativer Elektrolytstörungen, besonders des Kaliumspiegels. Daher empfehlen einige Autoren sicherheitshalber zunächst postoperativ die Digitalisdosis zu reduzieren [13, 28, 39]. Andere Untersucher halten dies nicht für generell erforderlich [45].

Das Ergebnis klinischer Studien bei Patienten, die mittels Herz-Lungenmaschine operiert wur-

Tabelle 1: Postoperative Komplikationen (Infarkt, Herzinsuff., Arrhythmie) bei 422 nicht random. Pat. über 70 J. mit und ohne präoperative Digitalisierung. (Christiansen u. Brockner, Dan. Med. Bull. 14, 38, 1967)

Gruppe	n	Komplikationen	Mortalität
Herzkranke Kein Digitalis	165	67 (41 %)	13 (8 %)
Herzkranke Digitalis	71	6 (8 %)	0
Normale Kein Digitalis	186	6 (3 %)	0

	n	Arrhythmien	Herzinsuffizienz	Mortalität
Kein Digitalis	395	10 (2,5 %)	7 (1,7 %)	12 (3,0 %)
Praeoperativ Digitalis	168	24 (14,3 %)	1 (0,6 %)	7 (4,2 %)

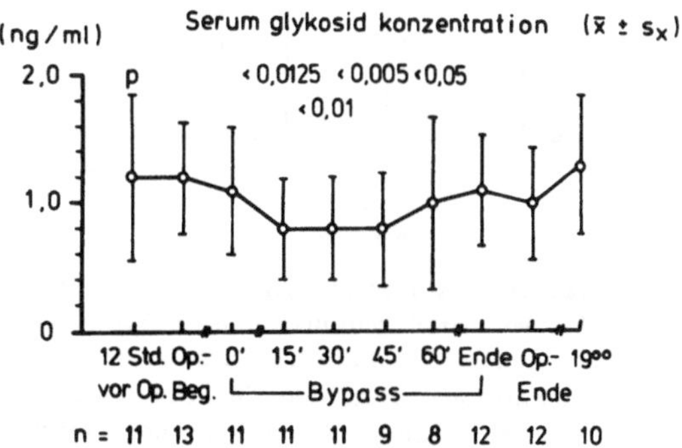

Abb. 2 Verhalten des Serum-Digoxinspiegels bei Operationen mit der Herz-Lungen-Maschine. Während des „Bypass" kommt es zu einem Absinken der Glykosidkonzentration, die kurze Zeit postoperativ auf Werte ansteigt, die etwas über der Ausgangssituation liegen (Untersuchungen mit R. Stunkat, H. Seboldt, H. E. Hoffmeister, D. Larbig und K. Kochsiek).

Tabelle 2 Postoperative Komplikationen bei Patienten mit thoraxchirurgischen Eingriffen (Lunge, Oesophagus). Juler et al. J. Thorac. Cardiovasc. Surg. 58, 352 (1969)

den, ist unterschiedlich. Zwei von drei prospektiven, randomisierten Studien bei aorto-koronaren „Bypass"-Operationen ergaben in der Gruppe der digitalisierten Patienten eine deutlich geringere Häufigkeit postoperativer supraventrikulärer Arrhythmien [23, 35]. In einer Untersuchung traten dagegen supraventrikuläre Arrhythmien bei den digitalisierten Patienten vermehrt auf [47]. Die unerschiedlichen Ergebnisse sind in Tabelle 3 zusammengefaßt. Andere Autoren beobachteten bei digitalisierten Patienten postoperativ gehäuft Arrhythmien, die mit einer Digitalisintoxikation zu vereinbaren waren. Dies zum Teil bei statistisch „normalen" Plasmaspiegeln [22, 33, 39, 45]. Wie weit diese Rhythmusstörungen Ausdruck einer Digitalisüberempfindlichkeit sind, muß dahingestellt bleiben.

Versucht man, die vorliegenden experimentellen und klinischen Befunde zur prophylaktischen praeoperativen Digitalisierung abzuschätzen, so ergibt sich wohl kaum eine solche Indikation im Hinblick auf die positiv-inotrope Wirkung der Substanz. Im Hinblick auf supraventrikuläre Arrhythmien scheinen diese bei einer praeoperativen Digitalisierung postoperativ eher seltener aufzutreten. Dieser mögliche Vorteil wird erkauft durch die Gefahr der Induktion bedrohlicher ventrikulärer Arrhythmien durch Digitalis. Dieser unerwünschte Effekt scheint insbesondere nach Herz-Operationen in Einzelfällen schon bei „normalen" Plasmaspiegeln aufzutreten. Zusätzliche mögliche Probleme sind Änderungen der postoperativen renalen Elimination von Digoxin sowie Elektrolytstörungen und passagere Hypoxie. Selbst wenn die Induktion von ventrikulären Arrhythmien durch Digitalis im postoperativen Verlauf nur in Einzelfällen dokumentiert werden konnte, so wiegen diese Befunde um so schwerer, als die günstig beeinflußbaren supraventrikulären Arrhythmien praktisch nie lebensgefährlich sind und therapeutisch gut angegangen werden können. Insgesamt ergibt sich beim Abwägen des „für und wider" zumindestens keine zwingende Indikation für eine prophylaktische praeoperative Digitalisierung älterer Patienten.

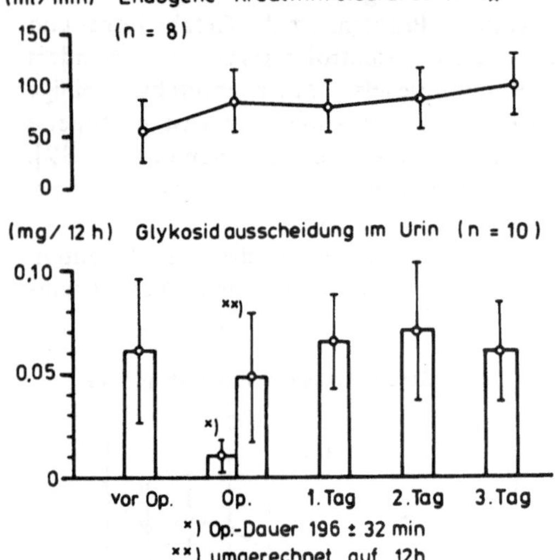

Abb. 3 Prae- und postoperative Digoxinausscheidung in Abhängigkeit von der Nierenfunktion nach Operation mit der Herz-Lungen-Maschine. Insgesamt ist eine Verbesserung der postoperativen Nierenfunktion mit entsprechend „überschießender" Glykosidausscheidung zu verzeichnen. Allerdings sind die Unterschiede prä- und postoperativ nicht signifikant. (Untersuchungen mit R. Stunkat, H. Seboldt, H. E. Hoffmeister, D. Larbig und K. Kochsiek)

Zusammenfassung

Die Arbeit gibt eine Übersicht über die experimentellen und klinischen Befunde zum Problem

Bypass-Op	K n = 66	D n = 54	K n = 79	D n = 61
Suprav. Arrh.	39 (59%)	19 (35%)	9^x (11%)	17^x (28%)
(davon AF)	(17)^x	(3)^x	(8)	(15)
Ventr. Arrh.	20 (30%)	13 (24%)	9 (11%)	12 (20%)
Bradyk.	2 (3%)	2 (4%)	0	2 (3%)
gesamt	61 (92%)	34 (63%)	18 (22%)	31 (51%)
^{x}p < 0,01	Johnson, Circulation, 53, 819 (1976)		Tyras, J. Thorac. Card. Surg. 77, 310 (1979)	

Tabelle 3: Unterschiedliche Ergebnisse zweier randomisierter, prospektiver Studien zur prophylaktischen präoperativen Digitalisierung bei Patienten, die mittels Herz-Lungen-Maschine operiert wurden. K = Kontrolle, D = Digitalisierung, AF = Vorhofflimmern

der „prophylaktischen" Digitalisierung von Patienten ohne Herzinsuffizienz und Arrhythmien vor chirurgischen Eingriffen. Hierbei ergibt sich keine Indikation im Hinblick auf die positiv-inotrope Wirkung der Substanz. Dagegen scheinen supraventrikuläre Arrhtyhmien bei den digitalisierten Patienten postoperativ seltener aufzutreten. Diese Tendenz gilt allerdings nur für kardiochirurgische Operationen von Patienten mit rheumatischen Klappenfehlern und koronarer Herzerkrankung. Dieser mögliche Vorteil wird erkauft mit der Gefahr der Verstärkung postoperativer ventrikulärer Arrhythmien durch Digitalis. Hierbei können neben einer möglichen Überempfindlichkeit des operierten Herzens eine postoperative Hypoxie sowie Störungen des Elektrolytstoffwechsels und des Säure-Basen-Haushaltes eine Rolle spielen. Zusätzlich sind medikamentöse Interaktionen sowie postoperative Änderungen der Nierenfunktion (bei Digoxin) ein möglicher Faktor. Insgesamt ergibt sich keine zwingende Indikation für eine praeoperative prophylaktische Digitalisierung älterer Patienten, es sei denn, daß praeoperativ schon intermittierend supraventrikuläre Arrhythmien aufgetreten sind.

Addendum

Nach Fertigstellung der Arbeit ist eine weitere prospektive Studie bei Patienten mit kardialen Operationen (rheumatische Vitien, Koronarerkrankung) erschienen. Sie ergab ein vermindertes Auftreten von supraventrikulären Arrhythmien bei den digitalisierten Patienten (Chee et al., Amer. Heart J. 104, 974, 1982)

Literatur

[1] Abendroth, R. R., Breithardt, G., Borggrefe, M., Seipel, L., Risler, R.: Einfluß von Digitalis auf ventrikuläre Arrhythmien (Abstr.). Z. Kardiol. 68, 636 (1979)

[2] Andersen, M., Hoybye, G.: Prae- und postoperative Digitalisierung älterer Patienten. Med. Klinik 72, 1361–1364 (1977)

[3] Andersen, R., Vash, S.: Preoperative digitalization. T. Norske Laegeforen, 89, 1089–1092 (1969) (zit. nach Andersen und Hoybye, 1977)

[4] Austen, W. G., Ebert, P. A., Greenfiel, L. J., Morrow, A. G.: The effect of cardiopulmonary bypass on tissue digoxin concentration in the dog. J. Surg. Res, 2, 85 (162)

[5] Beall, A. C., Johnson, P. C., Driscoli, T., Alexander, J. K., Denis, E. W., McNamara, D. G., Cooley, D. A., DeBakey, M. E.: Effect of total cardiopulmonary bypass on myocardial and blood digoxin concentration in man. Amer. J. Cardiol. 11, 194–200 (1963)

[6] Benthe, H. F., Göthert, M., v. Klinggräff, F.: Zur negativ inotropen Wirkung von Inhalationsnarkotika und zur Kompensation dieses Effektes durch Herzglykoside. Anaesthesist 22, 62 (1973)

[7] Boniface, K. J., Brown, J. M.: Quantitative evaluation of cardio-vascular-stimulant drugs in barbiturate depression of the heart of the dog. Anesthesiol. 14, 23 (1953)

[8] Briggs, A. H., Dellalo, L. J.: The effects of haloperidol in ouabain cardiac inotropy and toxicity. Proc. Soc. Exp. Biol. Med. 158, 192 (1978)

[9] Brooks, W. W., Verrier, R. L., Lown, B.: Digitalis drugs and vulnerability to ventricular fibrillation. Europ. J. Pharmacol. 57, 69–78 (1979)

[10] Burman, S. O.: Digitalis and thoracic surgery. J. Thorac. Cardiovasc. Surg. 50, 873 (1965)

[11] Cerney, C. I.: The prohylaxis of cardiac arrhythmias complicating pulmonary surgery. J. Thorac. Surg. 34, 105–110 (1957)

[12] Christiansen, J., Brockner, J.: Prophylactic properative digitalization in old surgical patients. Dan. Med. Bull, 14, 38–40 (1967)

[13] Coltart, D. J., Chamberlain, D. A., Howard, M. R., Rettlewell, M. G., Mercer, J. L., Smith, T. W.: Effect of cardiopulmonary bypass on plasma digoxin concentration. Brit. Heart J. 33, 334 (1971)

[14] Covell, J. W., Braunwald, E., Ross, J., Sonnenblick, E. H.: Studies on digitalis. XVI. Effects on myocardial oxygen consumption. J. Clin. Invest. 45, 1535–1542 (1966)

[15] Doering, W., König, E.: Anstieg der Digoxinkonzentration im Serum unter Chinidinmedikation. Med. Klinik 73, 1085–1088 (1978)

[16] Dowdy, E. G., Fabian, L. W.: Ventricular arrhythmias induced by succinylcholine in digitalized patients. Anesth. Analg. 42, 501 (1963)

[17] Ebert, P. A., Morrow, A. G., Austen, W. G.: Clinical studies of the effect of extracorporeal circulation on myocardial digoxin concentration. Amer. J. Cardiol. 11, 201, 204 (1963)

[18] Fischer, J. J.: Tierexperimentelle Untersuchungen zur Quantifizierung der direkten Myokardeffekte äquinarkotischer Ethrane- und Halothan-Konzentration. In: Brückner, J. B. (ed.): Inhalationsanaesthesie mit Ethrane. Springer, Berlin 1976, p 43–57

[19] Goldberg, A. H., Maling, H. M., Gaffney, T. E.: Effect of digoxin pretreatment on heart contractile force during thiopental infusion in dogs. Anesthesiol. 22, 974 (1961)

[20] Goldberg, A. H., Maling, H. M., Gaffney, T. E.: The value of prophylactic digitalization in halothane anesthesia. Anesthesiol. 23, 207 (1962)

[21] Haacke, H., van Zwieten, P. A.: Die gegensinnige Wirkung von Hexobarbital-Na und g-Strophantin auf die Kontraktionskraft und den Ca-Stoffwechsel des Herzmuskels. Anesthesist 19, 301 (1970)

[22] Haasis, R., Larbig, D., Stunkat, R., Bader, H., Seboldt, H.: Radioimmunologische Bestimmung der Glykosidkonzentration im menschlichen Gewebe. Klin. Wschr. 55, 23—30 (1977)

[23] Johnson, L. W., Dickstein, R. A., Fruehan, C. T., Kane, P., Potts, J. L., Smulyan, H., Webb, W. R. and Eich, R. H.: Prophylactic digitalization for coronary artery bypass surgery. Circulation 53, 819—822 (1976)

[24] Juler, G. L., Stemmer, E. A., Conolly, J. E.: Complications of prophylactic digitalization in thoracic surgical patients. J. Thorac. Cardiovasc. Surg. 58, 352 (1969)

[25] Klein, H. O., Lang, R., Weiss, E., Di Segni, E., Libhaber, C., Guerrero, J., Kaplinsky, E.: The influence of verapamil on serum digoxin concentration. Circulation 65, 998 (1982)

[26] Köppen, R., Köhne, K., Busse, J., Hosselmann, I., Klaschik, E., Simons, F.: Auswirkungen der praeoperativen Glykosidprophylaxe auf das Kreislaufverhalten während der Anaesthesieeinleitung. Prakt. Anaesth. 13, 409 (1978)

[27] Kötter, W., Schüren, K. P., Schröder, R.: Effect of digoxin on coronary blood flow and myocardial oxygen consumption in patients with chronic coronary artery disease. Amer. J. Cardiol. 42, 563 (1978)

[28] Krasula, R. W., Hastreiter, A. R., Levitsky, S., Yanagi, R., Soyka, L. F.: Serum, atrial, and urinary digoxin levels during cardiopulmonary bypass in children. Circulation 49, 1047—1052 (1974)

[29] Leviono, S. A.: Acute cardiac upsets, occuring during or following surgical operations. Their mechanism and management. J. Amer. Med. Ass. 75, 795—799 (1920)

[30] Loeb, H. S., Streitmatter, N., Braunstein, D., Jacobs, W. J., Croke, R. P., Gunnar, R. M.: Lack of ouabain effect on pacing-induced myocardial ischemia in patients with coronary artery disease. Amer. J. Cardiol. 43, 995 (1979)

[31] Lown, B., Graboys, T. B., Podrid, P. J., Bohen, B. H., Stockman, M. B., Gaughan, C. E.: Effect of a Digitalis drug on ventricular premature beats. New Engl. J. Med. 296, 301—306 (1977)

[32] Molokhia, F. A., Beller, G. A., Smith, T. W., Asimacropoilos, P. J., Hood, W. B., Norman, J. C.: Constancy of myocardial digoxin concentration during experimental cardiopulmonary bypass. Ann. Thorac. Surg. 11, 222 (1971)

[33] Morrison, J., Killip, T.: Serum digitalis and arrhythmias in patients undergoing cardiopulmonary bypass. Circulation 47, 341 (1973)

[34] Morrow, D. H., Townley, N. T.: Anesthesia and Digitalis toxicity: an experimental study. Anesth. Analg. 43, 510 (1964)

[35] O'Kane, H., Geha, A., Baue, A., Kleiger, R., Krone, R., Oliver, G. C.: Prohylactic digitalization in aorto coronary bypass patients. (Abstr.) Circulation Suppl. 45/II, 199 (1972)

[36] Pace, D. G., Quest, J. A., Gillis, R. A.: The effect of the vagus nerves on the bradycardia and ventricular arrhythmias induced by digitoxin and digoxin. Europ. J. Pharmacol. 28, 288—293 (1974)

[37] Risler, T., Peters, U., Grabensee, B., Seipel, L.: Untersuchungen zur Interaktion von Chinidin und Digoxin beim Menschen. Dtsch. Med. Wschr. 104, 1523—1526 (1979)

[38] Risler, T., Peters, U., Burk, M., Grabensee, B., Seipel, L.: Interaktion zwischen Digoxin und Disopyramid (Abstr.) Z. Kardiol. 71, 198 (1982)

[39] Rosen, M. R., Glassmann, E., Spencer, F. C.: Arrhythmias following cardiac surgery: relation to serum digoxin levels. Amer. Heart J. 89, 288—294 (1975)

[40] Selzer, A., Kelly, J. J., Gerbode, F., Kerth, W. J., Osborne, J. J., Poppe, R. W.: Case against routine use of digitalis in patients undergoing cardiac surgery. J. Amer. Med. Ass. 195, 549—553 (1966)

[41] Shields, T. W., Ujiiki, G. T.: Digitalization for prevention of arrhythmias following pulmonary surgery. Surg. Gynecol. Obstet. 126, 743 (1968)

[42] Shimonsato, S., Etsten, B.: Performance of digitalized heart during halothane anesthesia. Anesthesiol. 24, 41 (1963)

[43] Siepmann, H., Lennartz, H., Pütz, E.: Die dosisabhängige Beeinflussung der Inotraktilität des isolierten Papillarmuskels der Katze durch Enflurane und Halothane. In: Brückner, J. B. (ed.): Inhalationsanaesthesie mit Ethrane. Springer, Berlin 1976, 71—81

[44] Strauer, B. E.: Contractile response to morphine, piritramide, pethidine and fentanyl: A comparative study on the isolated ventricular myocardium. Anesthesiol. 37, 304 (1972)

[45] Stunkat, R., Seboldt, H., Hoffmeister, H. E., Haasis, R., Larbig, D., Kochsiek, K.: Radioimmunologische Bestimmung der Serumglykosidkonzentration bei Eingriffen mit extrakorporaler Zirkulation. Thoraxchir. 23, 350—353 (1975)

[46] Szekely, P., Wynne, N. A.: The effects of digitalis on the hypothermic heart. Brit. Heart J. 22, 647 (1960)

[47] Tyras, D. H., Stothert, J. C., Kaiser, G. C., Barner, H. B., Codd, J. E., Willmann, V. L.: Supraventricular tachyarrhythmias after myocardial revascularization: A randomized trial of prophylactic digitalization. J. Thorac, Cardiovasb. Surg. 77, 310—314 (1979)

[48] Vatner, S. F., Higgins, C. B., Franklin, D., Braunwald, E.: Effects of digitalis glycoside on coronary systemic dynamics in conscious dogs. Circulation Res. 28, 470—479 (1971)

[49] Vatner, S. F., Higgins, C. B., Patrick, T., Franklin, D., Braunwald, E.: Effects of cardiac depression and of anesthesia on the myocardial action of a cardiac glycoside. J. Clin. Invest. 50, 2585—2595 (1971)

[50] Wheat, M. W., Burford, T. H., Digitalis in surgery: Extension of classical indications. J. Thorac. Cardiovasc. Surg. 41, 162 (1961)

[51] Wong, K. C., Sullivan, S., Wetstone, D. L.: Antagonistic effect of morphine on the positive inotropic response of ouabain on the isolated rabbit heart. Anesth. Analg. 54, 787 (1975)

Radioimmunoassay im Rahmen der Therapie mit Meproscillarin*

G. Schenk, H. Lietz, M. Hollmann

Für Glykosidspiegelbestimmungen in Humanplasmaproben stand bei der Therapie der Herzinsuffizienz mit Meproscillarin [1] (Abb. 1), das intensiv metabolisiert wird [2, 3], bisher nur der für Routineuntersuchungen methodisch zu aufwendige [86]Rubidium-Erythrozyten-Hemmtest [4] zur Verfügung.

Da konventionelle Bestimmungsmethoden zur Quantifizierung von Meproscillarin und seinen Metaboliten wegen den niedrigen Konzentrationen im Plasma nicht geeignet sind, wurde ein einfach durchzuführender Radioimmunoassay entwickelt. Nachfolgend soll die Entwicklung und erste Anwendung des Radioimmunoassays im Rahmen der Therapie der Herzinsuffizienz mit Meproscillarin besprochen werden.

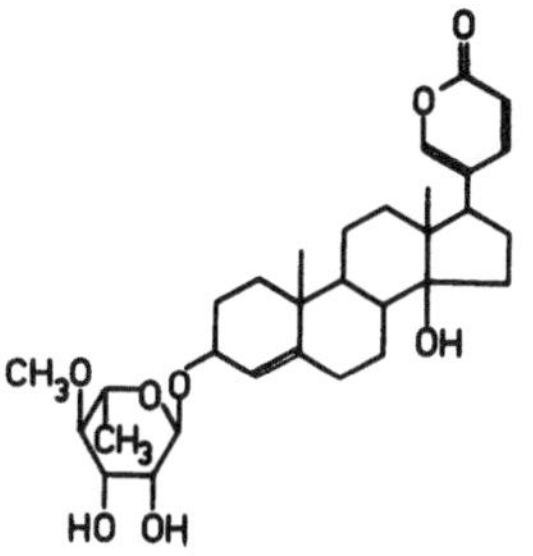

Entwicklung

Das Prinzip des Radioimmunoassays basiert auf der kompetitiven Bindung von variablen Mengen des nicht radioaktiv markierten Liganden (Ag) und einer konstanten Menge von radioaktiv markiertem Liganden (Ag*) an einer begrenzten und ebenfalls konstanten Zahl von Bindungsstellen am Antikörper (Ak). Dabei ist die Menge des Antikörpers so begrenzt, daß neben dem gebildeten Komplex (Ag*Ak) immer noch freier radioaktiv markierter Ligand (Ag*) vorliegt.

$$(Ag) + (Ag^*) + (Ak) \rightleftharpoons (AkAg) + (AkAg^*)$$
$$+ (Ag) + (Ag^*)$$

Nach obigem Reaktionsschema wird nach dem Massenwirkungsgesetz vom Antikörper um so mehr radioaktiv markierter Ligand komplex gebunden, je weniger nicht radioaktiv markierter Ligand vorhanden ist. Damit ist der Anteil der Bindung zwischen radioaktivem Liganden und Antikörper ein Maß für den zu bestimmenden nicht radioaktiv markierten Liganden.

Für den Aufbau eines Radioimmunoassays werden folgende Bausteine benötigt:
— Radioaktiv markierter Tracer,
— Immunogen,
— Antikörper.

Radioaktiv markierter Tracer

Aus unseren Arbeiten zur radioaktiven Markierung von Meproscillarin [5] ließ sich ableiten, daß eine spezifische ^{3}H-Markierung von Meproscillarin selbst mit einer spezifischen Radioaktivität von mehreren Ci pro mmol nicht erfolgreich sein würde. Aus diesem Grund mußte nach einer anderen Lösung gesucht werden. Da Derivatisierungsreaktionen häufig bei Radioimmunoassays zu geeigneten Tracer führen, wurde auch in unserem Fall eine Derivatisierung von Meproscillarin ins Auge gefaßt. Hierbei wurde der einfachen Reaktion wegen die Derivatisierung von Meproscillarin zum entsprechenden Diacetat vorgenommen (Abb. 2). Die Synthese führte zu einem radioaktiven Tracer mit einer spezifischen Radioaktivität von 6,8 Ci/mmol (251,6 GBq/mmol).

Abb. 1 Meproscillarin, (Clift[®])
[(4-0-methyl-α-L-rhamnopyranosyl)oxy]-14β-bufa-4,20,22-trienolid

* Clift[®] = eingetragenes Warenzeichen der Knoll AG, Ludwigshafen

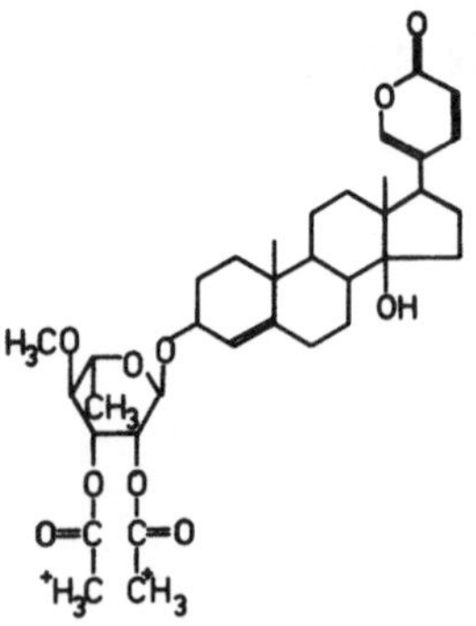

Abb. 2 Radioaktiv markierter Tracer: Meproscillarin-[³H]-diacetat

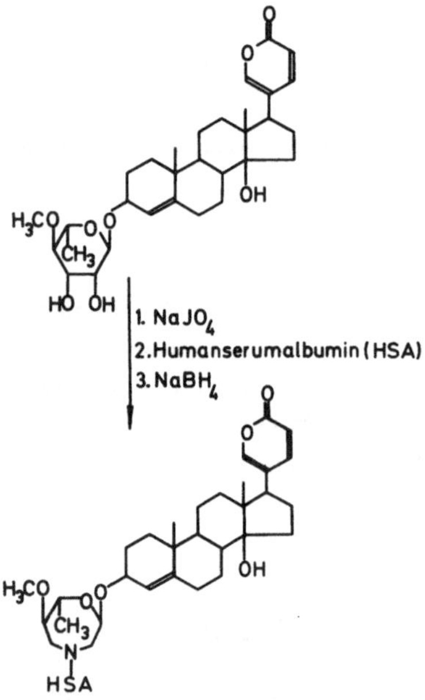

Abb. 3 Herstellung des Immunogens: Meproscillarin-Humanserumalbumin-Konjugat

Immunogen

Meproscillarin wurde durch kovalente Kopplung über den Rhamnoserest an den makromolekularen — und damit immunogenen — Träger Humanserumalbumin (HSA) mittels der bekannten Perjodatoxidation gebunden [6] (Abb. 3). Bei der so durchgeführten Kopplungsreaktion war es möglich, ca. 7 Mol Meproscillarin an ein Mol Humanserumalbumin zu binden.

Antikörper

Die Induktion von Antikörpern erfolgte durch Immunisierung von Neuseeländer-Kaninchen. Das Immunisierungsreagenz bestand aus einer Emulsion von Meproscillarin-HSA-Konjugat in 0,9 %iger NaCl und komplettem Freud'schen Adjuvans (CFA). Die Kaninchen zeigten nach maximal 20 Wochen konstante Titer. Nach erfolgter Erstimmunisierung wurden in etwa 3wöchigem Abstand Booster-Injektionen verabfolgt. Die Antikörpertiter wurden radioimmunologisch bestimmt. Durch Entbluten der Tiere wurde Plasma gewonnen, das gepoolt und gefriergetrocknet aufbewahrt wird. Der so gelagerte Antikörper hat sich als praktisch unbegrenzt haltbar erwiesen.

Assaybedingungen/Standardeichreihen

Aus orientierenden Glykosidspiegelbestimmungen in Plasmaproben, in denen bereits mittels [86]Rubidium-Erythrocyten-Assay Konzentrationsmessungen erfolgt waren, wurde extrapoliert, daß der anzustrebende Arbeitsbereich des Radioimmunoassays zwischen 2 und 20 ng/ml Plasma liegen sollte.

Die Assay-Bedingungen wurden daher für den genannten Konzentrationsbereich optimiert. Dabei wurden die mengenmäßige Abstimmung von Antikörper- und Tracerkonzentration und die Festlegung der Inkubationszeit und -temperatur für die Hapten-Antikörperreaktion vorgenommen. Ferner wurden die Trennbedingungen für gebundenen und freien Tracer mittels Dextran-beschichteter Aktivkohle erarbeitet.

Die Durchführung der Bestimmung erfolgt im Eppendorf-System. Die Inkubation von Hapten und Antikörper wird bei 6 °C 30 Minuten lang in einem Gesamtvolumen von 0,4 ml vorgenommen. Die Trennung von gebundenem und freiem Tracer erfolgt nach 15 Minuten Stehen bei 6 °C und anschließender Zentrifugation in 2 Minuten. Nach Abtrennung der an den Antikörper gebundenen Radioaktivität erfolgt deren Messung in einem Flüssigszintillationsspektrometer. Anhand einer Eichreihe wird der Substanzgehalt von unbekannten Proben ermittelt. Die Eichreihe wird hierzu mittels des logit/log-Verfahrens linearisiert, und mit den Funktionsparametern der Eichgeraden und den Radioaktivitätswerten der unbekannten Meßpro-

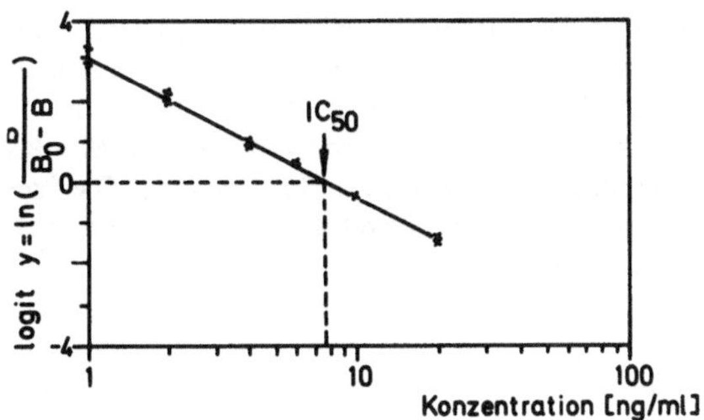

Abb. 4 Beispielhafte Darstellung einer Eichkurve nach logit/log Transformation

ben werden die Gehaltsbestimmungen vorgenommen. Abbildung 4 zeigt exemplarisch eine Eichreihe nach der logit/log Transformation.

Charakterisierung der Methode

Zur Charakterisierung der radioimmunologischen Bestimmungsmethode wurden jeweils in Duplikaten eine Reihe von Humanplasmaproben mit bekannten Konzentrationen von Meproscillarin im Konzentrationsbereich von 2 bis 20 ng/ml innerhalb eines Zeitraums von 1 Woche der Bestimmungsprozedur unterworfen.

Dabei ergab sich, daß Meproscillarin im Intraassayvergleich im Konzentrationsberich von 2 bis 20 ng/ml im Mittel mit einem Variationskoeffizienten von 3 bis 8,3 % bestimmt wird. Für die Interassay-Reproduzierbarkeit wurde gefunden, daß Meproscillarin ab 2 bis 20 ng/ml mit Variationskoeffizienten von 4,2 bis 14,9 % quantitativ bestimmt werden kann.

Spezifität

Die Prüfung der Spezifität der Methode erfolgte in zweierlei Hinsicht:

1. Inwieweit zeigen andere in der Therapie der Herzinsuffizienz eingesetzte Herzglykoside Kreuzreaktionen mit dem hier eingesetzten Antikörper?
2. Welche Kreuzreaktivität besitzen die im Stoffwechsel aus Meproscillarin entstehenden Metaboliten?

Zur Prüfung der Spezifität des Antikörpers wurden Bindungskurven von Meproscillarin und den Testsubstanzen unter Assay-Bedingungen erstellt. Die prozentuale Kreuzreaktion wurde anhand der IC$_{50}$-Werte [7] ermittelt.

Ad 1: Bezüglich der Kreuzreaktivität anderer in der Therapie der Herzinsuffizienz eingesetzter Herzglykoside vom Cardenolidtyp hat sich ergeben, daß diese für Digoxin, k-Strophantin, g-Strophanthin, Pentaformylgitoxin und Pentaacetylgitoxin relativ gering ist und praktisch keine Bedeutung hat. Für Digitoxin hat sich eine Kreuzreaktion von 15,5 % ergeben. Dies bedeutet, daß bei Anwesenheit dieses Herzglykosids durchschnittlich 15,5 % Mehrbefund an Meproscillarin-Äquivalenten gegeben wäre.

Ad. 2: Die Kreuzreaktivität des hier eingesetzten Antikörpers mit Metaboliten von Meproscillarin ist insbesondere wegen der eingangs bereits erwähnten intensiven Verstoffwechselung von Bedeutung, da diese Substanzen bei der direkten Anwendung des RIA miterfaßt werden könnten. Aus den Untersuchungen zum Metabolismus von Meproscillarin ist bekannt, daß unpolare, Chloroform-extrahierbare Stoffwechselprodukte wie Proscillaridin, Scillarenin und unbekannte Substanzen wie P$_2$ und P$_3$ — nach der Nomenklatur von Rietbrock [3] — neben Meproscillarin und polaren mit Chloroform nicht extrahierbaren Metaboliten — mit dem Hauptmetaboliten Meproscillaringlucuronid — im Plasma vorhanden sind [3]. Das Verhältnis von sogenannter unpolarer zu polarer Fraktion bleibt dabei über 6 Tage konstant [3]. Bei der Prüfung der Kreuzreaktivität der als Metaboliten von Meproscillarin bekannten Substanzen wie Proscillaridin, α-Scillarenin und β-Scillarenin ergab sich, daß diese Verbindungen intensiv mit dem vorhandenen Antikörper kreuzreagieren. Der Zahlenwert für die Substanzen vom Bufadienolid-Typ (Abb. 5) für die Kreuzreaktivität ist mit etwa ≥ 100 % zu beziffern. Die Kreuzreaktivität des Antikörpers wird jedoch geringer, wenn die 12-Position im Scillarenin-Gerüst hydroxyliert ist. So erhielten wir für 3α, 12β-Hydroxyscillarenin bzw. 3β, 12β-Hydroxyscillarenin eine etwa 30 bzw. 50 %ige Kreuzreaktivität.

Polare Metaboliten wie der Hauptmetabolit Meproscillaringlucuronid [3] standen als Vergleichssubstanz zur Ermittlung der Kreuzreaktivität nicht zur Verfügung. Aus der Übereinstimmung von C$_{max}$-Werten nach einmaliger Gabe von nichtradioaktiv markierten und radioaktiv markiertem Meproscillarin, wobei einmal mittels RIA und einmal mittels ^{3}H-Gesamtradioaktivität [3] die Plasmaspiegelkonzentration bestimmt wurde, kann jedoch gefolgert werden, daß auch das Meproscillaringlucuronid intensiv mit dem vorhandenen Antikörper kreuzreagiert.

Name	R₁	R₂	R₃
Proscillaridin	Rhamnose	H	H
⍺-Scillarenin	H	OH	H
ß-Scillarenin	OH	H	H
Scillarenon	=O		H
3⍺,12ß-OH-Scillarenin	H	OH	OH
3ß,12ß-OH-Scillarenin	OH	H	OH

Abb. 5 Mit dem Antikörper kreuzregierende Substanzen vom Bufatrienolid-Typ

Anwendung im Rahmen der Therapie

Mit dem vorliegenden direkten RIA werden also Meproscillarin und die Summe der Metaboliten bestimmt. Dies bedeutet, daß der direk-te RIA im Plasma sowohl die unpolaren Substanzen wie Meproscillarin, Proscillaridin, Scillarenin und andere Metaboliten als auch die polaren Stoffwechselprodukte wie z.B. das Meproscillaringlucuronid [3] erfaßt. Die gemessenen Plasmaspiegelwerte stellen demnach Meproscillarin-Äquivalente in ng/ml dar.

Bei der orientierenden Anwendung des direkten Radioimmunoassays zur Bestimmung der Glykosidspiegel nach therapeutischer Dosierung ergab sich folgendes:

— Die uns im wesentlichen von niedergelassenen Ärzten zugesandten Plasma- bzw. Serumproben resultierten von Patienten (n = 62), die sich im Rahmen therapeutischer Dosierung subjektiv und objektiv wohl fühlten und als kardial kompensiert protokolliert wurden. Die Behandlungsdauer betrug knapp eine Woche, mehrere Monate bis zu 2 Jahren.

— Der direkte RIA bestitzt eine ausreichende Empfindlichkeit. Bei der täglichen Gabe von 0,25 mg Meproscillarin konnten in allen Fällen innerhalb von 24 Stunden p. appl. Plasmaspiegel gemessen werden (Abb. 6).

— In Abbildung 7 sehen wir Plasmaspiegelwerte von Patienten (n = 43), deren Proben innerhalb von 3 Stunden nach der letzten Gabe einer therapeutischen Dosis abgenommen wurden. Es zeigt sich eine große, interindividuelle Streuung nach der Applikation therapeutischer Dosen. Die geo-

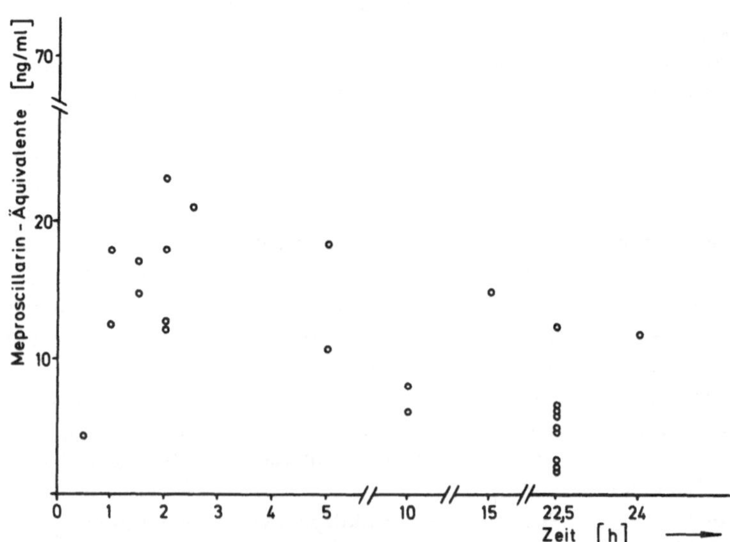

Abb. 6

Plasmaspiegel nach einmaliger Gabe von 0,25 mg Meproscillarin pro Tag

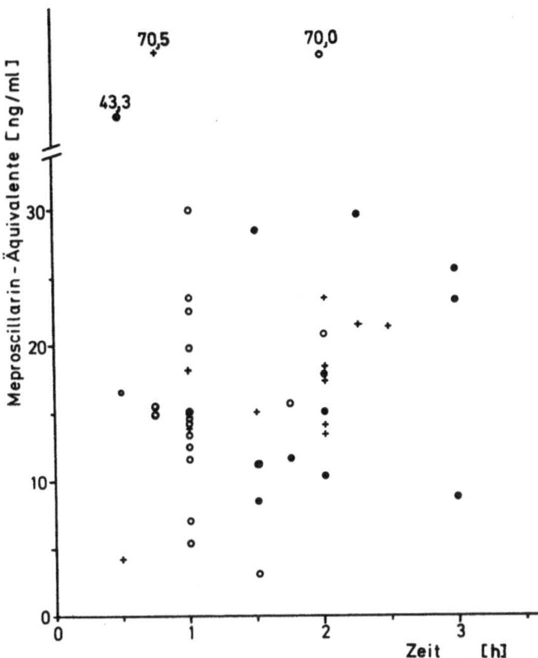

Abb. 7 Plasmaspiegel (n = 43) nach therapeutischer Dosierung von Meproscillarin innerhalb von 3 Stunden nach letzter Gabe:

+ 1 X täglich 0,25 mg
● 2 X täglich 0,25 mg
0 3 X täglich 0,25 mg

metrischen Mittelwerte x_g der Plasmaspiegel (Meproscillarin-Äquivalente ng/ml) nach den Dosierungen 1- bis 3mal 0,25 mg Meproscillarin pro Tag sind 16,7 (10,8/26,0) für n = 11, 17,0 (12,8/22,7) für n = 14 und 14,9 (10,8/20,6) für n = 18. Da die Patienten als gut eingestellt beurteilt wurden, sind die bei aller unterschiedlicher Do-

sierung (Faktor 3) beobachteten Plasmaspiegel — x_g = 16,4 (13,6/19,7); n = 43 — als therapeutisch wirksam anzusehen.

Zusammenfassung

Abschließend lassen Sie mich auf die Einsatzmöglichkeit des direkten RIA für Meproscillarin zurückkommen: Der direkte RIA ist geeignet, Meproscillarin und die Summe aller Metaboliten zu erfassen. Der RIA bietet demnach die Möglichkeit, Meproscillarin und die Stoffwechselprodukte nach chromatographischer Auftrennung empfindlich und spezifisch zu bestimmen. Damit können Einzelheiten des kinetischen und metabolischen Verhaltens von Meproscillarin erarbeitet werden. Erste Untersuchungen in der angedeuteten Richtung sind erfolgversprechend.

Danksagung

Für engagierte Mitarbeit danken wir Frau Erika Pfeiffer.

Literatur

[1] Kubinyi, H.: Arzneim.-Forschung/Drug Res. **28**, (1), 493 (1978)

[2] Weymann, J., Schenk, G., Kesselring, K.: Arzneim.-Forschung/Drug Res. **28**, (1), 520 (1978)

[3] Rietbrock, N.: Arzneim.-Forschung/Drug Res. **28**, (1), 540 (1978)

[4] Belz, G. G., Belz, G.: Arzneim.-Forschung/Drug Res. **28**, (1), 535 (1978)

[5] Schenk, G., Albrecht, H. P., Lietz, H.: Arzneim.-Forschung/Drug Res. **28**, (1), 578 (1978)

[6] Smith, T. W., Butler, V. P., Haber, E.: Biochemistry **9**, 331 (1970)

[7] Abraham, G. E.: J. Clin. Endocr. **29**, 866 (1969)

Häufigkeit und Art der Verschreibung herzwirksamer Glykoside in der Bundesrepublik Deutschland

H. Ochsenfahrt

Herzglykosidhaltige Fertigarzneimittel finden sich in der Roten Liste 1982 in der Indikationsklasse der Kardiaka, eine Auszählung ergibt 62 Monopräparate und 163 Kombinationspräparate, zusammen 225 Präparate mit herzwirksamen Glykosiden. Bei insgesamt 8742 Fertigarzneimitteln der Roten Liste macht das einen Anteil von 2,6% aus. Die Zahl der auf dem Markt befindlichen herzwirksamen Glykoside ist sicherlich größer, denn allein schon der Arzneimittel-Index (1981) kommt auf eine Gesamtzahl von 307 Präparaten. Die große Zahl entsprechender Präparate wirft jedoch die Frage auf, wie viele davon und welche in der Praxis in nennenswertem Umfang verordnet werden. Eine Antwort darauf läßt sich erstmals anhand des Arzneimittel-Index der gesetzlichen Krankenversicherung (GKV-Arzneimittel-Index) geben, der nach zweijähriger Vorlaufphase im April 1982 vorgelegt wurde. Zwar liegt die Federführung beim Wissenschaftlichen Institut der Ortskrankenkassen (WIdO), er basiert jedoch auf einer Vereinbarung der Spitzenverbände der Krankenkassen, der Arbeitsgemeinschaft der Berufsvertretungen Deutscher Apotheker sowie der Kassenärztlichen Bundesvereinigung aus dem Jahr 1980. Die jetzt vorliegenden Daten erlauben erstmals eine Auswertung des Ist-Zustandes im Jahr 1981, jedoch noch keine Analyse von Veränderungen über einen längeren Zeitraum. Das wird erst bei einer Fortschreibung des GKV-Arzneimittel-Index möglich sein. Aus den Daten lassen sich vor allem die Verordnungshäufigkeit sowie die Umsätze von Einzelpräparaten, aber auch von Indikationsklassen ablesen. Als Indikationsklassen wurden die Einteilungen der Roten Liste genommen, die jedoch nur ein sehr grobes Raster darstellen und zum Teil pharmakologisch heterogene Gruppen umfassen. Die Klasse der Kardiaka ist verhältnismäßig einheitlich, da sie überwiegend herzglykosidhaltige Präparate enthält. Ein weiteres Ergebnis des GKV-Arzneimittel-Index ist eine Liste der 500 in der Kassenpraxis meist verordneten Arzneimittel.

Diese 500 Arzneimittel verursachen fast zwei Drittel der Kosten der zu Lasten der gesetzlichen Krankenkassen verordneten Arzneimittel.

Die am häufigsten verordneten Arzneimittel stellen Analgetika und Antirheumatika dar (Tab. 1). In einigem Abstand folgen dann Antitussiva und Expektorantien, Psychopharmaka und auf Platz 4 die Kardiaka. Ihr Anteil von 5,5% an allen Verordnungen in der Kassenpraxis ist mehr als doppelt so hoch wie ihr Anteil an allen Präparaten der Roten Liste 1982. Über die Zahl von 31,8 Mio Verordnungen hinaus gibt der GKV-Arzneimittel-Index noch Aufschlüsse, in welchen Wirkungsstärken, Pakkungsgrößen und Darreichungsformen diese Arzneimittel verordnet wurden. Daraus läßt sich ohne weiteres die Gesamtmenge des Wirkstoffes berechnen, die im betreffenden Zeitraum auf Kosten der gesetzlichen Krankenkassen in der Bundesrepublik Deutschland verordnet wurde. Der Gesamtverbrauch überhaupt läßt sich schließlich daraus abschätzen, daß etwas über 90% der Gesamtbevölkerung der Bundesrepublik in den gesetzlichen Krankenkassen versichert sind (Grunddaten zur kassenärztlichen Versorgung, 1982).

Unter den 500 meist verordneten Fertigarzneimitteln finden sich 18 herzglykosidhaltige

Tabelle 1: Die nach Verordnungshäufigkeit in der GKV führenden Fertigarzneimittelgruppen Januar—September 1981

Rang		Verordnungen in Mio.	Anteil an allen Verordnungen in %
1	Analgetika/ Antirheumatika	79,8	13,8
2	Antitussiva/ Expektorantien	37,6	6,5
3	Psychopharmaka	33,4	5,8
4	Kardiaka	31,8	5,5
5	Dermatika	31,2	5,4
6	Magen-Darm-Mittel	30,8	5,3

Tabelle 2: Herzglykosid-Präparate unter den 500 meist verordneten Fertigarzneimittel

		Verordnungen in Mio.	Verordnungen in %	Umsatz in Mio. DM	Umsatz in %
1	Novodigal	8,05	25,3	82,0	18,6
2	Lanitop	6,50	20,4	73,1	16,5
62	Miroton	1,27	4,0	18,3	4,1
91	Lanicor	1,02	3,2	13,3	3,0
95	Digimerck	0,97	3,1	7,5	1,7
171	Crataegutt	0,65	2,0	8,0	1,8
180	Nitro-Novodigal	0,63	2,0	8,2	1,9
188	Diacard	0,60	1,9	7,5	1,7
202	Intensain-Lanicor	0,55	1,7	17,3	3,9
205	Korodin	0,55	1,7	5,7	1,3
257	Gladixol	0,46	1,5	8,9	2,0
275	Intensain-Lanitop	0,43	1,3	14,3	3,2
280	Adenylocrat	0,42	1,3	5,9	1,3
286	Digotab	0,41	1,3	3,3	0,8
348	Taluvian	0,36	1,1	8,9	2,0
430	Ildamen-Novodigal	0,30	0,9	8,2	1,9
449	Theo-Lanicor	0,29	0,9	4,8	1,1
474	Digacin	0,27	0,9	2,3	0,5
	Summe	23,7	74,5	297,5	67,3

Präparate (davon 8 Monopräparate), deren Rangplatz, Verordnungshäufigkeit und Umsatz Tabelle 2 zeigt. Die Prozentzahlen beziehen sich jeweils auf die Indikationsklasse der Kardiaka. Insgesamt wurden in den ersten drei Quartalen 1981 31,8 Mio Kardiaka mit einem Umsatz (nach Apothekenverkaufspreisen) von 441,8 Mio DM verordnet. Die 18 meist verordneten Herzglykosidpräparate haben somit einen Anteil von 74,5 % an allen Kardiaka-Verordnungen und einen Anteil von 67,3 % am Umsatz dieser Indikationsklasse. Die beiden am häufigsten verordneten Herzglykosidpräparate, nämlich Novodigal und Lanitop, sind zugleich die beiden am häufigsten verordneten Fertigarzneimittel überhaupt. Ihr Anteil an den Verordnungen der Kardiaka macht 45,7 %, ihr Anteil am Umsatz 35,1 % aus. Erst auf Rangplatz 62 folgt dann das nächste Herzglykosidpräparat mit einem Anteil an den Kardiaka-Verordnungen von nur noch 4 %.

Tabelle 3 enthält eine Liste der herzwirksamen Glykoside, die in den meist verordneten Kardiaka enthalten sind, in der Reihenfolge der Häufigkeit ihrer Verordnung. Extrakte aus Crataegus und Convallaria wurden zusammengefaßt, da sie beide auch in einem Kombinationspräparat (Korodin) enthalten sind. Es zeigt sich, daß β-Acetyldigoxin mit einem Verordnungs-

Tabelle 3: Wirkstoffe in den 18 meist verordneten Kardiaka

Rang		Zahl der Präparate	Anteil an VO in %	Anteil am Umsatz in %
1	β-Acetyl-digoxin	5	41,5	37,2
2	Metildigoxin	2	29,2	29,4
3	Digoxin	4	9,0	12,7
	(1—3)	11	79,7	79,3
4	Crataegus u. Convallaria	5	14,7	15,2
5	Digitoxin	1	4,1	2,5
6	Proscillari-din	1	1,5	3,0

anteil von 41,5 % den bei weitem am häufigsten verordneten Wirkstoff darstellt. Auf Digoxin und seine Derivate entfallen insgesamt fast 80 % aller Verordnungen. Extrakte aus Crataegus und Convallaria haben noch einen Anteil von 14,7 % an den Verordnungen, einen sehr niedrigen Anteil haben Digitoxin mit 4,1 % und Proscillaridin mit 1,5 %. Digoxin und seine Derivate sind somit in der Bundesrepublik Deutschland die am meisten verordneten herzwirksamen Glykoside, was durchaus in Übereinstimmung mit der Situation in anderen, wenn auch nicht allen anderen Ländern steht. Ob diese Situation in der BRD durch pharmakotherapeutische Überlegungen des verordnenden Arztes (bessere Steuerbarkeit von Digoxin) bedingt oder Folge des Marketing der pharmazeutischen Unternehmer ist, läßt sich anhand der Zahlen nicht entscheiden.

Im Rahmen der allgemeinen Diskussion um die Kostendämpfung im Gesundheitswesen stellt sich natürlich auch die Frage nach den durchschnittlichen Behandlungskosten einer Herzglykosidtherapie. Deshalb wurden für die Fertigarzneimittel innerhalb der einzelnen herzwirksamen Glykoside die Kosten einer mittleren Tagesdosis berechnet (Tabelle 4). In Klammern ist jeweils die zur Berechnung der Tageskosten angesetzte mittlere Tagesdosis (MTD) angegeben, die MTD entspricht in etwa den Angaben der Arzneiverordnungen (1981) bzw. den Herstellerangaben in der Roten Liste 1982. Bei den crataegus- bzw. convallaria-haltigen Kardiaka geben die Hersteller mit einer Ausnahme die Dosierung nicht in mg Wirkstoff, sondern in Dosierungsformen (z.B. Zahl der Tropfen, Tabletten) an. Der mittlere Wert dieser Dosierungsempfehlung wurde hier zur Berechnung der mittleren Tageskosten benutzt. Ferner wurde eine möglichst große Packung (in der Regel eine Hunderterpackung) mit dem höchsten Wirkstoffgehalt zur Berechnung angesetzt. Die Kosten einer Tagesbehandlung mit Herzglykosiden liegen zwischen 0,11 und 1,00 DM, im Vergleich zur Behandlung mit H_2-Antagonisten (Tageskosten ca. 6,00 DM) und zu Antirheumatika (Tageskosten ca. 2,00 DM) sind sie verhältnismäßig niedrig. Kardiaka mit Pflanzenextrakten sind verhältnismäßig teuer, am preiswertesten sind Präparate mit β-Acetyldigoxin und Digitoxin. Innerhalb einer Wirkstoffgruppe ist durchaus ein Austausch zwischen teureren und preiswerteren Präparaten möglich, vorausgesetzt, die pharmazeutische Qualität ist identisch.

Bei internationalen Vergleichen des Arzneimittelverbrauches ist es notwendig, die Exposition der Bevölkerung gegenüber einem Arzneistoff zu standardisieren. Dazu dienen die „Defined Daily Doses" (DDD) je 1000 Einwohner. Ein Näherungswert für die DDD stellt die mittlere Tagesdosis dar. Mit dieser mittleren Tagesdosis (s. Tab. 4), einem Verordnungszeitraum von 270 Tagen (Januar bis September 1981) und einer Bevölkerungs-

Tabelle 4: Kosten einer mittleren Tagesdosis

		DM
β-Acetyldigoxin: (TD = 0,25 mg)	Novodigal	0,16
	Nitro-Novodigal	0,36
	Gladixol	0,53
	Digotab	0,11
	Ildamen-Novodigal	0,43
Metildigoxin: (TD = 0,20 mg)	Lanitop	0,26
	Intensain-Lanitop	0,56
Digoxin: (TD = 0,25 mg)	Lanicor	0,15
	Intensain-Lanicor	0,48
	Theo-Lanicor	0,25
	Digacin	0,19
Crataegus/Convall.: (−)	Miroton	1,01
	Crataegutt	0,49
	Diacard	0,50
	Korodin	0,21
	Adenylocrat	0,60
Digitoxin: (TD = 0,1 mg)	Digimerck	0,11
Proscillaridin: (TD = 1,0 mg)	Taluvian	0,62

zahl von 55,6 Mio = Anzahl der Versicherten in der gesetzlichen Krankenkasse (Grunddaten zur kassenärztlichen Versorgung, 1982) wurden angenäherte DDD berechnet (s. Tab. 5). Noch deutlicher als anhand der Verordnungshäufigkeit, die ja Packungsgrößen und Wirkstärken nicht berücksichtigt, zeigt sich, daß ein einziger Wirkstoff, nämlich β-Acetyldigoxin, knapp die Hälfte der täglichen Herzglykosiddosis der Bevölkerung der BRD darstellt. Alle Digoxinderivate zusammen machen sogar knapp 85 % der Herzglykosidexposition aus.

Friebel veröffentlichte 1982 Zahlen über den Herzglykosidverbrauch in 10 europäischen Ländern (s. Tab. 6). Der von ihm für die Bundesrepublik Deutschland berechnete Wert, der auf ganz anderen Grundlagen beruht (vermutlich Industrieumsatzzahlen), entspricht ziemlich genau dem nach dem GKV-Arzneimittel-Index berechneten Wert für 1981. In der Aufstellung von Friebel zeigte sich deutlich, daß die Bundesrepublik Deutschland mit 64,3 DDD je 1000 Einwohner den höchsten Ver-

Tabelle 5: „Defined Daily Doses" (DDD) je 1000 Einwohner

1	β-Acetyldigoxin	(TD = 0,25 mg)	30,9
2	Metildigoxin	(TD = 0,20 mg)	16,3
3	Digoxin	(TD = 0,25 mg)	6,7
	(1–3)		53,9
4	Crataegutt/Convallaria (–)		4,7
5	Digitoxin	(TD = 0,1 mg)	3,2
6	Proscillaridin	(TD = 1,0 mg)	0,4
	(1–6)		62,2

Tabelle 6: Herzglykosidverbrauch 1978 in 10 Ländern in DDD je 1000 Einwohner

Deutschland (BRD)	64,3
Finnland	42,4
Schweden	32,3
Norwegen	18,8
Italien	16,7
Dänemark	10,5
Großbritannien	10,2
Frankreich	8,8
Island	8,4
Spanien	7,3
Quelle: Friebel, 1982	

brauch an Herzglykosiden von den zehn untersuchten Ländern hat. Der Abstand zu den Ländern mit dem geringsten Herzglykosidverbrauch beträgt sogar einen Faktor 8. Die Berechnung der DDD nach dem GKV-Arzneimittel-Index bestätigt die Ergebnisse von Friebel für die Bundesrepublik Deutschland, wir können jedoch ebensowenig wie Friebel die Ursachen für diesen unterschiedlichen Verbrauch in den verschiedenen Ländern angeben. Zu diskutieren sind vor allem eine unterschiedliche Morbidität und eine unterschiedliche Indikationsstellung. Da eine achtfach unterschiedliche Erkrankungshäufigkeit an Herzinsuffizienz sicher längst bekanntgeworden wäre, spricht einiges für eine unterschiedliche Indikationsstellung in den verschiedenen Ländern. Das heißt, daß in der Bundesrepublik Deutschland möglicherweise die Diagnose einer Herzinsuffizienz wesentlich häufiger als in den Nachbarländern gestellt wird. Möglicherweise ist man in Deutschland auch eher geneigt, Herzglykoside prophylaktisch zu geben (z. B. bei „Al-

tersherz" oder koronarer Herzerkrankung) als in den Nachbarländern. Zu diskutieren ist auch die Möglichkeit, daß in Deutschland eher als anderswo herzglykosidhaltige Präparate sozusagen als „Placebos" bei funktionellen Herzbeschwerden verordnet werden. Eine solche Verordnungsweise wäre zwar preiswert (niedrige durchschnittliche Tageskosten), angesichts der geringen therapeutischen Breite der Herzglykoside jedoch aus Gründen der Arzneimittelsicherheit bedenklich.

Zusammenfassung

Es sollten hier in erster Linie quantitative Daten über die Art und Häufigkeit der Verordnung herzwirksamer Glykoside gegeben werden. Eine eingehendere Analyse der Daten bedürfte weiterer Untersuchungen, die zum Teil noch nicht vorliegen. Es fällt an den Daten auf, daß fast 50 % der Verordnungen auf nur zwei herzwirksame Präparate entfallen, obwohl über 300 Kardiaka auf dem bundesdeutschen Markt sind. Der meist verordnete Wirkstoff ist Digoxin mit seinen Derivaten, alle übrigen Wirkstoffe, mit Ausnahme der pflanzlichen Extrakte, haben einen Anteil weit unter 5 % des Umsatzes. Im internationalen Vergleich werden in Deutschland (BRD) besonders viel Herzglykoside verordnet. Es ist möglich, daß als Ursache dafür eine großzügigere Indikationsstellung bzw. prophylaktische Verordnung anzusehen ist.

Literatur

Arzneimittel-Index. Eine bewertende Arzneimittelklassifikation. Hrsg.: E. Greiser, medpharm Verlag, Wiesbaden 1981

Arzneiverordnungen. Hrsg.: Von den Mitgliedern der Arzneimittelkommission der deutschen Ärzteschaft. 14. Auflage. Deutscher Ärzte-Verlag, Köln-Lövenich 1981

Friebel, H.: Arzneimittelverbrauch. Ein Vergleich der Verbrauchssituation in einigen europäischen Ländern. Deutsche Apotheker-Zeitung 122, 815–818 (1982)

GKV-Arzneimittel-Index 1981. Hrsg.: Wissenschaftliches Institut der Ortskrankenkassen. Bonn-Bad Godesberg, April 1982

Grunddaten zur kassenärztlichen Versorgung in der Bundesrepublik Deutschland 1982. Hrsg.: Kassenärztliche Bundesvereinigung, Köln 1982

Rote Liste 1982. Hrsg.: Bundesverband der Pharmazeutischen Industrie e.V., Frankfurt/Main. Editio Cantor, Aulendorf 1982

Drug monitoring – Notwendigkeit und Grenzen bei herzwirksamen Glykosiden

A. H. Staib, G. B. Woodcock

Die nach Zulassung und Einführung eines Arzneimittels anfallenden wissenschaftlichen und klinischen Erkenntnisse werden im Rahmen der Arzneimittelüberwachung (drug monitoring) erfaßt und ausgewertet; dazu ist der Hersteller u. a. auch aufgrund gesetzlicher Festlegungen verpflichtet (§§ 25, 76 und 84 AMG). Die Arzneimittelüberwachung beinhaltet besonders Sammlung, Systematisierung und auch Veröffentlichung von Daten, Beobachtungen und Erkenntnissen zu den Sachverhalten

— Indikationsgebiete für das Mittel (Abgrenzung, Erweiterung),
— Verträglichkeit und Risiken,
— Dosierungs- und Anwendungsregeln,
— Sonderfälle aufgrund klinischer, pathophysiologischer oder kinetischer Befunde,
— Vergleich mit anderen Mitteln oder Behandlungsverfahren.

Damit gehört das drug monitoring als mit statistischen Mitteln arbeitende Methode zur Phase IV der Arzneimittelentwicklung.

Der Begriff drug monitoring wird landläufig aber auch für im Einzelfall anzuwendende Maßnahmen der Therapieüberwachung gebraucht (präziser: therapeutic drug monitoring), wenn bei bestimmten Mitteln aufgrund definierter Indikationen (Tab. 1 [1]) mittels Konzentrationsmessung des Pharmakons eine individuelle Therapieführung erfolgt. In der Regel wird bei dieser Methode nach Indikationsstellung für ein Arzneimittel

1. dem Patienten eine, in der Regel individuell aufgrund allgemeiner Erkenntnisse (z. B. altersabhängige Eliminationsunterschiede, Begleitkrankheiten usw.) adaptierte, Durchschnittsdosis appliziert,
2. in definierten Zeitabständen nach Therapiebeginn (in Sonderfällen bereits nach der ersten Dosis, in der Regel nach mehrfacher Gabe) in einer Serum- oder Plasmaprobe (seltener in anderen Körperflüssigkeiten) eine Konzentrationsmessung durchgeführt,

Tabelle 1: Indikationen zur Messung von Pharmaka im Blut/Plasma (nach: Richens and Warrington, 1979)

1) Pharmaka mit kleiner therapeutischer Breite
2) Pharmaka mit einer Sättigungskinetik
3) Große interindividuelle Variabilität der Metabolismusrate
4) Differentialdiagnose toxischer Symptome
5) Gastrointestinale-, Leber- oder Nierenerkrankungen
6) Interaktionen mit anderen Pharmaka
7) Verdacht einer „Non-compliance"

3. anhand des Konzentrationswertes *und* des klinischen Ablaufs eine individuelle Dosisanpassung durchgeführt,
4. während der weiteren Anwendung des Mittels die Realisierung des Therapieüberwachungszieles (Optimierung des Behandlungseffektes durch Dosisindividualisierung) mit Hilfe weiterer Konzentrationsmessungen gesichert.

Das Verfahren entspricht damit einem vereinfachten und im gewissen Sinne auch schematisierten Therapieversuch zur Dosisfindung in den frühen Phasen der Arzneimittelprüfung und -entwicklung; sie stützt sich aber im Unterschied zu diesem

— auf umfangreiche und gesicherte klinische und humanpharmakologische Befunde zur Beziehung zwischen Dosis und Wirkung,
— auf bekannte und gesicherte pharmakokinetische Zusammenhänge, und schließlich
— auf den gesicherten Wirkungsnachweis bei der gegebenen Indikation.

Die Berechtigung für das aufwendige Verfahren der individuellen Dosisanpassung leitet sich also aus den individuell mit der Anwendung dieses Mittels verbundenen Problemen in der Klinik her, besonders denen der Pharmakokinetik, der Verträglichkeit und der Sicherung einer grundsätzlich gegebenen Wirksamkeit; die Berechtigung ist demnach an der Sicherung des Therapieerfolges bei Vermeidung oder Reduzierung von Nebenwirkungen zu messen und muß sich auch in einer allgemeinen Verbesserung der Lebensqualität des oft einer Dauertherapie unterworfenen Patienten ausdrücken.

Aufbauend auf bereits seit längerer Zeit etablierten Methoden der Therapiekontrolle (Diabetikereinstellung, Antikoagulantiendosierung) hat das therapeutic drug monitoring mit der Entwicklung geeigneter Analysenverfahren im letzten Jahrzehnt für folgende Arzneimittelgruppen Bedeutung erlangt: Antiepileptika, Herzglykoside, Lithium, Theophyllin und Koffein, Antiarrhythmika, Antibiotikagruppen, Psychopharmakagruppen, Zytostatika. Im Gegensatz zu den Therapiekontrollmethoden, die sich ausschließlich an klinisch-chemischen Parametern orientieren (Diabeteseinstellung) kommt bei diesen Arzneimittelgruppen der *Konzentration des Pharmakons* eine zentrale Bedeutung für die Therapieführung zu.

Notwendigkeit und Grenzen derartiger Verfahren sind einerseits in jedem Einzelfall zu prüfen, worauf im folgenden eingegangen werden soll, aber andererseits auch aufgrund allgemeiner Überlegungen entsprechend dem jeweiligen Erkenntnisstand über die betreffenden Arzneimittel kritisch zu beleuchten.

Es sollen deshalb zuerst die Voraussetzungen und Besonderheiten des therapeutic drug monitoring bei Herzglykosiden zusammengefaßt werden, um anschließend Notwendigkeit und Grenzen dieses Verfahrens bei dieser Arzneimittelgruppe darzustellen.

Die entscheidende Erkenntnis für eine optimale Therapieführung mit Herzglykosiden ist alt: Eine sichere und effiziente Wirkung erfordert eine ausreichende, aber individuell unterschiedliche Dosierung. Die Nebenwirkungen erfordern wegen ihrer Häufigkeit, ihrer möglichen Gefährlichkeit und ihrer offensichtlich von der Dosis nicht allein abhängigen Inzidenz (1/10 bis 1/5 aller behandelten Patienten) als ein die Therapie belastendes Ereignis seit Jahrhunderten die Aufmerksamkeit der Ärzte (Tab. 2 [2]). Die Möglichkeit der Messung der Serumkonzentration führte zur pharmakokinetischen Erklärung der ärztlichen Erfahrung, warum das Therapieziel einer maximalen Wirksamkeit bei optimaler Verträglichkeit mit einer schematischen Dosierung nur unbefriedigend realisierbar ist: Unter kontrollierten Bedingungen wird mit einer feststehenden Dosierung eine breite Streuung resultierender Serumkonzentrationen gefunden (Abb. 1 und 2 [3]). Analysen der Korrelationen zwischen Wirksamkeit und Serumkonzentration bzw. Nebenwirkungen und Konzentration führten zu der statistisch nachgewiesenen Abgrenzung therapeutisch erforderlicher Mindestkonzentrationen einerseits, einer Häufung von toxischen Wirkungen bei Überschreiten bestimmter Serumkonzentrationen andererseits und damit zum Begriff des *therapeutischen Bereiches*. Pharmakokinetische Untersuchungen definieren schließlich die Ursachen der variablen individuellen Glykosidkinetik.

Zur Beziehung zwischen Serumkonzentration und Wirkung muß allerdings berücksichtigt werden, daß bei Herzglykosiden der Serum-

Tabelle 2: Häufigkeit von Therapieerfolg und Nebenwirkungen von Digitalis in den frühesten klinischen Studien (1785–1818)

	Digitaliszubereitung	Anzahl der Patienten	Therapeutische Erfolgsquote (%)	Intoxikationsquote (%)
Withering (1785)	Dekokt,	15	80	55
	getrocknete Blätter,	35	77	14
	Infus	78	69	19
Jackson (1790)	Infus	11	73	9
Quin (1790)	Infus	11	46	18
Maclean (1810)	Infus	94	83	16
Ferriar (1816)	nicht spezifiziert	29	45	21
Blackall (1818)	Infus und Tinktur	35	71	17

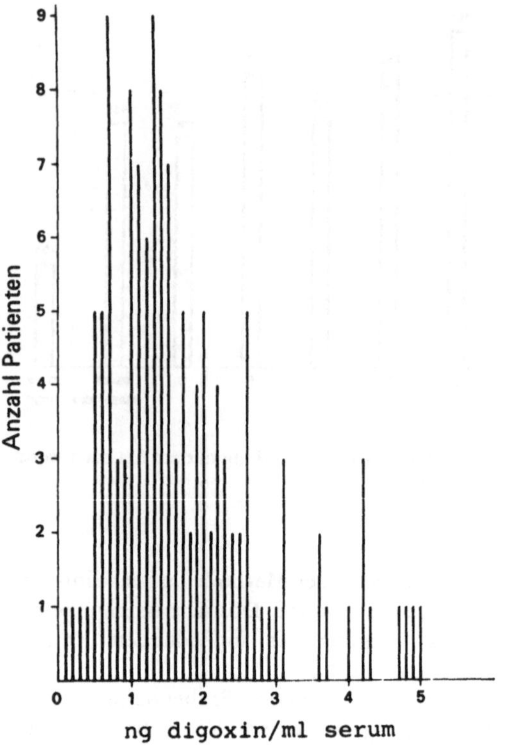

Abb. 1 Steady state-Serumkonzentrationen von 130 stationär mit Digoxin (Tagesdosis 0,25 mg) behandelten Patienten (nach [3])

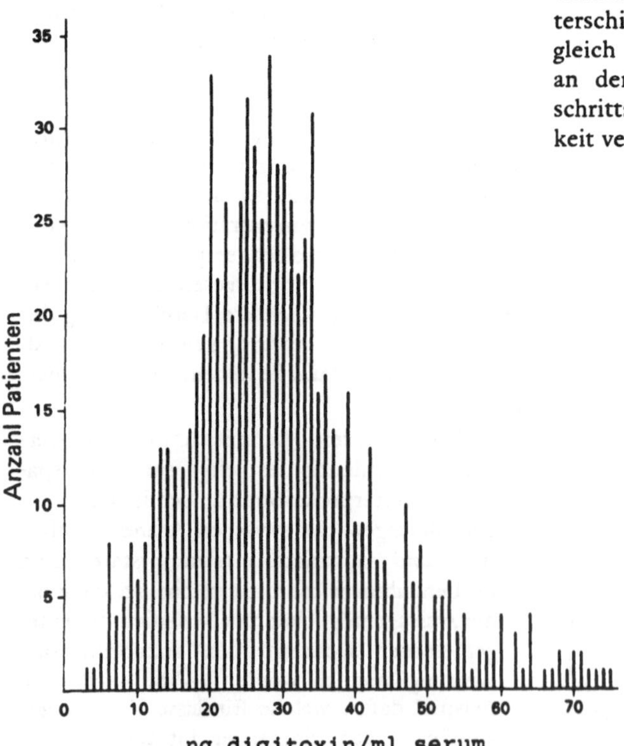

Abb. 2

Steady state-Serumkonzentrationen von 773 stationär mit Digitoxin (Tagesdosis 0,1 mg) behandelten Patienten (nach [3])

wert auch unter Gleichgewichtsbedingungen nicht direkt die Konzentrationsverhältnisse am Rezeptor bzw. Wirkort abbildet und demzufolge nur einen relativen Leitwert für die Beurteilung der Konzentrationsbeziehungen von erwünschten und unerwünschten Wirkungen darstellen kann. Trotzdem wurde nach Einführung der Glykosidkonzentrationsbestimmung in die Klinikroutine über die so mögliche Individualisation der Dosierung eine Verbesserung der Therapiemöglichkeiten durch eine Senkung der Häufigkeit schwerer Intoxikationen erreicht. Einen Beleg für diese Aussage stellt z. B. die in Abbildung 3 [4] dargestellte Senkung von Digoxinnebenwirkungen nach Einführung der Serumkonzentrationsbestimmungen dar (Massachusetts General Hospital 1970–72). Nach jahrelanger Erfahrung mit dem klinischen drug monitoring bei Herzglykosiden ist aber auffällig, daß trotz dieser vielfach im Einzelfall nachgewiesenen Vorteile der individualisierten Glykosiddosierung ein Rückgang der Nebenwirkungshäufigkeit statistisch offenbar fraglich ist (Tab. 3 [5]). Auch wenn man berücksichtigt, daß sich inzwischen die Beurteilungskriterien für bestimmte Nebenwirkungen (z. B. Farbsehstörungen) verfeinert haben und zwischen den Glykosidpräparaten und -anwendungsbedingungen teilweise erhebliche Unterschiede bestehen, scheinen bei einem Vergleich der Daten der Tabellen 2 und 3 Zweifel an der Realität eines therapeutischen „Fortschritts" bezüglich der Nebenwirkungshäufigkeit verständlich.

273

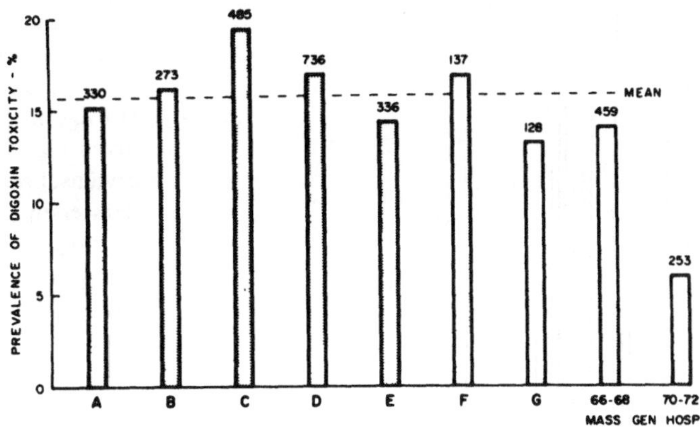

Abb. 3

Häufigkeit von Digoxinnebenwirkungen in 8 Krankenhäusern in den Jahren 1966 bis 1972; die Anzahl der klinisch jeweils mit Digoxin behandelten und ausgewerteten Patienten ist an den Säulen notiert. Die Untersuchungen erfolgten (A) am Bosten V. A. Hospital, (B) Boston City Hospital, (C) Lemuel Shattuck Hospital Boston, (D) Peter Bent Brigham Hospital Boston, Boston, (E) Roger Williams Hospital Providence RI, (F) St Joseph's Hospital London (Ontario), (G) Hadassah-Hebrew Universitätshospital Jerusalem sowie Massachusetts General Hospital Boston. Messungen der Serumdigoxin-Konzentrationen wurden in großem Umfang nur am Massachusetts General Hospital Boston in den Jahren 1970–1972 durchgeführt (nach [4])

Tabelle 3: Intoxikationshäufigkeit bei der Behandlung der Herzinsuffizienz mit Digoxin

Autoren	Patienten	Intoxikation	Prozentsatz
Shapiro et al. (1969)	441	81	18,4
Hurwitz and Wade (1969)	192	37	19,3
Beller et al. (1971)	93	23	24,7
Evered and Chapman (1971)	108	22	21,6
Howard et al. (1973)	86	13	15,0
Lichey et al. (1977)	145	29	20,0
Follath u. Roth (1980)	230	46	20,0
v. Arnim et al. (1980)	295	81	27,5
Total	1 631	341	20,9

Mindestens aber erfordern diese Daten die kritische Zuordnung eines Stellenwertes für die Rolle der Konzentrationsmessung bei der Therapieplanung und -durchführung in Klinik und Praxis, um Fehlentwicklungen entgegenzutreten, die sich besonders in folgenden Aspekten ausdrücken können:

— Fehleinschätzung der Rolle der Konzentrationsmessung für eine Sicherung einer rationalen Glykosidanwendung;

— Routineeinsatz der Methode „ohne klinische Konsequenz" (keine Dosisanpassung, keine Berücksichtigung des individuellen Krankheitsverlaufs u. ä.);

— „Verordnung" einer Probennahme und -bestimmung bei einem Verdacht auf Vorliegen einer Nebenwirkung und Annahme einer rechtlichen Absicherung bei Zwischenfällen, wenn die Bestimmung einen „Normalwert" ergab;

— Verschwendung finanzieller Mittel durch Schaffung paralleler Meßkapazitäten an einer Einrichtung ohne ausreichenden fachspezifischen Hintergrund.

Es sollen deshalb im folgenden durch Formulierung von Thesen die Indikationsstellung und Leistungsfähigkeit und so auch die Grenzen einer durch Serumkonzentrationsmessung kontrollierten Herzglykosidtherapie verdeutlicht werden. Dabei wird vorausgesetzt, daß die Bedingungen für eine korrekte Durchführung des therapeutic drug monitoring gewährleistet sind, die insbesondere darin bestehen, daß klinischerseits

1. Probennahmezeit, -kennzeichnung und -versendung eindeutig festgelegt sind und spätere Fehlinterpretationen ausschließen.

2. ein Gleichgewicht zwischen Arzneimittelzufuhr und -elimination (steady state) zum Probennahmezeitpunkt erreicht ist, da sonst die Aussagemöglichkeiten bezüglich der einer gemessenen Konzentration zuzuordnenden Wirkung fraglich werden (Abb. 4 gibt ein Beispiel dafür, welche Einflüsse Verteilungsvorgänge nach einmaliger intravenöser Di-

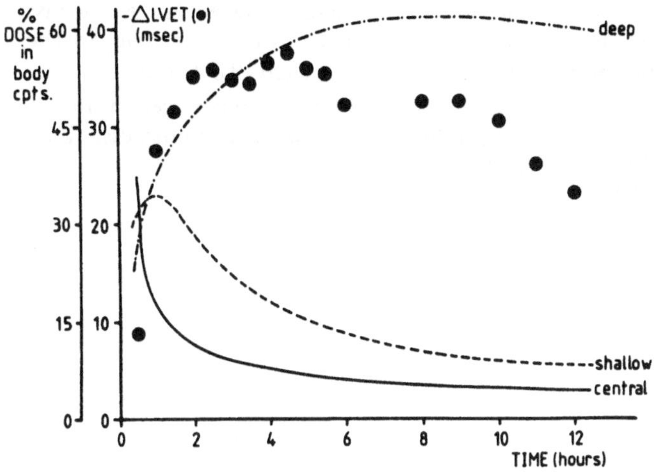

Abb. 4

Zentrales (Plasma), flaches und tiefes Kompartiment enthalten von der gegebenen Digoxindosis (1 mg iv) über die Zeit unterschiedlichen Dosisanteile (%; Konzentrationsmessung im zentralen Kompartiment, Einzelversuch, Berechnung der Werte im flachen und tiefen Kompartiment). Synchrone Darstellung der Meßergebnisse der LVET (linksventrikuläre Austreibungszeit in ms; ●) — oberer Teil der Abbildung —

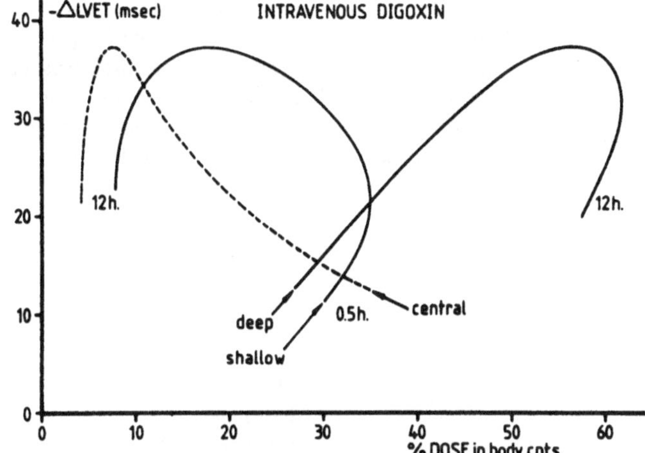

Auftragung der LVET gegen die Dosisanteile in den drei Kompartimenten: Die beobachtete Histerese zeigt daß die Veränderungen von LVET nicht als Funktion der Digoxinanteile in einem einzelnen Kompartiment allein interpretierbar sind (nach [6]) — unterer Teil der Abbildung —

goxinzufuhr auf die Beziehung zwischen Konzentrationen in den Digoxinverteilungsräumen und der Wirkung haben. Da das Meßergebnis lediglich den Konzentrationsverlauf im zentralen Kompartiment repräsentiert, ist das Abwarten eines Verteilungsgleichgewichts für eine korrekte Beurteilung der Konzentratoins-Wirkungsbeziehung zwingend; zu beachten ist besonders die in der Abbildung dargestellte Hysteresis dieser Beziehung! [6]);

3. Therapiedauer und Dosis eindeutig dokumentiert sind;

4. die Begleitmedikation eindeutig dokumentiert ist (Interaktion).

Die Indikationen für eine Messung der Glykosidkonzentration im Serum (Tab. 4) ergeben sich aus

1. pharmakokinetischen Problemen mit der Konsequenz einer Überdosierung (Intoxikation) oder aus Interaktionsmöglichkeiten (Chinidin) bei Kombinationstherapie;

2. pathophysiologischen Besonderheiten, die intoxikationsrelevant sein können (Begleitkrankheiten, Lebensalter), sowie bei

3. Verdacht auf eine ungenügende Compliance des Patienten.

Die Gründe für die Prävalenz hepatorenaler und altersabhängiger Faktoren bei der Indikationsstellung sollen hier nur beispielhaft angedeutet werden: Die renale Elimination des Digoxins ist alters- und nierenfunktionsabhängig der Haupteliminationsweg dieses Glykosids, der der Kreatininclearance parallel geht (Abb. 5 nach [7]); die bei Frühgeborenen besonders niedrige und variable Digoxinelimination (Abb.

6 nach [8]) führt bei den in diesem Lebensabschnitt besonderen Indikationen und den diagnostischen Schwierigkeiten bei Glykosidintoxikationen (Erbrechen) zu besonderen Dosierungsproblemen und stellt eine absolute Indikation für die Messung der Glykosidkonzentration dar; ferner sei auf die Unabhängigkeit der Digitoxinelimination von der Nieren-

Tabelle 4: Indikationen für Serumkonzentrationsbestimmungen bei therapeutischer Anwendung von Herzglykosiden

1. Verdacht auf Glykosidintoxikation
2. Klärung von Rhythmusstörungen (Genese)
3. Glykosidtherapie bei älteren Patienten
   (Digoxin oder Digitoxin; var. V_D)
4. Instabile Niereninsuffizienz
   (nur bei Digoxin)
5. Compliance oder Non-Compliance?
6. Gleichzeitige Chinidin-Therapie
7. Glykosidtherapie bei Früh- und Neugeborenen

funktion hingewiesen sowie das Kompensationsvermögen bei vorhandener hepatischer Insuffizienz (Abb. 7 nach [9]) erwähnt.

Unter diesen Voraussetzungen gelten für die *Notwendigkeit* der Konzentrationsmessung folgende Thesen.

1. These

Nicht jede Anwendung von Herzglykosiden erfordert eine Messung der (im steady state) erreichten Konzentration im Serum.

Folgende Gründe sind für diese Feststellung maßgebend:

1.1 Der Einsatz eines Herzglykosids setzt eine eindeutige klinische Indikationsstellung für diese Arzneimittel voraus, die im *Nachweis* einer myokardialen Insuffizienz besteht. Die Kriterien für den Nachweis des angestrebten Behandlungseffektes, also die Wirksamkeit des

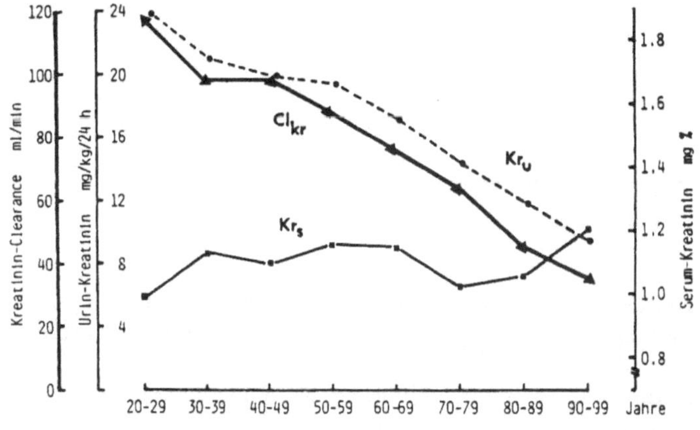

Abb. 5

Altersabhängige Veränderungen der Kreatinin-Clearance (Cl_{kr}), der Kreatininausscheidung im Urin (Kr_u) und des Serumkreatinins (Kr_s) (modifiziert nach Kampman et al., nach [7])

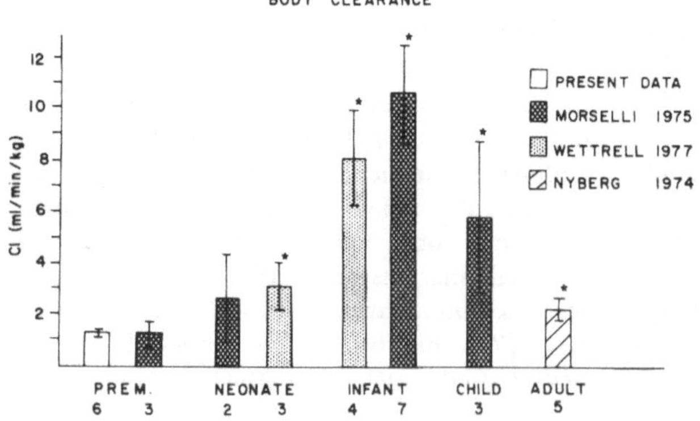

Abb. 6

Mittelwerte und Standardabweichung der totalen Clearance von Digoxin in verschiedenen Lebensaltern. Gruppen mit statistisch gesicherten Unterschieden zu der Gruppe N = 6 sind mit * gekennzeichnet (nach [8])

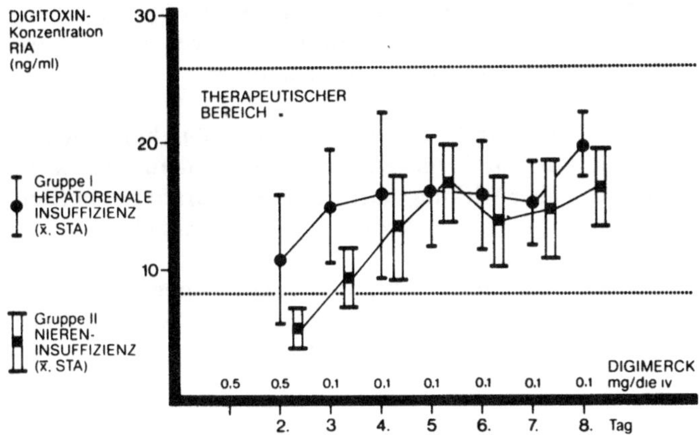

Abb. 7

Verlauf von Digitoxin-Serumkonzentrationen bei nicht vordigitalisierten Patienten mit Nierenversagen und Lebererkrankung (Gruppe I, N = 9), bzw. mit alleinigem Nierenversagen (Gruppe II, N = 7) (nach [9])

Präparates, sind seit Jahrzehnten definiert und vom Erfahrenen in aller Regel sicher beurteilbar. Bei unklarer Indikationsstellung kann auch durch den Nachweis einer pharmakokinetisch richtigen Dosierung kein klinischer Fortschritt erreicht werden!

1.2 Eine gleichbleibende Behandlungssituation vorausgesetzt, ist bei klinischer oder ambulanter Therapie eine lege artis erfolgende ärztliche Überwachung für die Erkennung von dosis- und wirkungsändernden Umständen (z. B. hepatorenale Insuffizienz) wesentlich effektiver als stichprobenartige Messungen der Serumkonzentration. Das klinische Urteil ist nicht durch Meßergebnisse zu ersetzen!

Die Messung der Serumkonzentration ist bei Herzglykosiden vorwiegend auf die Differentialdiagnose, den Nachweis und die Erklärung von Nebenwirkungen gerichtet. Daraus folgt, daß in vielen Fällen Meßergebnisse oberhalb des therapeutischen Bereiches (Digoxin 0,6—2,1 ng/ml, Digitoxin 14—26 ng/ml) zu erwarten sind, wenn die Indikationsstellung zur Probennahme richtig war. Daraus ergibt sich die

2. These

Bei Häufung von Meßergebnissen im therapeutischen Bereich oder darunter entsteht der Verdacht, daß die Indikationsstellung aus einer diagnostischen Routinehandlung und nicht aus einer den Therapiezielen direkt förderlichen Notwendigkeit resultiert.

2.1 In solchen Fällen ist entweder ein unzureichender Einsatz diagnostischer Möglichkeiten naheliegend, oder es spielen neben geringer Erfahrung organisatorische Probleme (Arztwechsel, Zeitaufwand etc.) eine Rolle.

2.2 Eine Ausnahme stellt der Nachweis extrem niedriger oder fehlender Glykosidkonzentrationen bei unkontrollierter oder organisatorisch nicht kontrollierbarer Medikamenteneinnahme bei fehlender Wirkung dar (z. B. bei älteren alleinstehenden Patienten).

3. These

Der Verdacht auf eine Non-Compliance kann nur in Sonderfällen durch Konzentrationsmessungen ausgeschlossen oder bestätigt werden.

Diese Behauptung beruht darauf, daß ein Non-Complianceurteil per definitonem patientenabhängige und substanzabhängige Komponenten aufweist:

3.1 Als Compliance bezeichnet man das „Ausmaß der Übereinstimmung des Verhaltens eines Menschen in bezug auf die Einnahme von Arzneimitteln … mit einem ärztlichen Rat …" [10]. Mangelnde Compliance kann also selbst durch mehrere Messungen der Serumkonzentration nur *wahrscheinlich* gemacht werden, wenn die Meßwerte niedrig sind oder schwanken, da der Grad der „Unzuverlässigkeit" der Einnahme ebenfalls keine konstante Größe ist (Vergeßlichkeit, Befinden, bevorstehender Arzttermin wirken unterschiedlich auf das „Ausmaß …").

3.2 Die Aussagekraft eines niedrigen Konzentrationswertes bezüglich der Compliancebeurteilung ist aber auch für die einzelnen Glykoside unterschiedlich, da das Auslassen einer oder mehrerer Einzeldosen wegen der unterschiedlichen Eliminationsraten bei Digoxin und Digitoxin ganz unterschiedliche Veränderungen der resultierenden Konzentrationen nach sich zieht. Eine Compliance-Beurteilung sollte sich bei Herzglykosiden also auf keinen Fall ausschließlich auf das Ergebnis des drug monitoring begründen.

Damit sind bereits die *Grenzen* der Aussagekraft von Serumkonzentrationsmessungen angesprochen. Die folgende Aufstellung (Tab. 5) faßt praktisch wichtige und häufig unberücksichtigt bleibende Einschränkungen zusammen.

Tabelle 5: Grenzen für die Brauchbarkeit und Effektivität von Serumkonzentrationswerten bei Therapie mit Herzglykosiden

1. Messung außerhalb des steady state
2. Diskrepanz zwischen Meßort und Wirkort (Verteilungsraum, Rezeptorbindung)
3. Interpretationsfähigkeit des behandelnden Arztes (Folgerungen für Therapieführung)
4. Methodenbedingte Unschärfen (Über- oder Unterbewertung von Ergebnisvarianzen)
5. Probleme bei der Ergebnisübermittlung und -dokumentation
6. Kosten

4. These

Nicht jeder Fall einer Glykosidintoxikation drückt sich in einem Konzentrationswert oberhalb des „therapeutischen Bereichs" aus.

Zur Begründung dieser Feststellung muß daran erinnert werden, daß

4.1 der große Verteilungsraum der Herzglykoside Konzentrationsänderungen (und damit auch Änderungen der Wirkung) am Wirkort nicht zwangsläufig und insbesondere nicht ausreichend schnell im Serum abbilden muß,

4.2 umgekehrt aktuelle Konzentratiosschwankungen im Serum (z.B. nach der Einnahme

278

einer Dosis; dazu auch Abbildung 4!) ebensowenig repräsentativ für die Verhältnisse am Wirkort sein müssen, ferner

4.3 Änderungen der Glykosidbindung am Rezeptor keine Konzentrationsänderungen, wohl aber Wirkungsunterschiede erwarten lassen (Beispiel Thyreotoxikose), und schließlich

4.4 Elektrolytverschiebungen ohne Konzentrationsänderungen zu einer Variation der Wirksamkeit führen können.

5. These

Methodische Varianzen begrenzen die Aussagemöglichkeiten auf der Basis von Konzentrationsmessungen in einem im Einzelfal! oft nicht oder nur schwer abschätzbaren Ausmaß.

Dieser Faktor wird vom Kliniker häufig zu wenig einkalkuliert, besonders wenn bei hoher Akzeptanz von Laborwerten deren Variabilität unberücksichtigt bleibt oder der Versuch unternommen wird, „unerklärbare" Befunde mit methodischen Ungenauigkeiten zu interpretieren. Es sollen deshalb diese Voraussetzungen detaillierter dargestellt werden.

Für die Bestimmung der einer Meßmethode zuzuordnenden methodenabhängigen Fehlergröße werden zwei Parameter verwendet:

1. Richtigkeit (accuracy) bzw. Abweichung vom tatsächlichen Wert (bias, systematischer Fehler) und
2. Genauigkeit (precision) als Streuung bei Mehrfachbestimmung derselben Probe (ausgedrückt als Variationskoeffizient).

Im Falle eines Digoxin-RIA sollte ein Laboratorium einen Bias von weniger als 6% und einen Variationskoeffizienten von weniger als 15% aufweisen. Diesen Grenzwerten entsprechen die Mehrzahl von 400 europäischen Laboratorien, die an einem von der Firma Wellcome organisierten Qualitätskontrollverfahren teilnehmen (so hatten in einem der letzten Durchgänge im Jahre 1982 90% der Laboratorien ein VC unter 15%, aber sechs Teilnehmer wiesen einen Wert über 25% auf). Eine genaue Kenntnis des „Laborfehlers" ist jedoch wegen der geringen therapeutischen Breite des Digoxins eine methodische Mindestforderung, um einer (Digoxin-)Bestimmung einen Aussagewert zu geben. Ein Beispiel soll das erläutern (nach [11]). Die Breite des therapeutischen Bereichs beträgt für Digoxin 1,5 ng/ml (therapeutischer Bereich 0,6–2,1 ng/ml); bei einem angenommenen Bias von ± 0% und einem VC von 15% muß das Meßergebnis in ein Konzentrationsfenster von 0,7 Einheiten fallen (1,01–1,69), um dem Kliniker eine mindestens 95%ige Sicherheit zu geben, daß der „wahre" Wert im therapeutischen Bereich liegt. Unter gleichen Bedingungen, aber mit einer Präzision von 7,5%, erweitert sich das Fenster auf 0,98 (0,87–1,83). Ein Assay mit einer Präzision von 25% hat keinen klinischen Wert, da dann nur die Meßergebnisse zwischen 1,3–1,4 ng/ml eine ausreichende Sicherheit aufweisen, daß sie im therapeutischen Bereich liegen. Das Auftreten eines signifikanten Bias würde zu einer Verschiebung des Fensters zum oberen oder unteren Ende des therapeutischen Bereichs führen und den Wert dieses Assays weiter vermindern, um die „wahre" Digoxinkonzentration zu erfassen. Es ist klar, daß der schmale therapeutische Bereich bei Digoxin beträchtliche Anforderungen an den Kliniker stellt, Meßergebnisse eines Assays korrekt zu interpretieren. Die Anwendung verschiedener Assays oder die Bestimmung durch verschiedene Laboratorien (z. B. innerhalb eines Klinikums) sollten vermieden werden, da dann unterschiedliche Kriterien für die Beurteilung der Ergebnisse angewendet werden müßten, die Interpretation der Ergebnisse problematischer wird und neben möglicher Verwirrung auch ein Vertrauensschwund des Klinikers in die Arzneimittelbestimmungsmethoden resultieren kann.

Tabelle 6: Klinische Daten von 24 Patienten (nach [12]), gemessene (A) Digoxinserumkonzentrationen [12] und aus den klinischen Daten kalkulierte Werte (B, C, D)

Patient No.	Alter (Jahre) Geschlecht	Körpergewicht (kg)	Digoxin-Erhaltungs-Dosis (µg)	Plasma-Kreatinin (mg %)	Cl_{cr}* (ml/min)	Meßwert ng/ml A	berechnete Digoxinserum-Konzentration aus den Daten nach [12] B (Tozer)	C (Dobbs)	D (Schaumann)
1	63/F	51	250	0,87	55	1,2	1,5	1,2	0,90
2	50/F	66	250	0,97	74	1,4	2,0	1,4	1,4
3	61/F	59	250	0,96	70	0,6	0,9	0,6	0,6
4	78/F	56	125	1,11	42	1,3	2,9	1,3	1,3
5	51/F	81	500	0,64	138	1,3	1,4	1,3	0,81
6	73/M	62	187	1,81	35	1,3	1,3	1,3	0,86
7	88/M	61	125	1,40	34	0,9	1,3	0,9	0,9
8	68/M	62	375	1,15	55	2,1	1,8	2,1	1,05
9	67/F	50	250	1,00	47	0,7	0,7	0,7	0,53
10	34/M	65	500	1,04	93	1,0	0,9	1,0	0,63
11	50/F	61	250	0,91	73	0,8	1,2	0,8	0,8
12	42/M	73	250	0,90	113	1,2	2,4	1,2	1,5
13	51/M	67	375	1,21	70	0,8	0,7	0,8	0,53
14	67/F	70	500	1,09	58	1,6	1,0	1,6	0,6
15	87/F	50	125	0,84	40	3,1	5,4	3,1	3,1
16	80/F	51	250	0,98	39	1,6	1,6	1,6	1,2
17	58/M	64	250	7,71	43	2,6	2,6	2,6	1,3
18	57/M	80	250	9,84	10[+]	1,3	0,6	1,3	0,65
19	66/M	72	250	1,18	62	2,0	2,5	2,0	1,5
20	51/M	73	250	1,31	67	2,1	2,7	2,1	2,1
21	59/M	80	250	1,04	88	1,0	1,4	1,0	1,0
22	61/M	64	250	1,05	72	0,7	1,0	0,7	0,7
23	59/M	70	500	1,33	59	1,6	1,0	1,6	0,60
24	73/M	68	250	1,02	63	1,8	2,3	1,8	1,35

(* berechnet nach dem Nomogramm von Siersbaek-Nielsen 1971; + gemessener Wert)

6. These

Vorhandene Möglichkeiten der Dosiskalkulation sollten genutzt werden, sie können mit einfacheren Mitteln und geringerem finanziellem Aufwand zu Resultaten führen, die der Konzentrationsmessung gleichwertig sind.

Diese Aussage soll an einem Datensatz belegt werden, bei dem Meßergebnisse den mit Näherungsverfahren aus individuellen Patientendaten kalkulierten Digoxinkonzentrationswerten gegenübergestellt werden (Tab. 6). Die Verfahren sind eine Auswahl aus etwa zehn Nomogrammen oder Gleichungen, die in den letzten Jahren zur Abschätzung der Serumdigoxinkonzentration aus Parametern wie Alter, Kreatininclearance, Körpergewicht etc. veröffentlicht wurden. Für diese klinisch definierte Patientengruppe [12] mit geringgradiger bis mäßiger kardialer Insuffizienz ergab sich, daß sowohl eine empirisch entwickelte [13] Berechnungsmethode als auch ein Näherungsverfahren aufgrund einer detaillierten Untersuchung [14] Voraussagewerte ergibt, die höher als die Meßergebnisse [12] liegen, während ein aus einer retrospektiven Untersuchung [15] abgeleitetes Nomogramm niedriger liegende Werte erbringt. Die Voraussagekapazität der drei Verfahren muß als ähnlich eingeschätzt werden und betrug etwa 65 % der Varianz in der gemessenen Digoxinkonzentration.

Für Patienten mit einer kardialen Insuffizienz, entsprechend dem hier verwendeten Patientenkollektiv, kann die Anwendung solcher Kalkulationsmethoden die Häufigkeit von Glykosidbestimmungen reduzieren, aber natürlich eine gelegentliche Kontrolle der realen Werte bei gegebener Indikation nicht vollständig ersetzen. Das trifft besonders für Grenzfälle zu, besonders bei Vorliegen einer schweren Insuffizienz und/oder einer begleitenden Niereninsuffizienz.

7. These

Beschränkungen in der Indikationsstellung zur Glykosidkonzentrationsbestimmung können sich aus neuen wissenschaftlichen Erkenntnissen oder deren Verbreitung ergeben.

So dokumentiert die Häufigkeit der monatlichen Probenanforderungen zur Herzglykosidbestimmung an der Abteilung für Klinische Pharmakologie der Universität Frankfurt einen solchen „Trend" (Tab. 7): Gegenüber den Digoxinbestimmungen nahm die Häufigkeit der Digitoxinbestimmungen in den letzten vier Jahren deutlich zu — eine Parallele zu der „Renaissance" des Digitoxins wegen seiner Vorteile bei der Therapieführung scheint naheliegend.

Tabelle 7: Monatlicher Probeneingang für Digoxin- und Digitoxinbestimmungen an der Abteilung für Klinische Pharmakologie Frankfurt

		1979	1980	1981	1982
Digoxin N =		160	144	177	139
	(%)	(100)	(90)	(111)	(87)
Digitoxin N =		45	57	72	79
	(%)	(100)	(127)	(160)	(176)

(Mittelwerte; in ( ) Relativwerte bezogen auf das Jahr 1979)

Zusammenfassung

1. Die Notwendigkeit einer Bestimmung der Glykosidkonzentration im Rahmen des drug monitoring soll sich bei der klinischen Anwendung auf pharmakokinetische Sonderfälle beschränken, die eher bei der Anwendung von Digoxin als unter Digitoxin zu erwarten sind.
2. Die Zielstellung der Messung ist mit Ausnahme der Compliance-Beurteilung auf den Ausschluß oder Beweis zu hoher („toxischer") Konzentrationen gerichtet, die Konzentrationsmessung ersetzt nicht die klinische Beobachtung, sondern setzt diese voraus.
3. Nebenwirkungen von Herzglykosiden können unabhängig von einem entsprechenden Meßwert im Serum auftreten, sie können aus kinetischen Gründen entweder ungenügend mit dem Serumwert korrelieren oder aus pharmakodynamischen Gründen vom Serumwert nicht repräsentierbar sein.

4. Methodische Grenzen der Aussagekraft des Konzentrationswertes müssen berücksichtigt werden.

5. Auf Kalkulationsmöglichkeiten für eine Dosis- bzw. eine Konzentrationsabschätzung bei Herzglykosiden wird hingewiesen.

Literatur

[1] Richens, A., Warrington, S.: When should plasma drug levels be monitored? Drugs **17**, 488 (1979)

[2] Rietbrock, N., in: Digitalistherapie bei Nieren- und Leberinsuffizienz (ed. N. Rietbrock, H. Kleinfelder) Vieweg-Verlag Braunschweig/Wiesbaden 1982, S. X

[3] Hooymans, P. M., Faber, D. B.: Digitoxin and Digoxin: Determination, pharmacokinetic and biopharmaceutical aspects. in: The serum concentration of drugs (ed. F. W. H. M. Merkus) International congress series 501, Excerpta Medica, Amsterdam, Oxford, Princeton 1980, S. 137

[4] Duhme, D. W., Greenblatt, D. J., Koch-Weser, J.: Ann. intern. Med. **80**, 516 (1974)

[5] Kleinfelder, H.: Der Stellenwert von Digitalis in der Therapie der chronischen Herzinsuffizienz. in: Digitalistherapie bei Nieren- und Leberinsuffizienz (ed. N. Rietbrock, H. Kleinfelder) Vieweg-Verlag Braunschweig/Wiesbaden 1982, S. 3

[6] Whiting, B., Kelman, A.: Simultanous modelling of pharmacokinetics and pharmacodynamics. in: Methods in clinical pharmacology (ed. N. Rietbrock, B. G. Woodcock, G. Neuhaus), Vieweg-Verlag Braunschweig/Wiesbaden 1980, S. 70

[7] Follath, F.: Medikamentöse Nebenwirkungen im Alter. Therap. Umschau/Revue thérapeutique **38**, 49 (1981)

[8] Hastreiter, A. R., Simonton, R. L., van der Horst, R. L., Benawra, R., Mangurten, H., Lam, G., Chiou, W. L.: Digoxin pharmacokinetics in premature infants. Ped. Pharmacol. **2**, 23 (1982)

[9] Maier, Chr., Kolenda, K.-D.: Digitoxin-Serumkonzentrationen bei Intensivpatienten mit renaler und hepatorenaler Insuffizienz. in: Digitalistherapie bei Nieren- und Leberinsuffizienz (ed. N. Rietbrock, H. Kleinfelder) Vieweg-Verlag Braunschweig/Wiesbaden 1982, S. 26

[10] Haynes, R. B., Taylor, D. W., Sackett, D. L.: Compliance-Handbuch (übersetzt und bearbeitet von A. Schrey und E. A. Noack), R. Oldenbourg-Verlag, München — Wien 1982, S. 11

[11] Woodcock, B. G., Rodgers, E. M., Gibbs, A.: Quality control of digoxin radioimmunoassay. in: Radioimmunoassay in clinical biochemistry (ed. C. A. Pasternak) Heyden, London 1975, S. 131

[12] Aronson, J. K.: Monitoring digoxin therapy. III. How useful are the nomograms? Br. J. Clin. Pharmacol. **5**, 55 (1978)

[13] Tozer, T. N.: Nomogram for modification of dosage regiments in patients with chronic renal function impairment. J. Pharmacokin. Biopharm. **2**, 13 (1974)

[14] Dobbs, S. M., Mawer, G. E., Rodgers, E. M. Woodcock, B. G., Lucas, S. B.: Can maintenance digoxin dose requirements be predicted? Br. J. Clin. Pharmacol. **3**, 231 (1976)

[15] Schaumann, W., Glocke, M., Kaufmann, B.: Berechnung der voraussichtlichen Erhaltungsdosen von Metildigoxin und Digoxin aus Geschlecht, Körpergewicht, Alter und Serumkreatinin. Herz/Kreislauf **7**, 349 (1981)

Sachwortverzeichnis

Adonis vernalis Herba 21, 22
16-Acetylgitoxin 76
16-Formylgitoxin 83
Aktivkohle
– Digitoxinintoxikation 208
Alter
– Digitalisintoxikation 211
– Digitoxin 125, 126, 127
– Digoxin 125, 126
– Digoxinclearance 125
– Farnunterscheidungsvermögen 201
– Hypertonie 124
– Inulinclearance 124
– Koronarsklerose 124
– Kreatininclearance 124, 125
– Nierenfunktion 124, 128
– O_2-Ansorption 123
– Schlagvolumen 123
– Serumkratinin 125
Arzneimittel
– Digitoxinhaltige 5
– Digoxinhaltige 5
– g-Strophanthinhaltige 5
– Nebenwirkungsquote 165
Arzneimittelgesetz
– Erkenntnismaterial 6
– Fertigarzneimittel 4, 268
– Homöopathie 3
– Registrierung 3
– Zulassungsverfahren 3
Arzneimittelmarkt 3, 267, 270

Biopsiematierial
– Digitoxinkonzentration 225
– Digoxinkonzentration 222
– Herzmuskulatur 222, 225
Bufadienolide
– Dünnschichtchromatographie 10
– Hochdruckflüssigkeitschromatographie (HPLC) 14
– Identifizierung-Zuckerreste 13
– Kernresonanzspektrum 12
– Säulenchromatographie 8, 9
– Scillaren 8
– Strukturaufklärung 7, 8
– Strukturmerkmale 14

Cardenolide
– Dünnschichtchromatographie 10
– HPLC 14
– 11-Hydroxyderivate 7
– Isomeriezentrum 12
– Kernresonanzspektrum 10
– Massenspektrum 11
– Steroidgerüst 7
– Strukturaufklärung 7

– Strukturmerkmale 14
– Struktur-Wirkungsbeziehungen 13
– Totalsynthese 10
– UV-Extinktionskurven 15
– UV-Spektrum 10
– Zuckerreste-Identifizierung 13
Cholestyramin
– Digitoxin 205
– Digitoxinhalbwertszeit 207
Convallaria majalis Herba 22
Crataegus
– Fingerprint 39
– Flavanole 43
– Flavonoidbestimmung 40
– Flavonoide 43
– Gefäßwiderstand 50
– Hämodynamik 51, 52
– Herzleistung 50
– Herz-Zeitvolumen 50
– isolierter Vorhof 48
– Kontraktilität 47
– Koronarfluß 44, 45
– Myocarddurchblutung 44, 45
– Sauerstoffmangel 49
– Standardisierung 39

Detektionsmöglichkeiten
– Dünnschichtchromatographie 57
– HPLC 36
– Kernresonanzspektrum 13
– UV-Spektrum 12
Digitalis
– Metabolismus 147
Digitalisierung
– Anginaschwelle 255
– Herz-Lungenmaschine 257
– Koronardurchblutung 255
– Narkose-atrioventrikuläre Überleitung 255
– postoperative Komplikationen 257
– präoperativ 255
– prä- und postoperative Digoxinausscheidung 258
– Sauerstoffverbrauch 255
– ventrikuläre Extrasystolen 256
Digitalisintoxikation
– Atemstillstand
– Diphenylhydantoin 212
– Fabfragmente 218
– Gastrointestinaltrakt 214
– Gewebskonzentrationen 229
– Herzrhythmusstörungen 211
– Hyperkaliaemie 214
– Kaliumkonzentrationen 213
– Kammerflimmern 212
– Lebensalter 214
– Letalitätshäufigkeit 211, 212, 226

– suicidale 213
– Therapie 215–219
– Todesursachen 212
– tödliche 211
Digitalis lanata Folium 24
Digitalisverordnung
– Absatzvolumen 2, 267
– Bundesrepublik 2, 267
– Zahl der Glykoside 2, 267
Digitoxin
– Alter 123, 128
– Cholestyramin 205
– Clearance 94
– Darm-Wasser- und Elektrolyttransport 190, 191
– Dosierung 98
– Gewebsbindung 100
– Gewebskonzentration 94
– Halbwertszeit 94
– Heparin 100
– hepato-renale Insuffizienz 277
– Hydroxylierung 148
– Hypothyreose 127
– Intoxikationsquote 127
– Kinetik 90, 94
– Leberzirrhose 93, 162
– Metabolismus 147
– Niereninsuffizienz 124, 139, 143
– pH-Gradient 93
– Proteinbindung 89, 97
– ungebundener Anteil 94
– Urämie 100, 139
– Verteilungsvolumen 94
Digoxin
– Alter 124
– Bioverfügbarkeit 122, 111
– Copräzipitate 108
– Digoxinclearance 124
– feste Lösungen 108, 119
– Haltbarkeit 121
– Hydrierung 149
– Hydrophilie/Lipophilie 106
– Intoxikationsquote 127
– Kieselsäurematrix 108, 109, 112
– Leberzirrhose 160
– Lösungsgeschwindigkeit 107, 121
– Metabolismus 147
– Mikronisierung 108, 121
– Na-K-ATPase Darm 190
– Niereninsuffizienz 139
– Polyäthylenglykole 108, 119
– Resorptionsverbesserung 106
– übersättigte Lösung 108
– Wasser- und Elektrolyttransport 190, 191
– Weichgelantinekapsel 119, 120
Digoxinkörperbestand
– Computersimulation 252
Digoxinserumkonzentrationen
– Bereiche 247, 248
– Drug monitoring 271
– Kreatininclearance 248
– multiple Regression 249
– steady state 248
– unabhängige Variablen 251
– Varianz 247
Dosierung
– content uniformity 105

– Hilfsstoffanteil 103, 104
– Teilchengröße 105
– Wirkstoffdosis 103, 104
Drogenmuster 23
Drug monitoring
– Begleitmedikation 275
– Digitoxin 277
– Dosiskalkulation 280
– Herzglykoside 271, 273
– Indikationen 271, 275, 276
– Interpretation 278
– Intoxikation 274
– non compliance 277
– Probenabnahme 274
– Qualitätskontrolle 278
– steady state 273
– Voraussage 279
Durchfall 187
Dynocard 241

Echokardiographie
– Digitoxin 238
– enddiastolisches Volumen 238
– endsystolisches Volumen 238
– Faserverkürzungsgeschwindigkeit 238
– Hinterwandamplitude 239
– Septumamplitude 239
– Verkürzungsfraktion 238
– Wirksamkeit Herzglykoside 237
Extraktionsverhalten
– Nerium Glykoside 34
Elementaranalysen 35
Enterozyten
– Wassertransport 187

Fab-Fragmente
– Digitalisintoxikation 217, 218
Farbsehstörungen
– Lipophilie 195
– Herzglykoside 195
– Untersuchungsmethoden 196, 199
– Farbempfinden 196, 197, 198
– Alter 200, 201
– Serumkalium 200
– FM-100 Hue Test 200
Farbunterscheidungsvermögen
– Digoxin 201
– Digitoxin 201
– Methyldigoxin 201
Fingerprint
– HPLC 38

Gastrointestinaltrakt
– Digitalisintoxikation 214
– Digitoxin 192
– Digoxin 192
– Meproscillarin 192
– Perfusionsuntersuchungen 187
– Potentialdifferenz 188
– Wasser- und Elektrolyttransport 190
Gitoformat
– Alter 87, 242
– Erhaltungsdosis 243
– Gewichtsreduktion 244
– Halbwertszeit 83, 85
– klinische Befunde 243

– Kumulation 86
– Langzeitbehandlung 246
– mittlere Plasmakonzentration 85
– Multizenterstudie 241
– Nebenwirkungen 245
– Nierensuffizienz 86, 242
– Proteinbindung 86
– Radioimmunoassay 83
– renale Ausscheidung 86
– Sättigungsdosis 243
– Verteilungsvolumen 86
– Verträglichkeit 245
Gitoxin
– Eigenschaften 74
– Halbwertzeit 74
Glykosidausbeute
– Extraktion 35
– Gehaltsbestimmungen 38, 39

Hämodynamik
– Crataegusextrakt 51
Herzglykoside
– Anwendungsgebiete 5
– Pflanzen 4
Herzglykosidextrakte
– UV-Extinktionskurven 15, 16
– Wirkwertbestimmung 19
herzglykosidhaltige Pflanzen
– Inhaltsstoffe 4
HPLC
– Bondapak 35
– Extrelut 34
– Fehlergrenze 38, 39
– Fingerprint 37, 39
– Gradiententrennung 36, 37
– Kieselgelmatrix 35
– Nucleosil 35
– Probenvorbereitung 34
– Standardisierung 39
– stationäre Phase 35
– Trennsysteme 35, 36
– Vorarbeiten 34
– Vorteile 34, 37
Humanalbuminbindung
– Depot 89
– Elimination 90
– Pharmaka 89
– Transport 89
– Verteilung 89

Inotropie
– Evasion 63
– Invasion 63
Interaktionen
– Antacida 169
– Antiarrhythmika 175, 176
– Antirheumatika 178–180
– Chelatbildung 168
– Chinidin 175
– Cholestipol 169
– Cholestyramin 169
– Diätformen 168
– Digitoxin 169, 171, 174–176
– Digoxin 170, 171, 176, 175
– Dihydralazin 177
– Dilitiazem 176, 177

– Elektrolytstoffwechsel 180
– Elimination 174
– Herzglykosidrezeptor 181
– Ionenpaarbildung 168
– klinische Relevanz 165
– Komplexbildung 168
– Magen-Darmtrakt 166, 167
– Mechanismen 166, 167
– Metabolismus 174
– Nifidipin 176, 177
– pharmakodynamische 182
– pharmakokinetische 181
– Proteinbindung 174
– Rifampicin 174
– Verapamil 176
– Verteilungsphase 173
– Zytostatika 170, 172
Intoxikationshäufigkeit
– Kreatininclearance 275, 276

Kaliumkonzentration
– Digitalisintoxikation 213, 214
Kontraktilität
– Crataegus 47
– Inotropie 60
– Kalziumentzug 47
– Papillarmuskel 59
Konzentrationen Herzglykoside
– Blut- und Gewebekonzentrationen 221–235
– Digitoxin 211, 228
– Digoxin 221, 227, 228
– Herzblut 227
– Hypoxie 225
– Leber 224, 229, 231
– Methyldigoxin 227
– Niere 224, 229, 231
– Papillarmuskel 224
– postmortal 221, 223
– Schenkelvenenblut 227, 228
– Skelettmuskulatur 229
– therapeutische Dosis 233
– Ventrikelmuskulatur 224, 228, 231
– Vergiftungen 229

Laxantien
– Na-K-ATPase 191
Lebererkrankungen
– Digitoxin 162
– Digoxin 160
– Methyldigoxin 160
– Proscillaridin 159
– Strophanthin 159
Letalitätshäufigkeit
– Digitalisintoxikation 211
Lipophilie
– Biologische Wirkung 64
– Octanol/Wasser 57
– Phasenumkehr–HPLC 57

Meerschweincheneinheiten
– Bulbus scillae 26, 28
– Convallaria majalis 25
– Digitalis lanata 25
– Digitalis purpurea 26, 27
– Nerium oleander 26, 29
Meerschweinchenpapillarmuskel 57

Meerschweinchenvorhof 62
Meproscillarin
– AV-Überleitung 68
– Bioverfügbarkeit 67
– Erregungsleitung 67
– Herzfrequenz 68
– Niereninsuffizienz 143
– Überleitungsintervalle 69, 70
– Wasser- und Elektrolyttransport-Darm 190, 191
Methyldigoxin
– Leberzirrhose 160
– Pharmakokinetik 160
multiple Regression
– Bestimmtheitsmaß 250, 251
– Digitoxin 251
– Digoxin 251
– Residualanalyse 249
– Restvarianz 251, 252
Multizenterstudie
– Gitoformat 241
– Vorteile, Nachteile 241

Na-K-ATPase 55, 60, 187
– Bindungen 55
– Bindungskräfte 56
– extramyocardiale 133
– halbmaximale Hemmung 59
– Konformationsänderungen 56
– Lipophilie 58, 60
– Wechselwirkungen 55
Narkotika
– Arrhythmogene Faktoren 256
– Digitalisierung 255
– Digitalistoleranz 256
– Digoxinausscheidung 258
– negative inotropie 255
– postoperative Komplikationen 257
– vegetatives Nervensystem 256
– ventrikuläre Extrasystolen 256
Nierenfunktion
– Digitaliswirkung 131
– Digoxin 131, 134
– Dosiswirkungskurve 135
– Endigen 134
– endogene Hemmsubstanzen 135
– Myocardkontraktilität 131, 132
– Na-K-ATPase 132, 133
– Orciprenalin 132
– Pharmakokinetik 134
– Urämie 132, 133, 135
– Verteilungsraum 134
– Widerstand, peripherer 132
Niereninsuffizienz
– Äthiologie 140
– Anämie 140
– Hämodialyse 140
– Herzglykoside 143
– Kontraktilität 140
– Pericarderguß 141, 142
– Pericarderguß 141, 142
– Pericarditis 141
– urämische Herzkrankheit 139

Optimierung
– Herzglykosidtabletten 103
– Kieselsäurematrix 112

– Rezeptur 112
– Tablettenpreßdruck 113
– Weichgelatinekapsel 119

Papillarmuskel
– Intropie 61
– Maximaleffekt 62
– Toxizität 61
Pengitoxin
– 16-Acetylgitoxin 76, 154
– Anwendung 79
– Bioverfügbarkeit 76, 77
– Clearance 79
– Deactylierung 75
– Elinimation 78, 157
– Gewebebindung 77
– Halbwertszeit 74, 78, 156
– Intoxikation 155
– Leberinsuffizienz 153, 156
– Lipoidlöslichkeit 73
– Massenspektrum 76
– Metabolisierung 74
– Na-K-ATPase 74
– Niereninsuffizienz 153, 155
– Pharmakokinetik 73, 154, 155, 156
– Proteinbindung 77
– renale und biliäre Ausscheidung 78, 157
– Tonussteigerung Ileum 74
– Verteilung 77
– Verteilungskoeffizient 73
– Verteilungsvolumen 77
Pentaacetylgitoxin 62
Perfusionsuntersuchungen
– Colon 188, 189
– Dünndarm 189
– Je junum 187
Pharmakokinetik
– Gitoformat 83
– Pengitoxin 73
Potentialdifferenz
– Digitoxin 192
– Enterozyten 192
– Lipoidlöslichkeit 192
– Meproscillarin 192
– Na-K-ATPase 192
– Rektum 188
Proteinbindung
– Affinitätskonstante 92, 93
– Assoziationskonstante 97
– Bilirubin 91, 92
– Clearance von Pharmaka 90, 91, 94, 99
– Dansylsarkosin 91
– Depotprotein 90, 91
– Digitoxin 89, 93, 94, 97, 100
– Dissoziationsgeschwindigkeit 91
– Dosierung 98
– Hypalbuminämie 97, 99
– Kinetik 90, 98
– Leberdurchblutung 90
– Metabolisierungsgeschwindigkeit 90, 92
– Palmitat 91
– pH-Gradient
– Relaxationszeit 92
– Sekretionsgeschwindigkeit 91
– stopped flow 89–95
– Transportprotein 90, 91

– Verteilung von Pharmaka 89, 94, 98
– Warfarin 89, 93, 94

Radioimmunoassay
– Meproscillarin 261
Refeaktärperiode
– Digoxin 71
– effektive 72
– funktionelle 71
– Meproscillarin 71
Resorption
– Acetyldigoxin 106, 109
– Bioverfügbarkeit Digoxin 111, 122
– Copräzipitate 108
– Digitoxin 109
– Digoxin 105
– Durchflußzelle 110, 111
– Hydrophilie/Lipophilie 105
– Kieselsäurematrix 108, 109
– Lösungsgeschwindigkeit 107
– Mechanismus 105
– Methyldigoxin 106, 109
– Mykronisierung 107
– Paddle Methode 110, 111
– Polyvinylpyrrolidon 108, 109
– Resorptionsverbesserung 106
– Tablettenzerfall 106
– übersättigte Lösung 108, 114
– Wirkstoffauflösung 107, 109

Sauerstoffmangel
– Asphyxie-Test 50
– Crataegus 49
Scillaglykoside
– Metabolismus 146
Sekretion Darm
– Quabain 193
Sekretogener Effekt
– Herzglykoside 192
Strophanthusglykoside
– Metabolismus 145

Transportprotein
– Elimination 90
– Humanalbumin 89
– Verteilung 89

Verschreibung Herzglykoside
– Defined Daily Doses (DDD) 269, 270
– Herzglykoside 267
– Herzglykosidverbrauch 270
– Kosten Tagesdosis 269
– Verordnungshäufigkeit 267, 268
Verteilungskoeffizienten
– Herzglykoside 55
– Lipophilie 57–63
– Octanol-Wasser 56
visuelle unerwünschte Wirkungen
– Herzglykoside 197

Wasser- und Elektrolyttransport Darm 192
Wechselwirkungen s. u. Interaktionen
Wirkungen
– Dünn- und Dickdarm 187
– Elektrolyt- und Wasserhaushalt 187
– unerwünschte 187
Wirkwertbestimmung
– biologische 18
– chemische 18
– chemisch-physikalische Verfahren 33
– Extraktionsverfahren 20
– Froschmethode 33
– Herzglykoside 18
– Katzenmethode 33
– Knaffl-Lenz-Methode 20
– Meerschweincheneinheiten 20
– Radioimmunoassay 33
– Referenzglykoside 20
– Übertragbarkeit-Mensch 30
– Wirkungskriterien 19